国医大师

张震

中医实践领悟
与研究心得

第2版

张震 主审
田春洪 主编

『十三五』国家重点图书

U0212468

人民卫生出版社·北京·

图书在版编目（CIP）数据

国医大师张震中医实践领悟与研究心得 / 田春洪主编 . —2 版 . —北京：人民卫生出版社，2020.8

ISBN 978-7-117-29676-2

Ⅰ . ①国… Ⅱ . ①田… Ⅲ . ①中医学 – 临床医学 – 经验 – 中国 – 现代 Ⅳ . ①R249.7

中国版本图书馆 CIP 数据核字（2020）第 144984 号

人卫智网	www.ipmph.com	医学教育、学术、考试、健康，购书智慧智能综合服务平台
人卫官网	www.pmph.com	人卫官方资讯发布平台

国医大师张震中医实践领悟与研究心得
Guoyi Dashi Zhang Zhen
Zhongyi Shijian Lingwu yu Yanjiu Xinde
第 2 版

主　　编：田春洪
出版发行：人民卫生出版社（中继线 010-59780011）
地　　址：北京市朝阳区潘家园南里 19 号
邮　　编：100021
E - mail：pmph @ pmph.com
购书热线：010-59787592　010-59787584　010-65264830
印　　刷：三河市博文印刷有限公司
经　　销：新华书店
开　　本：710×1000　1/16　印张：29
字　　数：536 千字
版　　次：2013 年 8 月第 1 版　2020 年 8 月第 2 版
印　　次：2020 年 12 月第 1 次印刷
标准书号：ISBN 978-7-117-29676-2
定　　价：85.00 元

打击盗版举报电话：010-59787491　E-mail：WQ @ pmph.com
质量问题联系电话：010-59787234　E-mail：zhiliang @ pmph.com

张震国医大师简介

张震（1928—　），中国共产党党员，中医界知名耆宿，国医大师，云南省中医中药研究院资深研究员，主任医师，硕士研究生导师，享受国务院政府特殊津贴的优秀科技人才。历任国家自然科学基金委员会中医药与中西医结合学科审评成员，原卫生部新药审评委员，国家中药品种保护审评委员，中华全国中医药学会（现中华中医药学会）中医理论研究委员会委员，中国中西医结合学会理事及中国中西医结合学会中医外语专业委员会委员等职。

张老1945年高中毕业考入云南省立英语高级专科学校学习外语，1948年又考入云南大学医学院六年制医疗系本科学习西医，1954年毕业，在临床诊疗工作中，成绩突出，被评为云南省青年社会主义建设积极分子代表标兵。1956年被选送入卫生部委托成都中医学院举办的三年制全国首届西医离职学习中医研究班系统学习中医学。他学习态度端正，自觉遵从党中央关于"系统学习，全面掌握，整理提高"的指示精神，勤奋努力，刻苦学习，认真钻研四大经典及各家学说；深入领会、扎实继承蜀中多位名师名医的学术思想与诊疗经验。1959年以优异成绩毕业，获卫生部颁发的成绩优异奖状与"发扬祖国医学遗产"银质奖章，其毕业论文《中医临床思想方法之初步探讨》曾发表于1959年第9期《中医杂志》，受到国内中医界的赞许、重视和好评。继而一直坚持在基层医院从事中医诊疗及辨证论治规律的研究工作，不断认真总结自身的实践经验，先后完成多项病证中医药诊疗效果的观察研究课题，成果丰硕而突出，影响较广。1979年张老受命组建云南省中医研究机构，是现今云南省中医中药研究院的创始人，同年亲手创办《云南中医药杂志》并任该刊主编，他带领所内人员克服重重困难，积极开展中医及中药研究工作并取得显著成绩，研究成果分别获得原卫生部和云南省科技进步奖一等奖、二等奖、三等奖，在国内有一定影响，对本省中医诊疗、科研发展交流与学术水平的提高均起到促进作用，因而被评为有突出贡献的优秀科技人才及云南省劳动模范。张老学贯中西，且外语功底深厚，涉外教学时能用流利的英语给外国学员讲授中医课程，很受欢迎，为中医学术的国际交流做出了自己的贡献。60余年来，他一直坚持在运用中医中药诊治疾病的第一线勤奋工作,积累了丰富的实践经验,并通过心悟历程逐步使之上升为理论。其辨证论治之术多有独创之处,且潜心研究疑难病证之诊疗规律,善治疑难杂症。张老亲自制订的"扶正抗毒"方与"康爱保生"方两个治疗艾滋病的方剂,成为云南省中药治疗艾滋病试点项目应用最多的制剂,截至2020年5月,已治疗该病患者15 000余例,取得了一定效果和较好的社会效益。

张老是开创我国中医证候学系统研究的先驱知名学者之一,曾对证候的层次结构等原理提出新的见解与理论,并探索、阐述了中医疑似证候之间的鉴别诊断规律与方法,受到同道们的重视和认可,是国内研究中医证候学的资深学者。其多项研究成果获省级科技进步奖,并先后撰写出版多部中医学术专著。其中上海科学技术出版社1998年出版的《疑似病证的鉴别与治疗》一书,已由日本学者译成日文在日交流。

张老以秉承传统、基于实践、创新致用的理念深入全面地探究了《黄帝内经》有关人体诸气的论述,并系统地阐明了中医学气机的理论,较规范地表述了气机的概念,弘扬了以疏调人体气机为基础的中医药治疗法则,用自己精心拟订的疏调气机汤随证化裁,治愈了多种疾病。此法简便易行,利于推广,授予门人弟子用于临床后,获得病家及同道的广泛好评。因此张老已成为云岭中医疏调学派的创始人和一代宗师。

第1版序

中医学是中华民族优秀文化的璀璨瑰宝,是我国历代医家通过长期与疾病斗争的实践对人体生理、病理、诊断、治疗及预防、康复等规律不断探索而获得的卓越认识成果,拥有独特而系统的理论与极其丰富的诊疗手段,导源于古代,发展于后世,完善于现代,是自然科学与人文科学相互交融的人类医学知识体系,具有自身的特色和优势。1958年毛泽东同志关于"中国医药学是一个伟大的宝库,应当努力发掘,加以提高"的号召,反映了全国人民的愿望。改革开放以来,党中央、国务院十分重视中医事业的发展,坚持中西医并重,大力扶持中医民族医药事业,强调推进中医药的继承创新,发挥中医的特色和优势。国家中医药管理局高度重视名老中医学术思想和诊疗经验的传承与整理研究工作,要求总结出新的经验,概括出新的理论,以提高中医学术水平,推动中医事业的发展。

云南省中医中药研究院资深研究员、云南省名老中医张震同志,学贯中西,十分热爱中医事业,是中医界的知名耆宿。他50余年如一日,刻苦学习钻研中医学,一步一个脚印地认真从事中医临床诊疗工作,不断总结实践经验和理性认识,潜心研究中医学术理论,曾在中医证候结构层次及疑似证候之间鉴别诊断规律的理论研究等方面有所创新和推进。他自觉坚持"秉承传统,基于实践,创新致用"的工作方向,有多项重要研究成果获得了省部级科技进步奖,其学术专著先后在北京、上海等地出版,并获读者赞誉。本书是张老毕生学习中医、实践中医、研究中医之心得和部分学术论著之精粹,所述内容大多是中医同道所关注的一些既有理论又有实用价值的课题。因此本书不仅是一般意义上的名老中医学术思想和诊疗经验的总结整理资料,而是一部难得的具有较强的思想性和关键问题研讨意识的著作。书中主要章节内容均能从比较新颖的角度,对中医学的有关认识和固有理论给予系统的全景式线性梳理,而且提出了不少新见解和新思路,对深化中医学术理论具有重大意义,对中医之医疗、科研、教学工作有极高的参考价值,故将其推荐给读者诸君。

云南省卫生厅副厅长
云南省中医药管理局局长
云南省中医药学会会长   郑　进
教授,博士研究生导师

2013 年元月

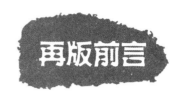

再版前言

本书承人民卫生出版社纳入选题计划，自 2013 年秋出版发行以来，蒙读者诸君厚爱与关怀，旋即售罄，现仍陆续有来函索购者。兹在第 1 版之基础上增补、修订，续出第 2 版。经云南省中医中药研究院名老中医研究中心建议，将反映张震创立的云岭中医疏调学派"疏调人体气机"之学术思想与临床诊疗经验之系统资料，以及《提高中医药内治之临床疗效》与《新修珍珠囊药性赋》等论著，一并收入此增订版，俾能较充分地反映张老 60 余年来辛勤耕耘获得之学术研究成果。

张老对中华优秀文化有坚定的信心，是爱国敬业、德艺双馨的知名学者和国医大师，毕生致力于中医学理论中的"气"与"证"两个最本质范畴的渊源与实际运用的研究。关于"证"的研究，见本书第一章及第二章。"气"涉及人体生理、病理、诊断、治疗、药理等诸多方面，范围较广，其研究所得已列入本书第三章。疏调人体气机治疗法是张老潜心研究中医气学理论与临床应用的代表性学术思想与诊疗技术，是云岭中医疏调学派的诊疗指南之一。该章所述内容丰富，诊疗观点鲜明，求真务实，说理透彻，学术有创新，理论系统化，临床实用性强，操作便利，适应范围较广，疗效颇佳。对于从事中医临床、教学、科研的同道均有参考价值。这是张老半个多世纪以来皓首穷经，勤求古训，博览医籍，广纳信息，深究辨证论治规律，反复验证于临床实践之"心悟"概括而成，是根据我国古典哲学"气一元论"的思想，溯源人身之气的来源、分布、作用，定义了人体气机之概念，剖析了失常气机之病因、病理，临床证候表现，阐明了疏调气机的治疗原理与中医药具体操作方法，并举荐了自拟之疏调人体气机汤之药物组成及化裁应用规律。从所述内容亦可透露出张老的研究方法是遵循着中医学术自身的发展规律，通过长期大量的临证诊疗实践，积累感知印象，经过由此及彼、由表及果、由浅入深、去粗取精、去伪存真的思维加工所得，再经过反复无数次实践应用的检验使之更加理性化，最终达到求真务实，知行合一，形成较全面完整的系统的理、法、方、药诊疗体系，这是运用中医学传统的研究方法，依赖临证实践认识，殚思竭虑精心思考获得的学术成果，具有理论意义和实用价值。

怎样提高中医药临床治疗的效果,是一个十分重要而实际的研究课题。因为取得安全良好的预期疗效是中医药的社会价值所在,彰显着中医学术的生命力,也是发展中医事业的前提。本版新增的"提高中医药内治之临床疗效"一节,首先分析了中药的各种功效,凸显了中医治疗学原理原则的引申应用,体现出不断总结自身实践经验并使之条理化和掌握用药技巧的重要性,列举了多种提高疗效的具体方法和可能影响疗效的因素等,对于日常诊疗工作很有启发和指导意义。

《珍珠囊药性赋》是我国数百年来培养中医药人才通用的传统入门教材,与《汤头歌诀》和《医学三字经》一同背诵熟记,是师徒传承中为初学弟子打基础、立根底的有效措施。只有熟谙该赋之内容,对常用药物之性效了然于心,再跟师聆训,则临证遣药组方自能得心应手。这几乎是数百年来医者成才的必经之路。《珍珠囊药性赋》虽无法与今之中药学教材相提并论,但也不失为一条帮助记忆药性的捷径。然而,若按《珍珠囊药性赋》原书成书时间推算,则在距今 800 多年前,由于年远代迁,有些内容须与时俱进,有所更新,以免方枘圆凿之弊。凡原赋内容之不合时宜者当删,功效概括过简者宜予增补。为此张老遍参多家本草及中药学文献,结合自身的用药经验,精心修订,丰富其内容,调谐其音韵,撰成《新修珍珠囊药性赋》,使原书内容更趋于条理化、规律化、系统化、现代化,以助读者总揽常用中药性效之梗概,同时利于记诵。

再者,张老近来对我国 2009 年及 2013 年先后受表彰的 60 名国医大师及第二届各地所推荐的 86 位国医大师候选专家共 146 位当代中医名流代表的学术现状进行了综合分析研究,撰成"21 世纪初我国中医名家学术状况管窥"一文。该文涉及上述聚焦对象们之共性学术思想、有所革新的中医学理念、治疗方法的精辟部分、专科建设之成就、新兴学派的建立、民族医药的研究进展等,内容丰富,读之可开阔眼界、启人思绪、提升认识,现亦将其纳入本书第七章,以飨读者。

云南省中医中药研究院名老中医研究中心　田春洪
2020 年 5 月 21 日

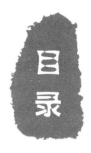

目录

第一章 直言中医

第一节 中医学是具有相应科学性的人类医学

中医学是具有中华深厚文化底蕴的人类东方医学,是关于人体生命活动、健康维护、疾病诊治的较完整的知识体系。起源于古代,依托我国原创的哲理性医学理论和实际临床疗效,延续发展至今,历久不衰。其中蕴含着较先进的学术思想、独树一帜的诊断学范畴,不断积累的临床经验,并与人文观念有所交融的丰富内容,其主要理论与诊疗方法具有相应的科学性。至于其科学性究竟如何,必先了解当今科学与科学性的含义,明确科学的本质属性与特征,才有衡量和评价的标准。

从总体上看,科学乃是人类认识自然界、社会和人类自身及其思维规律的知识体系。无论各种知识体系都不断经受着社会实践的检验而获得发展深化与提高,并以各学科特有的概念范畴、定理或定律等思维形式反映着客观世界有关事物的本质与运动规律,是人类社会特有的意识形态,同时又是人们赖以认识世界和改造事物的行动指南和有力武器。

古代人民由于受生产力发展程度和科技水平的限制,对于自然界和人类自身的认识只能是笼统、粗疏和直观的。对于各种知识的理论概括都不可避免地包含在当时占主导地位的哲学框架之内。我国古典哲学中近似物质概念的"五行"与"气"和接近于对立统一观念的"阴阳"等范畴便很自然地成为中医学构建其基本理论、说明人体生理病理变化规律的理想工具和自然依据。人类的任何知识及其体系,是随着生产力的发展和社会的进步,实验方法的增加、更新和完善,认识的深化与发展,才纷纷从哲学的框架中解脱和分化出来,逐渐形成各种独立的自然或社会等不同的学科。而且每门学科均处于不断的细化过程之中。学科与学科之间又必然相互交融渗透,衍生出相应的远缘杂交或边缘科学。但凡经过长期的社会实践检验而被证实了的知识体系,无论其分化程度如何,都蕴含着相对真理的成分和合理的内核。

因此,知识体系的科学性,一般都表现为:第一,各学科的理论体系都不可能是完美无缺的,不易达到绝对权威的程度,但其主要理论中所含有的相对真理的成分和合理的内核则始终不怕被质疑、被否定或被攻击。第二,每一门学科均有其相应的适用范围和难以避免的局限与不足,并非在任何情况或场合下都有同样的功用。第三,任何知识体系,均来自人们对社会实践(包括科学实验)结果的思考与总结,都是人们对实践反馈或实验获得的信息的理论概括。

中医学形成于距今2 000多年前,是我国历代医家们长期诊疗实践的经验结晶与原创的理论概括,是"原生态"的知识体系,主要以整体观念、辨证论治为核心,以个体化诊疗技术、灵活多样的治疗方法为基础,以较安全而确切的疗效为依托,延续发展到今天仍受患者信赖。虽有这样或那样的缺陷与不足,但其核心理论与实用技术始终不畏质疑、攻击与否定。如20世纪初余云岫中医师赴日本学习西医归来,撰写《灵素商兑》等专著,借瑕以掩瑜,攻其一点,全盘否定中医。继而则有"废止旧医案"的提出,1914年南京政府教育总长汪大燮更公然宣布"余决意今后废去中医,不用中药"等谬论,欲置中医于死地,终未得逞。中华人民共和国成立后,20世纪50年代初期卫生部领导王斌等同志认为中医是"封建医",拟通过组织中医师学习西医而改造中医,后经党中央制止并号召西医师学习中医。近年来民间又有否定中医之逆流涌动,但中医学术仍巍然屹立,继续受众多患者的信赖。

诚然,中医学也确实存在着一些固有的缺憾和不足,作为自然科学之一,由于受主观、客观因素的影响,中医学尚未能从古典哲学的框架完全脱离,诊疗理论和技术虽有特色和优势,但发扬不足,适用范围亦有一定局限。然而中医学却始终十分重视对实践经验的总结与概括,历代医家皆有不同程度的开拓与创新。当今西方医学已成为国际主流,而中医学仍为维护人民健康所需要,据初步估算,我国每年约有2亿以上的患者接受着中医中药的治疗,而更多的患者则由综合医院的部分西医师给予西药加中成药的治疗或给予纯粹的中药制剂治疗。这都由不同的侧面折射出中医药学具有的相对科学性。随着国家的重视、社会的关注、研究工作的进展、继承创新成果的不断取得,中医学必将充分展示其作为现代自然科学之一员,为人民健康保驾护航的重要作用。

第二节　先进的诊疗思维方法

方法是人类特有的处置事物的知识,这种知识广泛存在于日常的工作和生活之中,反映着人的智慧,对人们的一切活动具有极重要的引领作用。具体而言,是为达预期目的而设定和采用的手段、步骤与途径等。掌握了正确而灵巧的方法可以极大程度地展示人的才干,收到事半功倍的效果。古人云"工欲善其事,必先利其器",这"器"字不但指工具同时也包括方法。

在众多的方法之中,思维方法居于首要的主导地位,人们的一切活动,生产和工作都离不开大脑的思维与思维的方法。中医的诊疗实践离不开正确的临证思维与方法,其思维方法具有明显的特色与先进性,基本符合人类正确认识客观事物的思想规律。这规律就是自发或自觉地接受或承认"一切事物或现象的非绝对性、非孤立性、非静止性,都会随条件的变化导致由量变到质变的飞跃"等近似于唯物辩证法的认识论原理。这在较大程度上反映出中医临证思维方法明显的先进性,因而长期以来从一个有力的角度保证了中医临床正确的思维与诊疗效果。据笔者半个多世纪的实践体验与研究,其先进性大体表现于以下方面。

一、事物间普遍联系又有区别的思想,让中医学对患者的看法具有全面性

中医学的临证诊疗思维方法,是古代医家经过长期的医疗实践对丰富的诊疗经验进行总结与概括后得来的。这样的思维方法,大概肇始于《黄帝内经》成书时代,继续发展完善于后世,随着社会生产力的发展,我国古典哲学及农耕、冶金、天文、历算等知识的出现,根据后续医家防治疾病的更加丰富的诊疗实践经验,逐步认识到人体健康与疾病的一些常见的带规律性的现象,而这些现象实际上已包含着某些相对真理的成分,体现出毋庸置疑的原始的朴素的近似于辩证唯物的思想原始观念。中医学随着这些思想逐渐被体系化延续发展至今,并且凭借着这种思想相对真理的成分,仍能与国际化的西方现代医学并立于当今人类医学之林。

由于古代医家看到世间万物都是互相联系的,人生于天地之间与周围的环境有着密不可分的关系,于是对于诊疗对象他们不但看到了病更看到了生病的人,并认为自然界和社会的不利因素都会影响人体的健康。在病因学方面,不但有自然界的"虚邪""六淫""戾气"等可以通过外感的方式侵害人体,古代医家们同时也发现社会和个人因素亦可成为"七情内伤"而致病。如《黄帝内经》的作者对当时人们的生活条件与疾病的关系进行了观察,已看到并重视"忧患缘其内""始乐后苦""暴苦暴乐"等情绪因素致病的作用,文中也曾明确地指出处于当时社会条件下的人们,每因社会地位的突然变化、物质财富的骤然流失,可以出现"虽不中邪,病从内生"的现象,并对这些现象做了相应的解释。认为凡是一切"离愁菀结"以及忧、思、悲、恐等情绪反应的过度强烈或持续不已,都可使人体内的气血运行受到干扰,影响到脏腑的生理功能。如怒可以伤肝、忧思过度可以伤脾、可以使气结等,七情内伤的最后结果是"五脏

空虚、血气离守"而致病。根据这些思想,中医学在人类病因学上首先肯定了情绪因素的致病作用,创立了精神内伤的重要病因学说,经过千百年的实践检验,终于构成了传统的医学思想之一。在历代医学文献中也不断反映出这样的观点,如陈言的三因学说,便把七情内伤列为内因,认为是"发自脏腑而形于肢体";李杲的脾胃学说的创立明显受到了社会因素的影响,提出了"喜、怒、忧、恐皆损伤元气"以及"内伤脾胃,百病由生"的观点;徐春甫联系当时的社会环境,指出人们"竞驰驱于名利之途,劳思伤脾而致病者居其大半"(《古今医统大全》);李中梓对患者的观察更为仔细深入,曾清楚地指出,患者当中的情况为"境缘不偶,营求不遂,深情牵挂,良药难医"(《医宗必读》)。徐大椿更提出"病随国运论"的观点,认为疾病每与当时的社会环境特点有关。这些思想都清楚地表明,往昔医家对患者的观察已经深入到患者的精神世界,看到了患者的内心深处,因而大体上意识到人并非是单纯的、生物的或具有形态病理变化的人,而首先是社会中的人,带有一定的社会烙印,这一根本事实。显然,这种远在很早以前即已提出且一直指导着我国医学临床实践的卓越思想是先进的,使中医学的医学模式在人类医学领域内,首先确立并遵循着"生物-环境-社会-心理"的医学模式。在这样的条件下,医生们才能比较自觉地摆脱只见疾病不见患者的形而上学思想影响,全面地诊治患者。

同时,中医学还注意到每一个患者都具有个体特异性。《黄帝内经》首先指出长期生活于某一地区的人,由于地理条件的影响,可在其体质上构成一定的特征,后世医家如孙思邈也认为"江南岭表其地暑湿,其人肌肤脆薄,腠里开疏……关中河北,土地刚燥,其人皮肤坚实"(《备急千金要方》)等;李中梓则认为个体之间的差异,也可由脏腑功能方面表现出来,指出患者当中"五脏各有所偏,七情各有所胜……此脏器之不同也"(《不失人情论》),因此他主张在观察患者时,应考虑到患者的禀赋、年龄、身形、性情等方面的差异,并提醒医生不仅要"知常"而且还要"知变",即既要掌握人体的一般规律,也要了解个体的特异性。徐大椿也说:"夫六淫七情之感不殊,而受感之人各殊。或体气有强弱,质性有阴阳,生长有南北,性情有刚柔,筋骨有坚脆,肢体有劳逸,年力有老少,奉养有膏粱藜藿之殊,心境有忧劳和乐,更加天时有寒暖之不同,受病有深浅之异……故医者必细审其人之种种不同"(《医学源流论·病》)。这说明中医学对治疗对象的看法是比较全面的。

而且中医学认为人的机体是一个既相对独立又相依存的阴和阳的矛盾统一体。体内各组成部分之间具有多重的联系,不认为人体只是五脏六腑、皮、肉、筋、骨等组织器官的机械总和,更没把病理过程认作是某一孤立的器官或组织局部发生异常,这很好地体现了中医学固有的整体观念。

二、临床诊查，综合运用医者自身的感官和认知能力，获取病机信息，认真辨证

临床诊疗工作的对象是情况较为复杂的患者，医生只有充分依靠自身的感觉器官和综合分析思维能力，才能获得应有的病证信息资料并做出准确的证候诊断。因此中医学在很早以前便确立望、闻、问、切等最基本的徒手检查方法，而且特别强调这些方法必须综合运用，不可孤立或分割。

在四诊之中首先指出望诊的重要性，认为凡是"望而知之"的医生水平最高，可"谓之神"。这种"望为四诊之首"是"最上乘功夫"的思想，是长期实践的经验累积和不断探索总结的成果。现今已知眼睛是人体感觉器官中灵敏度最高的一种外分析器，视觉的刺激阈最低，差异阈最小，因此由正确的望诊所得的信息在准确性方面也较闻诊和切诊为高。所以曾有俄国学者感叹地说："遗憾的是，由丰富和大量的客观检查法所武装起来的现代医生们，常常很少重视望诊这一简单，但非常重要的检查方法。"

中医学对于望诊的看法，除观察患者"神之得失，色之泽夭"，观其身形举止，动静状态，以辨正邪消长，气血盛衰之外，更重视察舌，认为舌象与脏腑、气血津液、虚实寒热等病况密切相关，曾指出"病之经络、脏腑、营卫、气血、表里、阴阳、寒热、虚实毕形于舌"。因为舌既为心之苗窍又可通过人身的多条经脉络脉如手少阴经、足阳明经、足太阴经及手少阳经等之脉均"系舌本""连舌本""结于舌本"等，因而与多个有关脏腑相联，以致脏腑气血津液之盈亏等变化一般均可不同程度地显现于舌。而舌下左右两侧金津、玉液穴本是"津液之道"，故人体津液之多少也可由舌象测知。舌头好似内脏的一面镜子，是中医重视舌诊的思想依据。

利用医生的听觉与嗅觉收集症状的有关信息以供诊断之用即闻诊。因为患者发出的各种声息以及排出物的气味均可在一定程度上反映其体内脏腑组织器官的生理病理改变情况，《医宗金鉴·四诊心法要诀》云"五声失正则谓之变，变则病生也"，张介宾认为"声音出于脏气，凡脏实则声宏，脏虚则气怯"。患者之言语气息包括咳、呼吸、呕逆、嗳气、太息等声音之高低、强弱、持续、短暂等均可为临床判断证情之虚实寒热提供依据。其次由各种挥发性物质混合构成的来自患者口腔、鼻腔以及其他孔道排泄物的异常气味也对辨证有不同程度的提示作用。如伤寒阳明病之"实则谵语，虚则郑声。"一般外感患者"语声重浊，即是肺气失宣，鼻窍不利"之表现，俞根初云"病未久而语声不续者，其人中气本虚也"。至于患者排泄物之气味亦有辨证之价值，如"咳唾脓血腥腐者肺痈已成也"，"小便臊甚者，心与膀胱热也"。傅山则认为妇女带下"色黄，其气腥秽……乃任脉之湿热也"等。总之按中医临床诊察思维方法,关于四诊重要性之排序,则"闻而知之谓之圣"足见其在四诊中亦有意义。而中医学始终强调闻诊必须与望诊、问诊、切诊"四诊合参",才能得到全面综合检查之结果。

问诊向为历代医家所重视,认为"未诊先问,最为有准",并明确提出"问为审量病机之关键"等。《黄帝内经》早已指出"凡欲诊病,必问饮食起居"等。因为直接询问患者自身的各种不适感觉,了解其起病缘由,病情进展及治疗经过等,从而可以获得其他三诊无法得到的有关病证的重要信息和诊断资料。所以清代赵晴初曾说"其中问字,尤为辨证之要",《难经·六十一难》称"问而知之谓之工"这里所谓工即指医者应具备的诊查技术。至于询问患者的方法和态度,清代陆定圃云:"不可厌人琐语……勿惮其烦";喻昌则认为对待患者应"视人犹己,问其所苦自无不到之处……数问其情,以从其意,诚以得其欢心,则问者不觉烦,病者不觉厌,庶可详求本末,而治无误也"。

关于问诊之具体内容,明代张介宾在《景岳全书》曾总结了十个方面的内容,称为"十问歌",后来清代陈念祖又改为"十问诗"。近些年来几经修改,内容大同而小异并有所补充,更能从总体思想上反映出中医学问诊的特色,蕴含着贴近患者生活的较浓的人情味,其中张介宾"十问歌"中特别提到的"勿招怨"则指通过问诊应使医者在患者心目中留下良好的印象,而陈念祖"十问诗"中提示的应"参机变"则是告诉医生在询问患者以往之治疗史时必须用心考查其他医生曾采用过之方药和其他治疗措施之结果等。这样的问诊思想方法无疑也都是比较先进的。

脉象是脉搏跳动在医者指端呈现出的立体动态情状,具有脉位、脉状、脉率等多维内容,可在一定程度上反映人体循环系统的某些功能状态,如心脏的活动与血管功能、血液内容、血液流变动力学之间的有限情况。由于循环系统与自主神经及内分泌系统的调控关系密切,同时又可不同程度地反映部分神经和内分泌功能的有关情况,提供有关疾病性质和发展趋势的信息。医生通过切脉获得的信息,经过思维加工并与其他三诊所得资料互参,则可做出更为准确的证候诊断。

中医学认为疾病发生之后,总是"有诸内必形诸外"的,人体内部的生理病理变化都可以通过脉象等表现出来。脉象的常、变、盛、衰能反映脏腑、气血、阴阳的变化情况,经切诊识别之后,可有助于医者掌握患者之病机,识别其病情,指导诊疗和判断预后等,所以脉诊向来为中医学所重视,且已成为中医诊病的形象代表。历代医家经过漫长的实践与不断的探索,根据大量的切诊经验之概括与升华,丰富和发展了脉学理论,撰成了不少有影响的脉学专著,内容十分可观。如认为脉象必须具有一种和柔悠扬的情态,应指从容和缓,节律均匀,一息四至,不快不慢,脉体大小适中,脉波流利,脉位不浮不沉,能应四时气候变化，经常处于"中和"状态者是有"胃"气的表现，因而提出"有胃气则生，胃气少则病，无胃气则死"的观点。除了重视脉象所反映的胃气外，还提出象征健康或虽病而有望康复之脉象，应当表现出应指有力且节律整齐的"神气"和沉候至骨而尺部脉来仍源源不绝的"根气"方为全面的思想。实际上也只有知常识变，才能借此推测正气之盈亏与病势之进退等。

脉诊是我国医学首创的一种最易实施的、具有代表性的诊查技术，是医生在没有任何设备条件下都能做到的可以获得一项重要诊断资料的相当有价值的徒手检查方法，在历史的长河中曾对西方医学产生过实质性的影响。晋朝以后的部分脉学著作对切诊的认识也曾有过某些绝对化和片面化的思想倾向，但未占据主流。因为《黄帝内经》早已指出"诊病不问其始，忧患饮食之失节，起居之过度，或伤于毒，不先言此，卒持寸口，何病能中"；在谈到脉诊时又往往与望诊并提，认为"能合脉色，可以万全"；又说"欲知其要，则色脉是矣也"。清代徐大椿更明确指出："云诊脉即可知何病，又云人之生死无不能先知，则又非也……不可执一时之脉而定是非，是以望、闻、问合而参之。"历代医家始终强调"四诊必须合参"不可孤立看待的思想。另在脉与症的表现发生矛盾时则有"舍脉从症"等从实际出发的取舍原则，都反映出中医学的诊察思维方法比较先进。

四诊的最终目的，在于根据所获病证发出的信息以判断疾病，辨明患者之具体证候类型，因而能够准确辨证的思维方法始终受到中医学家们关注，并自发地应用了人类认识客观事物时的一些思维规律。

要对病证做出正确的诊断，有赖于合理的思维方法。临床工作的诊疗对象是体内发生了某些病理变化，而又具有个体特征的患者，医者只有掌握了正确的思想方法，才有可能对情况复杂的服务对象做出准确的诊断。经过漫长的社会诊疗实践，中医学家们逐步发现了机体内部病理变化与其外现的症状之间的一些重要规律，认为医者只有通过患者的症状表现才能知道其体内的病变，这即朱震亨所说的"欲知其内，当观乎外；诊于外者，斯以知内"(《丹溪心法·能合色脉可以万全》)，是识别疾病的一般规律。因此他要求医者必须切实掌握患者的全部症状，细察其各种体征，严格遵守"究其要于前……究其所属为先"的原则。由于临床辨证思维的艰巨性和患者之间的差异性，中医学家们一再指出，只有"审谛覃思，析理详明，精微区别"才能临事不惑，强调"审问慎思而明辨之，庶免颟顸贻误之弊"等。至于识别病证的具体方法，徐大椿认为不论任何疾病都是"有常有度，有纯有杂，有正有反，有整有乱"的。有时甚至还可能遇到本来是脏腑的病变而症状却显现于肢节，或出现类此而相反的情况。所以他强调对于患者的各种主要症状，一定要给予全面的评定，并且应有原则地深入追溯这些症状产生的原因和病机。假若用单一的原因不足以解释其全部症状,则应考虑是否还有其他原因伴存,但同时又必须分清主次。徐大椿在其名著《医学源流论》里曾就病证的临床症状和症状赖以产生的原因之间的关系作过较透辟的分析,他认为多种原因都有可能导致相似的临床表现,而一种原因也可能衍化出不同的症状,并且还指出,在有些情况下,即便是同一个患者身上所出现的各种症状,也未必都是由一个唯一的原因所产生。若缺乏这样的思想,就会使人"历证愈多而愈觉惑乱。"这也就提醒医者分析患者的症状时为了辨证的准确则应自觉地防止思想的片面化。

此外,《素问·阴阳应象大论》所言"寒极生热,热极生寒",《医宗必读》云"至实有羸状,至虚有盛候",以及《伤寒论》关于真假寒热之描述等均在提示病证在其发展过程中,由于病机原因证型之间可能互相转化,临床上可能遇到歪曲病证本质的各种假象,诊断思维必须去伪存真。孙思邈提出"病有内同而外异,亦有外同而内异"(《备急千金要方·大医精诚》),已大体觉察到病证的本质与现象之间也存在着一定的矛盾,因此他认为"五脏六腑之盈虚,血脉营卫之通塞,固非耳目之所察,必先诊候以审之",主张"用心精微"反对"至粗至浅之思",其目的在于理清思想方法,从而准确地进行辨证。

三、指导临床治疗的主要思想,显示出全面性、灵活性与个体化等精神

中医学用以指导临床治疗的主要思想之一乃是其对病证痊愈机制的理解。由于人类机体一向被认为是阴与阳两方面的矛盾统一体,那么"亢则害,承乃制"这一最根本观点便成为中医学解释病证变化与痊愈好转机制的重要依据。认为受病机体只要"邪去正复"重新回到"阴平阳秘"的状态,即康复。至于各种治疗措施,则主要是协助病体调整其由于内在或外来的病原因子导致的偏颇紊乱的气机等,使其重归于平衡,恢复正常生理功能,即《素问·至真要大论》所说的"疏其血气,令其调达,而至和平"的作用。因此在大多数情况下,药物并不一定是直接去消灭病原因子,而是通过扶正、祛邪、调理、和解等多方面的整体调节帮助患者战胜病魔。基于这种思想,中医学在治疗病证时,特别重视在顾护人身正气的基础上再去攻逐病邪的思想方法,要求医者既要祛除病邪又不可忘记扶持正气。至于两者孰轻孰重,或先或后,则须视具体情况而定。一般如内伤加外感,体虚不任发散者,有"养正则邪自除"的可能;而对于外感邪实之证,则又有"总以逐邪为功"的主张。总之关于临床治疗的最终思想,大致可以归结为凡"五脏未败、六腑未竭、血脉未乱、神识未散"即正气尚未受到极端损伤,真阴尚未完全耗尽者,都可有延时或好转之希望。这就要求医者务必尽心竭力地救治患者,不可轻言放弃。

至于具体的治疗学思想,则强调"治病务求于本",须"谨守病机""各司其属"。应因人、因病、因时、因地制宜,不可胶柱鼓瑟,更不能缘木求鱼。《灵

枢·九针十二原》指出"病各有所宜,各有不同,各以任其所宜"。《伤寒论·伤寒例》云:"土地温凉,高下不同;物性刚柔,飡居亦异……临病之工,宜须两审也。"朱震亨《局方发挥》也说患者之"血气有深浅,行志有苦乐,肌肤有厚薄……形色既殊,脏腑亦异,外证虽同,治法迥别也";李杲的思想则更具代表性,他说:"用药之法,贵乎明变。如风会有古今之异,地气有南北之分;天时有寒暑之更,禀赋有厚薄之别,受病有新旧之差,年寿有老少之殊,居养有贵贱之辨……须慎重精详、圆融活变"《珍珠囊补遗药性赋·总赋》。上述思想集中反映出中医学个体化治疗的精神,而因人、因病、因时、因地制宜的原则,则体现出了"一切都因时空条件的变化而变化"的与现代唯物辩证理念大体吻合的中医学先进思维方法。

中医学全面治疗思想的另一亮点是关于"治未病"的理念,《金匮要略》将"治未病"的思想具体化,举例指出"见肝之病,知肝传脾,当先实脾"。孙思邈用"上医医未病之病,中医医欲病之病,下医医已病之病"划分医生的水平。《伤寒论·伤寒例》云:"凡人有疾,不时即治,隐忍冀差,以成痼疾。小儿女子,益以滋甚。时气不和,便当早言。寻其邪由,及在腠理,以时治之,罕有不愈者。患人忍之,数日乃说,邪气入脏,则难可制。"徐大椿亦明确指出"病之始生浅则易治,久而深则难治……故凡人少有不适,必当实时调治,断不可忽为小病,以致渐深"(《医学源流论》)。而医者则应"虑在病前,不使其势已横而莫救"。朱震亨也持同样的思想,认为"与其救疗于有疾之后,不若摄养于无疾之先……思患而预防之,何患之有"(《格致余论》)。这都是预防性先进思想的具体表现。

此外,中医学还主张积极主动地治疗患者。叶桂在其《幼科要略》中指出了当时一般医生的通病,认为在临床治疗过程中应避免不审病情,不守病机,致使治疗落后于病况发展的被动状态。如其口授之《温热经纬·外感温热篇》便举例说"温病若斑出而热不解者"则其病机是"其人肾水素亏,虽未及下,先自彷徨矣",而治疗的原则"务在先安未受邪之地"。这表明中医学的辨证论治并非单纯的现证治疗,而是要积极主动地预见病机的发展趋势,从而阻断其病情向纵深发展,影响或改变病证的进程,使之易于转向痊愈。这种"先安未受邪之地"的治未病思想,实质上也就是要全面考查患者病证的发生、发展与可能出现的演变趋势,切实掌握各种处于变化中的症状表现,并探索其相互间的联系,从而给予有针对性的灵活治疗,才能摆脱临床治疗时的公式化或本本主义的影响。

又如标本缓急的治则观点,也是中医学原创的先进的治疗思想方法之一。《素问·标本病传论》首先提出"急则治其标,缓则治其本",这是最初的也最重要的临床治疗思想原则。《金匮要略·脏腑经络先后病脉证》进一步阐述云"夫病痼疾,加以卒病,当先治其卒病,后乃治其痼疾也"。张介宾则进一步认为"盖人者本也,证者标也。证随人见,成败所由,故当以因人为先,因证次之。若形气未实,则始终皆可治标,若形气原虚,则开手便当顾本"(《景岳全书·总论治法》)。这些思想都表明治疗的主要对象是生病的人,治疗要抓住主要矛盾,反对不分主次的单纯治疗疾病。

其次,古代医家还洞察到患者的精神因素对治疗效果的影响。《素问·汤液醪醴论》首先提到患者若"精神不进,志意不治,故病不可愈"。李中梓对于患者强烈的心理因素影响药物作用的情况作过生动的描述,他说患者之中有"参术沾唇惧补,心先痞塞;硝黄入口畏攻,神即飘扬者"(《不失人情论》)。王纶《明医杂著》则认为患者只有"清心克己,凡百谨慎,而病可获痊,否则虽有良药,无救也"。

以上所述,已从多个侧面集中反映出中医学诊疗思想方法是比较先进的,理当继续发扬。

【编者注】本文是张老多年来研究中医临床思维方法的主要心得之一,原稿曾发表于《中医杂志》1959年第9期,对于西医学习中医的同道起到鼓舞的作用,现又经张老增删表述于上。

第三节 中医学术的特色与优势

自2006年国家中医药管理局发布《关于进一步保持和发挥中医药特色优势的意见》,从总体上界定了中医药学术的特色与优势,并指出今后的工作方向。明确提示"中医药的特色主要表现为整体观,辨证论治为核心的科学思维和个体化诊疗技术方法,中医的优势主要体现在临床疗效确切,用药相对安全,治疗方法灵活,费用比较低廉,拥有巨大的创新潜力和广阔的发展空间"。然而怎样具体解读上述特色和优势,确实是一个极具现实意义的、值得深入研讨的软科学课题。张老从事中医临床诊疗及理论研究工作60余载,深知进一步探讨此课题之必要。因而从中西医学术体系之比较,中医学之理论特色与实践特色,中医学术之历史优势与现实优势等方面提出以下见解,供研讨参考。

一、中西医学术体系之异同

中医学与西医学各有短长,差异虽大但也不乏共性,唯有将两个不同的学术体系进行相应之对比,方可洞悉中医学术特色与优势之渊源。现举其大端如下,以供研讨。

1. 认识领域与思维方法 中医学受我国古代原始唯物观念(五行、气)和思辨观念(阴阳范畴)等哲学的影响极深,其思想方法又多倾向于形象或唯象综合思维;西方医学则受机械唯物观念及形而上学的影响较大,多侧重于分析性实验思维与实体探究。但近代均逐渐转向辩证唯物哲学思想指导下之科学试验研究。

2. **学术理论构建的过程与特点**　中医学基于长期的诊疗实践,临床观察。主要通过"司外揣内""取类比象"、经验归纳、宏观综合等方面构建了自己的学术理论体系,始终未脱离古典哲学框架;西医学则基于实验研究,依据实体解剖等手段,借助近代自然科学技术进行分析实验,注重微观与局部变化的研究,从而形成其自然科学之学术理论体系。因此前者宏观综合有余,微观研究不足;后者则微观分析有余,宏观综合不足。但如今两者均已趋于全面发展。

3. **遵循的医学模式**　自古以来,中医学一直遵循着原生态或原创的"人体-环境-心理"模式,早已将决定或影响健康和疾病的多种因素从外因(六淫邪气等)与内因(正气、七情等)统统纳入了医学视野,体现了一种较先进的学术理念。西医学则较长期地囿于单纯的"生物模式"较少涉及其他方面。但现今已转向"生物-环境-社会-心理-遗传-生物工程"等更全方位的医学模式。

4. **治疗目标与处理原则**　中医学针对"生病之人",强调因人、因病、因时、因地制宜,进行辨证论治,体现了人性化、个性化、整体调节的治疗原则。西医学则关注所患疾病的病原因子(致病微生物等)、病灶(病变的局部组织器官)等,按照统一的诊疗常规进行共同处理,体现出统一的治则与治法。两者治则有异,具体的治法用药亦不尽同。如以药物内治为例,中医学一般按"四因制宜"及"标本缓急"等原则多予中药复方制剂,口服为主。借若干天然药物的有序配伍,组成复方,利用其中多种有效组分,发挥多层次、多环节、多靶点的综合治理作用,"谨守病机,各司其属""杂合以治,各得其所宜"通过"扶正培本""攻病逐邪""调理和解"诸法,消除病变,使体内各项生理功能重归于协调与平衡,即"疏其血气,令其调达,而致和平"。西医学则多综合使用具有一定药理活性,成分比较单一的化学合成药物或生物制剂等,多从静脉给药,针对入侵的病原体、受病的组织或器官、体内物质代谢异常、免疫功能障碍,乃至细胞、基因、分子等微观层面病变进行统一的靶向干预和治疗,从而使患者康复,两者的具体治则和治法有异,所用药物与给药方法等不尽相同,但目的并无不同。对于相应的疾病,两者虽"殊途与异曲",但均可收到"同归与同功"之效,这表明中西医学的治则治法,都包含相对真理的成分,可惜均不够完美,倘若两者结合互补,则有望实现"1+1≥2"的更好的治疗效果。

5. **学术理论发展历程**　中医学受儒家思想的影响,在理论上一直保持着对医学经典的传承,多"述而不作",但实践中仍重视临床经验的总结与概括。

后世虽有不同学派的创立,不断丰富了中医学的知识体系和诊治疾病的理论,但尚难以满足继续发展和现代化的需求。近些年虽关注基础理论研究,但短期内还难从古典哲学的框架中完全分离和解脱出来,且限于人才与条件,迄今未见重大突破。西医学不断吸纳和利用先进的自然科学成果和技术方法迅速发展,而且十分重视基础理论的研究,并借助其研究成果指导和推动临床实践,不断提升诊疗水平,对疾病的认识不断深化,现已进入分子或超分子水平,从而使中西医两者的差异日益扩大。

中西医学之目的皆为防病治病保障人民身体健康,这是最大的"同"。但由于历史、文化、社会、科技背景的不同,两者形成了诸多差异,这是具体之"异"。然而这"大同之中的异"也不是绝对的。当今西医学已被世界上绝大多数国家接受,成为国际医学,随着医界认识的不断深化和提高,学术的日异更新,生命科学的整合重构并向立体方向发展,两者最终必将走向融合。

由于我国是世界人口超级大国,疾病防治任务艰巨,医学科技发展水平与发达国家相比有一定差距,且发展不够均衡,中医学术的进展尤为缓慢。只有正确考量中医学术的特色和优势,并以其作为重要依据,确定今后中医学发展战略,才能提高和加深中医学在疾病防治方面的能力和参与层次,才能达成促进我国原创医学科技发展创新的根本目的。

二、中医学术的固有特色

1. **理论特色** 中医学理论是我国医界历代先贤们在中华悠久文化历史的背景下,漫长岁月的医疗实践中,融入了古代阴阳五行哲学思想和当时的自然与人文知识,对人体健康与疾病的各种表象进行不懈的观察,所获得的大量感性认识,继而经头脑思维加工,由感性认识升华为理性认识,并寻出了相应的规律,产生了系列的概念,最终构成较完整的中华医学理论体系。在历史的长河中,曾经远远领先于西方医学的认识水平,明代以前亦曾执世界医学之牛耳。其中精华至今仍绽放着中华文化的异彩,是人类医学领域里的一朵奇葩。现存最古老的经典文献《黄帝内经》是中医学术理论体系的渊源,实质上也可说是具有中国特色的早期原创的人类生命科学的宝典。

中医基本理论,具有丰厚的中华文化底蕴,其主要特色集中表现在:自然界、社会与人体同属于一个巨系统,人体是一个子系统。人类机体自身与自然和社会环境之间均处于对立统一与动态平衡之中;在生理常态下人体阴阳、脏腑功能、气血运行等均保持着相对的动态平衡;疾病是体内正邪相争,气机失调,阴阳失衡的过程;治疗疾病的关键在于疏调气血,平衡阴阳,矫枉纠偏,扶正祛邪,令人体内部重归于"和平"。

具体理论特色,从《黄帝内经》和往昔医家有关论述摘录便可窥其梗概。

（1）统一与平衡的生理学理论

1）人与自然环境的统一：世界万物非孤立存在，它们彼此间是相互联系的，只不过联系的程度和方式不同而已。人与自然界息息相关，人的生命活动在相当程度上受着自然力量的支配和影响。《黄帝内经》认为"人与天地相参也，与日月相应也"（《灵枢·岁露》），"春生、夏长、秋收、冬藏，是气之常也，人亦应之"（《灵枢·顺气一日分为四时》），人体之"九窍、五脏、十二节，皆通乎天气"（《素问·生气通天论》），"人以天地之气生，四时之法成"（《素问·宝命全形论》），"天食人以五气，地食人以五味。五气入鼻，藏于心肺，上使五色修明，声音能彰。五味入口，藏于肠胃，味有所藏，以养五气，气和而生"（《素问·六节藏象论》），"天气通于肺，地气通于嗌，风气通于肝，雷气通于心，谷气通于脾，雨气通于肾"（《素问·阴阳应象大论》），"夫百病者，多以旦慧、昼安、夕加、夜甚"（《灵枢·顺气一日分为四时》）。

2）人与社会环境的统一：《素问·疏五过论》曾指出"贵贱贫富，各异品理"，人们由于社会地位、生活条件、饮食情况的不同，在体质上会出现"膏粱"与"藜藿"的差异。对生活条件要求不高的人，可以达到"高下不相慕"，"内无思想之患，以恬愉为务，以自得为功，形体不敝，精神不散，亦可以百数"（《素问·上古天真论》），"往古人居禽兽之间，动作以避寒，阴居以避暑，内无眷慕之累，外无伸宦之形，此恬憺之世，邪不能深入也"（《素问·移精变气论》）。随着社会的发展，生产关系的产生、制度的形成，人们的社会性增强，若不能通过自身的适应调节而与社会环境保持相对平衡，则会出现如《素问·疏五过论》所指出的"故贵脱势，虽不中邪，精神内伤，身必败亡。始富后贫，虽不伤邪，皮焦筋屈，痿躄为挛"，"尝贵后贱……名曰脱营。尝富后贫，名曰失精"。只有"贤人"能够"中傍人事以养五脏"（《素问·阴阳应象大论》）。因此《灵枢·本神》总结说"故智者之养生也，必顺四时而适寒温，和喜怒而安居处，节阴阳而调刚柔，如是则僻邪不至，长生久视"。

3）人体自身的统一与平衡：中医学认为人身是阴阳矛盾的统一体，其中"阴在内，阳之守也；阳在外，阴之使也"，"阳化气，阴成形"（《素问·阴阳应象大论》），在生理常态下"形气相得"保持着人体形质与功能的统一。而具体的统一，则是以五脏为核心，以经络为纽带，通过三焦气化和营卫气血的运行相沟通而实现。因此《灵枢·邪客》强调"心者，五脏六腑之大主也"，内脏与四肢、五官、皮肉筋骨等都具有功能与形质方面的紧密联系。经络系统则"内属于腑脏，外络于肢节"（《灵枢·海论》），"所以行血气而营阴阳，濡筋骨，利关节者也"（《灵枢·本脏》）。因此《素问·阴阳应象大论》总结说："论理人形，列别脏腑，端络经脉，会通六合，各从其经"，而保持了人体自身的统一。

至于体内各项生理功能的动态平衡，则是依靠脏腑气机的升降、出入、消长、化藏活动的正常进行,所以《素问·五脏别论》指出"五脏者,藏精气而不泻也,故满而不能实。六腑者,传化物而不藏,故实而不能满也"。就脏腑总的功能活动规律而言,则又与其在体腔内所处的地位有关。一般居于高位者其气主降,位低者则主升,从而保持着"高下相召,升降相因"的动态平衡(《素问·六微旨大论》)。如肾水可上溉于心,心火可下降于肾,于是水火交融,坎离既济,使人保持身心安泰,睡眠正常等;肺气以肃降为顺,肝气以升发为常,则令人呼吸平顺,情志安宁等;脾居中土与胃相联,职司受纳与运行,脾升清阳、胃降浊阴,为上下气机升降之枢纽,且有赖于肝之疏泄,方能使人饮食消化吸收功能正常,头脑清快,四肢有力等。反之,若"出入废则神机化灭,升降息则气立孤危。故非出入,则无以生长壮老已;非升降,则无以生长化收藏"(《素问·六微旨大论》)。最后归结说"升降出入……四者之有,而贵常守"(《素问·六微旨大论》),在正常的情况下,人体之"气归于权衡,权衡以平""揆度以为常也"处于动态平衡之中(《素问·经脉别论》)。

(2)正邪交争,气机紊乱,阴阳失衡的病理学理论:《素问·刺法论》首先提出"正气存内,邪不可干"的理论,《素问·生气通天论》云"内外调和,邪不能害",《素问·评热病论》又说"邪之所凑,其气必虚",《灵枢·口问》进一步指出"邪之所在,皆为不足",并举例"风雨寒热,不得虚,邪不能独伤人"(《灵枢·百病始生》)。《黄帝内经》分析人体正气受损的原因时说:"清净则志意治,顺之则阳气固……失之则内闭九窍,外壅肌肉,卫气解散,此谓自伤,气之削也"(《素问·生气通天论》),"忧思伤心……忿怒伤肝""喜怒不节则伤脏"(《灵枢·百病始生》),"百病生于气也,怒则气上,喜则气缓,悲则气消,恐则气下,寒则气收,炅则气泄,惊则气乱,劳则气耗,思则气结"(《素问·举痛论》)。《灵枢·顺气一日分为四时》总结说"夫百病之所始生者,必起于燥湿寒暑风雨,阴阳喜怒,饮食居处"。

疾病既成则体内阴阳失去协调与平衡,"阴胜则阳病,阳胜则阴病。阳胜则热,阴胜则寒"(《素问·阴阳应象大论》),"阳虚则外寒,阴虚则内热,阳盛则外热,阴胜则内寒"(《素问·调经论》),"阴气太盛则阳气不能荣也,故曰关。阳气太盛则阴气弗能荣也,故曰格"(《灵枢·脉度》),"阴不胜其阳,则脉流薄疾……阳不胜其阴,则五脏气争"(《素问·生气通天论》),"阳气破散,阴气乃消亡"(《素问·阴阳别论》),"阴阳离决,精气乃绝"(《素问·生气通天论》)。

(3)强调全面检查,重视个体化、人性化的诊断学理论:长期以来,中医诊察病证都是依靠前人积累的经验,通过自己的思维和眼耳鼻舌指等感觉器官,对患者望神色、闻声息、问病情、切脉搏,收集关于病证的各种资料和信息,供临床辨证。因此《灵枢·本脏》指出"视其外应,以知其内脏,则知所病矣"。《难经·六十一难》云:"切脉而知之者,诊其寸口,视其虚实,以知其病在何脏腑也。"而往昔医家则更多重视望、闻、问、切"四诊合参"之必要,认为只有共同合参方称全面。如清代医家指出四诊合参"之所以不可忽视也"(《医学源流论》),"四诊,医家之规矩准绳也,四诊互证,方能知其病源"(《医门棒喝》)。

中医临床诊断的个体化特色,集中表现于我国医家在人类医学领域中独树一帜的"辨证"理论。日常所见的"同病异治"或"异病同治"的案例一般都以证为依凭或随证而转移,其着眼点全在于所罹证候之异同。因此叶桂《临证指南医案·凡例》指出"医道在乎识证……识证尤为重要……若识证不明,开口动手便错矣",《仁斋直指方论》云"未辨疑似,纵有深心,无可奈何耳",足见往昔医家重视"证"这一具有个体化特色的诊断学理论。

《黄帝内经》对于问诊的性质和作用非常重视,认为应尽可能地使询问的内容贴近生活,因而在《素问·疏五过论》与《素问·移精变气论》中均明确指出"凡欲诊病者,必问饮食居处,暴乐暴苦","离绝菀结,忧恐喜怒","数问其情,以从其意",又说"诊病不问其始,忧患饮食之失节,起居之过度,或伤于毒,不先言此,卒持寸口,何病能中"(《素问·征四失论》)。如此贴近生活的询问,蕴藏着较浓的人情味和人性化的气氛。唐代医家孙思邈非常贴近患者且十分同情其疾苦,特别提出对来诊的任何患者都应"普同一等,皆如至亲之想……见彼苦恼,若己有之"等(《备急千金要方·大医精诚》)。清代喻昌也说:"医,仁术也,仁人君子,必笃于情,笃于情,则视人犹己,问其所苦,自无不到之处……数问其情,以从其意……则问者不觉烦,病者不觉厌,庶可详求本末",又说:"设诚致问,明告以如此则善,如彼则败,谁甘死亡,而不降心以从耶"(《医门法律·观色问病之法·问病论》)。同时还指出凡是"耳目所及之病,无不静气微心,呼吸与会,始化我身为病身,负影只立,而呻吟愁毒,恍惚而来,既化我心为病心"(《寓意草》)。以上都表明实施将心比心、将身比身的人性化诊察方法,使医学诊查操作人性化,可以增强患者对医生的信赖,提高患者的依从性,是中医诊断学理论的一大特色。

(4)从实际出发,矫枉纠偏,维护正气,疏调气血,平衡阴阳及治未病的治疗学理论:在治疗疾病时,《黄帝内经》首先要求摆正医生与患者的关系,一切从患者的实际出发,提出"病为本,工为标,标本不得,邪气不服"(《素问·汤液醪醴论》),认为"凡治病,察其形气色泽,脉之盛衰,病之新故,乃治之,无后其时"(《素问·玉机真脏论》),"不适贫富贵贱之居,坐之薄厚,形之寒温,不适饮食之宜,不别人之勇怯,不知比类,足以自乱,不足以自明"(《素问·征四失论》),"知标本者,万举万当,不知标本,是谓妄行"(《素问·标本病传论》)。要提高治疗的针对性,"必审五脏之病形,以知其气之虚实,谨而调之也"(《灵枢·本神》),"调气之方,必别阴阳,定其中外,各守其乡,内者内治,外者外治,微者调之,其次平之,盛者夺之,汗之下之,寒热温凉,衰之以属,随其攸利,谨道如法"(《素问·至真要大论》)。无论五脏六腑,皮肉筋骨,"其病所居,随而调之。病在脉,调之血;病在血,调之络;病在气,调之卫"(《素问·调经论》),要"谨守病机,各司其属,有者求之,无者求之,盛者责之,虚者责之"(《素问·至真要大论》),"形不足者,温之以气;精不足者,补之以味。其高者,因而越之;其下者,引而竭之;中满者,泻之于内……审其阴阳,以别柔刚……定其血气,各守其乡"(《素问·阴阳应象大论》),"谨察阴阳所在而调之,以平为期"(《素问·至真要大论》)。且十分重视对人体正气的维护,认为用药"无使过之,伤其正也"(《素问·五常政大论》)。同时还提醒医生们对于无病之区,不可妄加挞伐,否则"诛罚无过,命曰大惑,反乱大经,真不可复","释邪攻正,绝人长命"(《素问·离合真邪论》)。这都是十分卓越的治疗学特色理论,中医的复方用药可以"杂合以治,各得其所宜,故治所以异而病皆愈者,得病之情,知治之大体也"(《素问·异法方宜论》)。治疗的最终目的是"疏其血气,令其调达,而致和平"(《素问·至真要大论》)。

中医学重视养生,倡导"治未病"的理论,涵盖了多方面防治疾病的思想及方法:①强调摄生保健、预防疾病、颐养天年,早期治疗。《素问·四气调神大论》指出:"不治已病治未病,不治已乱治未乱,此之谓也。夫病已成而后药之,乱已成而后治之,譬犹渴而穿井,斗而铸锥,不亦晚乎!"《素问·上古天真论》则认为摄生保健的方法主要是"法于阴阳,和于术数,食饮有节,起居有常,不妄作劳,故能形与神俱,而尽终其天年,度百岁乃去"。②若邪气已潜伏于体内,势将欲发之际,则宜防患之未然,防微杜渐阻其暴发,《素问·八正神明论》称"上工救其萌芽",《灵枢·逆顺》云"上工刺其未生者也",孙思邈则说:"上医医未病之病,中医医欲病之病,下医医已病之病"。③既病之后,当防其向纵深发展和转变,《金匮要略·脏腑经络先后病脉证》明确提出"治未病者,见肝之病,知肝传脾,当先实脾……中工不晓相传……惟治肝也"。叶桂口授《温热经纬·外感温热篇》论"温病若斑出而热不解者"的治则是"其人肾水素亏,虽未及下焦,先自彷徨矣,务在先安未受邪之地。"④大病初愈应防其反复,《伤寒论》有"差后劳复病"之名及其主治方药。中医学认为大病之后宜安卧静养以利康复,切忌过早劳动,暴饮暴食,强力行房,以免病情复燃。宋代成无己《注解伤寒论》云:"伤寒新差,气血未平,余热未尽,早作劳动者,名曰劳复;热病少愈而强食之……名曰食复。"至于治疗之法,其所著之《伤寒明理论》谓:"夫伤寒邪气之传,自表至里,有次第焉……其劳复则不然。见其邪气之复来也,必迎而夺之,不待其传也。"这不仅是药治之法,亦是针刺之道,均体现出"治未病"的精神。

2. 实践特色 中医临床诊疗实践的最大特色是在识病的同时进行"辨证论治",这在中医经典《伤寒杂病论》中已获得充分体现。日常工作中,广泛运用着"证"（全称为"证候"）的概念,这是中医学卓越的认识成果。证是疾病过程中阶段性的本质反映,它以一组相关的脉症表现出来,能够不同程度地揭示出病位、病性、病况、病机等疾病要素,对机体病变的主要属性和反应状态给予了高度概括,从而为治疗提供依据并指明方向。这种在识病的基础上结合辨证的诊断方法,本是我国医学临床实践的固有特色。传统的病名与证候的纵横交织,准确结合,便构成一个能充分体现中医实践特色的完整的医学诊断模式,在世界医学范围内是独一无二的,它拓宽了人类医学的认知领域。

证候概念的内涵与外延基本上是清楚的。它结构严谨,层次分明,能以较完整的形式表达出较丰富的病机内容。从总的方面看"证"秩序井然地存在着三个大的结构层次,即"核心证候""基础证候"与"具体证候"。而具体证候的形成又赖于病位证候的补充,且临床所见之具体证候又以复合型者居多,而且处于动态之中。其分类基础是气血、阴阳、虚实、脏腑、寒热等概念的综合,它与症状和病名之间既有联系,又有区别。

由于各个患者所处的条件不尽相同,会使其证候本身发生相应的变化和变异,因此在分析判断具体证候时,应看到各种有关因素对其影响,仔细地进行鉴别。常见的类似证候或疑似证候之间均有鉴别的规律可循。

上述实践特色,内容十分丰富,在此难予尽述。以上仅提及梗概,详细内容见本章第四节及本书第二章辨证论治所述。

三、中医学术之具体优势

1. **历史优势**　我国历代医药学家根据他们通过社会实践获得的认识成果,积累下浩如烟海、内容极其丰富的医药学文献资料。其中蕴藏着卓越的原创性医学理论和大量的诊治疾病的珍贵信息,有些认识是先进的,经验是难得的。其数量之巨,内容之丰富是世界任何国家的"传统医学"无法比拟的。中医经典中的一些精辟理论或观点,与当今国际医界的最新认识之间常有某些不谋而暗合之处,已是不争的事实。

因此,对于我国中医学术的传统历史优势,亟待我们去发掘并撷取其精华,推陈出新使之转化为现实优势,促进中医学术的发展。例如我国药理学者陈克恢对于麻黄的有效成分进行研究,当其成果论文发表后,才感叹说:"若能于事前得知《伤寒论》的有关记述,则可使研究工作少走许多弯路等"。又如《黄帝内经》曾提出肾与耳有关联（"肾开窍于耳"）的原创性理论。现经研究发现两者在解剖组织结构、局部酶的含量与分布状况,以及对某些药物引发的不良反应等方面都有相同之处。如耳毒性氨基糖苷类抗生素同样具有肾毒性;某些能抑制肾功能的利尿剂亦可引起人体或实验动物的听觉障碍。一些神经性耳鸣、重听的患者,西医治疗效果不理想,而经过中医治肾等治疗后,获得了相当程度的疗效,这表明此理论确有某些道理,并非臆说。又如近时有人报道用疏肝之法治疗阳痿者,以为创新。其实《黄帝内经》早已提到该病与"肝"有关,《素问·痿论》曾指出"入房太甚,宗筋弛纵,发为筋痿……筋痿者,生于肝,使内也"。张老亦曾本此经旨以疏调气机为主治愈本病多例。

在中药与方剂文献领域,我国拥有世界上第一部类似国家药典的唐代《新修本草》,有相当于国家药品标准的宋代《太平惠民和剂局方》其中不少著名方剂沿用至今仍疗效确切,使用安全,为中医临床不可或缺的治疗手段之一。另据《永乐大典》所载明代周定王朱橚所编之《普济方》共集录中药方剂六万一千七百三十九首,堪称医方之总汇,20世纪20年代谢观主编《中国医学大词典》称其"古之专门秘术,实藉此以有传"。再看今日之中药有效制剂,如治疟之青蒿素、蒿甲醚,治急性高热之清开灵,治冠心病之速效救心丸等,均不同程度地导源或脱胎于相应之古籍古方。目前运用最新技术如化学分离分析,分子药理,血清药理,脑脊液药理,基因组学,蛋白组学等对中医的一些名方进行了多方面的研究,已逐步展示出这些方剂潜在的固有优势。

2. 现实优势 中西医都各有优势,但两者诊疗观念有异,操作方法不同,故而只宜客观对比,不可一概而论。部分西医的诊疗目标集中于疾病本身,重视患者之客观体征,依靠理化检测,较少考虑患者的自觉症状。中医学则始终关注受病之人,主要观察、收集患者的各种不适感觉与脉舌表现作为辨证的依据,且中医同时具有一些人文科学的色彩,表现在诊病过程中含有较浓的人性化操作气氛,患者在接受四诊时可与医生面对面地进行沟通与交流。特别是在切脉时,医患之间手把手接触,医者凝神细思、平心静气按三部九候体察脉象,气氛亲切而平静,可使患者紧张或忧虑的情绪获得一丝慰藉或缓解,再加医者十分重视患者对病痛的具体感受,又能问及与之有关的饮食起居、睡眠二便等贴近生活的内容以及各种不适的感觉,使其感觉到医生对自己的重视、关心和理解,在心理上获得一定的满足并产生良好的印象,从而拉近了医患之间的距离,增强了接受诊疗的依从性与信心,这或许也是纯中医诊疗机构医闹较少的原因之一。西医检查较少顾及患者之主观感受,患者诉说的症状较少倾听,使患者感受到的大都是冰冷的器械检查和静脉穿刺的疼痛,这是偏向于"物性化"的检查措施。两种诊察方式的不同,反映出中西诊疗观点的差异。尽管疾病与人体分不开,但西医的目光主要集中于所患疾病或局部病变,主要依靠影像学报告和体液成分的数据变化等信息来诊断疾病,无形中淡化了人性化的服务氛围。中医则是通过四诊综合的宏观检查而辨证,能够体现出相应的人情味。人是具有思想感情的灵长类动物,人性是区别于一般动物的人类特有的思想感情。人性化是一切第三产业工作者追求的方向与目标,人性化诊察方式易为患者接受。所以继续自觉保持和发扬中医的这一具有特色的现实优势很有必要。

中医现今常用的不少具体治法,对于许多常见病或多发病均能显示出良好的疗效优势,因此中医药一直受到广大患者的青睐,凡高水平的中医师应诊,一般皆门庭若市,应接不暇。不少疾病,特别是慢性功能紊乱性疾病等,予中医药正确治疗多可获得良效。笔者常用疏调气机、疏肝解郁、和血培本等治法治疗自主神经功能紊乱、更年期综合征、抑郁症、慢性疲劳综合征等,用健脾开胃等治法治疗小儿厌食症等,用养心安神法治疗顽固性失眠,用疏肝和胃法治疗慢性胃炎,用养血祛风法治疗慢性顽固性荨麻疹等,均收到较满意效果。

另据近年的临床观察和实验研究,中医在顾护"先天肾""后天脾"之基础上的整体调节治疗学思想,是防治和处理难治性疾病、复杂性疾病、功能性疾病方面的优势和特色,值得重视。例如补肾法,由于中医肾的功能大体上已涵盖了西医学免疫-神经-内分泌网络的功能,补肾药物可对以下丘脑为中心的众多分子网络群进行调控整合。因此该法对于再生障碍性贫血,子宫内膜异位,卵巢早衰,免疫性不孕,习惯性流产等疾病均获得广泛运用,并显示出程度不等的疗效优势。又如《备急千金要方》温脾汤在防治肾衰竭时有一定的作用,该方之有效组分可抑制肾小管转化生长因子(transforming growth factor-beta 1,TGF-β1)基因表达,抑制肾小球系膜细胞核转录因子(nuclear factor-kB,NF-kB)、结缔组织生长因子(connective tissue growth factor,CTGF)、单核趋化因子 1(monocyte chemoatt-ractant protein-1,MCP-1)等蛋白表达。丹栀逍遥汤对抑郁症的疗效与马麦普林(maprotiline)相似,但无后者之胆碱能阻断和诱发躁狂症等毒副作用,此方加味可以通过增加脑内不同区域内 5-HT(5-羟色胺)DA(多巴胺)的含量而起作用。对于阿尔茨海默病(Alzheimer's disease)当归芍药散、归脾汤等均有一定疗效。金匮肾气丸有明显的抗衰老效果。补阳还五汤对缺血性中风有较好的作用。

对于某些传染病,如乙型脑炎曾用白虎汤取得疗效,在 20 世纪 50 年代又由蒲辅周根据小儿暑温之理论辨治再度获得成功。

这提示中药亦具有抗病毒等优势,再如近年对 SARS(严重急性呼吸综合征)患者的治疗,中药的早期介入,可使其乏力及呼吸急促等症状的改善更快,有助于维持患者氧饱和度的正常水平,促进肺部炎症的吸收,减少糖皮质激素的用量等。对于 HIV/AIDS,中医药治疗明显较西药安全,且能在一定程度上促进免疫重建并改善其临床症状,减少机会性感染等。如张老于 2006 年亲手拟定的两个用于治疗艾滋病的复方制剂,至 2012 年 7 月已治疗该病患者 7 819 例,使接受治疗者 CD4$^+$T 细胞数有所上升,临床症状有所缓解,未发现不良反应,取得较好的社会效益。

根据大量社会实践信息和张老多年来的诊疗体验,许多疾病如老年慢性支气管炎、慢性咽炎、过敏性鼻炎、某些心律失常（如良性期前收缩、心率未超过 120 次 /min 之窦性心动过速或不少于 50 次 /min 之窦性心动过缓、心率在 60~100 次 /min 之房颤等）、不明原因之持续低热、小儿厌食症、抽动秽语症、功能性消化不良、肠易激综合征、慢性前列腺炎、性功能障碍、月经失调、功能失调性子宫出血、乳腺增生、经前紧张征、慢性附件炎、慢性肩关节周围炎、痤疮、慢性湿疹、流行性腮腺炎、病毒性角膜炎等，只要诊断清楚，并在正确的中医辨证施治的基础上给予相应的中药复方内服，则在疗效方面均可显示出相当程度的优势。

中华人民共和国成立以来，国内广大的中医工作者从临床诊疗实践和科研工作中获得的大量认识成果已以物化形式发表于学术媒体，其中不乏真知灼见和宝贵经验，只要经过筛选梳理，信息互校，思维加工，便可能繁殖出新的有用信息，这也是中医学的潜在优势之一。

四、正确看待、继承发扬

以上所述，仅就中医基础理论和中医药内治诸法而言，自非中医学术之全貌，本文充分肯定这些特色和优势，旨在提升继承和发扬中医学的自觉性与责任感。

为此必须客观正确地看待和考量中医学术所具有的特色和优势。既要十分珍爱这份难能可贵的中华文化瑰宝，又要清醒地意识到中医学术理论体系中无可避免的历史局限性。不可因单纯的学术感情或传统膜拜将其夸大。更不应受民族虚无主义偏见的影响而任意贬低其价值。目前正值我国经济社会发展的重要战略机遇和转型期，中医学术要"自主创新，重点跨越，引领未来"则要立足于重大疾病的防治需要，把握中医学术发展的战略重点，充分借鉴和利用现代一切优秀的科学技术手段，确定发展的优先项目和要突破的重点领域。当今世界新科技革命正在迅猛发展，生命科学正孕育着新的突破，国际医学科技运用转化的速度不断加快，这就为中医学的创新和跨越提供了机会。中医学术，经过历代先哲们艰苦卓绝的实践与思考，已积累了极其丰硕的认识成果，提供了不少具有原创性和先导性的理论，正待我们去继承和创新。

改革开放以来，党和国家为中医事业的发展提供了很好的条件，但目前中医科研的质量和水平还不够高，优秀拔尖的领军人才仍较匮乏，创新的能力较弱。为了中医理论与技术的创新及中医诊疗经验的有效传承，进一步提高中医药的临床疗效，丰富发展中医药理论，构建适合中医药特点的技术标准和规范，推进中医事业的发展，笔者在此提出以下几点看法和建议：

1. **正视中医特色与优势中的局限与不足** 任何优势与特色都是相对而言的，我们应该坚持具有优势的中医学特色，发扬具有中医学特色的优势。因为一切事物都是"一分为二而又合二为一"的矛盾统一体,中医学术固然具有整体思维、个性化诊疗、治法多样、较安全有效、可扩展的空间广阔等自身特色与优势,但也不可避免地存在着相应的缺陷与不足。这些缺憾是时代的局限性造成的,如《黄帝内经》中所贯穿着的,我国古代反映客观世界的普遍规律的,占主导地位的阴阳五行等核心哲学思想,对于中医学术的成长和理论的构建发挥了举足轻重的影响和导向作用,使古代医家们得以高屋建瓴、视野开阔,对人体的生理病理变化看法比较全面,然而也使本来便具有自然科学属性的中医学在很大程度上融入了古典哲学并形成了相应的思维定势,尽管不断取得较为丰硕的诊疗经验,但认识和理解始终囿于哲学层面,只从宏观唯象的角度观察人体的生理病理变化而给予整体性的综合解释,忽略了对人身实体和局部变化细节的考察和研究,致使中医学理论流于粗疏笼统,宏观有余而微观不足,长于唯象揣内而短于实体格物。所以,若要更好地继承发扬中医学,除了传统的研究方法外,必须不断引入现代系统生物学(systems biology),基因组学、转录组学、蛋白组学、代谢组学以及人文科学等一切有助于中医学创新的现代手段和技术,使中医学逐渐地融入到自然科学的行列,从而实现我国原创医学质的飞跃,更好地造福人类。

2. 充分发挥专业研究机构的主力军作用　公立的中医药科研院所,是我国科技创新的主力军团,是高新科技的源头,培养创新人才的摇篮。因此按照国家赋予的职责和定位,自觉实现从领导到群众的系统性优化,仅有一两个部门或部分科技人员的优化是不够的。应建立一支能献身中医学术事业的高水平的研究队伍,培养造就一批整体素质高,科研能力强的智力型与组织型的学术领军人才。要调动真才实学老中医和西学中老专家的积极性,充分发挥其"真传"和"帮带"作用,加固中医科研和临床队伍的"人才链",发展壮大中青年中医工作者的"人才群"。事实上,也只有依靠拔尖人才智慧的最佳发挥,中医学术创新能力的提升和创新成果的出现才会有指望和保证。应组织有水平的科研团队,深入探索研究确有特色与优势的中医药科研项目,才有望真正发扬确有特色的中医诊疗优势,突出优势明显的中医药治疗特色。

3. 准确把握中研战略定位,运用先进技术加强基础理论研究　中医药学是我国有可能跻身于国际科学前沿的学科之一,而中医学术的发展提升和创新则又在很大的程度上依赖于基础理论研究成果的滋养和支撑。因此,对于重大的关键性课题的选择,必须定位正确,必须能够充分体现中医学术的主要特色。在中医学基础理论领域内,最根本的医学范畴是"气"与"证"。要深入研究"气"在人体生理、病理、诊断、治疗中的作用与意义,按目前条件,是否可以优先借鉴和利用系统生物学的蛋白质组学的方法和技术。因为蛋白质学是当今生命科学的前沿或制高点,巧于运用这些先进的技术,便可使我们与国外同道站在同一条起跑线上,达到国际同步,与时俱进。仍以现代蛋白组学为例,现已知蛋白质是生命活动的最主要的载体和功能活动的执行者,其复杂多样的结构与功能,相互的作用与动态变化,反映着生物体内分子、细胞等多方面生命现象的本质,这与中医学"气"的范畴不无可沟通之处。

关于"证"的具体研究,应从足够的流行病学调研的客观取证和数据分析入手,逐渐实现其标准化和规范化,明确各种常见疾病过程中实际存在的具体证型。进而结合实验研究阐明其病理生理特征,使中医最大特色的诊断学范畴"证"的理论获得科学解释和质的飞跃。

4. 应用基础研究,宜选择行之有效的具体治法　为了进一步拓展中医药具体治法指导临床实践的有效空间,促进创新型中药复方制剂的研发,应对各种行之有效的中医药治法如疏肝理气法、清热化湿法、健脾和胃法、益气化瘀法、益气养阴法等,进行深入研究,逐步阐明其疗效机制。对于体现一定治法的方药可通过最新的化学分离分析、分子药理、血清药理、脑脊液药理及其他生物新技术等,开展中药临床药理和复方药理的研究,寻找新的药理活性成分或有效部位,摸清中药复方在煎煮过程中形成的新的配位化合物、超分子络合物、有效成分的衍生物以及含药血清中的药理活性成分等,从而为这些治法和方药提供更为科学的理论依据。

此外,还应全面总结历届师带徒的经验,关注中医人才成长过程中的师承效应,总结推广师承教学的成功经验和方法,加速后备人才的培养。

【编者注】本文由张老讲述,其学术继承人田春洪、张莹洁、田原、张肇平记录整理而成,又经张老审订修改,是张老对中医学术的系列见解之一,对全面认识中医学术很有参考价值。

第四节　证候是中医学独创的诊断学范畴

中医诊病疗疾的一大特色是辨证论治,所谓"同病异治"或"异病同治"均以证为依凭,并随证而转移。施治之时,皆据证议法,遣药立方,无不随患者之具体证情而定,加减化裁,着眼点全在于证候。因此,进一步了解中医学证候的来龙去脉,掌握其辨析要领和鉴别规律,具有很大的理论意义和实践价值,是提高中医临床诊疗技术水平的重要环节之一。《临证指南医案》云:"医道在乎识证、立法、用方,此为三大关键,一有草率,不堪司命。然三者之中,识证尤为紧要。"诚然,临证审疾,通过望闻问切取得诊断资料,经过医者的分析思考,判明所患何病之后,还须根据辨证原则,及时确定一个符合该患者实际情况的证候名称,据此才便于制定针对性更强的治疗法则以指导具体的选方用药。

确定具体证候时,欲达到准确无误,首先要对中医学的证候概念有一个清晰而全面的理解。熟悉不同条件下证候自身特点之辨析,善于区别各种容易互相混淆的类同证候或疑似证候,《类证治裁》说:"司命之难也,在识证;识证之难也,在辨证",其所谓识证与辨证之难,大约也就难在于此。为此,笔者拟从证候概念之系统剖析入手,提出以下箴言。

证候,又称病证、证型或辨证(这里的辨字如形容词,大意为已辨明之证候),通常简括地总称之为"证"。它既不是症状,也不是病名。按古汉语字义及构词法:证字繁体作"證",《说文解字》段注云"证者谏也";候亦作"矦","伺望也"。从医学角度领会其含义,并用现代语言加以表述,则证候一词大体上可说是经过医生全面仔细地诊察和思考之后,用以说明疾病情状的一种凭据或术语。此种术语具有一定的优越性,它可以在概括疾病共性的基础上,不同程度地揭示每个患者的病机特点和个体差异性,能够比较集中地反映出疾病的原因、性状、部位、范围、阶段、动态特征等多方面的信息,拓宽了对患者进行诊断的认识领域,从而给医者提示处治疾病的具体依据和方向。所以"证候"一词已成为中医学所特有的传统的诊断学基本概念或范畴。

证候概念属于中医诊断学的范畴,在理论上已形成一个比较完整的知识体系,它源远流长,内容丰富,形式多样,层次清楚,结构严谨。在临床实践中,证候与症状、疾病、治法乃至具体的选方用药等都息息相关。

一、证候概念的由来

从中医学理论发展的历史进程看,证候概念并不是偶然产生的,也不是一代人单独的认识成果,而是来源于我国往昔医学工作者和疾病做斗争的长期实践和创造性的思维劳动。按照人类认识发展的客观规律,先辈们在漫长的岁月中首先接触到的不过是各种疾病的表象及其外部联系。这时,证候概念还不可能产生,人们所熟悉的仍是各种"病"的概念。如成书时间早于《黄帝内经》的长沙马王堆汉墓出土的医简帛书,其中也仅只罗列了五十余种疾病与外伤及其治疗方药,而未见证候名称或有关证候概念的记述。

但是,随着时间的推移和医疗实践的持续,于不同病种的患者当中,一些类同的现象或情况反复出现于医者的面前,而且在同一种疾病的患者群中又常遇到某些具有一定差异性的病情状态或类型。这就促使古代医家在病种病名和患者的具体病情之间不断地察觉到异中之同或同中之异。当这样的诊断学材料积累到一定程度时,便在医者的认识上产生了由感性向理性的推移,逐步意识到各种疾病虽然都有其自身特点,但在众多的病类和病种中间显然还存在着一些共性情况,往昔医家由品类繁多的病种之中抽提出这些共性成分,从中概括出一些具有普遍意义的诊断学规律时,中医学便在识"病"的基础上独树一帜地形成了辨"证"的概念。对于不同的病种,证候概念可以反映疾病的某些共性,而对于患同一疾病的不同患者,则证候又可在一定程度上揭示他们之间的个体差异性。

从诊断学角度看,中医理论的发展也和前人对于证候的认识分不开。《黄帝内经》在详略不等地记载了三百多个病名的同时,已有不少关于证候的论述。如"邪气盛则实,精气夺则虚"(《素问·通评虚实论》),"阳胜则热,阴胜则寒。重寒则热,重热则寒","湿胜则濡泻"(《素问·阴阳应象大论》),"诸暴强直,皆属于风"(《素问·至真要大论》),"胃中热则消谷,令人悬心善饥,脐以上皮热","胃中寒,则腹胀"(《灵枢·师传》),"脾气虚则四肢不用,五脏不安,实则腹胀,经溲不利"(《灵枢·本神》),等明显地涉及证候的起因、机制、表现及命名的描述和记载,已为证候理论奠定了初步的基础,并给证候概念本身的表述方式塑造了雏形。至于辨证论治的思想,《灵枢·本神》在具体描述了五脏气虚等证候的临床表现之后,便已明确提出"必审五脏之病形,以知其气之虚实,谨而调之也"。张机发展了《黄帝内经》的有关思想,确立了六经辨证体系,把证候的认识向前推进了一步。在这部权威性的著作里,运用了表里、虚实、寒热、阴阳、气血、脏腑等有关概念,而且还在"太阳病三日,已发汗,若吐,若下,若温针,仍不解"(《伤寒论·辨发汗吐下后病脉证并治》)的"坏病"处理原则中,明确地树立了"观其脉证,知犯何逆,随证治之"(《伤寒论·辨太阳病脉证并治》)的辨证论治诊疗观念。其后,历代医家均有不同程度的认识和发展。如西晋太医令王熙撰《脉经·序》时曾谈到"百病根源,各以类例相从,声色证候靡不赅备。"南北朝时,宋梁间著名医药学家华阳隐居陶弘景《(补阙)肘后百一方》亦云:"别撰效验方五卷,俱论诸病证候,因药变通"。南齐褚澄《褚氏遗书·除疾篇》也强调"除疾之道,极其候证"等。尽管当时医家们对于证候含义的理解并不完全一致,但却共同地提到了"证候"这一术语,并给予了应有的重视。

南宋针灸学家王执中撰《针灸资生经》提出了"治病八字";明代医家张三锡摘集《医学六要》,虽说述而不作,却又认为诊病的"大法有八……而气、血、痰、火尽赅于其中";张介宾首创"二纲六变"之说,以阴阳两者为纲,表里、寒热、虚实六要为变等,都说明作为证候核心的"八纲"概念,最迟在16世纪以前便已逐渐蕴酿成熟了,至清代医家程国彭撰《医学心悟》再次提出"变证百端,不过寒、热、虚、实、表、里、阴、阳八字尽之"等更加确定的总括性论述,于是作为证候核心的"八纲"等最基本的中医学诊断概念遂为更多的人所熟悉和接受。其他如脏腑证候、温病卫气营血及三焦等证候概念,也都经过了逐步蕴酿成熟的过程而在明清时代相继确立,并趋于系统化和完整化。

二、证候涵盖的内容

中医学的证候,涵盖面较宽,基本上是从病体内部阴阳失调之状态,正邪消长之趋势等有关功能变化特点等方面,集中地反映疾病的原因、性状、部位、范围、阶段、动态等病理要素的综合性诊断概念。因此,其内容是比较丰富的。若就证候所反映的人体病理变化的本质属性和功能变化的主要特点而言,大约包含以下内容。

(一)标志着人体对于致病因素的一些最基本的反映状态和类型

例如以形寒肢冷,面色苍白,喜热恶凉,静而少言,俯身蜷卧,口不渴,尿清长,便稀溏,舌淡润,苔白,脉迟或紧等临床表现作为诊断依据的里寒证,大体上标志着由于寒邪等病因的侵袭,或因人体自身阳气衰颓而导致体内"阴盛阳衰"或"阳虚阴盛"等病理变化。所以里寒证的患者会出现上述近似于体内阳热不足或部分脏腑功能减退的状态。

而以神疲无力,声低息短,自汗盗汗,虚烦少眠,尿液难禁,或局部隐痛绵绵,按之能减,脉来无力等症状为主要表现的虚证,则标志着人身之"元气"或"真阴"受到窃夺,或因"精气"大量耗伤,这会导致虚证的患者出现以体内有形物质亏损、脏腑功能衰微、抗病或卫外功能低下等为特征的另一组状态或类型。

(二)根据中医学理论体系,揭示病理变化的范围、部位和功能异常的特点

例如以脘腹冷痛,得食能减,喜热喜按,食欲不振,泛吐清涎,四肢欠温,气怯形寒,便溺清稀,甚至泻利清谷,舌质淡胖而嫩,苔薄白而润,脉濡弱等临床表现为辨证依据之"脾胃虚寒"证,大体上标志着病变部位在中焦脾胃,性质属于虚寒,病理变化的范围可能涉及肾阳不足,命门火衰等。其病机特点主要是中阳不足,阴寒凝滞,以致中焦气机不利,脾胃升降失司,水谷饮食之受纳和运化均不正常等。

(三)反映中医病因学及发病论的基本观点或某些特有观念

例如以脘腹闷胀或疼痛,口黏泛恶,胃纳呆滞,渴不欲饮,尿短黄,大便溏秽,或发热,舌质红,苔白腻,脉濡数或滑数等综合表现为诊断依据的"湿热中阻"证,则往往反映患者兼受湿与热两种外邪同时侵袭,或因平时嗜食肥甘,内湿素盛,湿从热化等,致使湿与热合"如油入面",阻滞困顿,伏郁熏蒸,胶固难移,气机受遏等有关病因学和发病论的基本观点和中医学特有的传统观念。

(四)概括了某些外感性疾病发展过程中固有的阶段性,并在一定程度上提示可能出现的定向演进或动态变化。

例如以舌质红绛,脉细数,身热夜剧,心烦,口干而不思饮水,或口不渴,斑疹隐隐,夜不安寐,以及谵语等表现为诊断依据之"热邪入营"证,则大体上概括了某些急性传染病或流行病过程之极期或高潮阶段。说明此时温邪业已化热,并向纵深窜犯,直逼营阴,上扰心神。同时也提示有可能出现"热极动风"之抽搐,或"热入心包"之昏迷,以及"热入血分"等动态变化或定向发展的趋势。从而便于医者及时考虑采取"先安未受邪之地"等预防或阻断性治疗措施,或使其"透营转气"等,以尽可能地制止或减少各种严重的继发性证候。

总之,证候的内容常由一种或多种病机要素所构成,这是一切证候赖以存在的基础。日常所用的八纲辨证,脏腑辨证,六经、六淫、卫气营血和三焦辨证等概念,都从各个不同的侧面反映着证候的内容,它们的巧妙组合和互相补充,便构成各式各样的具体证候。临床所见具体证候,多半以复合的形式出现,它们不同程度地概括地反映着人体病机变化的共性规律和不同患者千差万别的个体差异性。

三、证候的表述形式

形式是内容的存在方式,任何内容只有通过一定形式才能表现出来。证候的形式取决于证候的内容,并在内容变化的基础上跟随着变化。但是,若与不断发展变化着的证候内容相比,则其形式往往又具有相对的稳定性。假若贸然地否定了这种相对的稳定,过分夸大了"病无定证""圆机活法"等理论,甚至使之绝对化,那么便有可能陷入不可知论。但是灵活地辨证论治和正确的"圆机活法"即一切因人因病因时因地制宜、具体问题具体分析的原则,依然为临床诊疗所必须,而且是中医临床思维方法的精髓所在。

日常用来表述证候概念的普遍形式,一般皆以气血、阴阳、虚实、寒热等为核心,再与脏腑、六淫、六经、卫气营血、三焦、痰、食等有关概念有机地结合而共同组成。临床习用的各种具体的证候名称,多半属于复合形式,其概括能力一般都比较强。因此,运用证候形式表达具体的诊断概念时,则要求医者从每个患者的实际情况出发,具体问题具体分析,尽可能地概括其病性、病位、病因等主要内容,然后用相应的简洁恰当的术语明白晓畅地表达出来。而作为一个比较规范的具体的证候名称,至少应包括病性与病位等最基本的要素。

日常所见的最简单的证候形式,如肺燥、胃寒、肝郁、肾阴虚、湿困脾阳、膀胱湿热、痰热蕴肺等。较复杂者,如湿热中阻、气滞血瘀,心阴亏耗、脾失健运,热毒内炽,气液两伤,肝肾阴虚、肺燥脾湿,春温入营、阳伤液涸、热盛动风等。

为了便于阐明各种常见证候的具体辨析与鉴别,本文概以较简单的证候为目,系统地进行叙述,俾读者能识简而知繁,在深入认识简单证候的基础上触类旁通,达到"虽临繁证而心中自有平仄"的水平。

由于证候的内容十分丰富,其形式自然是多样的。从形式与内容相互关系的性质看,用来表述证候概念的文字形式尚可进一步划分为内在形式与外部形式两种。所谓内在形式,主要是指那些同特定的病理内容不可分割的部分;而外部形式则一般并不与内容发生直接联系,其变化也不致影响证候的病理内容。如表述证候时,在一定范围内的字数增减,多级复合证中,其各个组成部分之间的连接词、顿号或逗号等,都属于证候的外部形式。例如将上述"湿热中阻、气滞血瘀"证改写为"湿热中阻伴有气滞血瘀"证,或"湿热中阻,气滞血瘀",皆不影响此一证候内容之表达。但是,对于中医学术语之具体选择和运用,术语群的逻辑结构等,则属于证候的内在形式。证候的内在形式能够直接影响其内容的准确表达,因此要给予足够的重视和应有的考究。例如"春温入营,阴伤液涸,热盛动风"这一多级复合证候,其所反映的内容是:

春温病邪(病源因素)

↓

入于营分(病程阶段)

↓

阴伤液涸(定向演变)

↓

热盛动风(继发变化)

其病变特点和演化发展的轨迹是:春温病邪入侵人体,向纵深发展→化热→伤津→邪热炽盛→生风(或引动内风),简称"温邪入营,热盛动风"。这反映了温病病理变化发展过程的一种普遍规律,所以上述证候的表述程序和证群结构是符合逻辑的。假若任意颠倒或随便更动其中各项的顺序或乱用术语,那么就会破坏或扰乱它的内在形式,直接影响该证候内容的准确表达。

同时,还须注意证候的形式与内容之间存在着的另一层复杂关系,这是一个介于内在形式与外部形式之间的问题。由于不同的医者学术水平和对中医理论的领悟程度有高低深浅之别,用词或行文等物化表达技巧也不一样,甚至还夹杂有不愿"拾人牙慧"或欲"标新立异"等心理因素,所以往往使得同一个病机内容的证候出现多种表述形式。如"脾气虚"证有时又被写成"脾气不足""中气匮乏""中宫虚羸"等。且因脾脏位居中焦,其主要功能是负责运化水谷与运化水湿等,所以又有"脾不健运""脾运失健""中州不运""脾运迟滞"等大同小异的文字表达形式。反之,同一种形式,有时又可代表一个以上的病理内容,如"心肾两虚""脾肾不足"等笼统的表述形式,如以前者为例则既可能是"心肾阴虚",也可能是"心肾阳虚"或两者俱虚,或一为阴虚另为阳虚,或一属气虚一为阴虚或阳虚等,难予尽述。当然,对于心肾两脏的气、血、阴、阳全面俱虚之患者固然可用"心肾两虚"这样笼统的证候形式去加以表述,但是,必须知道证候形式与内容之间的关系也不是随心所欲和漫无边际任人摆布的,并非同一个病理内容可以随意采取任何一种形式去表达,也不是用一种凝固的形式便可以随便表达出任何的病理内容,更不可含糊其辞而使证候概念处于模棱两可之间。归根结底,形式是由内容决定的,所以证候名称应该力求具体而确切,忌用笼统含混之词,或使用外延太宽的名词术语。

　　总之,证候之内容决定其形式、并产生出自己的形式。一定的证候形式是与一定的证候内容相适应的,丰富的内容必须借助于完善的形式才能充分表达。上述由简到繁的各种不同的证候形式(即证候名称)都是为各自的证情内容服务的。因此,在表述每个患者的具体证候时,既不可拘泥于某一种固定的呆板形式而不顾证候内容的实际需要,也不可随心所欲或标新立异而使证候的名称失去应有的规范性。关键在于运用恰如其分的形式表达已经个体化了的、更加接近于疾病本质的证候内容。在表述每一个具体证候时,应防止外部形式的无原则膨胀,文字当力求简洁扼要,精练确切,用词一般以四到八字为宜,否则易使人感到烦琐,其内在形式要做到结构严谨、术语得当,表述确切、复合逻辑。只有这样,才能体现中医证候诊断概念表述的最佳形式。

四、证候的结构与层次

　　客观事物的形成,一般都循着有秩序分层次的自然结构法则,中医学的证候也有其自身的结构和层次。如表证与里证,大体上便反映出一种以空间因素为坐标的圈层式结构层次。而温病的卫分证、气分证、营分证、血分证,以及伤寒的六经证候等,则明显地包含着以时间等因素为坐标的连续式层次结构。处于连续层次中的各种证候之间,不仅具有相邻的关系,而且还有相继的关系。所以,叶桂曾经指出"大凡看法,卫之后方言气,营之后方言血"等。至于各种脏腑证候,则又近似于平面或扇形等层次结构。

　　不同层次的证候,虽然具有相对的独立性,且各有其自身的特色,但是各有关层次的证候之间实际上又处于普遍联系和互相牵涉的状态中,因此,他们除了自身所固有的特点外,通常还遵循着共同的构架规律。若用现代层次分析法去探寻证候的结构规律,则中医学的证候既有其核心,也有其基本(或基础)部分和定位标志,以及由这些成分共同组成的、由简到繁的各种具体证候。一般来说,如虚、实、寒、热、气、血、阴、阳等病机与症状,即证候的核心,可称为"核心证候"。心、肝、脾、肺、肾、卫、气、营、血等的病机与症状,即证候的定位标志和阶段标志,可视为"病位证候"。而阴虚、气虚、血虚、阳虚、气滞、气逆、血瘀、湿热、痰浊等,则是由核心构成的比较基础的部分,可以称为"基础证候"或"基本证候"。基础证候,实际上也就是用来划分证候门类的一些最基本的中医诊断学概念单元。至于已经揭示出病性、标明了病变部位的各种更为具体的证候概念,如肾阴虚、肺气虚、肝气郁滞、膀胱湿热、热入营血、热结阳明、脾肾阳虚等,则是由基础证候与病位证候共同合成的"具体证候"。具体证候,也就是中医日常工作中用来表述疾病诊断概念的、比较规范化的证候名称。

具体证候,特别是具体的复合证候,其目的在于较全面而有重点地反映不同患者现实的病机特点,尽可能地揭示疾病的原因,表明病况、确定病性、标出病位等,为治疗提供依据并指出方向。因此,对于各种具体证候,尤其是多级复合证,其组织结构应主次分明、严谨有序。通常宜将主证排列于首,次要证或兼夹证居后,这样才便于议法论治、选方用药。如"湿热阻中、气滞血瘀"这一证候,湿热当是主证,阻中标出病位,表明湿热之邪阻滞于中焦脾胃;气滞血瘀则是并发证或继发证,故列于后。前者是病理变化的主流,后者属于次要矛盾,但在整体病机中亦占一定地位,有时甚至可互为因果、彼此影响。因此,治疗措施宜在明确重点的基础上统筹兼顾、合理安排。具体治法应予清热化湿、宣畅中焦为主,辅以行气活血,据此选方用药,才能做到方向明确,心中有数,从而使临床治疗方法具有更强的针对性。

综上所述,中医学的证候,从总的方面看显然存在着三个大的层次(图 1-1),即核心证候、基础证候、具体证候,或可视为一级、二级、三级结构层次。而具体证候的形成,又有赖于病位指征的补充,这样的层次结构似乎更接

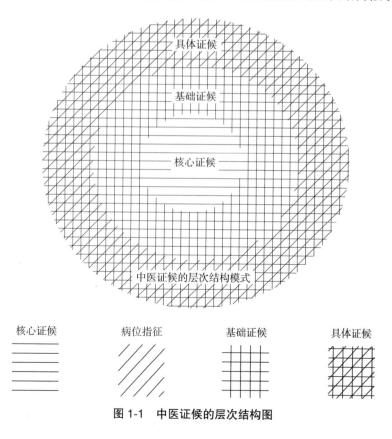

图 1-1　中医证候的层次结构图

近于自然,可在一定程度上改变原来八纲证候、六淫证候、六经证候、气血证候、脏腑证候、卫气营血及三焦证候相互并列的状态,使中医证候的层次更加分明、令其结构略趋于立体化,有利于进一步去探求更加接近于自然的最优化的层次结构模式。如此,即可从总体上反映出各种辨证的本质特征与内在联系,由根本上增强中医证候概念本身的相对稳定性,促进各种具体证候命名的规范化和诊断依据的标准化。因此,尽管临床证候头绪纷繁、千姿百态,而对于肩负辨证论治任务的医生说来,其复杂程度不但不会增加,反而更能扼住要领以简驭繁。

五、证候的分类方法

人类认识各种客观事物或现象,一般都是从区分他们开始。自然界客观事物和现象异常复杂、品类众多,若不给予合理分类,那么反映在人脑里的东西仍将是杂乱无章难以辨认和把握的。运用科学方法进行分类,可使复杂的认识对象归于系统化和条理化,从而有助于我们把握其相互间的内在联系,并为进一步探索客观规律创造条件或提示方向。因此,现代分类学对于医学发展的作用,已为更多的人所瞩目。

所谓"分类",实际上是一种最基本的逻辑方法,这种方法主要是在比较的基础上,根据事物或现象相互间的共同点和不同点,将他们区分若干种类;或按其从属关系、特点等,将之划分为各种不同的门类或系统。而证候的分类,亦即根据有关证候的共同之点将它们归并成一些较大的门类,然后再按其差异点将之细分为若干较小的种属,从而将中医学丰富的证候概念区分为具有一定从属关系的、不同等级的系统。因此,在一定范围内,证候既可以类上归类,同时也能够类中分类,其主要依据就是证候本身的共性与个性的对立统一。共性是归合证候的根据,而个性(或特性)则是区分他们的凭据。

科学的证候分类法,应当具有明确的划分原则和统一的分类标准。首先必须使所分出的类别名称与其实际内容相应而且相称,保证各子项之和正好与母项相等。例如气虚证、血虚证、阳虚证、阴虚证(包括精亏、津伤、液耗等)这些"子证"之和便恰好等于虚证这一"母证"。同时,证候分类还必须有一个统一的标准,否则便易出现分类过宽或分类重叠等现象。如临床诊断时单纯只使用八纲证候分类,则过于宽泛。若令伤寒六经证候与温病卫气营血证候长期并列,则从某些证候的主要病机和临床表现上看又未免有重叠之嫌,如伤寒阳明经证(邪热亢盛)与温病气分热炽证之间便有着较多的重叠。其次,科学的分类法还要求严格地按照一定的层次逐级进行,否则便可能产生越级划分等逻辑错误。如把所有的证候直接分为伤寒证候、温病证候、气血津液证候、脏腑证候等,并使之皆属于一级划分标准,则难以体现他们之间的内在联系，而且未免有越级之嫌。反之，若把所有的证候先从大范围内按病因分为外感诸证与内伤诸证两大类，然后再加以细分，则比较符合现代分类学原则。但是即使如此划分，也并未完全摆脱现象分类法的影响，仍带有一定的人为性质，远未达到深刻的、本质的自然分类的要求，因此也就不能够充分反映有关证候的本质特征和相互间的内部联系。

早在两千多年前，我国医家便从古老的阴阳学说出发，按照病性的寒热、病况之虚实、病位之中外以及病理变化所在之脏腑等综合标准进行了证候分类。这样的分类思想，从今天的分类学观点看基本上还是可取的。如《黄帝内经》通过"审查病机"而"定其中外"，并根据"虚实之要""阴阳之理""有余不足"等原则，提出了最早的分类模式，大体上将证候划分为阴阳虚实，脏腑寒热，气血盛衰，六经六淫，移热移寒（如膀胱移热于小肠，胆移热于脑，心移热于肺，肾移寒于肝，脾移寒于肝）等证候系列，其中大部分的类别沿用至今，未出现大的更动。

现行证候分类法，大体形成于 20 世纪 50 年代初期。此种分类法是在前人认识基础上的重要进展，符合证候概念的认识发展历程，体现了分类工作的时代需要和一定的先进性。但是用现代科学的分类学原则去加以衡量，则存在着较大的差距，难以概括中医学领域内各种证候系统之间的内在联系与相互关系，不能充分适应中医学术发展的要求。所以，进一步去探寻更加合理的分类方法，乃是中医证候学研究的一项重要任务。

如笔者参与主编之《中医证候鉴别诊断学》，目前所用分类法，系将三百多种证候总分为五大类：即全身证候、脏腑证候、温病证候、伤寒证候、专科证候。其中专科证候又再分为妇科证候、儿科证候、外科证候、耳鼻喉科证候、眼科证候，是一种尊重传统习惯以便临床运用的暂行分类法。

六、证候与病名和症状的关系

疾病、证候、症状是既有联系又有区别的三个医学概念。它们的产生，虽然都是致病因素作用于人体，引起人体自身阴阳相对平衡的严重失调和体内外环境统一性明显障碍的结果，且同一种疾病的有关症状和证候往往又具有某些比较统一的病理基础，然而三者的诊断学意义却又各有不同。

疾病（这里主要指疾病的名称）通常是从总的方面反映人体功能或形质异常变化或病理状态的诊断学概念。正确的病名，是对某种疾病矛盾运动全过程的综合概括，而这种过程往往具有一定的独立性和较规则的演化发展轨迹，且在其演化发展的过程中又可表现为若干相应的证候。前人将各种病因导致的人体异常状态分门别类地划分为各种不同的疾病并给予了相应的名称，于是便形成了各式各样的疾病名称。

据初步统计,中医学约有四千多个病名,其中有的病名仍具有一定的应用价值。但是,在临床诊疗过程中,特别是在拟定具体的、不同阶段的治则和治法时,若单纯地只凭借病名去办事,则其指导意义和针对性一般不够强,难以照顾到不同患者的个体差异性。其次,中医学的病名,尚有一部分没有完全同临床症状分离开来,在症状与病名之间还有较多的交叉或重叠。若仅根据病名去进行治疗而不辨证,那么便有可能流于对症处理而无法深入到疾病的本质。

当然,疾病是导致证候和产生症状的根源,一般来说,要是没有疾病,也就无所谓症状和证候了。但是证候毕竟又有别于症状,而且不同于病名。在反映人体病机方面,证候比症状深刻得多,同时也比病名清晰和具体得多。所以证候实际上是从另一个重要的侧面反映着疾病阶段过程的本质和不同患者的个体差异性,是一种倾向于重点揭示人体病理生理功能状态的综合性诊断概念,据1984年4月卫生部在北京召开的中医证候规范学术讨论会议上由笔者等起草的初步定义:证候是疾病本质的一种反映,在疾病发生发展的阶段中,它以一组相关的脉症表现出来,透露出人体受病后体内正邪交争的抗病反应状况,能够不同程度地揭示病位、病性、病因、病机,为治疗提供依据,并指明方向。

临床诊疗过程中,确定了正确的病名,固然可以帮助医生从总的方面了解疾病矛盾运动变化的全过程,或窥测其基本矛盾变化发展的大轮廓,有利于考虑总的治疗策略。例如痰饮病,由于痰湿水饮均为阴邪,其性质一般属寒,治疗总则自然是"当以温药和之"。但是只根据病名一项,并不能说明处于不同情况下的患者具体状况和病机特点,因此也就难以及时采取针对性更强的、灵活机动的治疗措施。如面对一个具体的痰饮病患者,究竟该不该用"温药",应当选择什么样的温药去"和之",如不做具体分析,不辨证候,单纯从概念出发,则治疗措施难免带有盲目性。所以中医诊断学要求在辨病的同时还要识证,只有彻底弄清其属于何种证候,才有可能紧紧抓住患者当前病机发展的关键,采取富有针对性的治疗方法,从而求得疾病基本矛盾的解决。因此,若把病名看成是前人用来编织疾病诊断模式的经线,证候则是组成此一模式的纬线,那么两者的准确结合和纵横交织便构成一幅比较清晰而完整的中医疾病诊断模式图。这就是病和证之间自然的相互关系。病证结合的诊断模式显示了中医学的卓越成就,在世界医学领域中是独一无二的。

症状一般是指患者自身觉察到的各种异常感觉,或由医生的眼、耳、鼻、指等感觉器官所直接感知的机体病理变化的外部表现。这些感觉和表现,是医者赖以识别疾病和分辨证候的纽带或依据。凡是按一定结构出现的,相互间有着内在联系的症状或症状群,便是疾病和证候的临床表现。如寒热往来这一症状是疟疾病的表现,而寒热往来、胸胁苦满、默默不欲饮食、心烦喜呕等一组相关症状综合出现时则是少阳证或邪居少阳的临床表现。同时在某些症状群中,若居于主导地位的症状其具体情况有殊,则它所反映的证候类型便可能不一样。例如自汗这一症状,若属于主症,则一般多为虚证的表现,但从自汗的具体情况看,则汗液清稀者常是气虚使然;汗液清冷者多为阳虚的表现;而汗液稠黏酸臭者,又多半属于湿热证而归于实证的范畴。因此,欲准确地辨析和鉴别证候,还必须了解中医证候自身在临床表现方面的运动变化规律,尤其要注意各种具体病证的症状结构和主症的特点等。

总之,病、证、症三者既有密切联系,又有明显区别。临床诊疗工作中必须处理好三者的关系,一般宜在分析症状的基础上认识疾病和辨别证候,在识病的同时,仔细地辨证,同时还必须适当揣度主要症状在诊断治疗过程中的指标性作用,用“谨守病机,各司其属”的原则把病、证、症三者正确地结合起来。

七、证候与治疗的关系

凡是正规地运用中医方药或针灸认真处治疾病,都必须首先制定一个符合患者实际情况的治疗法度,据此立方遣药或选穴行针才能做到心中有数。而治疗法度的确定又必须从患者所患之实际证候出发,这样才能使所用的方药显示其应有的针对性。因此,明辨证候乃是采取有的放矢的治疗措施的前提。朱震亨强调治病应“药证相对”,吴瑭指出“不求识证之真,而妄议药之可否,不可与言医也”(《温病条辨》),这都表明证候与治法本是紧密联系,息息相关的。为此,前人曾经归结说,面对患者议法、选方、遣药之时,必须按照“有是证”才可“立是法,选是方,用是药”的原则去进行治疗。假若证辨不清便贸然行事,那就会使治疗带有盲目性。

《黄帝内经》提出“寒者热之,热者寒之”,“燥者濡之”,“衰者补之,强者泻之”,“形不足者,温之以气;精不足者,补之以味”,“其在皮者,汗而发之”(《素问·至真要大论》《素问·阴阳应象大论》)。而《素问·玉机真脏论》又具体解释说“今风寒客于人,使人毫毛毕直,皮肤闭而为热,当是之时,可汗而发也”等有关治法总则,早已表达了证候与治法的亲密关系也就是“矢”与“的”的关系。辨证的目的就是为了更好地去进行治疗。

上述证与治的挂钩,仅只是反映了它们相互间的一般关系,而具体的治法乃是针对具体证候而设的。对于复合证候,特别是那些寒热互见、虚实混杂,且两种成分又旗鼓相当的复合证候,则每因其证候群自身结构的不尽相同而要求在治法上应有一定的差异。例如脾虚肝郁证与肝郁脾虚证,从表面上看似乎是同一回事,治法予健脾疏肝或疏肝健脾都是一样的,处方中健脾药与疏肝药大约各占一半左右便可以了。其实不然,肝郁脾虚是因肝气郁滞,失其条达疏泄之职,“木不疏土”;或因肝失疏泄,气机郁滞,横逆侮脾“木旺侮土”而至脾虚。处于这种情况下,肝郁乃是原发性证候,脾虚则是继发性证候,按“治病必求于本"的原则,治法当以疏肝解郁为主以治其本,同时辅以健脾补土之法以治其标,遣药立方宜七分治本三分治标(即七攻三补)才能抓住主要矛盾而提高疗效。反之,对于脾虚肝郁证则治疗的重点一般应当放在补脾或健脾方面,同时加予疏肝解郁或疏肝理气之法,方可获得应有的疗效。因为脾虚肝郁之证,通常是脾虚在先继而并发肝郁之证,此时脾虚是主证,肝郁是次证或兼证。但是作为次证或兼证的肝郁若持续不解,则又可使脾虚主证加剧或令其长期不愈,所以疏肝解郁之法不可忽略或轻视,若平均使用健脾与疏肝药物,机械地去进行治疗,则不易获得满意的疗效。像这样的例子不是咬文嚼字,更不是概念游戏,而是临床诊疗实践中经常接触到的事实。

日常的诊疗实践不断告诉我们,准确地辨证是有的放矢地进行治疗的前提。因此证候诊断概念的提出,必须从患者的实际情况出发,通过医者"审谛覃思"而确立。具体的证候名称及其文字结构,定要遵守前述的主证在先、次证居后的原则,这样才便于指导具体的立法、选方与用药。

八、证候的规范化

怎样实现中医证候的规范化,是一个令人瞩目的课题,也是中医诊疗、教学、科研及管理工作者十分关心的问题。

证候,就其所反映的人体病理变化的本质属性和功能变化的主要特征而言,大致包含了人身对于致病因素的一些最基本的反映状态和类型,病理状况下,体内形质变化的范围和功能异常的特点,某些外感性疾病发展过程的阶段性和病变的演化趋势等;同时体现了中医病因学和发病论的基本观点和某些特有观念。日常所用的八纲证候、脏腑证候、六经、六淫、卫气营血和三焦证候等概念,都从各个不同的层面反映着证候的内容,它们的巧妙组合和互相补充,便构成各式各样的具体证候。

用现代层次分析法的基本原理去考察证候结构,则中医学的证候既有其核心,也有其基础部分和定位标志,以及由这些成分共同合成的、繁简不等的各种具体证候。

一般说来,中医学的证候明显地存在着"三级结构层次",具体证候又有单一与复合两种不同的表现形式。这也就是中医日常用来表达疾病之证候诊断概念的、比较规范的证名。

(一)证候规范是中医辨证的统一标准

"规"是法度或标准,"范"是典范、准则或榜样。一般凡是人们的思想、行动、情感所应达到的标准或当自觉遵守的准则,即"规范"。证候规范是中医学的最基本的技术规范之一,是临床辨证的准绳,是中医诊断具体证候时应当普遍遵循的统一标准或模式。

凡是符合实际的、科学的中医技术规范，其本身不仅具有重大的实践价值和学术意义，而且在试行之后，经主管部门正式颁布，便具有一定的法规性质。所以，证候规范应当是实用性、学术性、法规性三者的高度统一。

（二）制定证候规范是当今时代的需要

人类医学理论，特别是直接用于指导临床诊疗实践的理论，在其不断成长的过程中必然要求逐步走向规范化。因为，有了符合实际的、比较科学的规范，能够促进实践医学的发展，使之达到更高的水平。

中医学创立的在辨识疾病的同时还要区别具体证候的辨证论治诊疗的知识体系，在整个人类医学领域中是独一无二的。对此，《黄帝内经》早有明确的记载。如《灵枢·本神》在具体描述了五脏气虚等证的临床表现之后，便总括地指出"必审五脏之病形，以知其气之虚实，谨而调之也"。《伤寒论》发展了《黄帝内经》的有关思想，提出"观其脉证，知犯何逆，随证治之"的原则，使中医学的辨证论治概念较前更为明确。然而，对于许多具体证候直到现在还缺乏统一的诊断标准，而且证候的命名也未完全走向规范化，加之古今医家对于"证候"一词的理解和认识也不尽相同，以致概念含混、各行其是，给临床诊疗、教学、科研和中医院质量管理等都带来不少困难，国际学术交流亦感不便，这在一定程度上限制和阻碍了中医学的发展。所以研究中医证候，使之规范化，是发展中医学术的一项重要措施，是促进中医现代化的根本环节之一，而制定一套合理的中医证候规范则是当今时代的殷切期望和迫切要求。

（三）证候的命名必须规范化

临床常见的各种证候，多为复合式，有时比较繁杂。因此，凡命名一个具体证候，必须从患者的实际情况出发，具体问题具体分析，尽可能地将病位、病性、病因、病机加以概括，然后以简洁确切、循序得体的文字明白晓畅地表达出来。

由于证候的内容十分丰富，表达的方式是多种多样的，所以对于证候的命名必须走向规范化。具体要求充分体现中医学的学术特点，尽量使用证候的正规学名。词语宜洗练而有较强的概括力，每个具体证候名至少应包括证候的病位、病性（或病因）等主要内容。不可随心所欲或漫无边际地去给证候命名，也不可含糊其辞而使证候名处于模棱两可之间。

任何事物的形式都是由其内容决定的，证候的命名也应如实反映证候的内容，因此具体命名当力求清晰确切，忌含混笼统，不可用外延太宽的术语。对于复合证候的命名，更须避免外部形式的无原则膨胀，内部结构定要严谨有序、符合逻辑。一般应当主证在前，次证居后。文字应简洁扼要、精炼确切，用词通常以四到八字为宜，否则易使人感到烦琐。

（四）证候的诊断应当标准化

千百年来的实践证明：通过患者的确切主诉和医者四诊获得的临床诊断

资料对病情的全面综合分析与判断,是辨证的依据。若围绕一个具体证候,对所取得的诊断资料的性质和意义进行分析,一般可总括地划分为主症与次症两个方面。主症,通常是指诊断该证候时必须依靠的特异性症状、非特异症状的特异性组合与各种恒见性症状;次症,则是指建立证候诊断概念时具有补充作用的各种辅助性症状与或见性症状。其中,所谓特异性症状是该证候独有的表现。这样的表现很少出现于其他证候中,因此在诊断上具有特殊意义,但是即使在有关的证候中也不是百分之百地都能见到。恒见性症状是一般证候最常见到的症状,通常没有特异性或特异性并不强,若仅只凭借个别恒见症状就去确定证候,则诊断的依据便不够充分。由于特异症状缺乏恒见性,而恒见症状又缺少特异性,因此非特异症状的特异性组合便具有实际价值。事实上许多具体证候的诊断依据,也就是由若干个非特异症状的特异组合构成的。

由此可见,中医学具体证候的诊断虽属医学范畴,不同的证候有不同的诊断标准和要求,然而其中不可避免地还渗透着医生的逻辑思维能力。所以,证候诊断的标准化,首先必须制定出明确的标准,并要求医者从患者的实际出发,切实掌握病史资料和临床表现,具体分析病因、病机和症状的因果关系,全面综合,参照标准或规范准确地进行判断和表述。

如肝火犯肺的诊断标准,一般要求做到:查询患者有无情志不遂,肝郁化火的病史和条件;核实其是否具有性躁易怒,胁痛不舒,目赤口苦,头晕头痛,便秘尿赤,舌质红、苔黄而干,脉弦数等肝火亢盛的原发性特异症状与非特异症状的特异性组合和辅助症状;弄清其有无咳呛气逆、痰少而黏或带血,以及咽干声嘶等肺热气逆、清肃失司的继发性特异症状和非特异症状的特异性组合与补充症状;全面分析是否符合肝郁化火为因,肺失清肃为果的病机特点。

中医诊疗的最大特色是辨证论治,明辨证候乃是论治的前提。因此,要正确看待和制定科学的证候规范,使临诊辨证有章可循。证候规范的职能,主要在于统一认识、提高辨证的准确率,使中医临床工作者不致有意无意地把反映具体证候的症状群视为杂乱无章的表现,从而自觉地把握这些症状间的有机联系,使之成为有条不紊的诊断学思维中的统一体,目的是让医生能在徒手四诊诊断的精确度不高的条件下获得比较可靠的具体结论。

由于中医学的诊断资料大多是一些模糊的信息,缺少数据界限和定量指标,因此不利于证候的精确诊断,即使是最理想的证候规范,也不能代替医生临床的正确的辨证思维。对于任何具体证候,都必须从患者的实际情况出发,尽可能地根据四诊所得和医者的判断确定病位,弄清病性,审明病因,分析病机,参照规范标准去确定证候名。证候规范之于医生,亦似海图之于船长,任它多么精确周详,终不能代替具体的航行。证候规范虽属中医诊断技术操作规程,但代替不了医生的四诊检查和辨证思维与准确判断。

中医证候规范化,是前人未曾解决而如今必须妥善地加以解决的有关中医学术理论与临床实践的重大课题。一个理想的规范,既要系统地总结前人的认识成果,又要反映出当代临床实践和科学研究的新成就,这就需要经过反复实践与修订,方能逐渐形成。

九、证候的现代研究

为了探索寻找证候的物质基础和辨别证候的微观量化指标,"证候"的研究近年来已成为中医运用基础理论研究的热门。其研究范围已涉及证候的本质,构成证候的物质基础,证候形成的机制以及病证结合与某些证候动物模型的造模方法探索等。各地学者自发地或自觉地从不同的角度用不同的方法对证候进行了大量的研究,取得了一些初步阶段性的成果,如证候规范的拟定,证候诊断客观量化指标的寻找等。现今对于证候实质的研究已深入到分子水平,有人从人类免疫遗传学角度利用基因分型技术,由 DNA 方面对某些证候(如脾气虚证等)与人类白细胞抗原(human leucocyte antigen-Ⅱ,HLA-Ⅱ)基因的关系入手进行研究,而 HLA-Ⅱ 已被国际上认为是人类不同的个体对某疾病具有易感性的重要基因之一,其研究结果有可能成为用来解释"同病异证和同证异病"的物质基础之一。关于"证候"本质的研究,近来有人提出"证"是病理生理过程中的不同的"功能态",其物质基础是蛋白质和肽类分子,是细胞内基因诱生性表达而产生的细胞因子,如阴虚证的发病机制可能是白介素1(interleukin-1,IL-1),肿瘤坏死因子(tumor necrosis factor,TNF)等细胞因子的生物活性相对提高,引起细胞因子网络功能失衡的结果。对于证候诊断指标的客观定量化研究也已经筛选过上百个检验指标,涉及不少系统和功能变化的反映,但大多数指标对于中医证候的诊断均缺乏特异性,因此不可能作为鉴别诊断或证型区分的依据。如"脾虚证"便已在数十种疾病中的脾虚证患者身上检测了 60 余种诊断指标(其中有整体水平的,也有器官、细胞和分子水平的),发现了不少阳性率高而特异性较差,只能反映一段虚证的共同指标,同时也找到了几个特异性较强、阳性率较高、能够在一定程度上反映脾虚证的指标。目前为大多数人较公认的、能作为脾虚证辨证诊断指标的有:代表小肠吸收功能的木糖吸收排泄试验数据;代表口腔分泌功能的唾液淀粉酶测定。此两指标已经大样本病例验证(包括正常人、异病同证或同病异证、不同脏腑辨证、治疗前后对照等验证)存在着相关性。而且有人观察到脾虚证患者随着木糖吸收率的降低,脾虚症状的出现率也逐渐增高,此时除周围血管阻力上升外,唾液淀粉酶活性、血液流变学指标、心功能、红细胞及血红蛋白指标、淋巴细胞转化率等均逐渐下降。因此也有人据此将脾虚证分为Ⅲ度,即:木糖吸收率小于正常值,而又大于 20% 者为Ⅰ度;吸收率在 10%~19% 者为Ⅱ度;低于

10%者为Ⅲ度。

又如对"湿热证"的研究,中医理论一向认为此证之形成多由脾不健运,湿自内生;或居处潮湿、邪气入侵,郁久酿热;或因体内素有郁热、则湿与热合,纠结为患;或纯为外来邪气,湿热两感而成。湿热既成,其病变常以中焦脾胃为中心,亦可累及他处。目前国内学者在湿热证的研究中,阐明了该证的一些特征,然而研究方向多偏重于临床证治及流行病学调查等方面,其病种主要集中于消化系统(如胃炎、肝炎)和泌尿系统(急、慢性肾炎)。在湿热成因方面有人认为中焦湿热与HP(幽门螺杆菌)感染有关;还有人提出HBV(乙型肝炎病毒)是肝炎患者产生湿热的原因,且HBV的复制活跃程度与湿热证之轻重有较大的相关性。在该证的本质研究方面有人发现湿热证患者处于应激状态下,并有炎症介质显著增加,组织呈炎症反应,血管内皮细胞损伤等变化。总之,近年来从生化、免疫、血液流变学、胃泌素、D-木糖代谢、体液与细胞免疫等方面发现该证患者均有不同程度的改变,且与非湿热证组具有显著差异。最近有的学者提出由美国科学家首先发现的"水通道蛋白"(aquaporins,AQPs)是一组与水通透有关的细胞膜转运蛋白,在胃肠道中分布最多,可促进水分的分泌与转运,而湿热证多有便溏、腹泻,这可能与肠道组织中AQPs的表述功能障碍,使肠黏膜的分泌或对水分的吸收异常有关等。

在实验研究的手段方面,当前最大的障碍是中医"证候"动物模型的建立问题。理想的动物模型应该是尽可能符合中医学具体证候(或证型)的病因、病机,并有较好的代表性、可靠性、可行性与可重复性;模型的制作必须标准化和规范化,获得多数同道的认可(即具有公认性)。因此由传统的理论和临床研究向现代实验研究的过渡,是中医现代化的必经途径之一,而中医证候动物模型的建立和规范化则是实验研究的基础和前提。但当前普遍存在的问题是:造模方法简单,技术粗糙,硬搬西医方法,随意性强,药物干预和反证亦欠规范等,因此证候造模已成为中药实验研究的瓶颈。如以"瘀血证"的动物模型而论,虽属目前最为"成功"者,但仍存在不少问题。

总而言之:由于中医学的"证候"本身的复杂性,模糊性,和具有动态特点等,研究的涉及面广,不确定因素较多,但同时也使证候的研究存在着很大的空间,存在着更多的研究途径,如证候概念既是源于临床观察,那么从临床角度进行证候与疾病的相关性研究等,必然会成为证候学研究的一个重要方面。此外从多角度、多方面创新观测指标,进行多因素分析,则可在更大范围内,探索出能够表述具体证候的特异性客观指标。

现在有些研究项目似乎已呈现出"饱和状态",但这不过是表面现象或同水平甚至低水平的重复,少有实质性突破。究其原因在于观念问题。如因袭前人做法,缺乏创造性思维,或工作粗放,浅尝辄止等。解决之法,首先应拓展视野,开阔思路,从中华民族深层历史文化背景与思维方法特点出发,汲取国外先进研究思想的精华与方法技术,对自己的科技设计与指导思想做必要的更新和改进。

【编者按】本节全部内容是张老亲自撰写的重要课题《中医"证"的考查研究》的结题报告,反映了他多年来对于中医证候进行系统考察研究的主要心得。其中部分内容,已纳入张老参与主编的《中医证候鉴别诊断学》的总论,获得我国中医界的广泛赞许与认可,值得精读、细读以加深对中医学"证"的认识与掌握。

第五节　中医学领域内的疾病与症状

一、中医学领域里的疾病及其梗概

临床诊疗过程中,辨病与辨证相结合的诊断方式是中医学的优良传统和卓越认识,张机《伤寒杂病论》早已充分体现了这种精神,并为后世树立了楷模。长期以来,凡属正确的病名,都从总的方面不同程度地反映着人体的异常变化,它与具体证候纵横交织和自然结合,便构成各种比较清晰而完整的中医诊断概念,较全面深刻的反映着疾病的本质。因此,符合实际的中医病名并非可有可无或无足轻重。为了进一步提高中医临床诊疗质量,在认真辨证的同时,必须克服轻视或忽视中医病名诊断的倾向,增强对于疾病意义和"专病、专方、专药"作用的认识。

基于上述看法,笔者先后查阅了大量的中医文献古籍,有目的、有计划地对前人著录的疾病名称、临床表现及治疗医药等进行了深入系统的整理研究,共得中医传统病名 3 744 种。现拟从其历史渊源,基本概念,分类方法,演变转化及诊断治疗等方面系统汇报,供医疗、医学、科研参考。

1. **疾病的历史渊源**　疾病的问题实际上是一个既古老又年轻的问题,是目前仍需继续深入进行探索的人类医学的基本概念。无论东方或西方医学,几乎全是由认识各种疾病开始的。从汉字的渊源看,"疾"字,古写作𤓰或𤓰,《说文解字》段注云"析言之,则病为疾甚;浑言之,则疾亦病也。矢能伤人,矢之去甚速,故从矢会意"。究其所指,大概是人被流矢所伤,甚至卧床不起的形象。"病"字,古写作𤕫,《说文解字》云"病,疾加也"。大意是说人失去了正常的健康状态和活动能力,终于不得不像筷子放在桌面上一样,躺在床上。因为"疒"字头古写为爿,这字直接是由古床字"爿"再加一横衍化而来。所以《说文解字》谓"疒,倚也,人有疾病也,象依箸之形。"徐灏著《说文解字注笺》亦云"灊谓爿疑只象卧寝,从爿建类,从一指事,即古床字,人有疾则卧时多,故凡疾病字皆用为偏旁,久而遂专其义。"

《黄帝内经》著录的病名约三百余种,说明我国古代医家关于疾病的认识远比当时对证候的认识丰富。在此之前,甲骨文便出现已出现了疾字,并有疾首、疾目、疾耳、疾腹、龋、蛊、疟疥等有关疾病的文字。《山海经》中涉及蛊、疫、疠、厥、痴、聋、疥、肿、痈、疽、疣、瘿、风、心痛等二十多种疾病名称和一百多种可以治疗疾病的药物。《周礼·天官·疾医》则明确地记载着"四时皆有疠疾:春时有痟首疾;夏时有痒疥疾,秋有疟寒疾,冬有咳上气疾"等。长沙马王堆出土的医简《五十二病方》也分别记述了伤痉、婴儿瘛、狂犬齧人、蛭蚀、癃病、膏溺、肠癀、牡痔、疽病等五十二中疾病名和外伤以及治疗方法。《伤寒杂病论》记述了不少疾病的脉证并治。《诸病源候论》共载病名一千余个。后经历代医家的不断补充和发展,迄今为止,笔者已收集到中医病名 3 744 个。

中医病名种类繁多,历史悠久。有的沿用至今,有的则已趋于淘汰。从历代文献的记载情况看,多种病都是在《黄帝内经》《伤寒杂病论》《诸病源候论》记载的基础上发展起来的。其中有的病名经历了由肯定到否定的过程。扬弃了某些错误的观点,从而使一些疾病的命名水平有所上升。

从黄疸病的记载看,《素问·平人气象论》云:"溺黄赤安卧者,黄疸……目黄者曰黄疸。"《灵枢·论疾诊尺》谓:"面色微黄,齿垢黄,爪甲上黄,黄疸也。"《金匮要略》在此基础上进一步把黄疸病分为谷疸、酒疸、女劳疸、黑疸、黄疸,统称为"五疸",大体上是从病机和症状的角度命名。《诸病源候论》又在五疸的基础上增加了湿疸、胞疸九疸(胃疸、心疸、肾疸、肠疸、膏疸、舌疸、体疸、肉疸、肝疸),其后有的文献中尚有胆疸、色疸、鼠疸等记载。但历代医家仍以沿袭黄疸、谷疸、女劳疸、黑疸、酒疸者为多,而胞疸、鼠疸等病名则未继续引用。

有的病名随着历史的推移,其概念的内涵与外延也在不断地扩大和更新。如"痨瘵"病,最初在《肘后备急方》中称之为"尸注""鬼注"。认为是由于尸体传注或鬼怪作祟所致。其后在历代医书中还有"劳极""传尸劳""传尸""殗殜""无辜""转注""伏连""飞尸""天钩""鬼疰"等病名的记载。到了宋代《普济本事方》明确指出本病的病因为"肺虫"导致的传染病,从而否定了鬼神迷信观念,至陈言《三因极一病证方论》始以"痨瘵"命名,此后沿用至今。

《伤寒杂病论》各篇均冠以"××病脉证并治",开创了中医辨病与辨证结合的先河。宋代名医朱肱认为历代医家把"伤寒"(广义)作为四时多种外感病的统称,"名实混淆,是非纷乱",因此他具体地将伤寒与伤风、热病、中暑、温病、温疟、风温、温疫、中湿、湿温、痉病、温毒等病区别开来,认为"名定而实辨"这样才可"因名识病,因病识证,而治无差误。"

中医辨病发展到宋代便渐为"辨证"所取代。其原因之一是由于长期战乱,人民生活极端困苦,疾病丛生,问题复杂,固有的病名已不能完全包括当时的病证,单纯辨病已不能满足诊断的需要。另在治疗上,"古方不能尽治今病"的见解,已成为多数医学家们的共同看法。三是以金元四大家为代表的医家均反对忽视辨证,反对机械套用《局方发挥》和滥用辛燥药物等不良风尚,提倡革新的思想,且为医界所接受,于是促使中医病名诊断渐被淡化,并为辨证所取代。

2. **疾病的基本概念** 历代医家未曾给中医的疾病概念下过完整而确切的定义,如清朝一代名家徐大椿所说"凡人之所苦,谓之病""凡病之总者,谓之病"等便是一例(《医学源流论·病同因别论》)。因此1986年3月中旬卫生部在京召开的中医证候规范学术会议上笔者曾给疾病概念提出一个定义草案,认为"疾病是在病因作用和正虚邪凑的条件下,体内出现的具有一定发展规律的邪正交争、阴阳失调的全部演变过程,具体表现为若干特定的症状和各阶段相应的证候"。

前人认为宇宙是一个大天地,人身则是一个小天地,两者息息相关,不可分割。人与周围环境虽有矛盾,但又统一。在正常情况下,两者之间保持着高度的统一与协调,于是人体便可"形气相得"(即人体全身和局部的形质结构与功能活动都能保持高度的协调与统一),气血和谐,气的出入和气机的升降有条不紊,这是生理常态或健康的表现。反之无论任何病因作用于人体,超过人体正气的防卫能力和抗拒水平,严重扰乱或破坏了上述的协调与和谐,使人体陷入"内外相失""邪正交争""形气不失""气血逆乱""阴阳失衡"的异常状态,便属于疾病的范畴。

所以,中医学的疾病,应是从总的方面反映人体功能和形质异常变化的诊断学概念。大凡符合要求的疾病名称,一般都是对某种病因、病机、病势在体内运动演化全过程的综合概括。这种过程通常具有相对的独立性和一定的演化发展轨迹,且在其发展的不同阶段中又表现出若干特定的症状和相应的证候。因此徐大椿曾说"症者,病之所见也"(《医学源流论》)。

至于疾病的具体命名,《素问·太阴阳明论》指出:"阴阳异位,更虚更实,更逆更从,或从内,或从外,所从不同,故病异名也。"《灵枢·九针十二原》又指出:"皮肉筋脉,各有所处,病各有所宜,各不同形,各以任其所宜"。已显示出疾病及其治疗方法的多样性和复杂性。随着医疗实践的不断向前,对于疾病的认识逐步加深,命名的水平也不断提高。然而历代医家,仍多从各自的学术观点和认识水平出发,对疾病给予不同方式的命名。具体而言,约有以下几种类型:

(1)病因命名:如依感受外邪的不同,分为:中暑、伤寒、温病、破伤风等。因体内寄生虫的不同分为蛔虫病、蛲虫病、寸白虫病等。

（2）病机命名：将气血阻滞经络而致肌肤肢节疼痛的某些疾病命名为痹病；将营气虚衰、卫气不足或"肝热叶焦"等原因导致的人体部分功能或运动障碍命名为痿病等。在这类命名中，往往再加上具体的病位而称胸痹、肺痿、肌痿、行痹等。

（3）表现命名：此类命名所占比例较大。如喘、咳、泄泻、麻疹、烂喉痧等。

以上三种命名，最为常用，且往往综合使用。如偏头痛、胃脘痛、脐疝、火眼等。

（4）比喻命名：即根据疾病的症状体征的特性而加以形象比拟。如霍乱、羊痫风、肠覃、乳蛾等。

（5）时序命名：如秋燥、冬温、春温、五更泻等。

（6）特殊命名：一般没有规律，如狐惑病、百合病、蛊病等。

这些命名方法在一定程度上反映了前人的认识水平，而且都有所指。因此陈念祖云："古人定病之名，必指其实"。

3. 疾病的分类方法 关于中医疾病的分类问题，在距今两千多年前的《黄帝内经》中，已进行过一些探索，且其中以脏腑为主的分类法影响最大，为后世疾病分类学的发展，奠定了理论基础，为中医疾病名称的分化提供了雏形。

《黄帝内经》根据当时的认识水平，曾按脏腑，病因病机和经络及体表部位等，对疾病进行了初步的分类，现举其大端于下。

（1）五脏分类：如《素问·刺疟》云："肺疟者，令人心寒，寒甚热，热间善惊，如有所见者……心疟者，令人烦心甚，欲得清水，反寒多，不甚热……肝疟者，令人色苍苍然，太息，其状若死者……脾疟者，令人寒，腹中痛，热则肠中鸣，鸣已汗出……肾疟者，令人洒洒寒，腰脊痛宛转，大便难，目眴眴然，手足寒……"

（2）六腑分类：如《灵枢·邪气脏腑病形》曰："大肠病者，肠中切痛而鸣濯濯，冬日重感于寒即泄，当脐而痛，不能久立……胃病者，腹䐜胀，胃脘当心而痛，上支两胁，膈咽不通，食饮不下……小肠病者，小腹痛，腰脊控睾而痛，时窘之后，当耳前热，若寒甚，若独肩上热甚，及手小指次指之间热……三焦病者，腹胀气满，小腹尤坚，不得小便，窘急，溢则水流，留即为胀。膀胱病者，小腹偏肿而痛，以手按之，即欲小便而不得，肩上热……胆病者，善太息，口苦，呕宿汁，心下澹澹，恐人将捕之，嗌中吤吤然，数唾。"

（3）病因病机分类：如《素问·痹论》言："风寒湿三气杂至，合而为痹也。其风气胜者为行痹，寒气胜者为痛痹，湿气胜者为著痹也。"此外，《素问·风论》又根据"风者百病之长也，至其变化乃为他病也"和"其病各异，其名不同"等朴素看法，将热中、寒中、疠风、偏枯、胃风、偏风、首风、漏风、泄风、脑风、目风、内风、脐风、五脏风等疾病都归入风病类，而且在其他篇章内又有大风、劳风、酒风、脉风等病名。这样的分类法，显然存在着分类的原则不清、标准不明的弊病,而且缺乏鉴别诊断的描述。

至晋代,人们对疾病的认识有所提高,因此葛洪《肘后备急方》在评价当时疾病分类方法的进展时,曾充分肯定地说"已能达到'分别病名,以类相续,不相错杂'的程度"。隋唐时期《诸病源候论》《备急千金要方》《外台秘要》等重要文献均已按内科、妇科、儿科、外科、皮肤科、眼科、耳鼻喉科、口齿科、针灸科、按摩科等临床门类分述疾病。这些代表性著述反映出隋唐时期的疾病分类水平已较《黄帝内经》更加全面和深入,能够不同程度地明确许多疾病的病因、病机和临床表现等方面的特点,从而使中医的临床诊断和治疗工作获得较大地进展。

国外对于疾病分类的研究亦有两百年以上的历史,但长期未能形成统一的方案。西方最早的疾病分类法是将所有的疾病从总的方面分为"瘟疫""常见病"和"损伤"三种,认为它们分别属于流行性,散发性和外来暴力所致。这和中医的"三因"分类有些近似之处。

直到20世纪初,才正式制定了国际疾病分类法。但因分类的基轴甚多,近年来的临床实践又要求具有充分的灵活性。按威廉·法尔(William Farr)的看法,则是"几种分类法用起来都有优点。"因此,经世界卫生大会批准的1975年在日内瓦修订的《国际疾病分类第九次修订本(ICD-9)》虽然做了一些必要的调整,但仍受不少条件的制约。如疾病名称的类目仍沿用着多数国家通用的习惯名称;有的章节在结构上或多或少还有落后于现代临床医学概念的地方,所以并不完全令人满意,近期的《国际疾病分类第十次修订本(ICD-10)》及《罗马Ⅲ功能性胃肠病》等已有显著进步。

中医学的疾病命名和分类,自晋唐以后,由于辨证论治思想的发展,诊断疾病的重点逐渐转向"证候",对于疾病的分类问题便少人问津了。

笔者曾就目前已收集到的三千多个中医病名,首先从总的方面分为外感,杂病,外伤三个大的门类,其中外感门又分为伤寒病,温热病,时令病,温疫病,地域病等五类,杂病门则再分为内科,外科病,妇产科病,儿科病,皮肤病,五官病等六类;外伤门中又分为骨伤,金创,跌挫伤,虫兽伤等四类,共计三门十五类。每类之中再按病种名称之近似程度分别归纳,共得92个子目,仍是一种初步的探索和尝试,与现代分类学要求相比,尚存在差距(具体内容请阅笔者主编之专著《中医疾病诊疗纂要》一书)。

4. 疾病的演化传变 疾病是一个不断运动发展和演变传化的过程,其过程每因病种的不同而有其相对的独立性和一定的演化发展轨迹。一般只要病因尚在继续发挥作用,体内已形成的邪正交争和阴阳失调的异常变化尚未消失,则疾病过程就不会终止,生理常态便难以恢复。

《素问·生气通天论》指出"病久则传化",但也不是绝对的,其中有易传者,也有不易传者,传变的方式也是多式多样的。如《金匮要略·脏腑经络先后病脉证》所说"见肝之病,知肝传脾"是一种依五行生克规律(即"木克土")的传变方式。临床上一般皆以证候的形式如肝气犯脾等表现其传化。徐大椿《医学源流论·病位传变论》曾作过较全面的概括。他认为邪气入侵人体之后"有相传者,有不相传者;有久而相传者,有久而不传者。其大端则中于经络者易传;其初不在经络,或症甚而流于经络者亦易传;经络之病,深入脏腑则以生克相传;唯皮肉筋骨之病,不归经络者则不传"。至于传变方式,徐大椿又指出"病者有一定之传变,有无定之传变。一定之传变如《伤寒》太阳传阳明及《金匮》见肝之病,知肝传脾之类。又如痞病变臌、血虚变浮肿之类,医者可预知而防之也。无定之传变,或其人本体先有受伤之处,或天时不和,又感时行之气,或调理失宜,更生他病,则无病不可变,医者不能预知而为防者也。"当然他最后所说的"无定之传变",有的已经超越原来所患疾病的范围了。

若论某一具体的疾病传变,古来四大难症之一的中风病(此处指卒中或类中风而言)便有一个比较明显的、相对独立和比较完整的"积损→邪郁→暴发→燎原→渐复或死亡"的演化发展过程和变动转归的明显轨迹。所以前人有谓中风之病"其来也渐,其发也骤,其死也速,其愈也缓"(《风赋》),说明该病集渐、骤、速、急、缓或亡等五个特点于一身。所谓"其来也渐",是指初起之际一般都有一个较长的前驱期作为先导,或称先兆阶段,此阶段患者不易察觉,但往昔医家早已肯定了此一阶段的存在,如朱震亨云"眩晕者,中风之渐也"(《医学正传》)。张三锡谓"中风症,必有先兆,中年人但觉大拇指时作麻木不仁,或手足少力,或肌肉微掣,三年内必有暴病"(《医学六要·病机部》)。张锡纯则具体指出:"有在数月之前或数年之前,而其朕兆即发露者"(《医学衷中参西录·论其脑充血证可预防及其证误名中风之由》),并具体列举了脉弦硬、头痛、胃中之气上逆、心中烦躁、自觉头重脚轻如踏棉絮等一系列症状,都属于前驱性表现,且认为只要有上述一二症,再参以脉象,即可诊为中风先兆(《医学衷中参西录》)。根据前人有关论述结合笔者长期临床实践体验,中风病的发展,一般确有一个积损而邪郁的酝酿成疾过程和先驱的渐变阶段。在此阶段中,患者多已陷入气阴两虚,心、肝、肾俱感不足的状态,时有肝阳上亢,微风频作,或痰湿内蕴、清阳难升等病机潜作。因而易出现肢体无力、不耐劳作、腰腿酸软、头晕目眩、手指麻木、皮肤蚁走感、头痛面赤、唇面部肌肉抽动等症状。甚至可突然发生一过性黑蒙、偏盲、言謇语涩或失语等中风的早期征兆。

中风病之暴发,均是突然袭来,急似流矢之中人,故曰"其发也骤"。实则冰凌三尺,岂一日之寒,这是在量变的基础上出现质的飞跃。通常皆是素体元真暗耗,痰湿内蕴,肝肾阴伤,阳失敛藏,水亏木动,火炽风生,突然发作,遂致火随风煽,痰随气壅,血随气逆,冲阻瘀塞,蒙蔽心窍,遏滞经络,故临床表现突然昏仆不省人事,同时伴有口眼㖞斜、舌强不语、半身不遂、痰涎壅盛等症状。若在此基础上加见口开、眼合、手撒、遗尿、鼾声大作者,则为五脏皆绝的象征,简称"五绝",是极其严重的表现,死生易如反掌,故云"其死也速"。在此垂危阶段中,尚可见"痰热腑实"或"心阳暴脱"等具体证候,前者多表现为面赤气粗、痰声辘辘、大便秘结不通、腹痞满、苔黄腻、脉洪盛或弦滑有力等,若速施釜底抽薪之法,或可挽狂浪于一二;后者常见面色青灰、气急声微、肢冷汗渍、脉微欲绝等濒死之象,予回阳固脱之法亦鲜有奏效者。因此,前人曾将此期的病机演化为特点一分为二地总括为闭脱二证,认为"凡鼾声洪亮、气粗喘憋、牙关紧闭、二便不通、两手握拳、肢体强急、躁动不安、脉洪数或弦滑有力者为中风闭证";反之,"声低气微、口开目合、二便自遗、手撒肢缓、汗出如珠、脉细微欲绝者为中风脱证"。两者治法虽说各有不同,但他们实际上又难以截然分割,临床常见两者交叉或互相渗透,不过病机的主流或证候的倾向不同而已。总之,本阶段系以发病迅猛、变化多端、死者速亡等为其特点。

若能渡过上述"卒中"高潮的严峻时刻,闯过死亡关,则可转入恢复期或进入偏枯等后遗阶段。此期病残率极高,即使有望部分恢复或痊愈,但过程却十分漫长,至于"日久不瘥"者,屡见不鲜。所以说它"其愈也缓",甚至肢体痿废成为终身残疾。此时主要病因及病机仍是风火痰瘀互相纠结,久久不去,余邪留滞,瘀阻经络或闭阻心窍,病体处于邪实正虚的状态,患肢不能获得足够的气血温熙和濡养,故神志虽已清醒,但舌强不灵,语言仍謇涩不利,口眼仍㖞斜,偏瘫之肢体仍痿废不用,或麻木无力等,且其病证难免卷土重来,再度暴发,致人于死。不少患者于中风高潮期属于痰热壅盛者,此时则多显现脾虚之本象;肝阳暴盛于前者,此时常显现阴虚之本象。皆宜谨守病机标本兼治,庶可改善后遗现象或减少复发机会。

以上虽然仅只举了中风一病,但不难看出内伤杂病之演化过程,显然与人体正损邪郁,致体内阴阳气血失调或受风火痰湿等邪气的影响而于脏腑经络、五体七窍、四肢百骸之内发生虚实寒热等极其错综复杂的病机变化有关。

总之,外感性疾病的演化传变不外由浅入深、顺传逆传、由里出表等。病邪多沿皮肤毛窍,沿络脉经脉而至脏腑;或自鼻窍而入,首先犯肺;或直中三阴等。若正气充沛,足以托邪或敌邪时,亦可由里出表(如透营转气或战汗而解等)。内伤杂病则常有一个或长或短的正损和邪郁的过程。因为一般内伤杂病,多"自脏腑郁发",而邪郁与正损几乎是相伴而行的,通常少有邪入而不损正或正损而不招邪的情况。

任何一种疾病的转化或传变,都受着一定条件的制约。如患者的体质禀赋、居处环境、心情状况、饥饱劳逸、治疗因素都能程度不等地影响体内的病机变化。然而在整个疾病发展过程中,体内正邪双方力量的对比,则是决定疾病的预后优劣、善恶转化的根本条件。

从临床诊疗的角度看,疾病的一切演化和传变,通常都是以"病未改而证易变"的姿态出现的。因此近代已故医家金寿山曾云:"强调辨病并不是不要辨证,而是说辨证更要深化,在辨证的时候,要有全局的观点,不能只着眼于当前的见症,而要进一步分析为什么会出现这个证,预测其可能发生的变化及其后果,即所谓通常达变。"

5. 疾病的诊断治疗　病是一个错综复杂、千变万化的运动过程,其所表现的症状有时瞬息即逝,甚至表里不一。因此临床诊病,要求医生必须深入仔细、全面准确地了解病情,取得足够的有关疾病诊断的资料,然后根据这些资料进行科学地分析与综合思考。此时,必要的书本理论知识、丰富的临床实践经验、客观的实事求是的分析态度等,都是提高诊断准确率的重要保证。否则便无法深入理解疾病的演化发展规律,难以对所取得的诊断资料进行正确地分析和判断。

中医疾病名称众多,其中在某些方面类同和疑似者也不少。如以"风"字命名的疾病就有百余种,若按笔者统计,则属于内科性质的风性疾病有:偏风、肠风、中风、劳风、微风、漏风、脑风等四十余种;属于外科范畴者有:肾囊风、骨槽风、鱼口风、乘枕风、瘰疬风等五十余种;属于妇产科者有:血风、产后风、妊娠中风等数种;属于小儿科者有:脐风、急惊风、慢脾风等数种;属于五官科者有:锁喉风、烂喉风、哑喉风、唇风、牙槽风等三十余种;属于皮肤科范围者有:鹅掌风、油风、烂脚风、白屑风、鱼鳞风等十余种。这些以"风"命名的疾病遍及临床各科,几乎包罗万象。其名称虽然类同,但实际上不可一概而论。造成这种情况的根源,大概与"风"的概念自古就比较含混,有的医家对疾病的命名比较粗疏,或沿袭民间俗称有关。再如"疝"病,具体以疝命名者亦不下三十余种。然而,"疝"的概念,也不十分明确。前人有谓疝乃下腹剧烈疼痛伴有二便闭塞者;有泛指外阴部及阴囊睾丸肿痛者;亦有与西方医学概念极为近似(指体腔内容物向外膨出)者。因此,有些疝病名同而实异。这在进行诊断时都必须给予注意。

此外还有一些疾病,它们表现出的某些症状比较近似,但实际上病种并不相同,病因、病机和治疗也不一样。例如"奔豚病""脏躁病""气冲病"等便有一些近似之点,如都有不同程度的情绪不宁、难以自持、气逆上冲等感觉。但从病因病机和它们各自的特异性症状看,奔豚病与肝、肾、心三脏之气机逆乱有关,《黄帝内经》将其列为五积之一,具体又有气、寒、饮之别,日久尚可化热而出现烦渴等症状。因其病气常发自小腹正中,似由冲脉开始上达胸咽,患者觉胸腹之中似有一头小猪在奔驰翻滚,状若豚奔上窜,故曰"奔豚病"。"脏躁病"多见于妇女,常因积郁忧思、怨结难解、营阴暗耗、心神受扰所致,故临床症状繁多,甚至不可思议。但临证所见,一般总以心、肝、肾等脏之阴血亏虚,不能奉养心神之表现为主,其具体见症,多属于心火上炎、神志不宁等范畴。"气冲病"一般多见于喘咳日久之人,是在肾不纳气的基础上突发之暴然喘促、心悸不安、不能平卧等综合表现,或与肾虚不能充养冲任及血海空虚等病机有关。故以上三病诊断时亦须鉴别。

由此可见,要真正掌握中医疾病的诊断技术,不但要知道具体疾病的名称,更重要的是熟悉各种常见病的主要表现和临床特征。所谓主要表现系指某一疾病的主症和主要的症状群,而临床特征则是指该病的代表性症状或特异症状。例如由于真阴亏耗、肺胃郁热等所致的"消渴症",代表性症状或特异性表现是多饮、多尿、多食及消瘦等;其主要症状群则是口渴多饮、多食善饥、尿频而量多、饮一溲一、口干舌燥、形体消瘦、腰腿酸软、大便秘结、尿如膏状或有甜味等。只有熟悉消渴病的人这些具体表现,才能更有把握地去和类似的疾病鉴别,并对本病深一步地加以辨析。

对于尚不熟悉的疾病,绝不可轻率地去凭想象"顾名思义"地猜测。否则便有可能犯张冠李戴的错误,如把"子痛"误认为妇女妊娠期发生的痛、肿;或将"髓溢"病误认为与"脑漏"同类等。

辨明病类,能够提示总的治疗方向。如"伤寒病"乃寒邪所致,寒为阴邪,可以抑阳,故初期治疗总以辛温解表为主,待寒邪入里化热之后,始用甘寒或苦寒之品以清邪热。因有治伤寒"发表不远热,攻里不远寒"(《素问·六元正纪大论》)之说,若病入三阴时,则又宜温扶阳气或兼以育阴等。"温病"则与此相反,因温为阳邪,可以伤阴。故总的治法皆首予辛凉解表,继予甘寒、苦寒或咸寒之品以清气凉血,且时刻不忘甘寒养液以顾护阴津。因有治温病宜"泻阳热之有余,补阴液之不足"等看法。当然伤寒病也有急下存阴之法,但均为邪热亢盛,里结已成之证而设。

至于具体疾病的治疗,中医古籍已有不少专病专方的记载。如《黄帝内经》有鸡矢醴治臌胀病;乌贼骨治血枯病;生铁落饮治怒狂病;半夏秫米汤治目不瞑;豕膏治猛疽等十三方。《金匮要略》则有更多的专方治疗专病,如百合病治用百合地黄汤,若误汗伤津、虚热亢盛、口渴心烦者,用百合知母汤;胸痹用括蒌薤白半夏汤;黄疸病用茵陈蒿汤等。后世则有更大的发展,如"五更泻"用四神丸;头痛用川芎茶调散加减;呃逆用丁香柿蒂汤或旋覆代赭汤化裁;遗精用金锁固精丸加减;痄腮用普济消毒饮加减等,不胜枚举。但欲进一步增强治疗的针对性,紧密结合患者实际以达到个体化治疗水平,则在辨病的同时还必须贯彻辨证施治的精神。因为辨病与辨证之间不但毫无排斥,而且是相辅相成的,两者结合,可使治疗方法更能达到有的放矢的要求。

二、中医学领域内的症状及其辨析要点

中医诊治疾病的过程中,精确地辨证是采取"有的放矢"治疗措施的前提,而精确地辨证,又只有通过对症状的全面分析、仔细辨析、准确判断等才能获得。因此,进一步了解中医学领域里的症状的意义,熟悉其与病机之间的关系,掌握鉴别症状的原则与方法等,很有必要。

症状,中医学又称征候、病候等,一般指患者自身觉察到的各种异常或不适感觉,或由医生的眼、耳、鼻、指等感觉器官所直接感知的,机体病理变化的外部表现。这些感觉或表现,通常都具有一定的规律性,是人们赖以认识病证的航标或纽带,它指引医生去识别和区别具体的病证,并成为中医辨证的主要依据。

《周礼·天官》有"以五气、五声、五色眡其生死"的记载。所谓"眡"即视或看,说明当时的医生已能通过患者发出的声音或呈现出的色泽等症状去诊察疾病,并判断患者的预后了。《灵枢·本脏》曾认为症状是体内病变的"外应",因而指出"视其外应,以知其内脏,则知所病矣"。《灵枢·外揣》进一步阐明体内病变与症状之间关系是"内外相袭,若鼓之应桴,响之应声,影之似形",并做出了"远者司外揣内,近者司内揣外"的重要结论,从而由揣度诊断法的角度肯定了症状的诊断学意义。

朱震亨继承了《黄帝内经》的有关思想,进一步指出了体内的各种病机变化必然会以症状的形式表现出来,并称之为"有诸内者,形诸外",因而再次强调"预知其内者,当观乎外;诊于外者,斯以知内"(《丹溪心法·能合色脉可以万全》)等重要的诊断学原理,对症状的意义给予了恰如其分的评价。

随着医疗实践的持续和认识的不断深化,中医学在各种症状的具体意义和症状与病机的相互关系等方面,积累了丰硕的认识成果。

1. 症状与病机的关系 中医学的病证或证候,通常是由人体内部阴阳失调或正邪交争等一系列矛盾运动构成的,它包含着病机变化的各种内部联系。不同的病机,可赋予证候以不同质的差异性,而不同的症状则是体内病机变化的外部联系或反映,即表露出来的各种临床征象。它们与各自的病机有着内在的、不可分割的联系,是帮助医生识别证候的向导。但一个具体的症状,往往只是某种或某些病机的局部反映或部分表现。所以,尽管临床症状纷纭复杂、姿态万千,毕竟不过是各种病证的现象而已,病机终究比症状深刻得多。在症状与病机之间,存在着多方面的联系。

长期以来,人们对于深藏于体内的各种病机变化,总是通过外在的症状去加以揣测或推断。《黄帝内经》曾借用自然界的某些景物或现象生动地比拟体内病变和外部表现之间的固有联系。如《灵枢·刺节真邪》云"下有渐洳,

上生苇蒲,此所以知形气之多少也",渐洳乃水湿浸渍之意,这就是说地面上生蒲草、芦苇之处,其下必有水湿浸渍无疑,此乃恒情常理。那么,但见苇蒲丛生,也就不难揆度其地之潮湿;且由苇蒲繁茂与否,尚可间接推知其土质之肥瘠与水湿之多寡。人体的形与气,即外表状态和内部功能的关系和上述道理也是相通的。这样的认识难能可贵。《素问·五运行大论》云"形精之动,犹根本之与枝叶也,仰观其象,虽远可知也",亦在一定程度上描绘了症状与病机之间的关系,并且暗示人们透过外部征象,可以洞悉内部的病机。

《备急千金要方·大医精诚》所说的"病有内同而外异,亦有内异而外同"已在一定程度上告诉人们:相同的病机可以表现出不同的症状,而相同的症状,也可以导源于不同的病机。这也就是说,症状与病机的关系是多元的,它们相互间的关系既可平行,也可以不平行。

症状与病机之间存在着难以分割的联系,而且联系的方式是多种多样的,其中往往有纯有杂、有正有反或有顺有逆、有真有伪等。

(1)症状与病机间的"纯、杂"关系:从唯物辩证法范畴的观点去考察疾病的各种表现,则所有的症状都可以从总的方面相对地区分为特殊性和普遍性两大类,前者或称为特异性症状,后者又可叫作非特异性症状。这种一分为二的分类方法,在一定程度上也体现了症状与病机之间相互关系的"纯"与"杂"。

所谓特殊性和特异性症状,多半是一些十分具体的表现,它们所反映的病机内容通常都比较纯净和直接,诊断含义也较肯定,其与病机的关系一般都较单纯而易于识别,因此可以看成是一种相对的"纯"的关系。如病程较久、得暖、得按、得食可减之脘腹冷痛,一般便是脾胃虚寒的特异性症状。因其本身十分具体,性质也很明确,它与中焦阳气不足的病机之间即保持着一种比较"纯"的联系。

非特异性症状具有程度不等的普遍性,它们所提示的病机涉及面都比较广,往往在许多场合下都可出现,其诊断含义是多元性的,因此鉴别的难度比较大。只有全面考察、具体分析,才能判定其所反映的病机内容。由于非特异症状与病机的关系比较复杂,所以不妨称为"杂"的关系。如笼统的咳嗽症状,在一定范围内便具有普遍性,它既可出现于风寒犯肺之时,也可见于风热袭肺、燥邪伤肺、痰湿蕴肺、肝火犯肺、阴虚肺燥等一系列肺失肃降的过程中,且与多种具体的病机都可能有联系,甚至寒热错杂、虚实互见。在未通过四诊使其具体化之前,这一笼统的咳嗽症状与病机的关系是比较复杂的,因此它们之间属于"杂"的联系。再如笼统的发热、疼痛等症状,则具有更强的普遍性,其与具体病机之关系也更为复杂。类似这样的症状,就是辨析工作中所要研究和解决的重点之一。

(2)症状与病机间"正、反"关系:尽管每个症状和相应的病机紧密地联系在一起,然而表现其联系的方式有时却大不相同,甚至会以倒错、歪曲、假象等方式从反面去反映它们之间的联系。当然在多数情况下症状仍是从正面、如实地反映着病机,两者间体现着一种平行的、统一的、即"正"的关系。例如已有元气不足、劳倦内伤、久病失养或腠理开泄太过等原因,而且又已排除阳虚、湿困等可能性之后的少气无力症状,一般就比较中肯地从正面反映着人体气虚的病机变化,其两者间的关系便属于"正"的联系。

但是,症状和病机之间不可能绝对一致或完全平行。日常诊疗工作中有时碰到的一些所谓"假象",便是由歪曲或倒错地反映病机的症状造成的,它们之间的这种反常的关系即属于"反"的联系。这是病机与症状之间除了统一性之外,还存在着矛盾性的具体表现。前人所说"至虚有盛候,大实有羸状"便是指此。其中的"盛候"或"羸状"与大实或至虚病机之间的关系,便属于相"反"的联系。《顾氏医镜》曾具体解释说:"聚积在中,按之则痛,色红气粗,脉有力,实也;甚者嘿嘿不欲语,肢体不欲动,或眩晕昏花,或泄泻不实,是大实有羸状。"其中不欲语、不欲动、眩晕昏花、大便泄泻不实,便是症状与病机之间,以羸状假象作为表现形式的"反"联系。

总之,特异性症状与病机的关系较"纯",而非特异性症状者较"杂";"正"的关系是相互平行的,正面的反映;"反"的联系则是被歪曲了的,或反面的联系。然而在症状与病机的各种关系中,普遍存在的是正的联系,反的联系有时也可见到。只要通过望、闻、问、切等诊察手段而把笼统的症状尽量地具体化、准确化,那么杂的关系就可能转化为纯的关系。症状辨析鉴别要领之一,即在于识别前者和抓住后者,俾便于区分症状的真伪,并促使其诊断范围逐步缩小,俾病机内容渐趋清晰。

其次,还须明白:上述症状与病机间的"纯""杂"和"正""反"关系,都是为了叙述方便而人为划分的,难免有局限性或不够确切,而患者的实际情况则远比这丰富和复杂得多。再者,症状和病机的各种联系并不是绝对的,也不是孤立的,在同一个患者身上常可见到纯杂、正反关系的交错并存。因此,只有熟练掌握辨析症状的基本原则与方法,才能透过复杂的现象,去剖析病机,诊断疾病,明辨证候。

2. 症状的辨析要点 在往昔医家的部分著述中,也有一些关于症状鉴别诊断的记载或描述。这些记述虽在一定程度上示人以规矩准绳,但不够系统,也不很全面。如《丹溪手镜》曾列举了八十多个常见症状,不同程度地叙述了与它们有关的一些病证的区别和治疗。《医学入门·问证》简要地记述了肩背痛"暴痛为外感,久痛为虚损夹郁",腰脊痛"暴痛亦为外感,久痛为肾虚夹滞"等。《伤寒证治准绳·察色要略》关于面赤症状之鉴别诊断,描述亦颇详尽,如:"在伤寒见之而有三阳一阴之分也"并列举了太阳病阳气怫郁在表,阳明病里热内蒸,少阳热病在半表半里,少阴病里寒外热,夹阴伤寒虚阳上浮,以及阴火等不同的证候和有关的病机。而较早的、初具规模的中医症状鉴别诊疗学的代表作,除许叔微的《伤寒百证歌》外,则应推宋代成无己所撰之《伤寒明理论》。

中医症状之辨析,是从症状的角度反映辨证规律的主要步骤。它系统、全面地研究各种症状的性质、特点、相互关系和诊断意义,剖析与每个具体症状密切关联的各种常见证候的特点,通过对病因、病机、主症、兼症的比较和分析,阐明这些证候之间实际上存在着的差异,进而揭示其鉴别诊断的规律。

(1)辨析症状之原则:临证之时,若工作粗心,四诊不周,或经验不足,业务不熟等,固然容易导致误诊。然而因忽视正确的诊断学思维原则而使辨证失误者,亦复不少。所以,必须提高辨证思维能力,正确运用科学的辨析思维方法,才能减少或避免症状识别过程中的盲目性。

孙思邈曾经指出临床诊断思维的重要性,如在《备急千金要方·大医精诚》里说:"五脏六腑之盈虚,血脉荣卫之通塞,固非耳目之所察,必先诊候以审之",因而主张"省病诊疾,至意深心,详察形候,丝毫无失"等,综合前人的有关认识成果和笔者的实践体验,应当注意以下原则:

1)全面考察,责其有无:临诊之际,患者所述的症状是第一性的,而医生的辨证或诊断概念则是第二性的。因此辨析症状只能按其本来面目和它们之间的自然联系去识别其差异或真伪,切忌主观臆断。应在客观事实和科学思维的基础上,在逻辑推理的条件下建立辨证或诊断结论。

《褚氏遗书·除疾》云:"除疾之道,极其候证。"《丹溪心法·审察病机无失气宜论》认为鉴别的原则在于"别阴阳于疑似之间,辨标本于隐微之际;有无之殊者,求其有无之所以殊;虚实之异者,责其虚实之所以异"。这就是要求我们在搜集鉴别诊断资料时,定要客观全面、仔细准确。对于所欲辨析之症状,应逐一弄清它们的历史、现状,以及跟它同时并存的其他症状,乃至与周围事物的联系等。以免由于思想上的片面性而导致误诊。如舌质的红与淡,就必须首先区别其是否真红或真淡。因为一般在进食、热饮、多言,以及反复强烈伸舌之后等,均易使正常舌质发红甚至变绛。而由于长期失血或生化无源等原因导致血虚的患者,虽然身患热证,则其舌质也不一定能红起来。这就需要联系舌上津液之多寡,苔色是否发黄等有关情况全面衡量了。所以,凡评定一个症状的诊断意义或所反映的病机等,应当客观全面。

其次,即使已获得较多的,支持我们拟诊意见的正面诊断资料,也不可因此便忽视那些尚具有鉴别意义的其他症状。例如从舌苔黄腻,口渴但又不欲饮的症状出发,经过四诊又连续得到舌质红、脉濡数、脘腹闷胀、胃纳减退、发热、大便溏垢、尿黄等支持湿热中阻的诊断资料,则还要根据实际情况和需要,或再进一步了解患者吐痰多否、痰质如何、胸腹有无灼热如焚等感觉,并细询病前之情况、病程之新久,掌握其发病之季节等,才便于和痰热、湿温、暑温或伏暑之邪阻于胃肠等疑似病证做深一层的鉴别。因此,唯有全面考察、责其有无,占有足够的事实材料,客观地进行综合分析,才能对症状做出准确地判断,从而构成明晰的疾病诊断和辨证概念。

2)谨守病机、求其所属:望、闻、问、切,是中医收集和辨析症状的有效手段,它不是一般机械作业,而是一个富有探索性、灵活机动的诊察和思维过程。其目的在于扩大诊断线索,透过症状以窥探病机。因此,在四诊的过程中必须边检查、边思考各种症状间的有机联系,通过抽象思维,把患者体内主要的病机变化尽可能地揭示出来。如《灵枢·外揣》所说的"合而察之,切而验之,见而得之,若清水明镜之不失其形也。"

要揭示病机,确定证候,必须对各有关症状之产生机制和病理性质有所了解,并要善于发掘各种症状之间合乎逻辑的内在联系,这样才有可能给予正确的综合评定。因此,在构思初步拟诊的辨证意见时,最好先从一种可能性较大的病机着眼,尽可能地用一个证,或一两个互有关联的证来概括患者的各种主要表现。若单一的病机或证候确难解释其全部症状,则可考虑同时有两种或两种以上互有牵连的情况共存。但是对于复合病机或复合证候,也应分清其主次,明确病机之间的主从关系,弄清谁是主证,谁是次证,谁是兼夹证等。

先从单一病机或一种证候考虑辨证的方法,似乎不够全面,但其优点却往往有利于抓病机变化的主流,容易找到最根本的证候。特别是一些病情比较复杂,且有某些特殊传变规律的疾病,由于脏腑间的相互影响,常衍化出一系列复杂的症状。对于此类患者,若不用一元化的辨证思维方法去把握病机,那就有可能走弯路。

例如某患者的症状是发热已数天,虽然自动出汗,但体温不降,由于食欲全无,自发病后一直未解大便,近日神志不清时,时发谵语,舌苔黄燥而垢。面对这样的患者,若孤立地单纯分析每一个症状,既无主次,又不围绕一个共同的、可能性最大的病机去连贯起来思考,则会感到证候不易辨认,难以迅速做出诊断。与此相反,若按上述原则综合考察,根据便秘发热、汗出神昏、其热不为汗衰,谵语苔黄等里热实证的线索,进一步查明是否持续发热而日晡更盛,寸口脉是否按之有力,腹诊能否扪到燥结变硬之粪团,压之是否痛而拒按等。只要具有其中主要几项,便可得出热结阳明的诊断。至于神昏谵语的症状,乃是胃中浊热之气熏蒸于上,神明受扰所致;自汗出乃阳明病之本色,是热迫使然。这样抓住了热结阳明胃腑这一主要病机,便可比较自然地解释了上述全部症状,继而有理由采取釜底抽薪的治疗方法。

由此可见,《素问·至真要大论》在阐述了十九条病机之后总括地指出的

"故《大要》曰:谨守病机,各司其属"的根本性原则,至今仍具有指导临证诊疗实践的重要意义。

3)识别真伪、观其动态:要准确辨析症状,有时还须注意排除各种假象。因为掺杂在症状中的假象,也是病机变化的表现形式之一,实际上是在一定条件下和一定范围内出现的歪曲病机性质的反面现象。它虽然具有不稳定和容易消失等特点,而且也无法成为症状的主流,但有时却能干扰我们对于证候的正确诊断。因此,在鉴别症状时,必须撇开假象。

识别假象的有效方法,首先是使自己的目光不囿于片面性的症状,要把各种有关的症状同时纳入医者的视野和观察思考之中。更重要的是仔细考察这些症状在病程经过中的前后表现,切实掌握其动态变化。因为医生对于患者的某些症状的认识,往往不是一次便能完成的,且在某些情况下也很难立刻做出正确的判断。而要十分精确地把易于混淆的各种疑似现象清楚地区分开来,则必须要做到"是非分明"和"真伪不淆"。因此,临诊时必须严格遵循科学的诊断学思维规律和中医的辨证规范。

由于疾病是一个不断发展运动的过程,而医生的每次诊查又往往只能见到疾病过程的某一阶段中的一个或几个侧面,甚至可能碰到歪曲病机性质的假象。所以对于任何病证的诊断,原则上都不能忽视对其症状动态的全过程的观察,尤其是那些病程经过比较长的病证,更应该继续观察其动态,甚至还须通过一定的治疗实践,才能获得完整的认识。如某些顽痰或瘀血证候的鉴别,有时就要经历这样的过程。因此,症状鉴别诊断的结论也必须经受时间和实践的检验,绝不可认为用一时一次的思考便可以解决证候之间的疑似鉴别问题。

(2)辨析症状的方法:鉴别与某一症状有关的疑似证候,从操作方式上看总不外直择法与汰选法两种。两者虽有不同,但并不对立或排斥,实际上是相辅相成、互为补益的。它们的共同点都是从患者主诉中的某一个具有代表性的症状出发,即以"主症"为核心,联系现存的其他有关症状,即"次症""兼症"以及病史资料等,分析对比、综合思考、然后按中医辨证程序做出判断。

直择式的症状辨析法,主要是凭借医者敏锐的观察力和丰富的学识与经验,单刀直入地一次便做出诊断。这种方法看起来似乎是不假思索地凭直觉判断,实际上是从多种可能性当中直接选择和提出比较符合患者实际情况的证候概念。例如主诉中具有代表性的症状是失眠,同时又伴有心悸、易醒多梦、健忘、四肢无力、纳谷不馨、舌质淡、脉弱等心血不足和脾失健运的表现,则可通过直择式的症状诊断,立即构成"心脾两虚"的证候概念。此法最为医者所常用,对于上述典型之证自不费力,但欲达到炉火纯青、运用自如、决疑难而不惑的地步,亦非朝夕之功。

对于病情比较复杂、主诉全为非特异性症状,加之医者经验又感不足时,则应首选汰选法。此法的特点是把与某主要症状有关的各种证候一一列出,然后和患者的实际情况逐一进行对比分析。首先排除与患者的具体症状最少共同之点的证候,继而剔除较少共同之处的证候,最后剩下共同点最多的、较吻合的证候作为诊断。其优点是通过逐层对比,不断淘汰,考虑的范围较广,对比的方式也较周详,最终留下的常是一个比较符合患者实际情况的辨证概念。但缺点是容易流于机械的单纯"相似量"的对比,甚而忽略对主症本身的特点或兼症中特异性的表现之分析。其次,此法还有待中医证候诊断标准之逐步规范化,使之便于广泛运用。

总之,无论运用直择法或汰选法进行症状辨析诊断,绝不可偏离中医特有的辨证规律和要领。对于任何一种症状,特别是各种非特异性症状,首先要了解该症状之起因,把握其病机,从性质上分清寒、热、虚、实。只有明了症状的"八纲"性质并做到"审证求因"和"谨守病机",方可收到事半功倍之效,辨证的准确性才能提高。如自汗或多汗等症状便有虚实之异;肢厥等症状则有寒热之别或阴阳之殊。像多汗这一症状,虽提示有表卫不固、阴虚热扰、里热熏蒸、亡阴亡阳等不同病机和证候的可能,但关键在于弄清虚实,详析病机。如表卫不固、阴虚热扰、亡阴亡阳者均属虚汗;而实证之汗,除里热熏蒸、热迫汗泄外,尚有邪热外透(如风温之自汗,湿热之自汗)或邪干于卫分等。另据前人经验,实证之多汗还有"伤风则恶风自汗,伤湿则身重自汗,中暑则脉虚自汗,风温则鼾睡自汗,霍乱则吐泻自汗,阳明腑证则潮热自汗"等特点。其中,自汗是主证,恶风、身重、脉虚、鼾睡、潮热等属于"兼证",是区别各种有关病证的重要依据之一。再从病机方面看,凡里热熏蒸腠理发泄之多汗,一般皆在阳热的基础上出现,是正邪交争之象。而虚证之多汗,若属表卫不固而津液外泄者,一般常见于平素气虚或肤白体胖,腠理疏松之人;阴虚热扰,心液失其敛藏之多汗,通常易表现为盗汗或寝汗,且多见于肾阴虚或肺肾阴虚之患者。亡阴亡阳之多汗则属"绝汗",每见于垂危之际,是正气暴脱濒死之状,自非一般多汗或自汗。

由此可见,严格按照中医学的辨证理论进行思考,首先分清症状的"八纲",继而详析病因、病机,落实病位,然后对比分析各疑似证候之主症特征和兼症差异,客观准确地给予综合评定,实为中医症状辨析之要领。

【编者评注】本文是张老为其参与主编的《中医症状鉴别诊断学》与其单独主编的《中医疾病诊疗纂要》撰写的两书总论,集中反映了张老对中医疾病与症状的诊疗实践之深刻领悟和研究的独到心得,可供同道仔细参阅,从中能获得有益启迪,从而提高辨证的能力和水平。

第二章 辨治探微

第一节 证候辨析原理与方法

谈到辨证,自然会想到中医学的八纲、脏腑、气血、津液、六经、三焦、卫气营血等各种辨证,同道尽已知悉毋庸赘言。本节所述,旨在探讨因证候本身之变异和某些证候之间的疑似而导致的有关证候之辨析与鉴别问题。

一、证候的变异与疑似

(一)证候自身的变异

一切事物都会因所处的条件或地位不同而使自身发生相应的变异或变化,中医学的证候也不例外。一般来说,举凡患者的体质状况,所患病种,病后所处之病程阶段,发病时之节令气候,以及平素之居处和工作环境等各种有关因素或条件,均可能在一定程度上影响证候而使之发生某些变异。因此,张介宾云"证随人见",徐大椿则具体归纳说"夫七情六淫之感不殊,而受感之人各殊,或体气有强弱,质性有阴阳,生长有南北,性情有刚柔,筋骨有坚脆,肢体有劳逸,年龄有老幼,奉养有膏粱藜藿之殊,心境有忧劳和乐之别;更加天时有寒暖之不同,受病有深浅之各异。"(《医学源流论·病同人异论》)所以,对于不同的患者,辨证论治应该区别对待,未可一概而论。这同样也告诉我们,能够引起证候变异的因素是多种多样的。当然这里所说的变异通常是指一定范围内或一定幅度上的变异,并不是毫无规律的乱变,也不是从这一个证候变为完全不同的另一个证候,而是说多数情况下,其原证候的基质仍然存在,并且继续发挥作用。

首先,患者的体质状况与证候便有着较密切的关系,体质方面的特点往往是使证候发生变异的主要因素之一。如素体阳盛之人罹患湿证,则体内湿邪易从热化而成湿热之证;反之,若为阳虚之体而感受湿邪者,则湿易从寒化而成寒湿之证等。《素问·评热病论》也指出"阴虚者阳必凑之,故少气时热而汗出也",吴有性《温疫论》亦谈到"凡受疫邪,始则昼夜发热,日晡益甚,头痛身痛,舌上白苔,渐加烦渴,乃众人之常也。及言其变,各自不同。或呕或吐,或咽喉干燥,或痰涎涌甚,或纯纯发热,或发热而兼凛凛,或先凛凛而后发热……种种不同,因其气血虚实之不同,脏腑禀赋之各异,更兼感重感轻之别,考其证候各有不同,至论受邪则一也"等,其中着重论述了病同而证异的问题。大意是说:患者的体质状态是证候变异的基础,而其他因素如受邪之深浅等,则是引起变异的条件。按吴有性的归纳,所谓体质,即"气血虚实之不同,脏腑禀赋之各异"。其实体质乃是人类不同的个体在其形成、发育、成长过程中逐步获得的形质结构和功能活动方面的某种或某些特性。这样的特性一经形成,便可能使同一证候在不同患者身上出现一定程度的变异。因此,辨析证候时,应紧密结合患者的体质状况,从实际出发全面考察和分析。

长期生活或工作的环境,特别是地理环境,也可以给人群打上程度不等的烙印,从而在一定范围内影响证候或使之产生变异。如《素问·五常政大论》便曾经发现"地有高下,气有温凉,高者气寒,下者气热,故适寒凉者胀,之温热者疮",孙思邈也提出"江南岭表,其地暑湿,其人肌肤脆薄,腠里开疏……关中河北,土地刚燥,其人皮肤坚硬"(《备急千金要方》)等。其次,平素之饮食习性或嗜好,也有可能影响到病证的性质。如《素问·异法方宜论》指出:"东方之域,天地之所始生也,鱼盐之地,海滨傍水,其民食鱼而嗜咸,皆安其处,美其食。鱼者使人热中,盐者胜血,故其民皆黑色疏理,其病皆为痈疡……西方者……华食而脂肥,故邪不能伤其形体,其病生于内……北方者,天地所闭藏之域也,其地高陵居,风寒冰冽,其民乐野处而乳食,脏寒生满病"等,又如平素有酒癖茶癖者,亦常有湿热饮邪内伏,因此易使其所患证候夹湿夹饮等;过食肥甘厚味者则易夹痰浊;喜食生冷者易夹寒湿等,皆属于证候的兼夹性变异。

其次,年龄因素也可以促使证候发生变异或加速其变异。如前人云:"小儿乃稚阳之体,故易虚易实,易寒易热"即是一例。然而《黄帝内经》早已指出:对于不同的患者"其少长大小肥瘦,以心撩之,命曰法天之常"(《灵枢·经水》),这就是说考虑患者年龄的老幼以及体态的胖瘦等都是顺应自然的道理。

容易引起证候变异的另一个重要因素是所患疾病的种类不同。因为出现于不同病种中的某些相同的证候,也并不是千篇一律的。它们自身往往各有一定的特点和特殊性,这就是说,证候在一定程度上或一定范围内乃是因病而异的。例如泄泻、白带、阴挺、遗尿、眩晕等不同病种的患者有时都可见到的中气不足或中气下陷之证,虽属病异而证同,原则上均可以"异病同治",但是应该看到它们各自的具体病机、临床表现等可能或多或少地存在着一定的差异。因此,只有对证候自身给予辨析,紧紧地握住"异中之同"与"同中之异",才能进一步减少认识的盲目性。

病程演进发展的不同阶段,也会影响证候并使其发生较大的变异,甚至产生根本性质的变化。如痰饮病患者，一般常以咳嗽、咳痰、胸闷等痰湿内蕴、肺失肃降的证候开始，或同时伴有脾运失健等证候。但若病程迁延日久，正气受损，则亦可逐渐演化成为喘促气短、动则尤甚等肺肾气虚或肾不纳气的证候。这就超越了一般变异的幅度，形成了由实转虚的质变。由此可见，即使是同一患者，且所患疾病的名称未变，但因病程之新久不同，病机有异，则具体证候往往也会随之而有相应的变化。因此，临诊辨证应密切监视患者在整个病程中病情的发展或变化，灵活机动地准确判断，对于急重患者，尤应如此。不可持一成不变的观点、僵死地看待入院时或初诊时所辨定的证候。总之不应形而上学地认为辨一次证便可以一劳永逸。

（二）证候之间的雷同与疑似

自然界中，不同事物或现象之间在某些方面的近似，或部分的雷同，乃是常事，人类的病证亦是如此。中医学领域内为数众多的证候之间仍然存在着程度不等的类同或疑似现象。

证候间的疑似，是在反映疾病具体诊断概念的证候名称积累到一定数量时必然出现的。有些证候间的雷同疑似现象是由于它们的病机变化比较接近或临床表现较为相似而引起的。如肝阳上亢与肝阳化风二证便属于近亲或姐妹证候，一般均起源于肝脏自身阴阳的失衡或肝肾阴虚，都不同程度地存在着肝阴虚而肝阳不能潜藏的病机变化，因此两者在临床上皆可表现出程度不等的眩晕等阳气浮动于上的类似症状。这就是有关证候之间相似的病机和相近的症状表现。又如肝气犯胃与肝气犯脾二证，则更为相似，因为它们皆属于"木克土"或"木郁侮土"的范畴，由于郁怒伤肝，肝气郁结横逆，侵扰了脾胃，影响了消化功能，故临床均可出现胁肋胀痛不适，脘腹疼痛闷胀，食欲不振，嗳气，大便异常，脉弦等非常相似的症状，甚至有的文献干脆把它们混为一谈，认为两者间毫无区别。其实，肝气犯胃与肝气犯脾并非完全等同的诊断概念，两者仍是有一定的区别的。如肝气犯胃之证，一般总以胃失和降、浊气上逆之症状最为突出，因而多表现恶心呕吐及胃脘疼痛等症状，且由于"气有余便是火"，所以肝气郁结横逆特剧者，亦有可能演化成肝火，甚至使少数患者之胃络受到灼伤而引起吐血等严重情况，这是肝气犯胃证的特点之一。而肝气犯脾之证则不然，临床表现多以水谷运化失常的症状为主，所以每见肠鸣、腹痛、泄泻等现象，尤以阵发性腹痛、大便稀薄等症状较为突出，此又与肝气犯胃者不同。总之，上述两证虽然各具一定特色，但它们又有着共同的基础，即都是在肝气郁滞或肝气郁结横逆的情况下产生的。所以临证辨证，除了应因人、因病、因时、因地详析所患证候外，还要注意类证或疑似证候的鉴别。

类证，一般是指相互间的病理基础颇为近似的同类证候，它们多半是一些病机方面属于同族的，或具有亲缘关系的证候。如上述两个肝病证候和两个

"木克土"的证候便是比较典型的类证。而疑似证候则多半指的是在临床症状的某些比较突出的方面颇为相似的证候。如脾不统血证,肝不藏血证,热迫血溢证,瘀血阻溢证,冲任不固证等以出血为主的证候便属于疑似的范畴。它们的病机虽然各有不同,甚至相去甚远,病性有寒有热,病况有虚有实,但临床上一般都可出现程度不等,部位不一之非外伤性出血现象,如口、鼻、前后阴以及皮下等处的出血症状。若从出血现象这一比较突出的症状而言,那么上述五种证候便处于疑似之间。这些证候的临床表现之所以疑似,乃是由于症状与病机间的复杂关系和"出血"这一笼统的症状本身缺乏特异性而造成的。所以,类证或疑似证的鉴别要领之一便在于使患者的主诉或最突出的症状尽可能的清晰化和具体化,同时并要善于捕捉那些在区别证候方面具有特异性的主症。

同时,还须知道所谓类证与疑似证也是人为划分的,实际上很难截然分割。如有些类证也就是疑似证,而有些疑似证则不一定都是类证,但是,若就它们病机的某一个侧面而言,则又非风马牛不相及。

二、辨别证候的基本法则

前人云"病无定证,医无定法",因此辨证论治向来主张"机圆法活",十分灵动。加之往昔医家大都各有师承,认证的尺度并不完全一致,甚至各有侧重,于是更增加了临床"识证"的困惑感。实则古往今来,关于证候本身的辨析与类证的鉴别仍是有一定规律可循的。

长期从事临床实践的医者,假若只注重朴素的诊疗技术经验的积累,则是不够的,还应该通晓辨别证候的逻辑思维方法。因为证候鉴别的方法论与逻辑思维能力,在一定程度上关系到医者的诊疗水平和工作成效。《世医得效方·集证说》谓"古之医者有云:外病自经络入,内病自五脏郁发。然当求其所以证验,庶无差失",最后又指出"内外之证,其发万端,皆须细辨,且顷刻之变无定,一有所作,其可忽诸"。足见切实掌握中医临证诊断学思维规律与工作方法,不但可以提高医疗质量,而且能够有力地推进实践医学的发展。

辨别证候时一般的逻辑思维形式,主要是诊断学的类比和判断,通常是医者凭借着从书本理论、师承传授或亲身体验等知识材料而构成、已贮存于自己脑海中的证候形象去和患者的实际情况进行比较并做出判断。因此,只有自觉地掌握辨别证候的客观依据和主要原理,明晰各种证候的思维形象和诊断标准,逐步融会贯通中医学的基本理论,才能洞悉有关证候的病机奥秘和患者体内功能变化或紊乱之特点,从而有助于由根本上摆脱经验主义的羁绊和教条主义的束缚。

证候的辨析和鉴别是一项复杂的脑力劳动,它除了受一般诊断学规律的制约外,还与每个医者的临床检查技巧和诊断技术有一定的联系。例如在搜集与评价某些诊断资料时,有的医生特别是老医生,常在方法方式上有其个人的习惯特点或专长,而这些特点或专长同样是在既往的师承、经验和知识积累的基础上逐步形成的。其次又如医者本身的性格特征,对事物的洞察和反映能力,思维的敏捷程度,分析综合与概括能力,以及医生和患者之间的关系等心理因素,都有可能在不同程度上影响证候鉴别工作的质量。然而鉴别和辨析证候时所必须遵循的客观规律和一般原则始终是起着决定性作用的主流。因此,只要认真实践,善于总结,自觉锤炼和培养这方面的能力,则辨别证候的水平必能得到提高,技巧也自然会渐趋于成熟。

具体而言,临诊辨证,收集病情资料要客观全面,仔细认真;鉴别证候,既要重视特异性症状的作用,也不忽视有关的非特异性表现。在构思拟诊之证型概念时,宜从一个证着想。因此应注意深入细致,全面客观。患者所患疾病及其症状是第一性的,医生的辨证概念则是第二性的,在鉴别疑似证时只宜按照各种症状的本来面目和它们之间的固有联系去识别其病理意义,不可主观臆断妄加诠释,应在客观事实和科学的思维基础上,在逻辑推理的基础上建立辨证的结论。

(一)收集诊断依据要客观准确

在收集诊断资料时,要力求客观全面,仔细准确。对于主要的症状,应逐一弄清它们的历史、现状以及同其他症状或周围事物的联系,否则便易导致误诊。如舌质的红与淡,必须区别其是否真红真淡。因为一般在进食、热饮、多言,以及反复用力伸舌之后等,均易使正常的舌质变红;而贫血的患者则虽患热证,其舌色也不一定能红起来。这就要联系舌上津液之多寡,苔色是否发黄等有关情况来全面衡量了。又如小便短黄,也要弄清楚是在什么条件下出现的。若外界气温较高,相对湿度又小,皮肤蒸发量增大,饮量又不足等情况下,尿量虽短且颜色深黄,也不一定是热证的表现。所以采集病史资料定要力求全面、完整,而评价症状的病理意义时则更应客观。举凡诊治对象之性别、年龄、禀赋、工作和生活环境,乃至发病之季节、气候因素等,都要给予应有的考虑。正如王熙所说"土地温凉,高下不同,物性刚柔,餐居亦异……临病之工,宜须两审也"。只有详尽地掌握了患者的全部情况,才能从单纯的病症诊断进入到对整个患者的证候诊断,即趋近于个体化的、比较全面的诊断。

此外,在获得正面的、支持我们拟诊意见的病情资料时,也不可忽视那些具有鉴别诊断意义的其他症状。如已得到渴不欲饮、舌质红、苔黄腻、脉濡数、脘腹闷胀、胃纳减退、大便溏秽、尿黄、发热等支持湿热中阻的诊断资料时,还要从实际需要出发,进一步了解患者吐痰多否,胸腹有无灼热如焚等感觉。并要细询病史,联系发病季节,病前情况,病程久暂及详细的临床经过等,才利于和痰热、湿温、暑温、伏暑之邪阻于胃肠等疑似病证相鉴别。总之，只有获得足够的事实材料，客观地进行分析，才能准确判断，并构成明晰确切的辨证概念。

辨证论治是一种积极的、创造性的劳动，因此还应该取得患者的充分合作与信任。有时还应该适当地向患者宣传解释问诊的意义，以便使得一切陈述都真实可靠。因为一般情况下，患者对自身的病痛感受最深，所以从正确的问诊得来的诊断资料也最有价值。例如脘腹疼痛的患者，通过问诊，若知其发病已久，痛况并不猛烈，胃纳渐减，喜热饮，溺清便溏，摄食后痛况略缓，按压局部或用热水袋后痛况减轻。那么，即使仅凭这些资料，也可以得到一个脾胃虚寒的初步印象。但是，任何主诉和自觉症状都来自患者本身的感觉，往往带有不同程度的主观色彩，而辨证所依凭的指标大都是患者的自觉症状，因此运用问诊收集诊断资料时定要反复核实客观对待，切忌任何诱导或暗示性询问。同时还要注意患者由于某些原因而有意无意地歪曲症状，或因碍于情面吞吞吐吐等，都不利于疑似病证的鉴别。正如程国彭所说"医家误，不直说，讳疾试医工与拙。所伤所作只君知，纵有名家猜不出"（《医中百误歌》）。

进行四诊检查，要把全部注意力都集中到患者身上，全神贯注地诊察和思考。以切脉为例，要像喻昌所指出的"有志于脉者，必先凝神不分，如学射者，先学不瞬，自为深造，庶乎得心应手"，绝不可心不在焉而使切诊流于形式。

（二）重视特异性症状，也不忽视非特异性表现

当患者所患病证的各种征象业已充分显露，并已包含着一个或几个足以反映某种病机变化的特异性症状时，提示我们一个可能性最大的、关于该证候的诊断概念。所谓特异性症状，是指一个证或一病所特有的，具有代表性或具有典型意义的症状和体征。换言之，特异性症状也就是那些"只此一家，别无分店"的症状，若已获得足够的关于某一病证之特异性症状，和间接支持该证之非特异性症状，则诊断之准确性便大为增强。例如已表现出两胁窜痛，目睛发胀，情绪抑郁，容易发怒等特异性症状，再加上喜出长气，脉弦，月经紊乱等非特异性表现，便可得出比较准确之肝气郁滞的证型诊断。

有时，某些具有诊断学意义，且又互相联系的一般症状或体征，尽管它们无明显的特异性，但亦可起到提示某种证候的作用。当然，非特异性症状或症候群所提供之辨证准确性仍不如特异性症状可靠，因为后者乃是借以诊断该证之主要依据或鉴别指标，而前者则仅是鉴别诊断之补充或参考而已。

从上所说的特异性症状或非特异性表现也不是绝对的，如从某一个具体的的证型看来，某一症状是属于特异性表现，但对于其他有关的证型而言，则又是非特异性的了。所以，不可脱离具体的证型概念而孤立地谈论症状的特异性与非特异性。例如目睛干涩等症状是肝阴虚证的特异性表现，但对于肾阴虚证而言则又是非特异性的了。夜间咽干得饮可解等是肾阴虚的特征之一,而对于肝阴虚证则又属于非特异性表现。假若抛开具体的证,则无法划分两者的界限。再如潮热、盗汗、颧红、五心烦热、口干咽燥、便秘尿黄、舌黄少津、脉细数等一般阴虚内热现象,对于"阴虚"或"阴虚内热"这一基础证的诊断具有特异性,但还不能确定究竟是哪一个内脏的阴虚。若为肺阴虚,或阴虚肺燥之证,则通常可见呛咳无痰、鼻腔干燥等固有的特异性表现。一般阴虚或阴虚内热症状虽不是肺阴虚之特异性症状,但是它可以有力地支持或佐证肺阴虚或阴虚肺燥之存在。由于阴虚或阴虚内热属于基础证范畴,因此对于其他各脏的阴虚证之诊断亦可发挥同样的作用。故临诊辨证,既要重视各种特异性症状之鉴别诊断价值,同时也不可低估或忽视有关的各种非特异性表现。

具体病证的临床表现是错综复杂的,其中往往夹杂着一些似是而非的疑似情况需待辨析。这就要彻底弄清此证与彼证的区别,熟悉主要的鉴别指标或各自的特异性症状。鉴别之法,是对有关各证逐一地进行筛选,客观的给予排除或肯定。若所拟诊之证型不足以全面概括或解释患者所有的症状,且又缺乏支持此一证型之特异性表现,则此证之诊断便难以成立。

总之,疑似病证之鉴别要领,在于掌握各种常见证之特异性症状,同时又不排斥有关的一般症状或非特异性表现的补充或佐证作用。

(三)用一个证候概括诊断

分析病情,考虑辨证,必须明白各种症状产生机制、病理性质和临床意义,同时要善于发掘各症状之间合乎逻辑的联系,从而给予客观全面的综合评定。在构思初步拟诊的证候时,首先宜从一种病机着眼、尽可能地用一个具体的证来概括患者的全部临床表现。若单一的病机和单一的证不足与解释其全部症状,并难以概括其整体的病理变化时,则可考虑其是否有两个或两个以上的证(复合证)同时存在。若为多级复合证,则分清它们的主次,明确病机变化的主从关系,弄清谁是原发改变,谁是继发变化,谁是兼夹证,谁是并发证等,即判明孰为因,孰是果,然后按照实际情况用相应之复合证名来加以表述。

正确运用单一病机和一种证型考虑辨证的办法,可使我们容易抓住病机变化的主流,并找到最根本的证。尤其是对于那些临床经过比较复杂,且有某些特殊传变规律的疾病,由于脏腑间相互影响,常衍化出一系列复杂的证候。此时宜先从一元化的辨证设想出发,把所有的症状连贯起来思考,全面地进行综合判断。不可孤立、片面地平均看待同一患者身上出现的每一种症状,否则难以找到主证。如某一非阳虚之体而外感寒邪,当其已入里化热,邪热炽盛,证见日晡潮热,大便秘结,腹胀痛拒按,手足汗出,神昏谵语,脉洪大,苔黄而垢等现象。若孤立地分析每一个症状,只去罗列各种可能的病因和病机,不围绕某一种可能性最大的证连贯起来思索,则难以做出正确的总括性判断。反之,若先从一个证或一种病机着眼,综合考查其全部表现,根据腹痛拒按,便秘潮热,汗出神昏等线索,进一步查明有无口渴引饮,是否持续发热,日晡更剧,寸口脉是否有力,腹诊是否触及坚硬累累的粪团等。只要具有这些情况,那就不难判明其属于里热实证,病位主在阳明胃腑,诊断当为热结阳明之证。至于神昏谵语,烦躁不安等,乃是阳明浊热之气熏蒸于上,神明受扰所致;手足汗出是热迫汗泄,两者均属继发性病变。这样抓住了热结阳明胃腑这一主要病机,顺利解释上述全部症状。

三、鉴别证候之思维方法

正确的思维方法,对于区分疑似、识别病证均有重要意义,可以解决医者的主观认识和患者的客观实际之间的矛盾。

具体地说,应该正确地运用初步拟诊的证候印象;在四诊过程中要灵活而切实地进行探索和思考;自觉注意克服辨证问题上的形而上学思想的影响。

凡是有经验的医生,接触患者之后,便能较快地产生一个初步的拟诊印象。这种印象是在看到患者的神色状态时形成的,是在听到主诉之后产生的。如主诉乏力,同时表现声低息短、少气懒言等,可以构成"气虚"证的初步印象;面色萎黄,食欲不振等,能使人想到"脾虚"。

初步辨证印象多数是比较可靠的,而且能在一定范围内指出进一步继续诊查的方向,使疑似证之鉴别能够围绕着一个中心重点去进行。既有利于缩短辨证的时间,又可避免追踪问诊内容等的疏漏。

随着某些新症状、新体征的发现,初步拟诊的印象或者获得进一步的补充与证实,或者须作部分修改,甚至完全被推翻等,都是正常现象。即使初步印象被完全否定或淘汰也不要紧,旧的意见被扬弃了,必然会产生新的印象,而新的印象又将继续引导进一步的诊察,以保持四诊有中心,鉴别有方向。

若拟诊之印象经不起事实的检验,自应放弃,并重新考虑新的诊断意见。假若偏执已见,有意或无意地歪曲新发现的症状及其固有意义。甚至让新事实屈从于旧印象,那必然导致误诊。所以既要充分重视并发挥初步拟诊印象的引领作用,使之为深入辨证或鉴别疑似开辟道路,然而又不可过于自信或偏执,否则便有可能使创造性的辨证思维遭受制约。

唯物辩证的认识论是能动的反映论,不是机械的反映论。临诊辨证,虽然要充分尊重患者的症状和体征,但这并不意味着对于各种症状便可不加分析或不予取舍地单纯罗列。辨证思维要求我们边检察、边发掘、边思考各种症状间的有机联系,通过抽象思维,把患者体内的病机变化尽可能地揭示出来,并抓住其主流。这就必须对众多的症状仔细进行筛选,有时要撇开其中非主流的某一侧面,才有利于透露病机变化的本质;有时则要撇开某种直接的表现,才便于获取其中主要的、能反映病机主流的东西。

笔者曾诊治一例左侧输尿管结石的患者马某,男性,年 60 岁。主诉:左腰部及少腹疼痛已数月,尿急,尿频,排尿疼痛,伴有血尿,并有溲出砂粒之既往史。X 线片显示左侧输尿管上段结石。脉象弦滑,舌质略红,苔色褐黑厚腻、湿润,四周环绕黄腻苔,近舌缘处苔渐变薄。经反复核实,完全排除了染苔或假色,确诊其苔色为真黑。患者一般状况好,饮食起居如常。根据这些情况,笔者毅然撇开了黑苔这一突出的征象,辨证为膀胱湿热。予清热利湿,理气通淋法进行治疗(方用茯苓 18g,泽泻 12g,小茴香 10g,车前子 12g,金钱草 20g,刺黄柏 6g,海金沙 12g,石韦 15g,牛膝 6g,香附 9g,瞿麦 12g),服药 1 周后,腰腹疼痛渐缓,排出砂粒状结石 3 枚,黑苔渐退,最后完全消失,泌尿系之不适症状亦彻底解除。

这个例子说明对于患者所表现的症状,在评价其病理意义时确需撇开非主流的部分。同时也告诉我们,正确的思维总是以分析和综合的统一为前提的,而所谓统一,就是使两者有机地结合起来。在分析每个具体症状时,要像显微镜下那样过细,而综合整体情况时,则要像高山远眺俯瞰大地那样囊括全盘。不可轻率综合或随意判断,更不能硬搬书本上的现成概念。要从客观存在的事实出发,从分析这些事实中找出道理。就以舌苔发黑为例,假若只从书本概念去考虑,那么黑为肾色,舌苔发黑应考虑肾色外露、真脏色现,病况危笃,寒证见此是为寒极,热证见此是火极似水、真热假寒之象,总属寒或热发展到了极端的表现等。但是根据该病例的实际情况,其所患疾病既非温病、亦非伤寒,也未处于感染性疾病的极期或末期,不存在寒极或热极的客观条件。舌质红、苔腻、血尿、伴有尿路刺激症状,显示湿热注于膀胱。其苔心褐黑,系因湿热郁蒸,由黄腻苔转化而成,是体内湿热较盛之故,与书本理论并不完全相同。因此予清热祛湿之剂遂令黑苔退去。

要自觉克服辨证问题上的形而上学的思想影响。因为疾病是一种不断发展变化的运动过程,医者每次的诊查,都只能见到该过程某一阶段中的一个或几个侧面。所以,对于某些病程经过较长的病证,还需要连续的观察其动态,甚至通过必要的试探性治疗等,才能获得完整的认识。如像某些顽痰或瘀血等证的鉴别,有时就往往要经历这样的过程。所以疑似证的鉴别也必须经受时间或实践的检验,不可醉心于一时一次之诊查所得。

对于患者的症状,定要全面看待。所谓特异性表现,大体上包括特异性症状与特异性症候群等两个方面。前者通常是每个独立的病或证所特有的、具有独特代表性。例如心悸,一般就是中医学心病的特异性症状;胁痛,是肝病的特异性症状;而目睛干涩则为肝阴虚证的特异性症状;后者则是一组综合症状群,常能更充分地反映或代表某一种病或证。例如胁肋不舒或疼痛,易激怒,头目不适,痉挛抽搐,脉弦等,是中医学肝病(或病位在肝)的特异性症状群;而目睛干涩,视力减退或夜盲,巅顶或两颞隐痛,眩晕耳鸣等,则是肝阴虚的特异性症状群。但无论特异性症状或特异性症状群,都不可视为绝对的。若将特异性症状群中的某一个症状或体征分割开来,则该项症状便可能丧失其特异性。如孤立地看弦脉,则此种脉象便没有明显的特异性,因为它除了反映肝胆疾病外,还可能是痛症、痰饮、疟疾、癥瘕、阴疝等多种病证的表现,也可能是健康人们的脉象。当然,某些症状即使单独看亦往往不失其特异性者,如目睛干涩仍是肝阴虚之特有征象,这是鉴别疑似证时最值得重视的、特异性程度较高的症状,似乎是绝对的。然而若能在该症状的基础上再查得脉弦细,舌红少津,眩晕,胁肋隐痛,烦热易怒,肢麻筋挛等其他有关症状,那么诊断肝阴虚证的依据便更加充分了。因此,鉴别疑似证之全面根据应当是特异性症状与非特异性的互相结合与相互补充,不可仅持单一的特异性症状。

总之,要在事实和正确思维的基础上,在逻辑推理的基础上进行疑似证的辨析,切忌主观臆断。在了解病况,收集鉴别诊断资料时,要力求客观全面,仔细准确。对于各种主要症状,应查清其来龙去脉,并看到其与周围事物和其他症状之联系。

四、具体证候自身的辨析

对每一具体证候本身给予必要的剖析,是临诊辨证的重要环节。由于证候常因人、因病、因时、因地等条件不同而产生一定幅度的变异,所以,对于证候本身也要给予应有的考察和必要的辨析。辨析的方法即根据中医学的整体观念和"证随人见"等传统看法,结合患者的体质状况,所患疾病种类、受病的部位、基本证型、发病时令、居处环境等具体情况,实事求是恰如其分地给予科学分析和准确判断。

例如临床常见的湿热证,当此证候基本确定之后,便可从以下几个方面去作进一步的辨析。

首先从体质状况进行辨析,因本证一般多由湿郁酿热而来,故对于杂病中的湿热证患者,其体质状况在发病论上占有一定的地位。据笔者多年的临床诊察,本证常见于"阳脏"或"火体"之人,且以腠理致密、肤色微黑、体型中瘦者居多;而"阴脏""寒体"腠疏、肤白、体胖之人,其发病率不及前者(统计资料原发表于《云南医药》1979年第2期1页)。这在一定程度上提示湿郁能否化热,也是有条件的,而禀赋体质便是基本条件之一。因此,从诊断的"或然率"着想,结合患者的体质进行必要的分析,是有意义的。

联系所患病种,结合具体病位进行辨析,则可以在共性表现的基础上进一步弄清其不同的个性情况。如外症疮疡,湿热浸淫肌肤或流溢肤表者,可见皮肤湿疹、痈肿、疮疡等,局部易呈糜烂,创面不断溢出黄色脂水,或者皮肤发红有光泽等。痹证等病,湿热蕴于经络之证,则因络道壅塞,可见肢体痿软、痹痛,骨骱热疼,关节屈伸不利,或局部肿胀发红等。黄疸病中的阳黄,由于湿热郁蒸肝胆,致疏泄无权,则可见周身面目发黄,色泽鲜明如橘皮,胁肋满闷,纳呆腹胀等;单纯的湿热蕴积于肝经之证,则一般仅觉口苦,目赤多眵,以及女性外阴湿痒,男性睾丸阴囊红肿灼痛等现象。脾蕴湿热之证,因导致运化失司,可见脘腹闷胀,食欲不振,肢体困乏,口中发黏等。湿热在胃,熏蒸于上,轻则恶心呕吐,胃纳呆滞,牙龈红肿,口气臭秽;重则熏蒸肝胆,亦可致胆液外泄而出现黄疸等。湿热扰心,则可出现心胸憋闷,舌糜赤肿,失眠,神志不安或嗜睡等现象;若湿热之邪移于小肠,则排尿淋痛,色赤混浊等。淋病等属于膀胱湿热证者,可见尿频灼热急痛,尿色黄浊,或膏淋、血尿等。湿热壅肺证,可见胸闷咳嗽,痰液黏秽,或夹脓血而腥臭;轻者或仅见涕浊量多,鼻翼红肿发亮等。痢疾患者中,属于湿热搏结于大肠者,则下痢脓血,便溏灼肛,肛门湿痒,伴有分泌物等。下焦湿热或湿热下注之证,则女性患者可见带下赤白黄臭,阴蚀阴疮,或阴挺并溢出黄色分泌液;男性可出现白浊、遗精等现象。此外如癃闭等病,属于湿热弥漫、郁闭三焦,致气化失宣,水道不利者,则可导致尿闭,甚或小便涓滴全无等严重病候。于兹可见湿热杂病,临床症状繁多,从湿热本证分析,它们除了不同程度或多或少地存在着假渴、纳呆、脘闷、尿黄、苔腻、舌红、脉濡等共性症状外,每因所患的疾病种类的不同,病邪盘踞的部位有异,湿热之轻重不等而有各式各样的个性表现,只有具体加以辨析,才能提高辨证的准确率。

从证候的具体类型进行辨析,湿热证一般尚应区分其属于热盛型和湿盛型两类证型。若证型属于热盛于湿者,通常可见面色油垢而微黄,口气臭秽、头身虽痛但沉重感不突出,汗多黏稠酸臭,腹部闷胀感较轻,或伴有疼痛不适,口渴欲饮,饮后不舒,大便酸臭或便秘,或自利而有灼肛感,尿色深黄或色赤而短,或混浊不清,舌质红赤,苔黄腻少津,脉多现濡数之象,体温一般较高等。反之,证型属湿盛于热者,则面色多见淡黄而滞,或微现水肿,或有嗜睡现象,头重痛如裹如蒙,身重难以转侧,汗出黏稠,胸腹闷胀感较突出,口渴现象不明显,或渴不欲饮,或漱水而不欲咽,大便溏薄或水泻,排尿不爽,尿色淡黄或微浑或清白,舌质微红,苔白厚黏稠多液,脉多表现濡缓之象,体温易呈持续低热而午后较高等。对于此类证候给予必要的证型辨析,可以进一步增强临床治疗立方遣药的针对性。

从发病节令方面进行辨析,有助于湿热证与湿温病,或暑温夹湿、暑温弥漫三焦,或与伏暑邪据少阳或阻于胃肠等疑似病证的鉴别。因杂病中的湿热证,其发病不受时令限制,可泛见于四时,而湿温之发病,则每有明显的季节性,多见于夏末初秋雨湿较盛之时。暑温每见于盛夏,伏暑则多发作于秋冬之季,这在鉴别诊断方面均有一定的意义。

从患者居住的环境条件进行辨析,据笔者所见(统计资料同前)在百例湿热患者中,具有长期居住于潮湿之地或作业环境比较潮湿之既往史的患者约占47%。这虽然诊断价值不高,然而在预防医学方面亦不无指导意义。

至于复合证候本身的辨析,则更多了一层复杂性,特别是在区分某些多级复合证的各个子项证候之主次时,又不可被症状表现得明显与否所左右。因为尽管是临床症状十分突出的"显证",也并非全部都是该复合证的主流所在。反之,有时在多级复合证中起支配或决定作用的,或即将发挥主导作用的证候却是目前症状尚不明显或并不十分突出的"隐证"或"半隐证"。所以在进行多级复合证的本证辨析时,必须注意在明显的证候后面还可能潜存着更为重要的、但因其症状目前尚不明显、表现还不突出而易被医者所忽略的某种潜隐性证候。例如某些胃气虚寒、脾失健运之证幕后潜藏着的肾阳不足或命门火衰等证;肝阴不足、肝阳上亢或肝风内动证后面的肾阴虚证;肺蕴痰湿、水停心下之证后面的脾失健运或下元虚亏等证;以及在"缓则治其本"这一治则所属范围内的不少"本"证,大部分都属于此类。再如多年来形成的,对于年久之喘症患者"发作时治肺,休止时治肾"等治则或治法,都涉及"隐证"的辨析问题。此是张老经验之谈,临证之际应予适当注意。

五、疑似性证候的辨析

在一些有关的证候之间,不仅临床症状有相似之处和不同之点,而且在病机方面往往也具有某种同一性与差别。因此诊疗实践中常常会碰到一些虽类似而实非或不尽相同的证候。对于这些疑似性"类证"则应看出异中之同,也应看出同中之异。只有通过比较,才能进行鉴别。所以,此类证候之鉴别,首先必须借助于正确的"比较"。这也就是说:医生既要善于从那些表面上有差异的证候中看到它们在病机方面可能存在的共同点;同时又当由症状表现颇为近似的若干证候中揭露出它们在病机等方面的差异。

具体而言,鉴别类似证或区别疑似证时所用的比较法,绝不可只凭单一的条件片面地去进行,这也就是黑格尔所强调的不能只"注意其一,便忘其他"(《小逻辑》)。因为作为逻辑方法之一的"比较法"其自身也存在着一定的局限性。如列宁便曾指出"任何比较都不会十全十美,这一点大家早就知道了。任何比较只是拿所比较的事物或概念的一个方面或几个方面来相比,而暂时地和有条件地撇开其他方面"(《列宁全集》)。所以正确的鉴别证候的比较方法,必须对有关的证候作多方面的分析与对比,从而在取得全面认识的基础上做出准确的判断。一般来说,在面对若干类似证或疑似证候时,不仅要比较它们各自的主要症状,抓住其特异性表现,而且还要从病因病机等各方面全面地进行分析与比较,尽可能地扩大对比面。例如前述的肝气犯胃与肝气犯脾两证,若单纯只去比较它们的病因和原发病机,则均为"木克土",两者本无轩轾;又若单纯地去比较它们各自的较为突出的典型症状,那么肝气犯胃证易见恶心呕吐及胃脘疼痛,肝气犯脾则多见腹泻肠鸣腹痛等,两者似乎又截然不同。其实肝气犯胃与肝气犯脾乃是两种既有联系又有区别的证候,而且合并出现的机会也不少。全面地分析和比较便可发现,此两证的患者都有程度不等的情志内伤或抑郁不乐的病史和易于激怒等现象,且其病情易受精神因素的影响,如心情舒畅则症状常可减轻或消失,反之病情便可加剧,在症状方面则都有不同程度的胁肋部胀痛不适,脘腹疼痛或闷胀,以及食欲不振、脉弦等相似的表现,这反映了两者的共性。若从各自的典型症状和继发性的病机特点等方面进行全面分析对比,则肝气犯胃之证一般皆以胃失和降,浊气上逆之症状最为突出,故易表现嗳气、恶心、呕吐及胃脘疼痛等。又由于"气有余便是火",所以凡肝气郁结较剧或横逆太过者,亦有可能演化为肝火,甚至因肝火灼伤胃络而引起吐血等严重病态,此为肝火犯胃之具体病机和临床特点,也可说是它的个性表现。而肝气犯脾之证,则临床表现多以水谷运化失常的现象为主,所以常见泄泻、肠鸣腹痛等症状,尤以阵发性腹痛,大便稀溏等症状比较突出,此为肝气犯脾之特点和个性所在。然而无论是胃失和降或脾失健运的病变又都是在肝气郁滞或肝气郁结横逆的基础上产生的,这又是上述两证的共性。

鉴别疑似证候,同样也离不开全面地分析、多方地比较与准确地判断。而且事前对于病情资料的收集定要客观、全面、仔细、认真与准确;鉴别之际既要重视特异性症状的指示性作用,同时也不忽视有关的非特异性表现;构思拟诊的辨证印象宜先从一个主要的证候着想等,均已详述于前。

例如脾不统血,肝不藏血,热迫血溢,瘀阻血溢,以及冲任不固等证候,若从笼统的"出血现象"这一比较突出的共有症状看,则它们皆属于疑似证候的范畴。因为上述五证均有相同之点,都可以出现程度不等、部位不一的非外伤性出血。临床上凡遇到非外伤性出血患者,一般都应想到上述各种证候的可能。但首先从虚实情况加以分析,则其中脾不统血与冲任不固者一般皆属虚证范畴;而肝不藏血,热迫血溢,瘀阻血溢等证则通常都是实证或虚实互见之证。仔细地从症状、疾病种类和病机等方面逐一加以比较,则脾不统血之证多表现为便血、崩漏等身半以下的慢性反复性出血,血色或淡或黯,质地常较清稀,舌质亦以淡胖者居多,且一般总多少伴有四肢无力、食欲不振等脾气虚衰的症状。肝不藏血之证,其出血症状来势一般比较凶猛,多为突然涌出,发病之前每有抑郁不乐或恚怒伤肝之病史,且其证情又以偏热者居多,临床上易见肝热、肝火或肝阳上亢等现象。热迫血溢或血热妄行之证,一般皆在血分热炽或各种火证的基础上出现的,起病通常较急,出血量较多范围较宽,血色鲜艳,或伴有发热,或胸腹之内有灼热感,其原发证候多为全身性的实热实火,但亦有起于虚热虚火者,且受病范围可宽可狭,宽者热在全身如热入营血等;狭者热在局部如单纯的胃热出血,齿衄或肺热咯血等。冲任不固下元虚损之证的出血,一般仅见于妇科,常由肝脾肾之不足而引起,多在肝肾两虚或脾肾两虚的基础上出现阴道出血或月经过多,或经行淋漓难尽等,且常伴有小腹部之隐痛下坠等不适感觉。瘀阻血溢之出血,发生率较低,临床并不多见,有时可与气滞、寒凝、火毒等证合并出现,偶见于某些崩漏、产后恶露不尽或个别齿衄患者。当然上述的分析、对比和认识,不过是笔者个人临证多年的一孔之见,漏万之处自知难免。

综上所述,本证辨析和类似证、疑似证鉴别的关键均在于观其“同”而察其“异”,切忌以点带面,以偏概全。因为有关的证候之间的近似、类似或疑似,表明它们在病机方面的某些同一性和一致性;而在症状特点方面的不同或相异,以及同一证候本身在不同条件下可能出现的变异等,则又提示出它们间固有的差别或不一致性。所以,在辨证思维过程中,“观同”与“察异”两种思维方式缺一不可。只有巧妙地运用“相同”与“相异”两种思维方法,使两者辩证地统一起来而互为补益,方能洞悉隐情,从而准确地辨析和鉴别证候。从证候鉴别的角度看,“相异”的思维,似乎更显得重要,无论是对某一证候本身的辨析或是对某一组类证或疑似证进行鉴别,都毫不例外地要在“相同”的基础上创造性地运用“相异”的思维方法,才有可能圆满地完成证候鉴别诊断的任务。

在辨析和鉴别证候的过程中,医者必须切实掌握各种证候的诊断标准,但又不可僵死地看待这些标准,同时还要注意研究证候的非典型表现,认识各种不典型证候,只有如此,才能进一步提高辨证的准确率。一般所谓的典型表现,是指某种证候经常出现的,大量的、普遍存在的而且具有一定特征性的症状。证候的诊断标准,通常也就是在典型症状的基础上经过提炼而制订出来的。然而证候的临床表现除了典型的一面外,同时还具有非典型的一面。所谓非典型症状和不典型证候,即不完全符合恒情常理的表现和下述这样的证候。如像某些轻型证候、早期证候、晚期证候、中间型证候、过渡性证候、兼夹性证候,以及特殊型证候等,便可能以程度不等的非典型姿态出现。这说明证候及其临床症状本来就是一定的病理条件下的产物,若条件悬殊,便会有所不同。因此,辨析和鉴别证候时所应掌握的另一个重要环节,便是善于“谨守病机”索隐探微,明确证候的典型症状与非典型症状都是相对的,从而自觉地将两者辩证地统一或协调起来,为我所用。故当大力提倡“活泼地”辩证地去进行证候鉴别诊断工作,彻底摒弃形而上学思想方法的影响。

总之,鉴别证候的正确方法,在于获得足够的、有关病情诊断的确实资料,全面地进行分析比较与综合思考,客观准确地做出判断。既要掌握各种特异性症状和不同证候的典型表现,尽可能地先从一个主要的病机着想,优先考虑常见证候等;同时又必须知道这些原则或要领也不是僵死的或绝对的。识别证候的最高准则乃是对患者具体情况具体分析。只要从客观实际出发,活用原则,对每个患者的具体情况作了具体的科学分析,不主观,不武断,那么上述的诊断原理便能落到实处,鉴别证候的水平和准确率自然也就有希望提高了。

【编者评注】本文是张老为《中医证候鉴别诊断学》)撰写的总论之一,该文论述了证候自身发生变异的机制和相互出现疑似和类似的情况原委,并指出辨析有关证候的原则与方法,对临床辨证具有实际指导意义。既有较系统而深刻的理论又有可操作的方法和实例,值得仔细阅读参考。

第二节 临证治疗概要

谚云"千方易得,一效难获",此言虽然略显夸张,但也在一定程度上提示中医临证治疗技术,确是一门永无止境的学问,理想的疗效诚非唾手可得。凡是预期的、比较满意的治疗效果,往往都是医者遵循了正确的治疗学规律,或与治疗原理暗合,因势利导地协助受病机体战胜疾病的结果。所以根据现有认识,回顾既往实践,系统地学习和掌握中医临证治疗学基本理论和方法很有必要。

中医学认为人体是一个以脏腑为核心、并有经络气血沟通着内外上下的有机统一体。此统一体与其周围之环境(自然环境与社会环境)紧密联系、息息相关。

正常状态下,人体的形质结构与功能活动(形与气),体内各种气机的上升与下降等"阴"与"阳"的两个对立面和对立的运动过程,始终保持着相对的动态平衡和矛盾的对立统一。人体自身各组成部分之间保持着高度的统一与协调,从而能够充分地适应内外环境各种变化与周围环境之间也是统一的,这就是健康的状态。若由于某种原因(病源因素)作用于人体,超过了它所能承受的限度,引起上述平衡与统一的严重失调或破坏,导致体内正邪矛盾斗争等病理变化的产生,则为疾病。

疾病既然起于人体阴阳的失衡和机体自身及与外界环境之间平衡与统一性的破坏,那么临证治疗的目的和意义自然也就在于正确地分析病理过程中的各种矛盾,"谨守病机",从而采取相应的药物治疗或其他治疗措施,尽量地阻止病理变化的发展,以协助受病机体重建其相对的平衡与统一。即为病体提供必要的康复条件,以促使各种可逆性疾病向痊愈的方面转化。这就是中医学"论治"或"施治"的基本目的。

一、临证治疗的思维方法

为了充分体现临证治疗的意义、达到治疗疾病的目的,除了刻苦钻研中医经典著作、熟练掌握中医诊断学、本草学、方剂学、针灸学等有关的知识和技术外,还要善于总结正反经验,自觉地研习中医治疗学,搞清理法与方药间固有的逻辑联系等,而且应懂得临证治疗过程中正确的思维方法。因为病证既已诊断,便要求医生运用正确的思维方法,根据治疗学原理去安排和采取惬当而贴切的治疗措施。

下述思维方法,虽然仅举其一,看似平淡无奇,但亦可供临证治疗之参考。

1. 不能只见病,更要看到人　《素问·汤液醪醴论》云"病为本,工为标,标本不得,邪气不服",意思是说临证治疗过程中,患者所患之疾病是最根本的,医生的一切想法和做法都应该尽可能地符合患者的实际。医患相互关系必须摆正,否则便难以制伏"邪气"。因为任何疾病都不是孤立的,实际上都存在于具体的患者的身上。患者当中,除了具有高等动物界和人类病理生理变化的某些一般的共性规律外,在不同的患者身上往往又有着一定的个体差异性。况且,人是具有主观能动性的、难与社会环境分割的个体。所以临证治疗时,医生既要看到病,更要看到生病的人,并充分调动患者的积极性,克服其消极被动地接受治疗的不利的一面。若悲观、郁闷等消极情绪长期不解,则正气难以恢复,病程易变缠绵,病情容易加剧。这就是《素问·汤液醪醴论》所说的"精神不进,志意不治,故病不可愈"。如某些疾病,在小儿每较成人容易恢复,这除了儿童时期生机特别旺盛、正气较易恢复等原因外,还与幼儿本身少有消极情绪等因素之干扰分不开。

精神因素能够在一定程度上干扰或影响治疗效果,已属屡见不鲜的事实。如明代著名医学家李中梓便曾发现有些神经质的患者,甚至可表现出"参术沾唇惧补,心先痞塞;硝黄入口畏攻,神即飘扬"等对于治疗非常不利的情况。因此,临证治疗,不能只见病,还要看到生病的具体的人。必要时除了药物等治疗措施外,还要给予恰当的、治疗性的言语暗示等,才算是全面的处理。日常的诊疗实践也不断地告诉我们:医务人员对患者的言语和服务态度,都是一些无形的信号,有时确能使患者产生一定的治疗效应或反作用。所以,医者在临证治疗活动中,还应该讲究治疗性的语言艺术,不断提高自己的治疗性语言素养。

药物、针灸、按摩等治疗手段或措施,固然是促使疾病好转或痊愈的重要因素,但实质上毕竟是一些外部条件,只有通过像人的"正气"这样内在的痊愈的基础,才能发挥出应有的治疗效应。所以,在临证治疗过程中最具有决定意义的、可以直接左右病体康复的因素,应该是充沛的正气、乐观的情绪与坚定的治愈信心。因此,要采取有力的治疗措施,培养患者的积极情绪,尽力扶持其正气,活跃机体自身的抗病功能和修复能力,以增强对于疾病转归有决定性影响的"内因"的作用,从而促使病体转向痊愈。

治病见人的思维方法,指导医生们临证治疗用药时既要因病制宜,更要因人制宜。如每味中药,虽有常规用量和一定的数量之间的波动幅度(例如麻黄,2005版《中华人民共和国药典》规定为2~9g,高校教材定为3~10g,成人一般不宜超过15g,其波动幅度可在6g之间),但在具体使用时一定要视患者之具体情况而定。特别是对于药性比较峻猛之品,其用量之轻重和遣药之先后缓急等,均须紧密结合患者之具体情况,根据患者之体质和病情状况决定具体用量。一般来说,对于老年或幼龄之患者,有些药物宜适当减量。总之,应从患者体质之强弱、受病之新久、病程之长短、证情之虚实等方面全面考虑,方能达到恰如其分的境界。前人对于所谓"膏粱之体"与"藜藿之体",主张在治疗上应有所区别,剂量轻重未可一概而论,便是这个道理。否则对于某些患者,用药过重,犹如牛刀割鸡;投剂过轻,又似杯水车薪,俱不适应。当然,这也不是说凡属相同体质类型的患者,用药时便可从现成的概念出发,即不加分析地、绝对地轻用或重用,正确的方法是不搞本本主义或"经验主义",应坚持实事求是、具体问题具体分析的原则,活用书本理论、正确运用直接和间接经验,一切治疗措施,都要从患者的实际情况出发,贵在合拍与得体而已。

2. **分析病机要抓住关键** 临证治疗过程中,医者能否准确及时地抓住患者体内病机发展变化的关键,从而选用针对性强的治疗方法,这在一定范围内决定着治疗效果的好坏,也是区别医生临证治疗思维方法与工作方法是否正确的重要标志之一。

患者体内发生的一切病理变化,以及由此而出现的各种症状和证候都不是孤立存在的,几乎每项病理改变均与其他有关的变化联系着,其中存在着一些难以分割的环节。因此,医者既不必在同一时间内对所有各种病理变化或证候不分轻重缓急、面面俱到地去平均治疗,也不应该不分主次地只考虑当中的某一点,而将其他部分弃置不顾。正确的做法,应当是既有所侧重,以便集中力量处理急需或首要的问题,同时又使其他方面也得到统筹兼顾,合理安排。这就要求医生在临证治疗时必须抓住对其整个病情发展变化影响最大的、起着主导或支配作用的关键,重点地去加以解决。否则便会失去治疗的重心,甚至本末倒置、缓急不分,抓了芝麻,丢了西瓜,影响治疗效果。

然而"关键"并不是都已显露在外或者可以信手拈来的。任何事物皆有其自身的运动发展规律,人体内的病理变化自不例外,只有认识和掌握了它的规律,才有可能驾驭它,并推动其向好的方向发展。人体内部的病机变化是隐晦曲折比较复杂的,它需要医生根据已有的知识去认识它或发现它。所以临证论治,应在分析病机狠抓关键方面下功夫,要对患者的各种表现深入地进行具体分析,同时必须把注意力放在那些对其整体情况最有影响或具有决定意义的问题上。

例如笔者曾治一例尚某,于3周前头部因工负伤,当时曾昏迷约3小时,并有鼻孔及左耳流血等情况,经治疗后已神清、血止。现觉头晕、头痛,站立不稳,眼花缭乱,有严重复视现象,失眠,胃纳呆滞。晨起食糖煮鸡蛋2枚,便不再思食,便秘尿常。苔腻微黄,脉弦略数,两眼眶微青。综观上述表现,显系外伤后气血失调,肝、肾、心俱有不足,且脾失健运,微带郁热之候。再从明显之颅脑外伤史和眼眶发青现象,应该想到瘀血等问题。治法自当调气血、养肝肾、安心神、理脾胃、清郁热、活血化瘀等。然而关键究竟在哪里,治疗的重点应该放在什么地方。中医学基础理论曾经告诉我们:脾胃为仓廪之官、后天之本、中焦气化之枢,是人体生命活动的物质基础——气、血、津、精的生化之源。欲使气血和调,肝肾得充,心阴得养,首先宜开其源、疏其滞。若令脾运复健,则湿易化、郁易解、热亦自去。患者目前食欲极差,亦提示调理脾胃、健运中州,当是关键性之治法所在。因予理脾为主,兼以清肝之法,佐以益肾畅中之品。方用柴胡9g,白芍6g,茯苓15g,怀山药12g,青皮9g,木香6g,鸡内金6g,炒麦芽15g,佩兰叶12g。服药一周后,食纳增加,大便畅通,头昏减轻,复视现象亦有明显改善,舌苔较前净化,脉仍弦数。此是脾胃功能渐复,已推动整体病情向痊愈转化之象。于是又在上方基础上减去佩兰、青皮,加当归12g,生地黄15g,丹参15g,茺蔚子9g,沙苑子9g,枸杞9g,以加强滋肾养血活血。续服10余剂,上述症状完全消失,脉缓舌常,出院返矿。此一案例虽然平常,但亦可看出分析病机抓住关键足以增强治疗的针对性,从而提高疗效。同时也告诉我们,外伤之后固然容易致瘀,瘀血在外伤性疾患中虽占一定位置,有时甚至成为外伤的主要病机,但它并不一定就是每个伤者体内病机变化的关键所在。

3. 治病既要善于"逐机",也要能够"持重" 临证论治,必须熟悉病机发展变化的一般规律和某些特殊规律,处理好治法上的"逐机"与"持重"的辩证关系。只要患者的证情有变或已显露出变化的苗头,则应立即抓住时机,迅速更改治疗方案,重新调整治疗药物,或换用其他治疗手段,俾能因势利导、促进病情的好转或痊愈。若治疗不缪而病情如故、疗效不显,则要仔细分析、客观判断,尽可能地摒除因药力不足或显效时间未到等因素所造成的假象,从而持重守方,不变治法。

具体地说,"持重"的治疗方法,通常是基于病程较长或病根深固,非短期所能奏效的情况,因而在一段时间内坚持既定的治疗方针,不轻易更换治法,以冀通过量的积累而引起质的变化,最后协助机体战胜疾病。这标志着治法上坚定与专一。

治疗过程中的所谓"逐机",则是为了捕捉住有利的治疗时机,从而采用机动灵活、短暂而有力的治疗措施。此种措施,在于因势利导,及时地影响或改变体内正气与邪气的力量对比,促使病理变化朝着有利于康复的方面去转化。所以,逐机之法也不完全是权宜之计。如在正邪交争的过程中,正气已严重不足时,则当急扶其正,使之转弱为强,若邪势特盛者,则猛攻其邪,使处于优势之邪气为药力所折服而转成劣势,从而有利于人体正气战而胜之。这体现了治法上的主动性与灵活性。

例如中医四大难症之一的水蛊病(肝硬化腹水等病即属此类),若急于求成,不讲治疗策略,不权衡正邪双方之力量对比,片面地追求攻病祛邪,一味地使用峻下逐水之剂,部分病例虽可收到一时之效,但另一些患者可能愈攻愈虚,正气不支,腹水全然不动,甚至有增无减。较稳妥的办法之一,是在较长的疗程内坚持调整脾肾为主的治疗方针,采取"持重"的办法,以改善脾肾、扶正培本。如予甘淡实脾,补益下元,淡渗利水,疏肝活血,宣畅气机之品,俾衰败之脏气渐复其运化转输的功能,从而亦有可能在一定范围内阻止或延缓病情之恶化。而当其腹大如箕、邪势弥盛、正亦未衰之际,自应抓紧时机、攻逐病邪,投予必要的峻下逐水之剂,迅速减轻腹水、削弱邪势,则也可能起到间接的扶正作用,这便属于逐机的范畴。逐机的措施,在这里不过是一种权宜之计或权变的治疗方法,它虽不是常法,但只要条件允许(如正气并未全虚,阴虚现象亦不显著等)用之得当,则短暂之攻伐,也是一种有效的治疗。

由此可见,持重的过程中并不排斥必要的逐机,而逐机的措施也不影响持重的治疗方针,两者本是相互为用、彼此补充的。它们之间的关系是治疗方法上的对立统一的辩证关系。

临证治疗之际,不知持重者多半胸无定见,见异思迁,常轻率地改弦易辙、更方换药。由于治法上的不能坚持,稳不住阵脚,所以往往是为山九仞,功亏一篑,终于劳而无功,甚或前功尽弃。短于逐机者,则多半陷于迂执,由于胶柱鼓瑟、不知权变,每每坐失良机,致使治疗落后于病情之发展。

前人称治疗为"论治",并说"用药如用兵"又云"兵无常势,医无常形",是有一定道理的。所以,临证治疗方法上的逐机与持重,亦可理解为治疗学中"战略"与"战术"的辩证统一。

4. 正确对待经验,方药不可偏执 临证诊疗时,医者的理论素养和实际经验十分重要,它直接关系到医疗质量的高低。然而在具体诊疗过程中,无论是以文献形式著录的他人经验即间接经验或是通过亲身实践获得的自己的直接经验,都要正确对待,不可一叶障目,便"只见树木而不见森林"。须知任何间接的或直接的经验,都是在一定范围内和某些条件下取得的,且与经验获得者本人的临证实践的广度和深度分不开。因此,凡属个人的诊疗经验,总不免或多或少地带有这样或那样的局限性。所以,尽管前人或自己在某方面的阅历的确不少,经验也非常宝贵,都不可视为绝对的。在具体运用这些经验时,都必须紧密结合每一个患者的实际情况,因势利导、灵活运用,才能发挥其应有的作用。

对于方剂之选择或药物的运用,应该力戒偏执,即使是经多次使用均有效验的方剂或药物,也都不可对其产生偏爱和偏信。因为,病有千变万化,人有个体差异,临证之际不宜执一不变之法或固定之方以应万变。倘若偏心固执某方、某法或某药,势必胶柱难移,影响疗效,关键在于从实际出发灵活化裁与活用。如有人用补中益气汤治疗眩晕症曾获良效,于是只要碰到头晕目眩的患者便认为皆是中气不足,清阳不升所致,随即千篇一律地投予补中汤,这就从根本上背离了“有是证乃立是法、选是方、用是药”的辨证施治原则,免不了要犯“执方治病,不识权变”的错误。再如胃下垂症之患者,也不可生搬硬套、千人一面地认为尽都是中气下陷之证,更不能无论青红皂白一概使用补中益气汤。虽然,此方加减,对于部分胃下垂之患者确有作用,但若单纯从西医诊断概念出发,偏执益气升举一法,脱离了辨证论治的原则,势必会削弱中药疗效。所以,凡是以同一方剂治疗相似的病种,用于此得效而用于彼则不效时,查其原委,或许便有偏执的成分存在。

至于实践经验特别丰富的临床医家,在其长期的诊疗工作过程中逐渐形成的独特的治疗风格和学术流派,则殊属难得,一般不可视为偏执,且他们的真知卓识往往是丰富和发展中医学宝库的源泉。但是,学派既经形成,则难免自觉或不自觉地夸张其说,甚至使某些观点的论述趋于绝对化,这在古人并非罕见。所以凡学习前人的东西、吸收既往的间接经验时,应该力求广泛和全面,既要参阅各家之所长,也要明白他们的所短,做到“择其善者而从之”,才不致流于偏激或受一家之言的影响而为其论点所左右。正如前贤所言“盖或一人之身而寒热异位,病之传化而首末殊情,病证万变,岂能胶柱而不移。用药宜主四气调神、推陈致新,勿使少有怫郁。不可劫效于目前,遗祸于日后。病之属虚,非填补不能痊愈者,则不可言治病专在克伐;病之属实,非攻逐难以奏功者,又不可谓除疾只宜扶正。故医者最忌先入为主,偏心固执,屡效之剂。则僻意倾倒、滥用而不顾”。叶桂也指出“惟医不可偏”亦为切中时弊之言。

在强调寒、热、攻、补等治法和方药不可偏执的同时,也要防止治疗上的折中主义。倘若一味地、无原则地折中,实质上仍是一种变相的偏执。所以张志聪曾在其《侣山堂类辩》中指出“若信守平和之橘皮汤者,则又执中无权也”。

总之,任何经验都有其可贵之点,但也有其局限之处,应该正确对待。临证立法、选方、用药,不可单纯从医者个人之喜恶出发。必须具体问题具体分析,根据每个患者的实际情况“量其虚实,察其寒热,分其表里,辨其阴阳”然后立方遣药或补或泻,或温或凉,俱随其证,力戒方药之偏执。

二、掌握中药的特点与作用效应

古有"神农尝百草以疗民疾"的记载,这在一定程度上说明中医药是前人生活实践和长期与疾病进行斗争的产物。距今2 400多年前的西周时期,我国便有专业的医生"聚毒药以供医事"。几千年来,历代医药工作者积累了丰富的实践经验,取得了丰硕的认识成果,使中医学拥有极为雄厚的药物后盾。据文献典籍所载,中药品类(包括植物药、矿物药、动物药、昆虫药等)据1999年出版的《中华本草》收载总数已达8 980种,目前各地使用者估计约在5 000种左右。这些药物,基本上都是由大自然直接提供的天然药物,它们不同程度地具有人工合成药无法比拟的优点。所以,只要药材品种不混、基源清楚、成分含量正常、使用正规,一般很少出现"药害"或"药源性疾病"。

由于中医的临证治疗主要是使用生药的粗制品,如丸、散、膏、汤等一般剂型,且大多数是复方用药。因此,得到的结果,往往是多种成分综合作用所产生的人体效应。这与西药精制品有所不同。

前人谓中药治病多半是"救一经,损一经",这已在一定程度上指出药物对于人体的效应往往具有双向性或二重性。临床用药既要看到药物有益于人体的正面作用,同时也要知晓其对人体不利的反作用。前者一般称为药理作用或治疗作用,此属正效应;后者叫作副作用或毒作用,属于反效应的范畴。临证治疗,应尽量使药物发挥正效应,避免或杜绝其反效应。例如细辛,具有散寒解表、温肺化饮、祛风止痛等正面的治疗效应,确是一味好药,只要使用恰当,可解决更多的问题。但要知道,它本身同时也存在着可能令人大量出汗、头痛、气急、呕吐、项强,甚则角弓反张、昏迷抽搐等潜在的毒副作用。故临证用药必须认真考虑患者的体质、病情,药材的品种、质量,煎药方法和煮沸时间等有关的条件和因素,遵守药典规定和学习前人经验,掌握好剂量与疗程,力求用量恰到好处,才能扬药物作用之所长而避其短,充分发挥它们的正效应。

药物的正效应与反效应本是互有联系且能互相转化的。有些药物,其治疗作用与毒副作用距离的界线比较小,使用时应当特别注意。当然,任何事物若要转化为其对立面总是需要一定条件的,而药物效应的正反转化也是有条件的,其重要的条件之一便是用药的剂量。所以,剂量确实是影响药物效用的一个主要因素。如某一剂量可使某药发挥良好的治疗作用,另一剂量可使同样的药物不显示任何作用,而再一剂量则可能使其作用转化为有害于人体的毒副作用。仍以细辛为例,因其中含有黄樟醚(safrole),对肝脏有毒作用,可诱发肝癌。故细辛宜与他药配伍入煎剂内服,用量不可过大,一般为1.5~3g,不应超过10g。煎煮30~40分钟后,其挥发油可减少80%,毒性有所削弱。

中药基本上都是天然生药,其剂量虽不似化学合成药那么精细。但是也都经过前人长期的实践、付出了一定的代价,才逐渐摸索出一套现今所用的常规剂量,这是必须尊重的。同时,还应该紧密结合药材的具体品种和不同的治疗对象,认真积累自己的用药经验,才能更自觉地克服剂量偏大或偏小的盲目性。否则用量太轻犹如杯水车薪、无济于事;用量过大又容易药过病所,反帮倒忙,均不利于治疗效应的充分发挥。诚如吴瑭所言"药必中病而后可。病重药轻,见病不愈,反生疑惑;病轻药重,伤及无辜,又系医之大戒"。所以只有把好药物的剂量关,才能充分发挥其治疗效应。

三、传统的本草药理学

1. **中药之性能与功用** 中医学与中药本草学之间,在理论体系和临床实践方面都是统一的,两者具有不容分割的联系。如古人认为"气"是构成整个宇宙的物质基础,"气聚成形"乃有万物,人类和一切植物、矿物、昆虫以及其他动物均不例外。但"人得阴阳五行诸气之全,草木金石仅得一气之偏",因此凡品类不同者,神色形态均不一样。人类因集阴阳五行诸气之大成,故能神态毕具、形气相偕、生机栩栩而为万物之灵。正常情况下,人体内部阴阳五行诸气始终处于"阴平阳秘,承制亢害"的动态平衡之中。若由某种原因之干扰或损害,致使体内某气发生偏盛或偏衰的异常变化,破坏了诸气之间的动态平衡而令人陷入病态时,则可利用某种或某几种相应的草木、金石等所获得的"一气之偏"来纠正或改变人体内某气之偏。张介宾云"气味之偏者,药饵之属是也",又说"人之为病,病在阴阳偏胜耳。欲救其偏,则惟气味之偏者能之"也就是这个道理。具体地说,即通过"寒者热之,热者寒之""坚者削之,客者除之,劳者温之,结者散之,留者攻之,燥者濡之,急者缓之,散者收之,损者益之"等补偏救弊的措施,"疏其血气,令其调达,而致和平",帮助受病机体消除其阴阳五行诸气之中偏盛或偏衰的病理状态,重建脏腑自身功能活动与形质结构之间,或此一脏腑与彼一脏腑之间的相对平衡与协调,从而促其恢复健康。

不同的药物之所以能对病体发挥各种不同的治疗效应,是因为它们各自都具有一定的偏性。此种由"得一气之偏"而形成的所谓"偏性",从治疗学的角度看也就是各种药物固有的特征和药理作用。这些特征和作用,通常以辛、甘、酸、苦、咸等不同的气味,寒、热、温、凉、补、泻等不同的人体效应,升、降、浮、沉、走、守等不同的作用趋势或倾向性,以及归经等部位选择性为其表现形式。而各种形式之间往往又是纵横交错、互有牵连的。

所谓借气味而表现之偏性或作用,即味辛者多有发散、行气、行血等作用,如薄荷能发散风热,陈皮可行气化痰,泽兰能行血祛瘀等。味甘者常有补益、和中、缓急等作用,如党参益气补中,大枣和中健脾,甘草缓急解毒等。味酸者每有收敛、固涩等作用,如乌梅收敛肺气,五倍子涩肠止泻等。味苦者则又有清泻、燥湿、坚阴等作用,如栀子能清心热,大黄泻火导滞,苍术燥湿健脾,知母泻火坚阴等。味咸者,多有软坚散结和泻下作用,如海藻软坚、消散痰结,芒硝可清肠通便等。

以不同之效用体现之偏性,即寒凉之药可有泻火、清热、凉血、解毒等作用,如石膏能泻阳明气分之实火,芦根清热生津,玄参清热解毒等。温热之品则多能散寒、温阳、化饮等,如紫苏发散表寒,附片温肾助阳,半夏燥湿化饮等。补益之药,可分别发挥扶阳、养阴、益气、补血,填精等作用,如鹿茸扶肾阳,熟地黄养阴,人参益气,当归补血,紫河车填精等。攻邪药物则有各式各样的攻病逐邪作用,如祛风、逐寒、清暑、祛湿、泻火、祛痰、化瘀、消积等。

从升降浮沉和走守方面表现出的偏性,凡升浮之药,一般多有升阳发散、祛风散寒、宣窍、涌吐等作用,如升麻之升阳举陷、发表透疹等。沉降之品,通常具有泻下、利尿、渗湿、降逆、潜阳、镇摄、平喘、止咳等作用,如郁李仁之降泻下气、润肠通便、利尿消肿,沉香之降逆平喘,龙骨之平肝潜阳、镇静安神、收敛固涩等。至于走与守,大体是指药物进入人身以后其作用之活跃程度而言。凡是性偏于守者,多半具有培补、滋腻等作用,如熟地黄、阿胶等。性偏于走者,常具有行气、活血、祛风等作用,如王不留行、威灵仙等。

以归经为表现形式之偏性,实质上即是药物作用之部位选择性或亲和性。如朱砂色赤,能安神定惊,故入手少阴心经;全蝎色青,能息风止痉,归足厥阴肝经;鸡血藤能补血行血,舒筋活络,亦归肝经;杏仁、桔梗色白,能开宣肺气、祛痰、止咳,因而入手太阴肺经。

综观上述各种表现,若从阴阳学说的观点出发、一分为二地集中归纳,则一切药物之偏性大体上可分为刚性与柔性两个方面。所谓刚性药或偏于刚性者,通常系指其作用刚峻雄烈、奏效较速而言。此类药物大都属于辛辣苦燥之品,多偏温、偏热,且善走窜等,如附片、干姜、肉桂、吴茱萸等即是。柔性药物或性偏于柔者,作用一般较柔润和缓,多系甘缓、咸软、酸收、滋润之品,性常偏凉,或为平性,多守而少走,如麦冬、玉竹参、石斛、女贞子、生地黄等(其中也有略偏于温润者,如巴戟天、沙苑子、淡大芸等)。

掌握药性之刚柔,有利于我们借助药物作用的偏性,去调整或解决脏腑之间病机变化的主要矛盾。例如中焦脏腑脾与胃,一属太阴湿土一为阳明燥土,两者之间,既有互相依存、共同参与水谷气化的统一性,但在治则上又有"脾宜升则健,胃宜降则和"以及"脾喜刚宜燥,胃喜柔宜润"的矛盾性(《临证指南医案》)。若中焦失常,每易出现脾阳不振或胃阴耗损等病态。对于脾阳不振者,需用辛温刚燥之品以温脾燥湿,俾其运化水谷和运化水湿之功能得以恢复或增强,以解决其功能不足之矛盾,因此构成了"脾喜刚燥"的传统观念。而对于胃阴耗损者,则宜予甘凉柔润之品以养胃阴而生津,俾其受纳水谷等功用不受影响,因此,又产生了"胃喜柔润"等相袭的看法。由于脾胃间这种固有的矛盾性,有时亦可导致临证用药的困难,如太刚则妨胃,过柔又碍脾等,此时立方遣药必须分清主次、统筹兼顾、妥善安排。若系脾阳不振、胃有寒湿,两者病机一致者,用药自无困难,于短期内纯用刚药亦可;倘若脾阳不虚、胃有燥火者,纯用柔药暂亦无妨。但是若逢脾阳不足、而胃有热象者,则应考虑健脾阳与养胃阴之药同时并用,既用刚药温复脾阳,又应避免过于刚峻以防再耗胃阴;既用柔药以滋养胃阴,同时又必须无碍于脾阳之恢复。药味宜选择平稳冲和,祛邪而不伤正之品,务求立方遣药恰到好处。兹举笔者医案一例,以助说明。

卢某,男,3岁半。1972年7月20日入院。据其父云:该患儿平素善啖易饥,一次能食桃子10余枚,然而大便经常不实。距今5日前夜间发现患儿烦躁不眠,诉腹痛,且有鼻衄现象。翌晨排大便3次,先黑后红,并见颜面及周身均有散在性黯红色之紫斑出现,经当地医院治疗未见好转,故入我院。现食欲减退,便溏尿黄,精神较差,面色淡黄,周身可见大小不等、疏密不一之红褐色出血性紫斑。脉象濡数左关脉略弦,苔薄白心微黄。西医诊断:血小板减少性紫斑。纳呆便溏、面色微黄乃脾虚见证;消谷善饥,突发烦躁,脉数,苔心黄系胃热现象。阳明之脉上交鼻旁,胃热熏蒸,络破血出,故衄;热扰心神故烦;热移大肠、灼伤阴络故便血;加以脾虚统摄无权,血失常道妄溢肌表,故成肌衄。其鼻衄、便血、肌衄(紫斑)乃是三位一体,互有联系者。证属脾虚胃热、血不循经。拟理脾摄血兼养胃阴之法治之。鉴于甘寒清其胃热、柔润养其胃阴,而又不得碍其脾阳之恢复,所以重点选用了石斛。理脾予异功散,其中之参改用条参。又因肝为藏血之脏,其脉已露弦象,故加当归、白芍以柔肝;再加炒茜草、炒荆芥以止血。方用当归6g,白芍6g,苏条参9g,白术6g,茯苓9g,石斛12g,陈皮6g,怀山药9g,炒茜草6g,炒荆芥6g。服2剂后紫斑渐消,未见新发者。续服6剂后,胃纳增进,大便成形,出凝血时间恢复正常,血小板计数亦明显上升,紫斑完全消退而出院。

2. 法象药理观念 法象药理观念,是我国古代医药学工作者在漫长岁月中逐渐形成的一种由直观"类比"而产生的、关于药物治疗效应的一种"唯象思维"的特殊观念。这种观念,有其认识渊源,它的理论依据是古老的"同气相求"学说。如《易经·乾·九五》云"同声相应,同气相求,水流湿,火就燥"又说"本乎天者,亲上;本乎地者,亲下。则各从其类也"。前人认为宇宙万物之"共同质"都是"气","气聚"之后乃有各式各样的品类和表现,因此它们之间便有"同声相应,同形相类,同色相从,同味相亲,同质相近"等同气相通而"各从其类"的自然习性。如水与湿,火与燥等相互间即有这样的习性。推而广之,则人身脏腑、经络、气血的形质结构和功能活动等与药物的形、色、气、味、质、性之间,也具有相应的、各式各样的通性和关系。所以,凡是利用药物的偏性去对人体进行补偏救弊的治疗,也要寻求并利用这种相关的通性或关系。法象药理观念的倡导者便是根据药物、特别是植物药本身所固有的形、色、气、味状态,以及生、长、化、收、藏等天然特点或习性,去结合对比人体有关的形质结构和功能活动,以及病机变化等,从而解释或阐述各种药物的药理作用或治疗效应。当然,这样的对比和解释只能是一种"体物之性,类物之情""取类比象"的直观类比和朴素唯象的理解,与当时的社会生产力和人们的认识水平分不开。由于这种观念是根据一定的治疗体验,并通过"取法乎万物之象"的类比推理而逐步形成的,且李杲亦曾著有《用药法象》一卷,所以不妨称它为"法象药理观念"。

清末张秉成《本草便读》曾对法象药理观念的内容作过总括性的描述,认为"凡用药须知:质之轻者,能浮、能升,可以上入心肺;质之重者,能沉、能降,可以下行肝肾。中空者发表,内实者攻里。为枝者,达四肢;为皮者,达皮肤;为心为干者,内行脏腑。枯燥者,入气分;润泽者,入血分。"具体地说,若从药物之外观形态看:形似心者可以入心,状如肾者能够归肾,像肺者可治肺,似脑者补脑,形状近似外阴者亦能补肾、并治外阴之疾,藤络状者能疏通人身之脉络等。如枣仁之养心,沙苑子补肾,马兜铃清肺,胡桃仁补脑、补肺、补肾,丝瓜络之通络等,皆属"同形相求"之类。

从药物之质地和结构方面看:质轻者多能升善浮而达上,质重者可降可沉而趋下,中空有孔者能通气、行血、达表;有刺者能搜剔、息风、破积溃坚等。如蝉蜕之退翳明目,磁石之潜阳安神、纳气平喘,海风藤之"行经络,和血脉,宽中理气"(《本草再新》),刺蒺藜平肝疏肝、祛风明目,皂角刺"搜风、杀虫、溃痈"(《本草便读》)等即属此类。

从药物本身之生长习性和各组成部分之固有的特点看:款冬花盛开于冬令严寒之际,故性温而能疗肺寒咳喘;夏枯草枯萎于夏日,故性寒可清肝热;苍术繁茂于长夏,故有燥湿健脾之功。同时,入药之部位不同,则其药理性能或治疗作用之趋势和倾向性也有一定差异。一般认为:"诸根多升",例如葛根能够升举清阳;"诸子多降",如紫苏子可肃降肺气;"花、叶多散"如菊花能散头目之风邪,桑叶可疏散在表之风热;"皮以治皮",如茯苓皮能消皮下之水肿,白鲜皮可治皮风之瘙痒;"筋以治筋,络以通络"如丝瓜络能疏通经络,治风湿痹痛及筋脉拘挛等,均属于此类。

再从药物之颜色和气味看,则五色五味各归五脏,即"青入肝,黄入脾,赤入心,白入肺,黑入肾""酸、燥入肝,焦、苦入心,甘、香入脾,辛、腥入肺,咸、腐入肾"。此虽与五行学说有关,但仍不出同气相求之范畴。

上述观念,起源于古人之直观类比和朴素的唯象理解,今天看来未免幼稚可笑,或觉唯心妄言,故目前之中药学读物已无提及者。但从全面了解传统理论的角度出发,既然这些观念曾经不同程度地指导过前人的实践,那么,至少在帮助初学者熟悉和记忆某些中药的性效和功用方面,亦非毫无助益。因此,简介如上,以供参考。若能对此作进一步之研究和评价,去芜存菁,则未尝不可取其精华而"古为今用"。

总之,传统的药理学观念不仅长期指导着中医临证治疗实践,而且还影响到中药材的加工炮制工艺等:如其性"善走"或"走而不守"之药物,经过一定的炮制加工之后可以减弱其走窜之性。反之。其性"善守"或"守而不走"者,经过炮制处理之后亦可令其获得一定的"走窜"能力。具体如甘可以缓急,则蜜炙麻绒能减弱其发汗作用;酒味浓烈辛散,则酒炒枯芩可促其走窜发散等。又如苦能制热,天南星性本温燥,以牛胆汁制之而成胆南星则可使其性味转凉,遂能清化热痰、息风定惊;酸味归肝,醋制香附可增强其疏肝定痛作用;咸味入肾,盐炒砂仁可使其发挥温肾安胎作用等,都从各个不同的方面体现出中医学传统的药理观念。

四、选方用药之一般原则

元代著名医家刘完素曾说"方不可对证,非方也;剂不蠲疾,非剂也"。临证治疗欲达到方能对证,剂可蠲疾的要求,则必须掌握立方遣药之基本原则和技术。

1. 注意理、法、方、药之间的逻辑联系 中医临床辨证论治的诊疗质量,在很大程度上取决于理、法、方、药的正确运用和四者之间的一致性或逻辑联系等方面。所谓"理",原是"析理"的简称,主要是指运用中医学的有关理论,联系患者实际,进行发病论、症状鉴别、病机特点等情况的分析研究与综合判断,继而辨明证型、确定总的施治方针和原则等。这属于认识疾病,酝酿对策的思维过程。"法"是医者识别了病情、考虑了总的对策之后,为了协助受病机体战胜疾病而制订的具体办法或治疗方案。"方"和"药"即方剂和药物,是体现既定治法的主要手段或措施。理、法、方、药四个环节之间,本是一环扣一环、具有很强的逻辑联系的。兹举笔者医案一例以助说明。

患者万某,女,39 岁。1979 年 4 月 2 日入院。

主诉:呕吐频作 10 余日。

病史:患者平素身体健康。入院前半月余,因家事纠葛、情绪激动后,自觉心烦易怒,两胁不适。继而出现恶心呕吐且日渐增剧,除入眠之际外,皆陷于频繁而顽固的呕吐之中。吐出物大半为酸水,其余是未消化之食物碎块和残渣。伴有口苦,脘腹满闷,胃纳呆滞,胁肋撑胀,有时嗳气。经西药及中药汤液多方治疗均无好转,因而入院。

诊查:神志清楚,面容微现焦虑之状,舌色如常,苔薄白微滑。呕声洪亮。

排便不畅,溺色不黄,无口渴或思饮现象。脉沉弦有力。

辨证:肝气犯胃,胃气上逆。

治法:疏肝和胃,理气降逆。

方剂:予柴胡疏肝汤合旋覆代赭汤化裁。

药物:柴胡 10g,白芍 12g,枳实 10g,川芎 10g,佛手 10g,法半夏 10g,砂仁 6g,高良姜 10g,旋覆花 12g,代赭石 20g,生甘草 8g。

每日 1 剂,分 3 次温服。

共服药 4 剂,呕吐停止,诸症完全消失,治愈出院。

若从理、法、方、药四个环节加以剖析,则内容是比较丰富的,逻辑性也很强。

(1)析"理":根据以上病史资料及临证诊察所得,按中医学理论进行有关发病论、症状、病机、治则之分析。患者起病具有明显的诱因,殆由情志激惹,肝郁不舒,疏泄无权,气失调畅,郁结横逆,干扰、阻碍了胃的正常功能,致胃失和降、浊阴之气上逆,故呕吐频作,顽固难愈。胁胀、口苦、脉弦、大便不爽,俱是肝气郁结,横逆作梗之状。呕吐酸水、食物,脘腹满闷,有时嗳气等,乃胃失和降、浊阴上泛使然。舌不赤、溺不黄、口不干、不思饮,提示其气虽郁但尚未酿热化火。脉实、声宏、素体康健、病程不长,虽呕吐频繁而未见衰象,其证候属于实证殆无疑议。总而言之,乃系肝气犯胃,胃气上逆之证。病之本在肝,其标则在胃。治宜标本兼顾,法当疏解、平降,忌滋补、戒滞腻。这样的分析思考、判断和认识、便属于"理"的范畴。

(2)立"法":其理既明,则针对性的治疗措施自然是:肝气郁而犯胃者,当予疏肝、理气、解郁治其本,以此削弱其侮土之势;胃气上逆者,则应平其逆气以治标,俾胃腑得复其和降之职。故拟"疏肝和胃,平气降逆"之法治之。

(3)选"方":柴胡疏肝汤脱胎于四逆散,是疏肝、理气、解郁的著名方剂之一。旋覆代赭汤则是益胃降气的一个经方。令两者相合,以前者为"君方",后者为"臣方",甚为投合,颇能体现上述治法。患者证情属实,并无虚象,故当于旋覆代赭汤中减去参、枣之属,庶免实实而助邪。

(4)遣"药":为了加强疏肝、理气,和胃平逆之作用,宜再适当增加辛香、温化、行气、畅中之药物。具体加用砂仁以芳化胃中之浊阴,并调畅中州之气机;加高良姜以温化、宽膈、止呕;再加佛手以增强理气、和胃、化浊之功。所加药味,均据证、依法、配伍而投,故得佳效。

于此可见,中医的诊疗质量与理、法、方、药的一致性是大有关系的。通常只要细心诊查,详析病机,准确辨证,掌握治则,全面厘定治法,恰当选方,灵活用药,每个环节都能做到丝丝入扣,并充分发挥治法的承上启下作用,则诊疗质量一般不难得到保证。

2. 重视"法"的指导作用 中医的治法是以准确的辨证为前提的,临证选方用药,必须充分体现既定的治疗方针。因此,可以说治法是整个辨证论治过程中具有承上启下作用的关键性环节。在中医学治则等有关思想的指引下、针对患者实际情况而制订的具体治法,直接指导着方剂、药物和其他治疗措施之选择与运用。

就方剂而论,无论"经方"或习用的"时方"都和一定的治法密切相关。凡是行之有效的成方,通常都体现着相应的治疗法度,并不是泛治某一病种或某些病种的万应方。

古方当中,凡为后世所推崇和广泛使用者,皆是前人长期实践的宝贵成果。其中每一方剂之药物组成和具体结构,均有一定规律,并体现出相应的法度,这也就是张介宾所说的"自有一定不易之道"。运用成方,贵在能"师其意,而不泥其方",从患者之实际病情出发,根据前人的制方法度灵活化裁,才能使"方"与"证"更加契合,从而增强药物的治疗针对性。其所倡导的"因古人之绳墨,得资我之变通"(《景岳全书·卷之五十二·古方八阵》),其中的"绳墨"二字,主要也就指的治疗法度。

目前临证治疗工作中常用的各种方剂或"汤头",大都结构简练严谨、药味精当,各自代表着不同的治疗法度,基本上体现出往昔医家"寓法于方"或"以法统方"的制方技艺。经方自不待言。即以孙思邈之独活寄生汤为例,该方共由十五味药物组成,初看药物繁多,似觉杂乱无章。仔细分析,实由"四物""三君"、独活、桑寄生,再加牛膝、防风、杜仲、秦艽、桂心、细辛而成。因此具有养血、益气、祛风、除湿、散寒、补肾、柔肝等作用。其所体现之治疗法度,主要是补气血、祛风湿、养肝肾。反映了扶正祛邪、标本同治、攻补兼施的治疗原则。所以,特别适宜于罹病较久、兼见气血不足、肝肾两亏之风寒湿痹患者。而久痹之人,确也易见肝肾不足、气血两虚、邪入于络、滞留难移的情况,投予本方十分合拍。其后《妇人大全良方》之三痹汤,《万氏家传保命歌括》之羌活续断汤等,皆由此方脱胎而出,亦各保持相应之治疗法度。近时有人提出"简化独活寄生汤"(由独活、桑寄生、秦艽、牛膝、杜仲、当归、甘草七味药物组成),药味虽已大为精简,但已在一定程度上丧失了原方旨趣,不能体现《备急千金要方》独活寄生汤制方的完整法度了。

又如傅青主之完带汤,顾名思义似有完善带脉之功能或结束带下之病的作用,能治妇女白带过多。但本方亦非泛治妇科一切带下之症。从药物组成和方剂结构看,此方本是柴芍异功散去茯苓加车前子、怀山药、苍术、黑荆芥而成。具有益气、健脾、除湿、调肝、升散等作用。反映出"寓补于散之中,寄消于升之内"以及肝脾同治、攻补兼施的治疗原则。体现了健脾、升散、祛湿、疏肝之治疗法度。据法推理,以方测证,则完带汤特别适宜于治疗脾虚肝郁、湿浊下注而成之白带。推而广之,凡肝郁脾湿所致之泄泻、水肿等症,皆可予此方化裁治之,均有一定效果。

所以,初学者宜从治法的角度去进一步理解常用方剂的制方精神和遣药技术。临证治疗,只有据法以选方,充分发挥治法承上启下的指导作用,才能迅速找到适合的方剂并知道怎样去进行化裁。否则,漫无法度地滥为增损,不仅会丧失原方的旨趣或精神,而且难以获得应有的疗效。若无成方可用,那么自拟之方,也应该法度谨严、药味精当,使内行阅后能感到该方体现着一个清楚的治法,进而还可以推知拟方者所辨之证。

3. 合理使用中药 人类和疾病做斗争的长期实践早已证明,只有在正确的理论指导下合理使用药物或其他治病方法、充分发挥药物本身的特长和优势,才能比较顺利地完成治疗任务,达到治愈疾病的目的。在中医学理论的指导下,品类繁多的传统中药具有良好的防病治病作用,为中华民族的昌盛繁衍做出了不可磨灭的贡献,目前日益受到世界上许多国家的瞩目。祖国独特的医药学理论,有力地指导着广大的中医临床工作者去根据患者的不同病情和证候,选择适宜的药物配伍成方,促使药物的潜在功能和治疗作用得以更好地发挥。所以合理用药的意义,即在于进一步扬长避短、以充分发挥中医药治病的特长和优势。然而,要扬中药之所长而避其短、尽可能地发挥其在治疗上的优势,则尚须知道正确掌握用药剂量,注意煎药方法;立方遣药,应力求品味精当,讲究配伍技术;并要摸清常用药物的习性,尽可能地避免其毒副作用和其他不良反应。

(1)掌握用药剂量,注意饮片煎法:前人云"中医不传之秘,便是药物剂量",此话有一定道理。因为,每味中药之常规剂量早已明明白白地载于国家药典和教科书中,但中医界长期以来又存在着两种不同的主张:有学者认为药物之作用"贵在四两能拨千钧,故遣药宜主轻调济";另有谓"欲起千钧之石,必借千钧之力。非大刀阔斧,安能力挽狂澜,顿起沉疴"。两者看法虽异,然而却共同道出了一条真理。即准确地厘定药物剂量,掌握用药的分寸与火候,乃是提高疗效的关键之一。

至于具体药物之投放剂量,或予"四两"或施"千钧",皆视患者之具体证情和药物品类、性味功用等实际情况而定。凡明显不及或大大超过常规范围之用量,无论何药,也不管小剂大剂,均须有充足之理论依据或可靠之治疗经验作为借鉴或依据,才不致盲目孟浪或束手缩脚。一切应从实际出发,量不同药物之"材"而用。如李杲所创补中益气汤,便是小剂量用药之典范。原方药共八味,每味剂量不过二至五分(不到2g),全方总量仅三钱二分(不到12g),竟能"补其中而升其阳,甘寒以泻其阴火"。王清任之补阳还五汤,其中黄芪一味,重用至四两(约为120g),意在益气以行血,可治"元气归并左右,病半身不遂"之疾。即使是单味药,也常因剂量之轻重不同而引起治疗效应之改变,甚至出现相反的现象。如大黄轻用(仅予 1g 左右)则不但不足以致泻,而且反有收敛止泻及健胃作用;小剂量之上肉桂,反具有引火归原的功能;红花少量运用则养血,大量投给则破血。又如麦芽,功能消食和中、有益于脾胃,本为副食原料,用量大小似无甚关系;其又能回乳,古有明训,所以用于授乳期之妇女患者时颇易引起疑虑。中药学教材也在麦芽之使用注意项下特别标明"授乳期不宜用",其实一般处方仅用数克麦芽且患者亦不识此者,则并不易见回乳作用。须将麦芽微火炒黄,并用至三两或四两(约为 120g)以上,单独煎服,始可收回乳之效。

另据现代之研究,补中益气汤中之枳壳,若重用至 30g 以上,不但无"宽中下气"之效应,反而有加强升气使子宫上举之作用。近来,又续有关加大生脉散等方药之剂量,能够提高顽固性频发性室性期前收缩以及心房纤颤等病治疗效果的报道,方中五味子用量达 30g,另生地黄用量达 250g,麦冬、桂枝各 45g,剂量确属可观,疗效也很显著,并认为"病重药重,则病当之",亦即《黄帝内经》"有故无殒,亦无殒也"之意(《素问·六元正纪大论》)。但也不可因此而产生错觉,甚至盲目地追求大剂量,以为只有加大药物分量方可提高疗效,并显示自己的胆识。须知药物之疗效并不是无条件地与剂量成正比,即使是毫无毒性的药物,单纯依靠加大用量也不一定都能提高疗效。与此相反,如久病之体,胃气已衰,消化吸收功能明显减退,此时用药一般只宜轻轻调摄、徐缓渐进以维扶正气,若猛投大剂腻补之品,则实足以再败其已衰之胃气,非但无益,实又害之。因此,《黄帝内经》曾经指出"无使过之伤其正也"(《素问·五常政大论》)。当然,若属暴病体壮、邪盛证实之人,有一二剂便足以收功者,则用药又不可过轻过缓,更不应犹豫观望,庶免坐失有利之治疗良机。对于剧毒或作用峻烈之品,如马钱子、巴豆、甘遂、大戟等药,用量自当精细宜小,且应"中病即止,不可多服"。又如细辛、山慈菇,牵牛子等药,若盲目加大用量,则有可能招致严重的不良后果。以牵牛子为例,该药虽有泻下去积、逐水消肿及杀虫等作用,但其性峻猛,入煎剂一般不宜超过 10g,入散剂更当减半使用,若用量过大(如超过 30g)则有可能出现胃肠道刺激症状,如吐泻、腹病、黏液血便等;或刺激肾脏而致血尿;或毒害中枢神经系统而致言语障碍,甚至昏迷。即使像关木通这样东北产药物,因含有马兜铃酸,易使肾功能受损,若用量过大,能导致急性肾衰竭。因此,最好不用此类药物以保患者之安全。凡是用于解决次要兼证之治标药物、单纯用来开窍之芳香药物(如麝香,冰片等)、用以疏肝解郁之辛散药物(若重用或过用,亦有可能再度窃夺患者业已不足之肝阴),以及方中用作反佐之药物,通常均宜给予较小之量(如在温阳健脾、养血止血的黄土汤中,为了兼制术、附温燥太过而配入之黄芩,即属反佐之品,只宜小量),否则便会喧宾夺主,或引起其他不良反应。

临证治疗,应当时刻想到药物疗效的高低好坏,除剂量成分外,还受许多因素的影响或其他条件的制约。如所用药材本身的质量、饮片加工规格以及汤液的制备技术等，都可不同程度地影响药物效用之正常发挥。据原中国中医研究院和原重庆市中医研究所等单位的报道，中药咀片质量及煎药方法，皆能直接影响汤剂之治疗效果。按照他们的看法，古人强调开切咀片宜薄、宜短、宜绒等，颇有科学道理。因为，中药材之质地各有不同，凡是结构坚实、组织致密之根、茎、坚果等，其所含成分之煎出率一般总是薄片较厚为高。若用不会成为糊状之粗粒作为饮片进行煎煮，则其有效成分之煎出率通常可比一般咀片高出 50% 左右。这说明传统的粗末煎散，确可提高复方汤剂中主要成分的抽出率。

其次，饮片之煎熬次数，火力大小、所加水量之多寡等均能影响汤剂的质量。根据浓度差与药物浓度平衡相互关系等理论，药物有效成分之浸出与煎煮次数也有关系。一般方剂至少应煎熬两次，混合后分次服用；滋补药则宜煎煮 3 次混服，才比较合理。这是因为煎煮 2~3 次之后，其水溶性有效成分之煎出率一般便可达到 70%~90%。又由于各种中药饮片之吸水系数差异极大，因此，所加水量之多寡也应视具体情况而适当伸缩。通常可按相当于药剂总重量的 10 倍左右加水，其中七成加入头煎内，三成加入第二煎，最后煎成之汤液量与所加水量之比为 1：4 时则较理想。饮片煎煮前，宜按上量加入温水浸泡半小时左右，俾水分能够从容进入药物组织，以免突然沾水受热，使其中蛋白凝固、淀粉糊化而影响其有效成分之析出。熬药所用之火力，不外"武火急煎，文火缓煎"，头煎一般煮 30~50 分钟，二煎 20~30 分钟左右，后下之挥发性药物或钩藤等，只宜煮 10~15 分钟。在煎煮过程中，宜勤加搅拌，以利上下溶媒置换并造成有利于浸出之浓度差。最后若能对药渣进行必要之挤榨，则所得汤液之质量自必更佳。

若所煎汤剂之质量显著提高，药物之有效成分已充分抽出，那么"四两"药物，未尝不可拨"千钧"病证。当然这并不排斥"非常之病，当用非常之药"乃至超大剂量。关键在于一切从实际出发，实事求是，各种治疗措施都必须因人、因病、因药制宜。所以，《圣济总录·叙例》曾总结说"凡服药多少，要与患者气血相依。盖人之禀受本有强弱，又贵贱苦乐，所养不同，岂可以一概论。况患者有新久之异，尤在临时以意裁之。故诸富贵人骤病或少壮肤腠致密与受病日浅者，病势虽轻，用药宜多；诸久病之人气形羸弱或腠理开疏者，用药宜少"。

（2）力求药味精当，讲究配伍技术：临证用药，勿效"韩信将兵，多多愈善"，须知"兵贵精而不贵多"，医者立方遣药亦当力求药味精当、效用精专，不在品类众多。如华佗、扁鹊治病"用药不过数味"而功效卓著；仲景之方，药味亦寡却能济危扶羸，要皆药味虽少而寓意甚深，非历练慎思莫能臻此。故前人制方择药均主张法度严谨，品性精专。若证情不明，心中无数，漫无法度；杂糅乱投,动辄十数味乃至数十味,冀图搞大包围、放鸟枪,则对患者不仅无益,反有可能造成不良弊端。即使病情复杂,证候属于多级复合性质,确需较多的药物组成复方,也必须要有一个明确的治疗法度,分清主次与先后缓急,合理安排,做到药味多而不杂,品类繁而不乱。令方中诸药有条不紊、秩序井然,"七情合和",各得其所。凡可用也可不用之药均一律精简,才能使方药之疗效得到相应的保证。如前述《备急千金要方》独活寄生汤,即典型范例之一,该方虽不能言"精",但却可以称"当"。

要达到用药精当,则方中的主要药味,最好是根据患者之不同证候灵活选择在效用方面具有双关作用之药物。例如治疗湿热证,欲得清热祛湿之精干药物,则可根据湿热所在部位等不同情况,分别选用兼有清热与祛湿等双重作用之茵陈、车前子、石韦、黄柏、滑石等。又如瘀血阻滞所致之头痛,可选既能上走头目、又可下行血海等双向作用之川芎等作为主药;肝肾不足伴下焦血瘀之证,宜用同时具有补益肝肾与活血行下等双重功能之牛膝等药;脾肾阳虚之泄泻腹胀,应选既能温补脾肾、又可行气导滞且有涩肠止泄作用之肉豆蔻等作为主药。然而,更重要的环节还在于根据治疗法度和药物各自的特点巧妙地进行配伍的技术。

《黄帝内经》认为:一切药物由于禀性的不同,总是"气味有薄厚,性用有躁静,治保有多少,力化有浅深",而患者之情则又是"气有高下,病有远近,证有中外,治有轻重"。因此,药物之运用也必须"谨候气宜,无失病机"(《素问·至真要大论》)。所谓"气宜"大体上已包括自然界赋予中药的性味和功用在内。《神农本草经》进一步指出药物之间具有相须、相使、相畏、相恶、相反、相杀以及单行等"七情"关系或特点,李时珍解释说"相须者,同类不可离也,如人参、甘草、黄柏、知母之类;相使者,我之佐使也;相恶者,夺我之能也;相畏者,受彼之制也;相反者,两不相合也;相杀者,制彼之毒也"。前人一致主张通过恰当的配伍,使药物之间达到"七情合和"方有利于纠正或消除药物之偏性以增强和扩大它们的治疗作用。传统中医方剂的疗效通常皆优于单味药物,其原因之一便是巧妙地利用了药物之间的配伍规律。

往昔医家关于药物配伍的经验十分丰富而宝贵,绝非随意凑合而得,其中往往含有深意,是历代医务工作者通过长期实践积累起来的一项重要认识成果。徐大椿云"制方以调济之,或用以专攻,或用以兼治,或相辅者,或相反者,或相用者,或相制者。故方之既成,能使药各全其性,亦能使其各失其性。操纵之法有大权焉"(《医学源流论·方药离合论》),所谓"大权"实际上也就是药物的配伍原则与技术。张机"宿尚方术"并倡导"精究方术",其中也包括了这一方面的内容。

具体而言,中药的配伍原则从总的方面看:凡属于性效相类者,可以互相配伍,便能集腋成裘、协同增效;性效相反者,若巧妙配伍,则能相反相成、监制增效;而效用参差不齐者,若恰当配伍,亦可取长补短,综合增效。其中最基本的配伍形式,便是所谓"姊妹药"或"对子药",一般简称"对药"。

如桑叶与菊花,均为辛凉表药,一长于宣肺疏风,一善于清火明目,两者互相配伍便有疏风清热、平肝明目之效,无论外感内伤俱可选用。金银花配连翘,能够增强两者清热解毒、宣散发表之功。生石膏加知母,一清一滋,具有清热保津之效,同时清除里热的作用也明显加强。羌活与独活,皆属于辛苦温之品,两者均能祛风胜湿、蠲痹止痛。但前者偏于宣散身半以上之风寒湿痹;后者则善于祛除下半身之风湿痹疼,两者互相匹配,便可泛治周身上下之痹痛。类似这样的配伍,便属于性用相从、协同增效的范畴。

又如黄连配吴茱萸,一寒一热,药性相左而奏效甚佳,能入足厥阴、治肝气犯胃之证,故称"左金"。其中黄连性寒,能清胃热而止呕;吴茱萸性温既可监制黄连之苦寒伐胃,又可加强降逆止呕的作用。苍术配黄柏,一温一凉,前者燥湿运脾之功显著;后者善于清热除湿、尤以祛除下焦湿热见长,两者相合,用治湿热下注脚膝红肿疼痛或痿软等症疗效颇佳,因称"二妙"。肉桂配黄连,一热一寒,性味虽殊,但能使水火既济、阴阳交泰而促进睡眠。白术配枳实。前者能补脾益气;后者可消积导滞,一补一攻,两者合用,补而不滞、消导而不伤正。如此配伍,便能使药物相反相成或监制而增效。

再如桔梗配枳壳,前者宣肺祛痰,为"舟楫之剂"可载药上行;后者能行气宽中,其性偏降,两者合用升降互补,更能疏调气机,增强宽胸利膈之效,用于痰阻气滞胸膈闷满之症甚为合拍。人参配附子,一能大补元气,一可温复元阳,两者合用,各取其长,便可使回阳益气救逆之作用大为增强。细辛配五味子,前者能发散风寒、温肺化饮;后者可补益心肾、收敛固涩,两者匹配则散敛并用、开阖互补,既可防肺气过耗,又可免肺敛邪留,尤适宜于心肾两虚饮邪内伏又兼风寒外束之证。似这样的配伍,也可看成是效用各异取长补短综合增效的例子。

(3)留心现代信息,避免不良反应:临证治疗,对于某些中药在个别患者身上可能出现的过敏现象等不良反应也应有所知晓,才不致盲目。一般情况下,中药内服虽然很少引起过敏,但为了尽可能地避免一切不良反应,具体投药时仍需给予适当的注意。必要时还要询问患者有无药物过敏史,了解其本人或家族成员中有无变态反应之病史,若有这方面的情况,则有些药物便应当慎用或不用。尤其是中草药注射液更须注意掌握。

据近年来之文献报道,约有40多种中草药曾经引起过不同类型和程度不等的过敏反应。如大黄、黄柏、天花粉等,曾引起过湿疹样药物性皮炎;人参、柴胡、白芍、马勃、红花、五味子、板蓝根、当归、冰片等均有引起荨麻疹样药物疹的报道;牡蛎、瓦楞子、柴胡等,曾引起过腹痛腹泻等现象;白芍、马勃、柴胡等又曾导致胸闷喘憋、呼吸困难等过敏现象;蟾酥甚至可引起严重的剥脱性皮炎;当归、槐花、板蓝根、金银花、海螵蛸等,皆有引起过敏性休克的报道。当然导致休克者极为罕见,一般较轻微之过敏反应,在停药之后便可自行消退。有的药物其致敏作用仅限于某种特殊的接触或给药途径,经口摄入一般较少发生过敏反应。如旋覆花,其中含有绿原酸,对人体有致敏作用,吸入含有此酸之植物尘埃后,可令过敏者发生哮喘、湿疹样药物性皮类等。但口服旋覆花后其中绿原酸经小肠之消化处理则可使之变为无致敏性之物质。

因此,口服中药一般是比较安全的,这是我国天然药物优于化学合成药的一个明显事实。上述致敏药物及过敏反应仅是个别或极少数的现象,但医者知此,则立方遣药便可获得更多的安全性。

【编者评注】本节全文均是张老亲自撰写,旨在综合概括地反映他数十年从事中医药治疗实践的经验与体会,并已使之上升为较系统的理论。文中附有实际病例以资印证且剖析入微。确是一篇具有启发思绪指导"论治"的好材料,值得阅读参考。

第三节 常见证候之疑似鉴别与治疗

当反映疾病诊断概念中的证候名称积累到一定数量时,必然要求解决它们相互间的鉴别问题。因此,系统研讨中医学疑似诸证的鉴别规律与治疗要领,既有实际意义,又有理论价值。

任何一种病证,都只有处于运动发展之中,才易显现其固有的特点。但是,"千百种病证"在其绝对运动变化过程中无疑还存在着相对静止或相对稳定的一面,否则便无从认识。不断发展变化着的疾病过程,尽管它们变来变去,也是有规律可循的。

为了便于掌握有关证型之间的内在联系和鉴别的规律,现仍按照前述"基础证""具体证"等这种新的分类进行叙述和讨论。着眼点在于紧密围绕病机特点,以简驭繁,便于指导立法和选方用药。

下面将分别以一些常见的基础证和具体证为纲,以有关的各种疑似证为目,重点阐述其基本概念,介绍容易与之混淆的诸证之间的相似之处和不同之点,并探讨它们的鉴别诊断规律与治疗要领。

一、基础证候之鉴别与治疗

基础证是由虚、实、寒、热、气、血、阴、阳、火、湿、风、痰等中医基本概念组合成的,用来表述证的具体内容的最基础的部分。假若把以上基本概念看成证的核心,或比作证的"元素",那么基础证便是由这些"元素"构成的最基本的证候"组合体"了。

临床常见之阴虚证、气虚证、阳虚证、虚寒证、虚热证、湿热证、气滞证、瘀血证等,便是由上述核心组成的基础证。

基础证通常由两个具有证候性质的"元素"按一定规律合成,是构成各种具体证的最基本的部分。搞清了基础证的疑似鉴别,掌握了它们的治疗要领,那么对于具体证或具体复合证的问题也就比较容易解决了。

(一)气虚证

气虚证,通常是指由于某些因素导致人体元气之来源受阻,或过度耗损以至难以自复之病理状态。临证所见,多为各种生理功能衰退的现象。一般常有不同程度之少气无力,声低息短,自汗,动则喘促,消化功能减退,容易感冒,尿液难禁,以及内脏下垂等症状。

此证多因禀赋不足,元气未充,或久病失养,劳倦内伤等引起。或由腠理开泄,汗出过多,气随汗泄,大量耗损所致。前者一般起病徐缓,后者则可骤然出现。其次亦有由于血虚或失血而引起者,通常称为气随血耗;若来势凶猛,病况严重者,则为气随血脱。

【疑似病证】

阳虚、湿困等证,有时易与气虚证相混淆。

【相近表现】

气虚、阳虚、湿困等证,均可能出现不同程度之无力、自汗、溺清、不渴、大便不实等类似症状。

【鉴别要点】

1. **气虚** 主要表现为周身软绵无力,声低息短,少气懒言,自汗出而质清稀,容易感冒,大便不实或排便无力,偶有持续低热等现象。严重者可见气虚下陷,二便滑泄难禁,脱肛,阴挺(子宫脱出)等。一般可见面色㿠白,舌质淡嫩有苔,脉无力或虚大有濡象。

2. **阳虚** 无力感不若肢冷畏寒现象突出。汗出发凉(出冷汗),严重者大便全为未消化之食物和水分(下利清谷)等。舌质淡而胖嫩,色微青,多津,脉沉迟无力。

3. **湿困** 四肢无力伴有酸困沉重感,下肢足胫部或有轻度水肿,头部觉沉重。汗出发黏,脘腹闷胀,胃纳呆滞,味觉减退,食欲不振等现象较突出。舌苔腻,脉濡缓。

【规律探讨】

吴昆云"夫面色萎白,则望之而知其气虚矣;言语轻微,则闻之而知其气虚矣;四肢无力,则问之而知其气虚矣;脉来虚弱,则切之而知其气虚矣"。尽管气虚和阳虚之间具有一定联系,长期不愈或较严重之气虚证有可能发展为阳虚。但是,单纯的气虚证一般均不显示里寒现象,其最突出而重要之代表性症状是无力。绵软乏力的感觉是气虚证的特异性症状。阳虚则伴有寒象或里寒症状,临床表现以形寒肢冷的现象比较突出,且入冬更甚。

湿困者,湿邪困阻之症状如身重脘闷、味觉减退等现象比较明显,舌苔腻。其所呈现的某些类似气虚的表现,系湿邪郁遏、气机受阻所致,并非真正的气虚。当然,若湿邪久困中阳,致水谷之受纳和运化障碍,气的生化无源,则也可继发气虚,甚至衍化成为阳虚寒湿等证。

再则阳虚者口常润而不渴,气虚、湿阻之证一般亦无口渴。但某些气虚患者,由于中气不升,津液难以敷布上承,则亦可出现口干现象,然而一般并不引饮。湿困者,若湿郁化热,则也能出现口渴,但也不欲饮,亦非真渴。

上述三证虽然均有自汗,但从汗液之清、冷、黏等不同表现,亦有助于气虚、阳虚与湿困之鉴别。

【治疗提要】

气虚证当用补气之法治疗,一般多从补益脾、肺、肾三脏之气入手,其中补脾尤为重要。因脾气旺则肺气自充,并可使肾中精气获得后天之补给与滋养,于是全身之气可望恢复或增强。

用药可选人参、黄芪、党参、白术、黄精、山药、大枣、炙甘草等。方予四君子汤(党参、白术、茯苓、甘草)为基础,灵活加减。若病势急迫者,救危扶羸之法当予峻补,此时药味宜少,剂量宜大,俾其药力专精而无牵制,如独参汤等。至于病势徐缓之气虚证,则一般可用平补之法,如补益中气、助脾健运,可用四君子汤加味;升举下陷之脾气可予补中益气汤(黄芪、柴胡、党参、当归、白术、升麻、陈皮、炙甘草)之类;益气补卫固表可用玉屏风散(黄芪、白术、防风)等。

凡气虚而夹痰湿者,宜于补气剂中适当配伍化痰祛湿之品,如予六君子汤(党参、白术、茯苓、陈皮、法半夏、甘草)加味。若为单纯之气虚证,则一般较少伍用血分药物。虽然"血为气之母""气血相生",但血分药物,其性多偏于阴柔滋腻,易滞碍已弱之气,故对于脾气虚弱、运化不健者,诚非所宜。

因肺主一身之气,而肺气又有赖于脾之生化,故对于气虚之证,针灸治疗宜选手足太阴经之腧穴及肺脾之背俞为主。针用补法,或加温灸,常可获得补气之效果,如刺太渊、太溪;灸肺俞、膏肓等穴。此外,灸气海、关元、百会等穴,或针补、温灸足三里,亦有益气作用。前人谓"上气不足取膻中,中气匮乏用三里,下气虚亏灸气海"系经验之谈,值得重视。

阳虚之证,一般可予扶阳法治疗。通常多从温补脾肾之阳入手。用药可选附片、肉桂、巴戟天、鹿茸、肉苁蓉、补骨脂、仙茅、淫羊藿等。方用右归饮(熟地黄、山药、山萸肉、枸杞子、杜仲、附片、肉桂、甘草)等为基础方,加减化裁。若阳气衰微,阴寒内盛,四肢逆冷,恶寒蜷卧,呕吐下利,脉沉微,病势较急剧者,当予回阳救逆法,可选四逆汤(附片、干姜、炙甘草)等加味。如厥逆无脉者,应伍以益气生脉之品;阳越于上者宜镇纳浮阳;阳虚不能化水者,可配用化气利水约物。此外,温灸百会、关元、气海、复溜、太溪等穴,亦有扶阳作用。

湿困者,治用祛湿法。因湿邪困阻,闭塞气机,故一般宜以疏畅三焦、通利膀胱为主,使湿有去路,同时兼以醒脾、增强运化。药物可选苦燥、芳香、淡渗之品,如苍术、厚朴、半夏、佩兰、白豆蔻、藿香、茯苓、通草、薏苡仁等。方用三仁汤(杏仁、白豆蔻、薏苡仁、厚朴、法半夏、通草、滑石、淡竹叶)等加减。具体用药或侧重于芳化,或偏于温燥,或宜开宣,或以淡渗为主等,则随病情而异。但须知道:通利降泻之品,久服亦伤津耗液;淡渗清利之药,过用也有损阳之虞。针灸治疗,亦以通调三焦气化、宣畅中焦脾胃为主。针用泻法,一般不灸。穴位可取三焦俞、脾俞、足三里、气海等。

(二)阴虚证

阴虚证,主要是指由于先天不足,久病耗损,斫丧太过等原因,使人体阴分亏虚,致出现盗汗,消瘦,便秘,夜间咽干,舌上少津、少苔、龟裂,脉细等症状的一种常见病证。

此证多因禀赋薄弱,元阴不充;邪热久羁,或五志化火,煎熬劫烁;中阳不足,生化无权,致水谷精微难以化生人体之阴;以及房室劳倦、大汗、亡血等原因而引起。其次如过服温燥之药,或由汗、吐、下诸法用之不当等医源性因素亦可酿成。总之,凡阳盛伤阴或阳损及阴,或人体精、血、津、液等直接受到劫夺,均可导致阴虚之证。

【疑似病证】

在阴虚证之诊疗过程中,有时须要仔细区别津伤,精亏,血虚等近似或疑似情况。

【相近表现】

阴虚诸证,多可见到滋养濡润作用不足,形体或髓脑不充,以及五官七窍之功能紊乱或失健等共性表现。具体症状如头晕、目眩、眼花、咽干、耳鸣、大便干秘、脉细等。

【鉴别要点】

1. **阴虚** 单纯之阴虚证(无明显内热现象者),一般常见形体消瘦,耳鸣目眩,头晕眼花,咽干盗汗,腰膝酸软,大便干燥秘结,脉细无力,舌形坚敛或现裂纹,苔少或光剥等。

2. **伤津** 常以口渴,唇焦舌燥,咽喉干燥最为突出,往往伴有尿量短少,大便干结,脉细数,苔糙少津等。严重者,津枯液涸,全身状况极差,口唇焦干燥裂,舌干如锉,皮肤干燥或干瘪无弹性,甚则肢体软弱无力,呈痿躄状态等。

3. **精亏** 多见眩晕,耳鸣,记忆及思考能力低下,未老先衰,形体羸瘦,腰膝无力,精液少,不育,或经枯不孕,甚则目黯耳聋,视物不清。小儿患者,可见发育迟缓或发育不全,骨骼痿软,智力低下,动作迟钝等。此证舌质或易偏红,脉细弱等。

4. **血虚** 一般可见面色苍白、萎黄,唇舌指甲淡白无血色,或头晕眼花,心悸失眠,毛发不荣,肢体发麻或皮肤瘙痒。舌质色淡,脉沉细或有涩象等。

【规律探讨】

津、精、血均属于人体之阴的范畴,因此它们的病机变化和临床症状常可互相交错。如血虚与精亏,阴虚与津伤,阴虚与精亏等证有时可互相影响或相互渗透。为了增强治疗方药的针对性,应从各自的病机特点入手,掌握它们的鉴别规律。

一般来说,阴虚之证较易发生阳亢现象,从而表露出程度不等的虚热症状。因此,虚热现象也是诊断阴虚证的一种有力佐证。但相对的、单纯的阴虚证在临床上亦不少见。所以消瘦,盗汗,夜间咽干,脉细,舌上少津、少苔等,仍是诊断阴虚之重要依据。

血虚的特点是体内营血不足,致使脏腑、经络、四肢等处缺乏血液之灌溉与濡养。此证一般不易出现热象,而以皮肤、黏膜、甲床之颜色变淡最为突出,并可表现头目昏晕,女性月经失调等。或有肌肤感觉麻木、瘙痒等"血虚生风"之现象,均有别于阴虚、津伤、精亏诸证。

津伤之证,是津液大量丢失或过度耗损,致濡润之作用不足,因此临床表现以黏膜干燥现象最为突出,严重者皮肤干瘪,弹性减退或消失。津伤液涸之际,急需"饮水自救",故患者常有烦渴引饮等情况。

精亏者,通常是指肾精不充或过度耗损以至髓脑空虚,未老先衰,因而出现头晕耳鸣,视力减退,齿摇发脱,腰膝痿软,生殖功能衰退,不育不孕等。小儿患者则以发育不良为主要表现。

此外,尚有"血燥"一证,临床上亦可表现消瘦,皮肤干燥、粗糙、甚至起鳞屑、爪甲变脆,毛发枯落、失去应有之黑润与光泽,大便秘结,舌上少津或无津等现象,有时亦易与阴虚诸证混淆。但血燥之证,毕竟多继发于年老精血衰少、瘀血证以及长期营养不良之患者。若在血燥证之基础上表现皮肤瘙痒者,则称为"血燥生风"。

【治疗提要】

阴虚证,宜用补阴之法治疗,一般多从滋补肾阴入手。具体或分滋阴、育阴、养阴、敛阴等,临床常综合运用,未可截然分割。其中,滋阴法适用于以肾阴虚为主之证,选药如熟地黄、枣皮、女贞子、龟板胶、鹿角胶、枸杞等,方如六味地黄汤(地黄、山茱萸、怀山药、牡丹皮、泽泻、茯苓),大补阴丸(熟地黄、龟板、知母、黄柏、猪脊髓)等加减。育阴法多用于阴虚阳亢以及化风等证,常于育阴剂中配伍潜阳药物,方如大定风珠(生地黄、阿胶、火麻仁、白芍、麦冬、龟板、鳖甲、牡蛎、五味子、鸡子黄、炙甘草),三甲复脉汤(即大定风珠去五味子,鸡子黄)等化裁。养阴法,多用于热灼津伤、虚火妄动(动血),以及气阴两虚等证。药物常选沙参、麦冬、地骨皮、玄参、墨旱莲等。若恐阴分续有耗损,则可予白芍等敛阴之品。又补阴药物,滋腻者多,易碍脾阳而阻运化,故宜适当配用芳香醒脾之品。针刺治疗,手法用补,可取肾俞、志室,太溪等穴。志室又名精宫,有补阴填精作用,故阴虚或精亏之证均可选用。总之,对于阴虚之证,宜以足少阴经之五输穴为主,兼取手太阴及足厥阴经穴位,用毫针补之,或平补平泻,俾经气趋于平衡则阴虚易复。

津伤之证,治宜生津养液。此法在温病过程中尤为重要,叶桂云"存得一分津液,便有一分生机"。一般凡津伤于上者,宜侧重润肺养液,在中者当益胃生津,伤于下者,应滋肾水以护液保津。具体用药可选甘凉滋润、生津养液之品如鲜石斛、鲜苇根、生地黄、西洋参、沙参、天花粉、麦冬、玄参、玉竹、梨汁、藕汁等。方如增液汤(玄参、麦冬、生地黄),五汁饮(麦冬汁、藕汁、梨汁、荸荠汁、鲜芦根汁)等化裁。

精亏之证,当用补肾填精法。根据"精不足者,补之以味"的原则,用药常选"血肉有情之品"如紫河车、鹿角胶、龟板胶、麻雀脑、猪、牛骨髓、稽豆、肉苁蓉、锁阳、菟丝子等。方如金刚丸(肉苁蓉、杜仲、菟丝子、萆薢、猪腰子),河车大造丸(紫河车、龟板、熟地黄、黄柏、杜仲、党参、天冬、麦冬、怀牛膝、茯苓、五味子、砂仁)等加减。

血虚证,治用补血法。药物首选熟地黄,当归,白芍,何首乌,阿胶,龙眼肉,鸡血藤,丹参等。方如四物汤(当归、熟地黄、川芎、白芍),归脾汤(当归、黄芪、党参、白术、茯神、酸枣仁、桂圆肉、木香、远志、生姜、甘草)等。根据"气血相生"的原理,为了增加疗效,可配合一定的补气药如人参,黄芪等。方如当归补血汤(黄芪、当归)等。此证针灸治疗宜选脾俞、足三里、气海、肾俞等穴,针刺用补法,或予温灸,俾血源畅旺而精血自充。其中气海为任脉要穴之一,可调一身之元气,"气为血帅,血随气生",元气足则阴血易复。

(三)湿热证

湿热证,是以假渴、纳呆、脘闷、尿黄、舌红苔腻、脉濡等表现为特征的常见证候之一。

此证多由脾不健运,湿自内生,或居处潮湿,邪气入侵,郁久酿热;或因体内素有积热,或真阴亏耗而阳气偏旺等,则湿与热合,纠结为患。或纯为外来邪气,湿热两感而成。一般来说,凡属于杂病范畴之湿热,内在因素具有重要作用;而属于时病之类者,则常是外邪侵袭的结果。

【疑似病证】

湿热证,有时须与痰热、湿温、暑湿等病证相鉴别。

【相近表现】

上述各证,都可出现不同程度之胸脘痞闷,大便溏垢,苔白腻或黄腻,脉濡滑;或发热,口渴,不欲饮等类似症状。

【鉴别要点】

1. **湿热** 一般可见舌质发红,苔白腻或黄腻,脉濡数、濡缓,或滑数,面色淡黄或油垢微黄,食欲减退,脘腹闷胀,口苦,渴而不欲饮水。大便溏垢或伴有灼肛感觉,或排便滞涩不爽,尿短黄、混浊,汗出发黏而酸臭,或发热等。每因湿热病变所在之部位不同而有其他相应的表现。

2. **痰热** 通常均有咳痰较多,痰液黄稠或胶黏难出,胸脘痞闷或伴疼痛,或眩晕,恶心欲呕,或咳嗽气急,或口干,发热,或惊悸不得安寐,甚或出现意识障碍等现象。舌质红,苔黄或腻,脉滑数。

3. **湿温** 多见于夏末秋初,起病较缓,传变较慢,病程较长。初时头痛恶寒,身重痛,面色淡黄,胸闷不知饥,午后身热,口渴不引饮。邪入气分后,但热不寒,体温稽留,汗出胸痞,皮肤或见白痦等。

4. **暑温** 发病有明显之季节性,仅见于夏天。起病急骤,传变亦速,暑温夹湿者,初起背微恶寒,身热午后较高,汗出而热不解,身重而痛,面赤心烦,口中黏腻,渴不喜饮,饮则欲呕,胸脘不畅,尿短赤而涩。其中暑热盛者,体温较高,谵语烦躁,面赤气粗,脉洪大,皮肤或见斑疹;湿浊偏重者,则胸脘痞闷,腹胀胁满,泄泻或大便滞下不爽。

【规律探讨】

湿热杂症,其发病可不受时令限制,病程长短不一。临床症状繁多,除上述共性症状外,每因湿热病邪所在之部位不同而有各种相应的个性表现。如湿热浸淫肌肤或流溢肤表,则可见皮肤湿疹、痈肿、疮疡等,局部易呈糜烂,创面不断溢出黄色脂水(分泌物),或患处皮肤发红有光泽等。湿热蕴于经络,壅塞络道,则可见肢体痿软、痹痛,骨骱热疼,关节屈伸不利,或局部肿胀发红等。湿热郁蒸肝胆,致疏泄无权,则可见周身面目发黄、色泽鲜明如橘子色,胁肋满闷,纳呆腹胀;轻者仅觉口苦,目赤多眵,以及女阴湿痒,男性睾丸阴囊红肿灼痛等现象。脾蕴湿热致运化失司,则可见脘腹闷胀,食欲不振,肢体困乏,口中发黏等。湿热在胃,熏蒸于上,轻则恶心呕吐,胃纳呆滞,牙龈红肿,口气臭秽;重则熏蒸肝胆,亦可致胆液外泻而出现黄疸等。湿热扰心,则可出现心胸憋闷,舌糜赤肿,失眠,心神不安,或嗜睡等现象;若邪移于小肠,则排尿淋痛、色赤、混浊等。膀胱湿热,可见尿频灼热急痛,尿色黄浊,或膏淋、血尿等。湿热壅肺,可见胸闷咳嗽,痰液黏稠,或夹脓血而腥臭;轻者或仅见涕浊量多,鼻翼红肿发亮等。湿热搏结于大肠,则下痢脓血,便溏灼肛,肛门湿痒,伴有分泌物等。下焦湿热或湿热注下,则女性可见带下赤白、黄臭、阴蚀阴疮、阴挺并溢出黄色分泌液;男性可出现白浊、遗精等现象。此外,若湿热弥漫、郁闭三焦,致气化失宣,水道不利,则可导致尿闭,甚或小便涓滴全无等严重病候。

湿温病,虽亦可出现弥漫三焦等复杂证候,但总以脾胃病变为中心,且发病多见于夏秋之交,雨湿较盛的季节,临床上往往具有一个较独立而完整的过程等。这些特点,都有别于杂病湿热。

暑热虽以身热起伏,四肢困倦,食纳不振,胸闷呕恶,尿短赤,脉濡,苔厚腻等症状为其主要表现。但发病亦有明显之季节性,且从其发病急,传变快,易于伤津耗气,病变易入营血,易陷心包等特点,不难与湿热相鉴别。其次尚有伏暑之证,若邪踞少阳或阻于胃肠等,则亦可出现脘腹痞闷,苔腻,午后身热较剧,或便溏不爽、色黄如酱,苔黄而垢等近似湿热的表现。鉴别要领在于伏暑之证,总以胸腹灼热如焚为其固有特点,而湿热证虽有脘腹闷胀,但无焚灼之感。

痰热,一般多在痰证的基础上产生,除表现痰液黄稠难喀,咳嗽胸痛,或痰中带血、呼吸不利等现象外,尚可根据患者吐痰不已,病虽久而不显衰象,体虽瘦或虽罹病而精神并不萎靡等特征,以及痰邪夹热,走窜阻扰各部,引起人体气机紊乱所致之各种症状,和脉滑等表现,均不难与湿热证相区别。

【治疗提要】

湿热证,一般属于实证,治疗总以攻病逐邪为主。通常予清化分消之法以孤立并削弱邪势。腻补之药,皆非所宜。诚如何秀山所云"参术之属,究宜慎用,庶免反助湿热为患之流弊"。关键在于认证精确,立法得当,用药刚柔相济、缓急得宜。可参照叶桂"以苦辛寒治湿热"的经验,分辨湿热轻重,灵活地综合运用祛湿与清热两法,同时并辅以其他相应的治疗措施。

前人谓"热为无形之阳邪,湿为有形之阴邪,无形者常依附于有形而猖獗肆虐。只要湿邪一去则热无所附,往往势孤易除"。因此,对于湿热证之治疗,祛湿法向来颇受重视,只要是热势并不炽盛者,立方遣药总以祛湿为先,这体现了一种"分消"的治疗学观点。当然,在祛湿的同时,也不可忽视清热,特别是热盛于湿或热重湿轻者,应给予足够的清热药物,俾在邪势孤立之际一举清除之。

首选药物是兼有祛湿与清热等双重作用之茵陈、滑石、黄柏、车前子、石韦等。具体方法约有以下几种。

1. **宣湿清热法** 适用于湿热袭表或犯肺等证。药物可选杏仁、桔梗、枳壳、白蔻、郁金等宣湿;用桑叶、金银花、竹叶、薄荷等清热。可予古欢室方(淡豆豉、佩兰叶、滑石、茯苓、淡竹叶、石菖蒲、陈皮、连翘、金银花、通草、藿香)等加减进退。

2. 化湿清热法 主用于湿热中阻等证。以三仁汤(杏仁、白豆蔻、薏苡仁、厚朴、半夏、通草、滑石、淡竹叶)等为主方,灵活化裁。或用佩兰、藿香、郁金、石菖蒲等化湿;予竹茹、黄连、芦根,大青叶等清热。

3. 渗湿清热法 多用于湿热蕴渍或流连肌肤等证。可予黄芩滑石汤(黄芩、滑石、茯苓皮、大腹皮、白豆蔻、通草、猪苓)为主方,加减化裁。渗湿或予薏苡仁、通草、茯苓、豆卷、扁豆衣等;清热或用灯心草、桑白皮、茵陈等。

4. 利湿清热法 可用于湿热下注或蕴结膀胱,湿热郁闭三焦,湿热郁蒸肝胆等证。湿热下注者方予八正散(瞿麦、萹蓄、车前子、滑石、栀子、木通、大黄、甘草梢)等,随证加减。或予茯苓、猪苓、泽泻、海金沙、车前子等利湿;用萹蓄、瞿麦、竹叶等清热。其他可用宣畅三焦或清利肝胆之品。

5. 燥湿清热法 常用于湿热郁阻等证之湿盛型患者。可以香砂平胃汤(苍术、陈皮、厚朴、木香、砂仁、甘草)等为基础方,酌加清热之品。燥湿或用苍术、厚朴、法半夏等;清热可予黄芩、黄连、黄柏、栀子等。

痰热证,一般可予清热祛痰法治疗。用药宜选黄芩、桑叶、竹沥、瓜蒌皮、前胡、川贝母、鱼腥草等。方如清气化痰汤(黄芩、瓜蒌、枳实、杏仁、胆南星、陈皮、半夏、茯苓)等均可供化裁使用。

湿温病,初起之际宜轻宣透达、芳香化湿为主。因湿温之热多从湿郁中而来,若过早使用清凉柔润之品,则湿不易化而热反稽留。方用藿香正气汤(藿香、厚朴、大腹皮、紫苏叶、白术、陈皮、茯苓、桔梗、半夏曲、白芷、生姜、大枣、甘草)去白术、白芷,加金银花,连翘,通草等,或予古欢室方(见前)加减。邪入气分后,湿偏盛者,可用三仁汤(见前)或藿朴夏苓汤(藿香、厚朴、半夏、茯苓、杏仁、薏苡仁、白豆蔻、猪苓、淡豆豉、泽泻)加减;热偏盛者,可用王氏连朴饮(黄连、厚朴、石菖蒲、法半夏、香豉、山栀子、芦根)等化裁。

暑温病,治疗大法可"首选辛凉,继用甘寒,终用甘酸敛津"(张凤逵《伤暑全书》)其中"清心、利尿"颇为重要。暑温夹湿者,可予苍术白虎汤(苍术、石膏、知母、粳米、甘草)等,待热势稍减之后,继用竹叶石膏汤(淡竹叶、生石膏、半夏、人参、麦冬、粳米、甘草)等加减以清其余热。

(四)瘀血证

瘀血证是中医临床常见的基础证之一。它大体上是指某些原因引起血行不畅、血脉壅塞、血行阻滞,血液外溢或内凝,致有离经之"死血"蓄留体内,从而导致的一系列病理变化和相应的临床症状。

瘀血本身主要是指已不再循血脉流动的、停积了的血液。此种情况多由于人体气机失常,或因外邪入侵,或各种外伤等,导致血脉不畅、血运阻遏、血液之正常性质发生改变,气、血、脉三者间的协调关系遭受破坏而形成。其中,气郁、气滞、外伤等常是致瘀的主要原因。其次,如寒邪凝滞,火热煎熬,血脉受损,血液离经,气虚不运,经行不畅,产后恶露不行,以及久病、劳损累及血分等,俱有可能导致瘀血病变之证。

【疑似病证】

痰结、气结等证,有时颇似瘀血。

【相近表现】

如局部出现包块,疼痛,病情比较顽固,一般治法不易奏效等。

【鉴别要点】

1. **瘀血** 多拒按,痛况比较顽烈,或于夜间增剧。瘀块多见于腹部,包块质地较硬,位置固定。瘀斑常见于皮肤、黏膜或舌上,色紫黯或有青紫瘀斑,呈斑片状或斑点状,脉弦涩等。

2. **气结** 常觉咽部有异物感(如有大如梅子核之团状包块堵塞咽喉之感觉)吞之不下,吐之不出,此种症状可时隐时现,长期不消。或腹部膨满疼痛,可见肠型痞块,叩之如鼓,呕吐频频,不得矢气等。或感胁下等处疼痛或胀痛、拒按、胃纳呆滞等。或于少腹、乳房等处出现质地柔软、边缘不甚清楚之痛性包块等。

3. **痰结** 或称痰核,包块一般较小,多见于颈项、颌下、腋窝等处。位置较浅表,按之不甚硬,推之能移,又称瘰疬、侠瘿等。待其发展到一定程度,痰核之间或可互相融合成块,推之难移,渐感疼痛,溃后脓水清稀,中夹败絮状物,或形成漏管,长期不愈,脉多弦滑,苔滑或白腻等。

【规律探讨】

瘀血、气结、痰结等证,虽然在病机方面可能具有一定的联系,临床症状也有某些近似之处,但三者在具体的辨证论治方面仍是有区别的。

瘀血证,在其现病史中每有致瘀之因素可寻。如外伤史,出血史,寒证或热证史,气郁气滞史,或年老气虚等因素。治疗史方面,可有病情顽固,它法不应等特点,即曾使用过各种非活血化瘀疗法而久治无效;其次尚可表现皮肤色素异常(如色素沉着),静脉曲张,局部有血丝状纹,毛发脱落,皮肤干燥脱屑,或出现神经精神症状,或见形式多样之发热,或有出血现象而流出之血液其色紫黯伴有凝血块,或见皮肤发黄而小便自利。妇女尚可出现月经不调等。诊断之主要依据仍不外现病史、治疗史和上述"三瘀"症状。

气结之证,多由思虑郁怒、情志不畅,肝失疏泄,气机郁滞而起。结于咽者,称"梅核结气"(简称"梅核气"),其症状可随情绪而变化,每当心情舒畅之际则咽部梗塞感可以减轻,甚至消失,注意力集中于其他事物时亦然,反之便可出现或增剧。此外,又如饮食不节,寒温失调,虫积阻扰等,亦可妨碍人体气机,甚或导致气结。结于肠则腑气不通,结于肝胆则胁下作痛,有时尚可扪及包块,但质地一般比较柔软,只要治疗得当,则痛况消失较快。这些特点都与瘀血、痰结不同。

痰结或称痰核,是顽痰、老痰胶结凝固所致。多由于气郁化火,或肺肾阴虚,水亏火旺,炼液成痰、痰火凝结而成。多见于青壮年及儿童患者,常有瘰疬病史,包块喜生于颈项及耳后,大如指头,一枚至数枚不等。初起无痛,中期方觉疼痛,触之虽亦坚实,但硬度每超过气结痞块而又逊于瘀块。

此外,如虫积等证,有时亦可出现腹部疼痛与包块,但多位于脐周,包块一般呈条索状,每伴有吐蛔或便虫史,且以小儿患者为多见。不难与上述三证相鉴别。

【治疗提要】

瘀血证,治用活血祛瘀法,即给予疏畅血脉、蠲除瘀阻之方药以通调血运,消散瘀血。对于血瘀而兼血虚之患者,通常可选用当归、丹参、鸡血藤等养血祛瘀药物。一般瘀血轻症,可予红花、赤芍、川芎、泽兰、益母草、生山楂、王不留行、月季花、五灵脂、蒲黄、牛膝、郁金等活血祛瘀药物。瘀血重症或已形成癥积肿块者,可选桃仁、水蛭、虻虫、穿山甲、土鳖虫、三棱、莪术、血竭、大黄、刘寄奴、凌霄花、蛴螬等。此外如乳香、没药、延胡索、蒲黄、五灵脂、姜黄、郁金、三七、血竭、苏木、绛香、夜明砂、刘寄奴等药物,除活血化瘀外,还有不同程度之镇痛作用,可用于疼痛现象较突出之瘀血患者。如外伤后之瘀血疼痛、痛经、某些炎症性疼痛、闭塞性血管病等所致之躯体或内脏疼痛。

常用之活血化瘀方剂,可予桃红四物汤(桃仁、红花、当归、川芎、生地黄、赤芍)为基础方,灵活加减(如该方去地黄加丹参等,则颇为常用)。为了使活血化瘀法获得预期的疗效,必须从患者之实际情况出发,适当地与其他疗法联合运用。且药物之剂量也要尽可能地恰到好处。李时珍指出活血化瘀药“少用则活血,多用则破血”,这是值得注意的。

又由于大多数瘀血证均与气滞有关,因此治疗时结合理气法,配用必要的行气疏郁药物很有必要。如可选香附、佛手、枳壳、乌药、小茴香、木香、香橼等行气之品,必要时可再加柴胡、青皮、川楝子等疏肝理气以提高疗效。唐宗海说:“凡治血者,必调气”,亦是经验之谈。

针灸治疗。应根据瘀血所踞之部位,以及所属经络脏腑之不同而灵活选穴配方,刺用泻法,一般不灸。前人谓“血海、膈俞,乃活血之要穴”,而合谷、三阴交、行间等穴,亦可疏利肝气、调畅经脉、通行气血而奏祛瘀导滞之效,对瘀血证之治疗颇有助益。

气结证,可用破气散结之法治疗。药物宜选行气导滞作用比较峻猛之品,以宣通郁遏、破散结气。如用青皮、枳实、枳壳、槟榔、厚朴等苦温破气之品,配以辛香行气之香附、郁金、紫苏、乌药等。方如半夏厚朴汤(半夏、厚朴、茯苓、生姜、紫苏叶)等均可供加减化裁之用。

痰结证,当予消痰散结法。如为痰核瘰疬,则初起之时宜用消痰之法,方予消痰汤《疡医大全》(人参、茯苓、桔梗、昆布、海藻、半夏、贝母、白芥子、南星、附子、甘草)。历时较久,脓欲成者,可予托里透脓法,此时可选加黄芪,甲珠,皂角刺等。后期多以滋肾为主,如用六味地黄汤(熟地黄、山茱萸、牡丹皮、淮药、泽泻、茯苓)加鳖甲、牡蛎、地骨皮等。针灸治疗亦在于通络、消痰、散结,按瘰疬痰核所在部位分经取穴,刺用泻法,或加温灸、火针等。若痰结于枕项,可取天井、足临泣、翳风等穴;结于颈部者,则用大迎、臂臑、手三里等;结于腋下之瘰疬,可选阳辅、少海、肩井等穴。此外,不论瘰疬起于何处,只要痰积成块,均可选配肺俞、丰隆、膏肓等穴灸之,则亦有助于消散顽痰或老痰。

(五)虚热证

虚热证或称内热,即内生之虚热。此证并非外邪入侵,或体内气、血、痰、食等郁积所致。多由于真阴亏耗,特别是肾阴虚等,致体内阴阳平衡失调而引起。临床每以潮热,心烦,咽干,舌红,脉细数等症状为主要表现。

阴分不足,一般是产生虚热证的根本原因。如先天不足,房室劳倦等致阴精亏耗,体内之阴匮乏,难以秘阳,亢阳无制,则虚热易自内而生,甚至形成虚火等证。

【疑似病证】

虚热证,应与郁热、浮火等证相鉴别。

【相近表现】

上述各证,均有不同程度之热象。如自觉或他觉之发热,面赤(满面泛红,或两颊绯红),心烦,脉数等。

【鉴别要点】

1. **虚热** 常见日晡潮热,骨蒸,盗汗,五心烦热,面赤升火,两颊发红,阵发性烘热,口咽干燥,消瘦无力,舌红少苔,脉细数等。

2. **郁热** 轻症或仅表现为皮肤痤疖疮痈;或胁痛闷满,口苦目赤;进而可见咽喉肿痛等。剧者胸腹灼热痞满,心烦,喘促,便秘尿赤;或吐泻酸腐臭秽;或皮肤斑疹隐隐,不易自行透发,甚则神昏、狂躁不宁等,脉数而实,舌红苔黄。

3. **浮火** 轻浅者,一般仅表现短暂之牙痛,喉痛,鼻衄等。重危者,可见颜面浮红、绯红,其色如妆,精神委顿,或感咽疼,烦躁欲饮、但得水之后又不欲咽,或喜热饮,汗出肢厥,或身热而反欲近衣被,或呃逆而足冷等,脉虚大或伏微躁疾,舌色不红,苔滑润,色或灰黑。

【规律探讨】

中医学认为"热生火""热盛为火"。热与火在病理机制方面虽有共性,但临床表现上则有程度的轻重和具体症状方面的差异。虚热、郁热、浮火,虽然都有热象,且可出现某些颇为近似的症状,但它们之间仍存在着质的区别。

虚热证,通常都在阴虚的基础上产生,由其他原因引起者殊为少见。所以有人把虚热看成是阴虚的继发证,甚至干脆把它纳入阴虚证的范畴,将两者混为一谈。其实它们之间还是具有一定区别的,虚热证几乎都伴随着一些阴虚的症状,而单纯的阴虚证,则不一定都具有明显的虚热表现。又虚热证与人体阴液不足之内燥现象关系亦颇密切,但两者间也是有区别的。具体而言,虚热证除有形瘦,咽干,盗汗,舌红有龟裂,苔少光剥,脉细无力等阴虚固有的证候外,一般尚有面赤升火,骨蒸潮热,五心烦热等表现,故与内燥之证不同。且虚热纵有发热,其体温也不甚高,一般多出现于下午,如《证治汇补》云:"阴血既伤,阳气独盛,发热不止,向晚更甚"。若临床症状中舌糜、牙痛(非龋蚀性)、耳鸣、目睛赤涩疼痛、痰血、唾血、衄血等现象突出者,则又称为虚火上炎或虚火上冲等。

郁热,一般属于实证,与虚热、浮火等具有质的不同。临床表现有轻有重,轻者仅见于肤腠肌肉等处;剧者可郁扰脏腑,出现各种重笃症状。此证常由外邪束遏,阳气不得宣泄,邪热伏郁,热势内盛;或与痰湿等邪互相纠结,郁久所致。脏腑郁热,易出现胸腹满闷、灼热、心烦,甚至心神受扰等现象。若为出疹性疾病,则郁热能使皮疹难以透出。

浮火之证,轻浅者近似虚火;重笃者则多属阴盛格阳、戴阳、真寒假热或所谓"龙火飞越""雷火不潜"之类,或见于虚脱亡阳之时。真阳外逸之浮火证,多由于阴寒太盛,格阳于外,致虚阳浮越。此既非真热,亦非阴虚所生之虚热,而是阳虚之极,欲亡之象。

【治疗提要】

虚热证,当予扶羸清热法治疗。因其多由阴虚所致,故一般宜养阴(或滋阴)与清热并举,或兼予养血除蒸之品。由于虚热证之本质是阴虚,虽有发热而体温也不甚高,不可纯投苦寒,冀折热势。法当养阴培本以消除致热之源,清热治标以缓解其临床症状。用药可选银柴胡、生地黄、秦艽、鳖甲、地骨皮、胡黄连、白薇、青蒿、知母等。方剂可予秦艽鳖甲散(秦艽、鳖甲、地骨皮、柴胡、知母、当归、青蒿、乌梅)等随证加减。前人对银柴胡治虚热之评价较高,如《本草正义》谓其"退热而不苦泻,理阴而不升腾,固虚热之良药也"。

《黄帝内经》曾提出"火郁发之"的治则,对于郁热证之治疗也具有指导意义。具体治法或予解郁清热,或予散郁透热等,均随病情而定。一般肤表郁热,用药可选桑叶、菊花、连翘、蝉蜕、薄荷等以清宣郁热。若热郁于肺、壅遏肺络者,则宜宣肺清热,可予泻白散加牛蒡子、桔梗、杏仁、前胡、黄芩等。如因情志不舒、气郁化热乃至郁而化火,症见胁痛口苦,目赤便秘,脉弦数等,当疏郁清热,可予柴胡疏肝汤(柴胡、白芍、香附、枳壳、川芎、陈皮、甘草)加夏枯草、栀子、龙胆、金铃子等。其次,凡郁热在上者,还可酌加升麻、桔梗等;热郁于下时,在膀胱者可酌加淡竹叶、车前子等,在大肠者可加大黄,俾郁热得一出路,更易清除。

浮火证,轻者可予滋阴降火法,方用知柏地黄汤(知母、黄柏、生地黄、怀山药、茯苓、山茱萸、牡丹皮、泽泻)等加减。甚者,宜予引火归原法以扶正固脱,如用七味都气丸(即六味地黄丸加五味子)加上肉桂、附片等。或于相应之方剂中再加龙骨、牡蛎、龟甲、磁石等,以镇纳浮阳,敛阴固脱。

针灸治疗:虚热、浮火等证,治宜针刺用补,或平补平泻,或加灸法。对于龙火飞越、阳气暴脱、汗出不止、肢冷脉微者,更应重用灸法,如取百会、气海、关元、阳辅等穴,以扶阳固脱。具体而言,虚热之证可选用肾之背俞及膏肓等,亦可配伍足少阴经穴,如五输穴中五行属水之合穴阴谷;兼取足厥阴经、手太阴经之合穴曲泉,尺泽等;次如阴郄、魄户、足三里、大椎等穴亦可选用。予毫针补刺,或平补平泻,一般不灸。

郁热证,宜针、宜泻,或刺血疗法。穴位可选少商、商阳、合谷等三棱针放血,并予毫针刺大椎、曲池、间使、关冲等穴,俱用泻法。

(六) 痰浊证

痰浊,是在人体内某些病理条件下形成的、比较稠浊而类似胶状液的一种病理产物。此种产物一经形成,便易积贮于肺,并可停蓄于人体的任何地方。当其滞留于体内时,容易阻碍气机之正常运转,干扰脏腑功能,进而酿出多种继发性病变和相应的临床症状,这就是一般所说的痰浊证。

此证多因脾失健运,肺失通调,肾失温化,致水湿潴留,聚而生痰,痰饮内蓄,郁炼稠浊而成痰浊。其病之标或在肺,其本则常在脾肾。痰浊既成,可以阻遏清阳,障碍气机,扰乱神明,甚至结成巢囊,变生诸症。

【疑似病证】

痰浊证,有时须与湿浊、秽浊等证相鉴别。

【相近表现】

上述三证,均可能有舌苔垢腻、胸腹痞满、恶心、眩晕或不同程度之意识障碍等症状。

【鉴别要点】

1. **痰浊** 一般常有咳唾多量痰涎,虽久病而无明显衰象,或体虽变瘦而精神并不委顿,喉中或闻痰鸣之声。若痰阻于中或上扰清空之窍,则头胀眩晕,失眠胸闷,精神失常,甚至昏迷。脉滑,苔滑或腻。

2. **湿浊** 多感口中发黏或口淡,或口腻回甜,胃纳呆滞,食而无味,恶心吞酸,脘腹闷胀,四肢困重,怠惰嗜卧,大便溏泄,身热不扬,思睡,体困肢重,甚或有耳聋失聪等现象。脉濡,苔白腻而厚等。

3. **秽浊** 秽浊之气中伤人体,常可突然发病。一般候见头目昏晕,猝然跌仆，神情恍惚，人事不省，肢冷口噤，面色发青，口气臭秽，躁扰不宁；或狂言妄语；或猝然心腹刺痛，或胸腹满痛、痧胀吐泻，或欲吐泻而不得，心腹烦冤、闷乱欲死。若为暑秽之证，则可见面垢，脘连腹胀，头痛且胀，肤热有汗，闷乱烦躁，呕恶肢冷，甚至神昏耳聋，舌苔腐垢等。

【规律探讨】

痰浊、湿浊、秽浊等证，均易阻遏清阳、闭塞人体气机，是其共性。其中以痰浊为患最多，波及范围亦较广。因痰能随人体气机之升降而无处不到，如上干清窍则头目眩晕，滞于胸中则胸闷咳嗽，阻于胃肠则恶心呕吐、肠鸣飧泄，流窜经络则结为瘰疬痰核，或觉肢体麻木等。又如林佩琴所言"在肺则咳，在胃则呕，在心则悸，在头则眩，在背则冷，在胸则痞，在胁则胀，在肠则泻，在经络则肿，在四肢则痹"等。而且痰浊易与风、寒、湿、燥、热、火、食等邪气纠结为患，其证复杂多变。临证鉴别，可按嗽痰不已、久而不衰、瘦而不羸等特点，再结合其他有关表现如目胞微浮而有光泽，皮下可能触及绵软之颗粒或包块，眩晕恶心，局部冷痛或麻木等症状全面考虑。若细询病史则每有"它法不应"等情况，即曾使用过各种非治痰疗法而效果不佳，尤其是投予补剂之后原有之症状反而恶化等，这都是痰浊证易出现之特点，掌握这些特点，颇有助于鉴别诊断。

湿浊之邪，其性重浊滞腻，最易阻扰中焦气机、困顿脾阳，致使运化失司。故其临床特点多表现为味觉障碍，食欲不振，消化不良，四肢无力，伴有困重感等。有时亦可内蒙心窍，致心窍不宣，神识受扰，症见沉迷、嗜睡，甚或昏迷等。若为痰浊引起者，虽亦可表现沉迷昏聩，但总以神思紊乱，精神失常为多见。此外，体内湿浊久郁，则尚有转化为湿毒之可能。湿毒既成，下注于大肠则便血水或排出紫黯之血便，流注于下肢则可见小腿等处出现外形平塌散漫、颜色紫黑之痈疽，溃后脓水淋沥、久不收口等。

秽浊感人，或称秽浊中人、中秽浊之气等。此证一般发病急骤，来势凶猛。泛言之，某些疫疠之气亦属于秽浊之邪，当其侵犯人体后，最易扰乱心包、蒙闭心窍而出现神昏谵语等重笃症状，病况异常凶险。其次又如山岚瘴气等，在广义上亦属于秽浊之类，均与痰浊、湿浊等证之缓慢起病者不同。

其次，痰浊之邪若与风、寒、湿等互相纠结，合并为患，则风痰之证宜与肝风等相鉴别；寒痰、湿痰应与寒湿证鉴别；顽痰、老痰，则当与瘀血相鉴别。

【治疗提要】

痰浊证，治疗当用祛痰法。凡病情较轻者或在肺之痰浊，一般可予化痰法，较顽固者，宜用消痰法；痰浊久留难以消除者，则予涤痰法等治疗。其中，化痰可选杏仁、桔梗、半夏、紫菀、前胡、白前、天竺黄、枇杷叶、瓜蒌等；消痰可予贝母、射干、夏枯草、莱菔子、白芥子、猪牙皂、海藻、昆布、芒硝、山慈菇等；涤痰可用竹沥、礞石、葶苈子、大黄、牵牛子、大戟、甘遂等。方剂可予二陈汤（半夏、陈皮、茯苓、甘草)为基础,灵活加减。其中山慈菇、大戟、甘遂等药皆峻猛有毒之品,使用时宜掌握分寸,中病即已,未可过量。

前人云"见痰休治痰",意思是说"治病务求于本",关键在于从根本上铲除生痰之源,否则痰浊"随治随生,徒伤其正"。如脾虚湿盛而化生痰浊者,则宜健脾化湿以祛痰;肾虚水泛而成痰浊者,则应温肾制水以祛痰等。又若体内存在气郁、气滞等病理情况,也易产生痰浊,或令固有之痰浊难化,此时宜于祛痰剂中伍以适当之理气药,俾能调畅气机而增强疗效。如庞安时所言"善治痰者,不治痰而治气,气顺则一身津液亦随气而顺也"。此亦即"气顺痰自消"之意,乃治痰浊证的要领之一。

因"脾为生痰之源,肺乃贮痰之器",故凡痰浊在肺者,一般可以手足太阴经之穴位为主,俾标本同治。针刺用毫针,平补平泻,或加温灸。具体选穴如肺俞、太渊、章门、太白、丰隆等。若系脾失健运、湿聚生痰者,可针补中脘、足三里、丰隆、阴陵泉等,以健脾、祛湿、化痰。总之,痰浊诸证,皆宜以丰隆、中脘二穴为本,顽痰老痰可加灸膏肓等穴。其中丰隆一穴,乃足阳明经之别络所在,功能调畅脾胃气机、促进中焦气化,则痰浊自易消除。故丰隆乃治痰浊几不可少之要穴,其作用犹如一剂二陈汤。

湿浊证,治宜祛湿化浊法,或称为芳香化浊法。用药可选藿香、佩兰、白豆蔻、厚朴花、砂壳、扁豆衣等。方用《医原》藿朴夏苓汤(藿香、厚朴、半夏、茯苓、杏仁、薏苡仁、白豆蔻、猪苓、淡豆豉、泽泻)等加减。凡苔白腻而厚,口中和而不渴,心下痞满,倦怠恶食者,最宜使用此法。若兼头晕而胀、呕吐者,可去淡豆豉而加石菖蒲、鲜荷叶、佩兰叶、枳实等。郁而化热者,当从湿热议治,或上方去藿香加淡竹叶、茵陈、连翘等。针灸疗法,一般可取足三里、中脘、三焦俞等穴。因足三里能调理中焦之气机,使二便通利,俾湿浊之邪得其去路。神识昏蒙者取合谷、太冲、人中、百会以宣窍醒脑。

秽浊中人,当用辟秽化浊法治疗。药物可选石菖蒲、苏合香、冰片、麝香、牛黄等(后四味一般不入煎剂)。辟秽化浊药物,多具有开窍醒脑之复苏作用,故尤适宜于秽浊蒙蔽心窍而表现神志沉迷者。一般秽浊中人之证,可予调气平胃汤(苍术、陈皮、厚朴、木香、砂仁、白豆蔻、藿香、檀香、甘草)等加减。暑秽为患,可予藿香、陈皮、荷叶、厚朴、石菖蒲、法半夏、滑石等。或用成药紫雪丹(热重者宜此)、至宝丹;外用通关散取嚏。并可刺十宣、涌泉、人中或加内关、足三里等穴。或兼服成药诸葛(武侯)行军散、叶氏神犀丹等。

(七)气滞证

人体诸气,畅流周身,各有职司,运行不息。若受某种因素之阻碍或抑制,致流通不畅,郁滞难行,临床表现局部胀痛,排气之后略觉舒缓,二便艰涩,排泄不爽,以至消化或呼吸等功能受影响等,即属气滞之证。

凡是情志怫郁,寒湿等邪之侵扰,外伤,食积,以及气虚难运等因素,均有可能不同程度地阻碍或抑制脏腑经络气机之正常运行,令其流通迟缓或停滞,遂成气滞之证。此证常见于不少疾病的早期,并可成为多种病变之先导。

【疑似病证】

痰阻、食滞等证,有时易与气滞混淆。

【相近表现】

以上三证,均可能出现局部发胀疼痛,痞块,消化或呼吸不畅,粪便、痰液、宿食之排出不畅等。

【鉴别要点】

1. **气滞** 主要表现是局部胀满、憋闷、疼痛或窜痛,多发生于胸胁脘腹等处,亦可见于躯干、头颈及四肢。或觉排便排尿不爽不畅,甚至里急后重,窘迫难出。有时可在腹部出现聚散无定、边缘不清之软性痞块。或伴有消化不良现象。女性可觉乳房胀痛,经行不畅等。脉有弦象,舌色或黯。

2. **痰阻** 可有胸部痞闷,咳嗽喘息,喉中痰鸣,咯痰不利;腹胀肠鸣,大便带黏冻状物;或喉中痰塞,吞之不下,吐之难出;或于皮下出现包块或颗粒,触之较软,难以自消;或觉头胀眩晕,甚而局部知觉异常、感顽麻或冷痛,肢体运动障碍,以至神智异常。女性患者,偶见不孕及月经失调等,脉滑。

3. **食滞** 自觉食停心下,厌食、嗳腐,吐物酸臭,脘腹饱胀、疼痛拒按,甚至亦可扪到宿食积块,大便秘结或泻下恶臭粪便。脉滑,苔厚腻或垢腻。

【规律探讨】

气滞、痰阻、食滞三证,在病机方面可互为因果,临床亦有合并出现者。气滞之证,每易继发痰阻、食滞;而食滞、痰阻,又易阻扰气机,酿成气滞之证,或加重气滞。但是,作为原发性的气滞、痰阻、食滞等证,仍是各有特点,应予鉴别。

一般气滞之证,临床多以胀闷和疼痛为主要表现,滞于胸胁则胸胁胀痛,滞于胃则脘腹胀痛,滞于肠则脐腹胀痛或伴有里急后重,滞于足厥阴经则两胁及乳房胀痛等。但气滞之胀痛,具有一个明显特点,即胀满往往盛于疼痛,且痛区不很固定,易呈"窜痛"或"攻痛"状,时轻时重,易受情绪因素之影响,若精神愉快,则胀痛可能减轻或消失;反之,如情绪郁闷则可加重,矢气、嗳气、叹息或深呼吸一次之后可略感舒缓,若非滞于胃肠或尚未影响到胃肠功能者,则亦可无明显之消化不良现象。

痰乃津液水湿郁滞凝聚而成,一旦出现则可阻遏清阳、障碍气机,留于局部而不去则为痰阻。李时珍云"入于心则迷窍而成癫痫,入于肺则塞窍而咳唾稠黏、喘急背冷,入于肝则留饮积聚而成胁痛干呕、寒热往来,入于经络则麻痹疼痛,入于筋骨则头项胸背腰痛、手足牵引隐痛,入于皮肤则瘰疬痈肿",病变复杂,表现多样。鉴别依据仍不外咳嗽痰多,难于咯出,苔白滑或厚腻,脉滑,病虽久而不现衰象,体虽瘦而精神仍旺,以及他法治疗不应等。

食滞者,每有摄食不慎,暴饮暴食,或摄入难消化食物等病史。且症状多局限于胃肠道,可在呕吐或腹泻之后有所缓解。

【治疗提要】

气滞之证,宜予行气导滞或疏气解郁法,以调畅气机,解除郁滞。药物可选木香、香附、紫苏、乌药、枳壳、郁金、陈皮、小茴香、砂仁、白豆蔻等。其中木香、陈皮、香橼、香附、枳壳、白豆蔻等善于行胃肠滞气;青皮、郁金等长于疏利肝气。方剂可予加减越鞠汤(苍术、香附、川芎、神曲、栀子)等。如气滞较甚乃至气结者,可在行气方药的基础上再加槟榔、厚朴、枳实等破气之品以增强疗效。如林佩琴所云“新病胀满宜辛通,砂、半、枳、苏、杏、蒌;久抱悒郁当温散,越鞠去苍、曲,加木香、郁金、陈皮”等亦是经验之谈。

又行气药物,其味芳香,其性走窜,辛燥克伐,虽能宣行开导,但易劫阴耗气。故凡本虚之体又兼气滞者,则于行气、疏郁、导滞之时,宜适当配伍益气之药如人参之类或敛阴之品如白芍之类,以期虚实并调,否则郁滞虽除而气愈虚或阴愈亏。

此外,气滞者每与肝失疏泄有关,或易出现气逆等现象,故行气方中喜配用柴胡等疏肝之品和沉香等降气平逆之药。针灸疗法,可予毫针刺尺泽、商丘、太白、三阴交等穴,手法用泻法。气滞于腹而胀满者,可选中脘、足三里、内庭等穴针刺或灸;心腹胀满加绝骨;脘腹胀满加合谷、期门等穴。其中足三里能行气除满,是治胀之要穴,凡腹部气滞胀满者皆可以足三里、气海、内庭等为主穴。

痰阻之证,治用豁痰导滞或涤痰宣窍等综合祛痰法。具体立方遣药,应随痰邪之性质及阻滞之部位而定。如仍以二陈汤(半夏、陈皮、茯苓、甘草)为基础方,则湿痰宜加苍术、厚朴等;燥痰加贝母、天花粉、瓜蒌等,其中半夏可用京半夏,或以橘红易陈皮;痰火加竹沥、黄芩、桑皮等;寒痰加干姜、细辛、白芥子、桂枝等;痰核去甘草加海藻、贝母、夏枯草等。痰阻包络、迷闭心窍者,加胆南星、竹沥、姜汁、菖蒲、远志、郁金等;痰阻于经络者加竹沥、姜汁、橘络、丝瓜络、昆布等。朱震亨云“痰在胁下,非白芥子不能达;痰在皮里膜外,非姜汁、竹沥不可导;痰在四肢,非竹沥不能开;痰结核在喉中,燥不能入,用化痰药加寒咸软坚之味”。另《类证治裁》颇推崇枳实,谓其“治痰有推墙倒壁之功”于祛痰剂中几不可少云。

食滞证,可予消食导滞法治疗。药物可选谷芽、麦芽、鸡内金、神曲、山楂、莱菔子、砂仁等。方剂可予保和丸(神曲、麦芽、山楂、陈皮、连翘、茯苓、法半夏、莱菔子)为基础灵活加减。轻者仅予消食导滞法,如焦三仙合木香、砂仁、鸡内金亦可;剧者或用通里攻下法,以去其积滞,如予小承气汤(大黄、厚朴、枳实)加山楂、鸡内金等。若为脾虚食滞者,则不可一味消导,宜健脾导滞,消补兼施,如予《证治准绳》健脾丸(白术、木香、黄连、茯苓、党参、神曲、陈皮、砂仁、麦芽、山药、山楂、肉豆蔻、甘草)等。凡食滞郁积化热者,宜消导再兼清热;积久而趋于寒化者,可予温中消导之法。

食滞之针灸治疗,亦以消导和中为主,穴位可选中脘、梁门、足三里、内关、隐白、公孙、脾俞、胃俞、天枢等穴。其中梁门穴能消磨水谷而化宿食,中脘、足三里可和中消导,内关能宽中理气,天枢能导大肠之滞,对于消除饮食之积滞颇有帮助。

(八)寒湿证

凡寒湿之邪外侵或内生,致经络闭塞,或脾阳受困、运化失常,症见肢节困重疼痛,脘闷纳呆,苔白腻多津,舌色偏淡等表现者,即属寒湿之证。

此证多因素体阳虚,复加受寒、淋雨、涉水,过食生冷瓜果,或久居湿冷之地等,致寒湿之邪自肤腠而入,阻于经络或滞于关节,或内侵脏腑,困扰脾阳而成。此外,凡阳气虚衰,脾运不健,则水饮难化,寒湿亦可自内而生。

【疑似病证】

寒痰、水饮、痰湿等证,有时易与寒湿相混淆。

【相近表现】

均有不同程度之肢体或躯干困重疼痛,局部发凉,或出现浮肿以及消化功能欠佳等现象。

【鉴别要点】

1. **寒湿** 可表现为局部关节、筋骨、肌肉,或整个肢体疼痛、沉重、困顿,活动不便,痛区固定。局部发凉或肿胀,皮色苍白。甚则面色苍白,怯冷,脘腹闷胀,口中无味,饮食不思,头重身困,面肢浮肿,大便溏薄。舌质淡而夹青,苔白腻多津,脉濡缓。妇女可有下腹冷痛或隐痛,白带量增多而清稀,甚至出现经行后期或闭经等现象。

2. **寒痰** 多见咳嗽喘息,面色黧黑,痰液色白而质清稀。怯寒背冷,骨骱冷疼,肢体厥冷,举动不灵。或呈寒性脓肿,溃后不易收口,残余漏管,脓水稀薄,中夹败絮状物,淋漓难尽。或口中自觉有冷气,大便溏泄等。苔白滑,脉沉迟。

3. **水饮** 一般可见咳嗽痰多,质清如水,胸胁牵引作痛,头晕眩,心悸气促,不能平卧,胁下胀满,肠鸣辘辘。或四肢重痛,面目浮肿,腹大如鼓等。脉弦,舌上多津。

4. **痰湿** 常见头重眩晕,口淡而腻,胸闷腹胀,四肢困倦,食量减少,痰量甚多,色白易咯出,状似煮熟之稀藕粉,咳嗽,气喘,心悸,易感恶心。妇女可见白带增多,白黏如稀痰涎状。苔白滑而腻,脉滑或弦滑。

【规律探讨】

上述各证,其病机皆与湿邪有关,故相互间具有较多的共性。但是它们各自的病机特点、病变范围、好发部位,以及临床表现等,仍有不同。

寒湿证多在阳气不足的基础上发生,且常有寒湿等外邪侵袭之病史。轻浅者症状仅见于肢体或某一局部,较甚者或内生之寒湿则多见脾阳受困,消化抑制,水湿停聚等情况。

寒痰容易犯肺,也可在寒邪袭肺或肺蕴痰浊而病从寒化的情况下出现。临证常以咳嗽喘息等呼吸系之症状为主。此外,亦有流注关节,并在局部形成冷性脓肿及漏管者。若非直接阻于胃肠,则无消化障碍现象,故与寒湿不同。

水饮证系由饮邪所致。所谓"饮邪",大抵是指经口摄入后,停蓄于体内的过多的水分。临床症状多随饮邪所在之部位而不同。如饮邪在胁为悬饮,多见咳吐引痛,心下痞硬;饮在四肢肌肉者称为溢饮,可见肢体笨重肿胀;饮在膈上,则咳喘气逆,不能平卧,称为支饮。总之,饮邪之症状虽然多见于胸腹四肢,但与脾胃关系却比较密切。因中焦阳虚、脾失健运,气不化水,则聚湿自易成饮。

痰湿之证,易见于体态肥硕之人,受病后每有倦怠懒动等特点,虽无咳嗽,亦可经常咯出较多之痰涎。这都有别于寒湿、寒痰与水饮等病证。

总而言之,寒痰与痰湿均属痰疾,但一从寒化,一与湿合,两者皆能窜扰周身,尤易集中蓄留于肺。水饮则多见于胸腹及四肢。寒湿常阻滞局部经络,或使脾运呆滞等。

【治疗提要】

寒湿证,治宜温寒祛湿。药物应选辛温或苦温燥湿之品,如肉桂(或桂枝)、姜、吴茱萸、艾叶、法半夏、厚朴、白豆蔻、苍术、草果等。若寒湿特盛或罹病日久、阳气衰微者,须加扶阳药物。寒湿阻中,脾阳受困,症见脘腹闷胀、泛吐清涎、大便稀溏、苔白腻多津者,可予平胃散(苍术、厚朴、陈皮、甘草)加味。寒湿阻络、肢体重痛等,可用姜桂苓半汤(生姜、桂枝、茯苓、法半夏)加白术等为基础方,灵活化裁。一般而言:凡在上之寒湿可予温化,在中者宜温运,在下者当温利(方如五苓散:茯苓、猪苓、泽泻、白术、桂枝)等。总之,治寒湿当以运脾为主,俾脾阳得升,中焦能运,寒湿方易消除。

寒痰可用祛寒化痰法治疗,宜择辛热祛痰药物,如法半夏、干姜、肉桂、姜南星、白芥子等。方用理中化痰丸(党参、白术、干姜、法半夏、茯苓、炙甘草)等加减。寒痰伏肺,冷哮喘咳者,可予冷哮丸(麻黄、川乌、细辛、半夏曲、白矾、蜀椒、猪牙皂、杏仁、款冬花、紫菀、甘草)等加减。寒痰流注关节者,可予阳和汤(熟地黄、白芥子、鹿角胶、肉桂、麻黄、姜炭、甘草)等化裁。

水饮病,当用温化法,以温化水湿蠲除饮邪。药物可选干姜,附片,肉桂,茯苓,猪苓,泽泻,薏苡仁等。方剂可用苓桂术甘汤(茯苓、桂枝、白术、甘草)加减化裁。该方温运化湿,诚为治饮之良剂。尤怡云"痰饮为结邪,温则易散;内属脾胃,温则能运耳。"

痰湿内阻之证,治当燥湿化痰。药物可选苦温或甘淡与祛痰之品,如法半夏、陈皮、茯苓、苍术、厚朴等。方剂可予陈平汤(半夏、陈皮、苍术、厚朴、茯苓、甘草)等随证加减。如为脾虚湿盛生痰者,须予健脾祛湿化痰法,方用六君子汤(党参、白术、茯苓、陈皮、法半夏、甘草)等加减。若属肾虚水泛为痰之痰湿证,则宜用温肾利湿祛痰法。痰湿滞于四肢,致肩臂酸痛、抬举不利者,可予指迷茯苓丸(法半夏、茯苓、枳壳、风化硝)化裁。

对于寒湿、寒痰、水饮等证,针灸治疗宜两者并用,或以灸为主,辅以针刺,俾能达到温通经络、激发人身阳气、而驱散寒湿等邪。具体选穴,宜以脾胃之背俞与足太阴、足阳明等经之穴位为主。如用足三里、太白、丰隆、膻中、章门等。寒盛者,可加灸命门、关元等穴,以壮元阳而温脾肾,则阴寒水湿之邪自易除去。

(九) 实火证

实火证,属于里热范畴。一般多由体内之热邪进一步发展而来,通常可以看成是体内热势比较亢盛之病理变化与临床症状的综合。此证,常见于外感性热病之极期和某些内伤性杂病的过程中。

实火之证,通常易由温热病邪直接引起,但也可由其他时邪间接酿成,如寒邪、燥邪等侵入人体后亦有可能转化为实火,因此前人曾有"五气皆能化火"之说。其次,又如强烈而持续的情绪波动,导致有关脏腑之功能紊乱、气机郁滞壅塞等,也能衍化成为实火。如某些肝火上炎、胆火内炽、心经实火之证,即属于"五志过极,亦可化火"之类。

【疑似病证】

实火证,有时颇似火毒、瘟毒等病证。临床上应予仔细鉴别。

【相近表现】

如便秘尿赤,舌红,脉洪数有力,高热,谵妄,皮肤发红或出现斑疹等。

【鉴别要点】

1. **实火** 轻浅者其症状一般仅表现于局部,如目赤肿痛,口舌生疮或糜烂,牙龈肿痛等。剧者则可见高热恶热,多汗心烦,面目红赤,胸腹灼热,唇焦口燥,渴喜冷饮。便秘或泻下棕褐臭秽溏便,小便短赤或排尿时尿道灼痛,皮肤或见斑疹,或出现鼻衄、吐血、便血、尿血等。甚则谵语狂躁,抽搐痉挛,乃至神昏等。舌质红赤,苔焦黄、干燥起芒刺,脉象洪大数实。

2. **火毒** 初起之时,常见局部皮肤红赤灼热、肿痛,患处之皮肤好似变薄而有光泽、焮热疼痛,或形成痈肿。继而肿势逐渐蔓延,边界不清,皮色焮红转为黯红,同时可见寒战,高热,口渴,便秘,尿赤,舌红,苔黄,脉洪数有力。严重者,精神委顿,多汗,脉虚数,皮肤瘀斑瘀点,甚则谵语、烦躁,乃至昏迷等,是为火毒攻心之危候。轻者或见局部皮肤或化脓腐烂,或出现咽喉肿痛等。

3. **瘟毒** 轻者仅在颐颌之间或耳垂之下出现漫肿疼痛,皮色发红,张口及咀嚼均感困难。或表现咽部红肿糜烂,皮肤丹痧红疹密布,迅即融合成片等。剧者,同时伴有恶寒、发热、头痛口渴,便秘纳呆,舌红苔黄或起芒刺,脉洪数或弦数,甚或高热,嗜睡,神昏,痉厥等。

【规律探讨】

实火、火毒、瘟毒等病证,大多属于急性感染的范畴。其中,实火证之含义最广,大致包括了不少非特异性或特异性感染,当然也有不属于感染性质的实火证。火毒证多为外科之非特异性感染。瘟毒则具有明显之流行性或较强的传染性,基本上属于传染病的范畴。

由于"火性炎上",一般内生之实火,常以身半以上的症状较为突出,且易伴有或多或少的燥象。如肝胆实火上炎则目赤涩痛,胁痛口苦,耳痛等;心经实火或心火上焚者,口舌生疮,心烦口渴等;胃中实火上冲则牙龈肿痛,齿疼,口臭等。外感导致之实火,来势迅猛,常在短期内酿成燎原之势。一般因病程不长,体内正气未衰,故以里热炽盛之症状为主要表现。早期阶段,伤阴之现象常不明显,待及极期或后期,则易出现伤津、动血、耗气、伤阴,以及心神受扰等症状。是故,实火之证若持续较久,则每有"火旺在前,水亏随后"的规律可见。

火毒侵犯人体,常先导致局部肤腠肌肉之气血壅滞,脉络不通,所以每易成为多种外症疮疡、烧伤、烫伤等病机变化的主要根源。火毒初起之时,症状较轻,病变多局限于肤表,一般常称为"热毒",较剧者或称"毒热"。若火毒炽烈、正气不支,则可内陷入里,扩散入营,侵及脏腑。如火毒攻心则谵妄、狂躁、神昏;入肝则抽搐痉挛或出现黄疸;入肺则咳唾脓血或略咳血痰;迫血妄行则皮下出现瘀斑瘀点、甚至出现明显之吐血、咳血、便血等出血现象;火毒流窜经络或蕴于肌肉,则可成为转移性或多发性脓肿等,这都有别于一般的实火证。所以,尽管火毒在一定程度上亦属于广义的实火范畴,但是一经"火盛成毒"之后,情况就不一样了。

瘟毒或称"疫毒",具有传染性强、流行性显著、病情较凶险等特点,并非一般外邪所引起。轻浅者,瘟毒或结聚于少阳、阳明之络,症状或仅局限于颐部,称为瘟毒发颐,或因瘟毒熏蒸咽喉而成烂喉丹痧之类。皮肤出现黯红色斑疹者为"瘟毒发斑"。热势特盛者为瘟毒化火,此时虽可出现实热、火毒的某些症状,但和一般实热、火毒并不完全相同。

【治疗提要】

实火、火毒、瘟毒皆属于实证热证。治宜清热、泻火、解毒等法。具体而言,实火之证,治当清热泻火。一般气分热炽之实火,用药可选石膏、知母、黄芩、栀子、大黄等,或加芦根、石斛、天花粉等以防火热伤津;同时应根据实火所在之部位,分别选配黄连、黄柏、连翘、金银花等。方剂可予白虎汤(生石膏、知母、粳米、甘草)等加味。若病已涉及血分,症见斑疹或出血现象者,则当清营凉血,药物可选水牛角、生地黄、牡丹皮、紫草、赤芍等;若出现谵狂及神昏现象者,可加菖蒲、竹叶等,以清心宣窍;抽搐者,宜加羚羊角、钩藤、全蝎、蜈蚣等以息风,方用犀角地黄汤(《备急千金要方》)(水牛角、生地黄、赤芍、牡丹皮)等加减。

火毒证,治用泻火解毒法。药物一般可选黄连、连翘、金银花、黄芩、大黄、栀子、板蓝根、大青叶、蒲公英、紫花地丁等。方剂可用黄连解毒汤(黄连、黄芩、黄柏、栀子)等加减,或配生地黄、玄参等以防火毒伤阴。为了使泻火解毒方药更具有针对性,凡人体上部之火毒,可酌加桔梗、升麻等;火毒攻心者加连翘、竹叶、麦冬等;火毒犯肺者,加桑白皮、石膏等;火毒入肝者,加龙胆、柴胡、茵陈、羚羊角等;火毒迫血而血液妄行者,加鲜生地黄、鲜茅根、牡丹皮、赤芍、紫草等;神志昏谵者,可加紫雪丹、安宫牛黄丸等。

瘟毒之病,宜用清瘟解毒或清瘟败毒法治之。如瘟毒发颐者,治用内清外透、解毒消肿之法。药物可选板蓝根、连翘、玄参、黄芩、黄连、牛蒡子、桔梗等,方用普济消毒饮(黄芩、连翘、牛蒡子、玄参、桔梗、板蓝根、马勃、僵蚕、陈皮、薄荷、升麻、柴胡、甘草)加减。至于瘟毒发斑者,可加紫草、大青叶等;抽搐痉挛神昏者,加钩藤、菖蒲等。

实热火毒,热势炽盛,宜用毫针泻刺或三棱针刺血。凡肝胆实火上炎者,可取太冲、阳陵泉、行间、侠溪、肝俞等穴以平泻肝火胆火。胃火上冲者,取合谷、内庭、丘墟、行间等。局部肤表出现疮痛者,可刺合谷、委中、灵台等,随疮痛所在部位之不同,灵活选加循经穴位,如面部疮痛可加商阳、曲池,生于背者加肩井、足临泣、少海等,在下肢者加足三里、行间、太冲等。若见毒热内攻现象者,当速刺劳宫、神门等穴。高热神昏者,刺百会、印堂、人中及十宣出血,以清热开窍。抽搐痉挛者,加太冲、阳陵泉等。

瘟毒发颐,俗称"蛤蟆瘟",系瘟毒之邪与积热痰火等壅塞少阳络道所致。故取穴当以少阳经脉为主,刺用毫针,手法用泻。如选翳风、合谷、颊车、外关、关冲、手三里、阳谷、少商等穴,可有清瘟泻火解毒消肿之效。

(十)虚寒证

虚寒证,是指人体阳气虚衰、寒从内生所导致的一系列功能衰减、阴邪过盛、机体反应能力低下等病理变化和临床症状。如怯寒肢厥,面白神倦,二便清冷,舌淡润,脉沉迟无力等。

本证多由于机体自身之阳气不足、温煦作用减弱、脏腑功能衰退而引起。亦可因寒邪久羁,耗损阳气,致正气虚衰而成。若阳虚与寒邪互为因果,则更易导致虚寒之证。

【疑似病证】

中寒、寒结、寒湿等证,有时可与虚寒证混淆。

【相近表现】

如肢体发凉或厥冷,腹部冷痛,喜热喜暖,舌质不红,苔白润等,在上述四证中或多或少均可见到。

【鉴别要点】

1. **虚寒** 面色㿠白,神疲蜷卧,怯寒肢冷,喜热欲暖,小便清长,大便溏薄,舌质淡胖而嫩,苔白薄而润,脉沉迟无力等。

2. **寒结** 腹内冷痛,大便秘结,气喘胸闷,怯寒肢厥,甚则面色夹青,口噤难开,乃至昏厥等。或仅表现为少腹睾丸掣痛、阴囊发凉或湿冷,或巅顶疼痛,干呕吐涎沫,舌苔白,脉弦紧或沉伏等。

3. **中寒** 轻者可突然出现腹痛、呕吐、腹泻、身凉、手足不温、苔白滑、脉沉迟。重者可骤发战栗,面青身冷,四肢厥逆,手足挛痛或蜷卧不动。甚至昏迷僵直,脉沉伏,苔白滑,舌色夹青。

4. **寒湿** 局部肢节疼痛发凉,伴有困顿重滞感,或面色苍白,脘腹闷胀,口淡无味,食欲不振,头重身倦,面浮肢肿,舌色淡而夹青,苔白腻多津,脉濡缓等。

【规律探讨】

虚寒证之临床特点,一般是在阳虚的基础上再加里寒现象。每因虚寒病变所在之部位不同而有相应的表现。如胸阳不足、心气虚寒,则有心胸憋闷,甚则隐痛等;肺气虚寒则鼻息冷凉,咳喘不续,痰清似水等;中阳不健,脾胃虚寒,则口泛清涎,脘腹隐冷作痛,喜暖喜按,食纳减少,大便稀溏等;下元不固、肾气虚寒,则腰膝发凉,两腿无力,小便清长而频数,大便或稀薄,尿液难禁或排出困难,阳痿,阴冷,妇女带下清稀等。若系女性冲任虚寒,则可出现月经不调或经行后期等。本证之鉴别依据是不但有寒象,更重要的是同时具有虚象,即阳气不足之象。

寒结属于实证,轻者习称寒滞或寒凝。如凝滞于肝脉,则沿足厥阴经出现自外阴至巅顶的一些症状。若结于胃肠,则出现腹内冷痛便秘等。亦可郁闭肺气而致气喘胸闷。偶能影响心神以至昏厥等。总之,寒结之特点不外闭塞人体气机,易于引发较剧烈之疼痛。虚寒证虽亦可出现疼痛,但发生之比率一般不太高,且其疼痛程度亦较寒凝、寒结为轻。

中寒系外来寒邪直接中伤人体所致之急性里寒病变,或称寒邪直中,通常属于实证。辨证之依据,除上述各种具体表现外,尚有感受外寒之病史,若寒邪直犯中焦、伤及脾胃则腹痛腹泻呕吐;直犯心肝则神昏面青,肢体挛急。

寒湿证,虽然也易在阳气不足的情况下发生,但常有寒湿入侵的病史。轻者症状仅见于肢节,较剧者或内生寒湿者则易困扰脾阳而出现消化障碍,水湿停滞等证候。

总而言之,上述各证虽然都有寒象,但寒结、中寒、寒湿等均以实证的姿态出现。而虚寒证则是以虚证、特别是阳气虚衰为基础的。

【治疗提要】

虚寒证,治用温补法。一般通过补益阳气以驱除寒邪。如为脾胃虚寒者,可选高良姜、吴茱萸、附片、桂枝等配伍黄芪、党参、白术、砂仁之类。方用理中汤(党参、白术、干姜、甘草)等加减;肾气虚寒者,可选附片、肉桂、鹿茸(或鹿角)、巴戟天、胡芦巴、肉苁蓉等。方用右归饮(附片、肉桂、熟地黄、杜仲、山药、枸杞、山萸肉、甘草)等化裁。妇女冲任虚寒月经不调者,可选吴茱萸、桂枝、附片、当归、川芎、党参、阿胶等,方用温经汤(当归、芍药、人参、桂枝、吴茱萸、川芎、阿胶、牡丹皮、生姜、半夏、麦冬、甘草)等加减。胃气虚寒者,可予黄芪建中汤(黄芪、桂枝、白芍、生姜、大枣、炙甘草、饴糖)等加减。虚寒重症,多从温补命门议治,同时补益心阳与脾阳等。

寒结在里者,治用温下法以消除脏腑间之冷寒积滞。药物可选干姜、大黄等,方予大黄附子汤(大黄、附子、细辛)等加味。罹病日久者,可酌加党参、大枣等甘温益气之品。寒凝肝脉者,予温肝散寒,可选吴茱萸、小茴香、干姜、肉桂、橘核等,方用暖肝煎(肉桂、小茴香、茯苓、乌药、枸杞、当归、沉香、生姜)等加减。寒凝四肢经脉者,宜用温经散寒法,药物可选桂枝、细辛、千年健等。方用当归四逆汤(当归、桂枝、芍药、细辛、通草、大枣、甘草)等加减。

中寒者,治用祛寒法以驱除寒邪。药物可选干姜、荜茇、肉桂、高良姜、附片等辛热之品。寒邪直中,伤及脾胃者,予理中汤(党参、白术、干姜、炙甘草)加味。寒邪直中,阴寒内盛,致四肢厥逆而身冷者,可用四逆汤(附片、干姜、炙甘草)等加味。

虚寒诸证,重用灸法,辅以毫针补刺,或予温针疗法。寒结之证尤宜温针治疗。凡属中阳不足、脾胃虚寒者,取中脘、脾俞、胃俞、天枢、足三里、内关、气海、关元、章门等穴。肾气虚寒者,可灸膏肓、肾俞、关元、气海、命门、然谷、三阴交、次髎等。寒结便秘,可取大肠俞、天枢、支沟、上巨虚、神阙、气海等,针刺加灸。

(十一)疳积证

疳积证,亦可称为疳积病,是疳证与积滞的总称,乃儿科常见的病证之一。所谓疳证,一般是指恣食香甜之物,日久伤正,致津血干枯等情况;所谓积滞,则常指食积、虫积等滞留体内,引起脾胃功能障碍等病理变化而言。罹病既久,气血耗伤,虚象毕露,出现脾胃衰弱,形体干瘦,缠绵难愈等一系列证候者,即为疳积之证,或简称为疳证。

本证多因小儿平素脏腑娇嫩,哺喂不当,恣食香甘,或用药过于克伐,以及虫积宿痰,病后失调,或久病脾虚等原因,致中焦停滞,脾运失司,气血之生化无源,或加以积热伤津,正气耗损而成。其病机特点,总不外脾胃虚衰,气血不足,津干液涸等。

初起之际,处于积滞阶段者,多半属于实证;中期,常虚实互见;后期,疳证已成者,则每以虚证为主。

【疑似病证】

疳积证,须与某些虫积和食积之证相鉴别。

【相近表现】

均有不同程度之腹痛不适,消化障碍,面黄体倦,食欲改变及腹部胀满等。

【鉴别要点】

1. **疳积** 面色萎黄或黧黑,全身肌肉消瘦,精神倦怠,目无光彩,急躁易哭,惊惕不安,头发稀疏焦枯,两眼干眨,睡眠露睛,口舌糜烂,咬牙弄舌,腹大膨满,或见青筋显露,不思饮食,尿短赤或黄或似米泔,粪青如苔,时有腹泻,或感腹痛。舌淡少苔、无苔或有苔而无根,脉细弱。

2. **虫积** 面黄,或有浅白色虫斑,唇颊黏膜上或见粟粒状白点,白睛上有蓝点,眼眶鼻下色微黯;或皮肤起痒疹,形体消瘦,夜卧磨齿,鼻孔或肛门瘙痒,腹中阵发性疼痛,吐虫、便虫,剧者可突然出现面色苍白,冷汗淋漓,肢冷昏厥等。此外尚可见食欲减退或异常亢进,嗜食香燥厚味,有时出现异食现象。如喜食泥土、墙灰等。

3. **食积** 通常可见腹胀,疼痛拒按,闷满嗳腐,不思食,恶心呕吐,吐出宿食或乳凝块,口渴,便秘,或泻下酸臭腐秽或有发热现象。舌苔厚腻或黄垢,脉滑数,常有伤食之病史可寻。

【规律探讨】

疳积通常系由积滞日久发展而成,其病程一般较长,多具有脾胃虚弱、形容憔悴,羸瘦、缠绵难愈,虚中夹实等特点。初起或称"疳气",时久即成"疳积",后期甚至转为"疳劳"或"慢脾风"等。按临床症状特点之不同,通常又有心、肝、脾、肺、肾五疳之分。如萎黄羸瘦,神倦无力,腹大纳呆等为脾疳;急躁善哭,目睛干涩难睁、白膜遮睛,雀盲、爪甲发青者为肝疳;口舌糜烂,弄舌,惊惕不安等为心疳;面色黧黑,滑泻无度,手足厥冷等为肾疳;面色㿠白,皮肤干燥,常流鼻涕,咳嗽气促等为肺疳。总之,各式各样的疳积症状都是在慢性消耗性病证的基础上出现,且总以腹大肢瘦、毛发稀枯、营养障碍、大便臭秽等为特征。因此,前人曾把小儿的疳积比做内科的虚损,如指出"在成年称虚损,于小儿为疳积"。

虫积之证,经常出现阵发性腹痛,部位多在脐周,痛止则饮食嬉戏如常,每有排虫史,脐腹部或可扪及变化无常之条索状包块,颜面、舌、眼、颊内可见虫斑虫点,或有挖鼻搔肛及异食现象,病程可长可短,少有明显之消耗症状。

食积亦为儿科常见病证,但病程一般较短,多有饮食失节,或喂养不当之病史。若迁延日久或治疗不当,亦可生湿,生痰,酿热,并累及脾胃以外的脏腑,最后也可能导致疳积或面黄肌瘦等脾虚症状。

总之,食积、虫积、疳积,在病机方面具有一定的联系。食积、虫积日久,对于禀赋较薄,喂养不当的小儿,则有转化成疳积之可能。因此,前人曾说"积为疳之母""无积不成疳"等。

【治疗提要】

疳积常是虚中夹实之证,故治法当攻补兼施。一般多予健脾益气,并消积导滞,方用人参启脾丸(人参、白术、莲子、怀山药、陈皮、鸡内金、谷麦芽、玉竹参、淡竹叶)为基础,灵活加减,热盛者加胡黄连、地骨皮、青蒿等;津伤者加石斛、沙参、天花粉、麦冬等;食欲欠佳者加砂仁、山楂等以醒脾开胃;脾虚甚者,加扁豆、黄精等。总之,治疳积之法宜和宜缓,应掌握清热勿过用苦寒,消积勿过于克伐;调补勿过于温峻或滋腻等。

虫积之证,总以驱虫疗法为主。根据人体寄生虫之种类不同,驱蛔一般可选使君子、鹪鸽菜、萹蓄、石榴皮等;驱蛲虫可选榧子、雷丸、芜荑、大蒜、百部等;驱钩虫可选贯众、土荆芥、雷丸等;驱绦虫可选槟榔、南瓜子、鹤虱等;驱姜片虫可选槟榔、榧子等。其中鹤虱、槟榔、雷丸、贯众、榧子等,可用于多种肠道寄生虫,一般宜空腹用,以增强驱虫效果,或适当配伍泻下药物以加速虫体之排出。但雷丸、鹤虱、苦楝根皮等均具有一定毒性,用时宜注意剂量,不可孟浪。凡虫积日久,兼见脾虚症状者,宜于驱虫化积之同时辅以健脾和胃之品。寒热交错者,遣药可温清并用。前人云"蛔得酸则安,得辛则伏,得苦则下"。故临床常以乌梅、川椒、黄连等酸、辛、苦之品为治蛔要药。

食积证,治宜消食导滞或消积化滞以消除食积,恢复脾胃之运化。一般食积之证,首选消谷积之谷芽、麦芽、神曲;消肉积之山楂等药物,方用保和丸(山楂、神曲、莱菔子、茯苓、陈皮、半夏、连翘)加减。食积日久,症见脾虚现象,或脾虚不运而形成食积者,应以健脾助运为主,方如健脾丸(党参、白术、茯苓、木香、砂仁、神曲、麦芽、山楂、黄连、怀山药、肉豆蔻)等。凡食积在胃,致气机升降失常,症见恶心呕吐者,加枳实、莱菔子等以降逆止呕;中焦积滞、脘腹作胀者,加槟榔、木香、砂仁等行气除满;食积便秘或滞下不爽者,可配大黄等使积滞易出;积滞日久化热者,宜在消食导滞方中加连翘、黄芩等清热之品。

疳积证,针灸治疗,宜以足太阴、阳明两经之穴位为主,可用毫针作短暂之浅刺,一般不灸。具体穴位,如取足阳明胃经之合穴足三里,以扶土补中;用足太阴之经穴商丘以健脾消积;再取任脉之下脘穴,以调和胃肠、清除积热。此外,尚可刺经外奇穴、四缝穴,令出黄水,或点刺脾俞、胃俞、肝俞等穴。虫积之证,针刺可取地仓、百虫窠(在髌骨内缘直上三寸,即血海穴上一寸处)配足三里、上巨虚、曲池、天枢等穴,其中地仓穴有安蛔之作用。

二、具体证候的鉴别与治疗

从总体结构上看,中医学的"证"既有其核心,也有由核心组成的、最基本的部分即"基础证",同时,还有反映病灶部位或病变发展阶段之具体标识等。日常所见的各种"具体证",大体上就是由这些成分共同组成的。

单纯的或孤立的基础证,只能反映病性,难以圆满地表达具体患者完整的中医诊断概念的。特别是病情比较复杂的患者,常用的诊断形式一般都是由一个以上的基础证与病位标识或阶段指征等共同组成之复合证。

所以,凡是伴有一定部位征象、已经确定了具体病位的基础证,即是具体证。病位指征或阶段征象是此证的重要组成部分。基础证加上不同的部位或阶段等指征,标明了病变所在或病程阶段,便形成各种结构比较简单的具体证候。如心阴虚,肝经实火,寒湿困脾,肺气虚,肾气虚寒,营分郁热,寒滞肝脉,热结阳明等,都属此类。较复杂者,常由一个以上的基础证与病位标识共同合成,便是具体复合证。如气阴两虚,肝气犯胃;肝气郁滞、心肾阴虚;脾肾阳虚、水气凌心等即属此类。日常诊疗所见之具体证候,多半如此。所以,只要熟悉了基础证和结构较简单的具体证候之鉴别要领,则庞杂之多级复合证亦不难辨认。当然,较复杂的复合证也不完全是某些基础证或具体证的机械总和,其自身往往也能具有一定的、质的特点,如主次之分,原发者与继发者之别等。

现先介绍各种病证的定位指征,然后再讨论常见复合证之疑似鉴别与治疗。

(一) 病位指征

凡提示病证所在部位,或反映病变所处阶段的代表性症状和体征,即临床辨证的病位指征,或定位依据。其中,具有特异性的症状是赖以定位的主要根据,其他有关的非特异性症状则为次要指征。

兹分别按脏腑病定位指征、经络病定位指征、急性热病阶段指征及其他定他指征等分别简述于下。

1. 脏腑病定位指征　脏腑病位指征,通常是以某一脏腑之本体症状及功能障碍的主要表现为核心,结合与该脏密切相关之联属性症状或边缘症状共同组成。如以心脏为例,则心悸、心胸痛等是本体症状;而脉律不整、睡眠障碍、思维紊乱、意识失常等是心脏功能异常的症状;尿赤,舌糜等则为联属性症状或边缘症状。中医学心脏病的定位指征大体上就是由这些互有关联的表现共同合成的。

【心病指征】

心悸,心烦,心胸痛,失眠,健忘,多梦,思维或意识障碍,小儿惊惧哭叫,夜不安卧,脉律紊乱,口舌糜烂,舌体强硬,言语不清,皮肤瘙痒及疮疖等。其中,以心悸、心胸痛、失眠易惊等为心病定位的主要指征。

【肝病指征】

胁肋疼痛，痞满，情绪抑郁，暴躁易怒，头目不适，眩晕，震颤抽搐，肢麻痉挛，爪甲不荣，肢体屈伸不利，肤色发青，黄疸，出血现象，脉弦等；小儿目瞪直视，颈项强直，咬牙磨齿；女性可见月经失调等。其中，以胁部胀痛，情绪不稳，头目不适，抽搐痉挛，弦脉等为主要指征。

【脾病指征】

主要有消化不良，食欲不振，脘腹闷胀，便溏泄泻，面色萎黄，口唇不荣。其次为四肢痿软，口淡或发甜，味觉减退或消失，水肿，内脏下垂，肌肉消瘦，出血现象等，而以口淡纳呆、面淡黄肢软、消化不良为主要指征。

【肺病指征】

咳嗽，气喘，胸痛，鼻息或声音异常，嗅觉障碍为主。次为咯痰，流涕，多汗，水肿，皮毛不荣，小便不利，大便不爽等。

【肾病指征】

以腰酸腿软，耳鸣，齿摇，脱发，尺脉弱为主。次为遗精，阳痿，早泄，不孕，排尿异常，五更溏泄，下利清谷，喜伸欠，口中发咸，面黑，头发早白；小儿生长迟缓，骨骼发育障碍，智力不全等。

【胃病指征】

胃脘胀满或疼痛，厌食或易饥，呃逆嗳气，嘈杂，恶心，呕吐。其次为牙龈肿痛，口臭，吐血，大便燥结等。其中以脘部不适、恶心呕吐、食纳异常为主。

【胆病指征】

主要有黄疸，口苦，胁痛。次为呕吐苦水，耳聋（暴聋），易怯易惊，善太息，夜眠不安，寒热往来等。

【大肠病指征】

大便外观及排泄次数等异常，如腹泻，便秘，里急后重，便血。次为腹部胀满疼痛，痔疮等。

【小肠病指征】

泄泻少尿，清浊不分，肠鸣腹胀或绞痛等。

【膀胱病指征】

排尿异常，如尿急，尿频，尿痛，小便淋沥或癃闭不通，以及尿液外观异常等。

【心包病指征】

谵妄，嗜睡，昏迷等意识障碍现象。

【三焦病指征】

胸、脘、腹俱感闷胀不适，喘促，恶心呕吐，二便不通，泛发性水肿。或多种脏腑功能异常等。

2. **经络病定位指征** 经络病位指征,一般是指由各条经脉及其主要络脉循行区域的局部症状和该经所属络之脏腑功能障碍等症状共同合成的一组综合症状。如手三阴经病的定位指征,多有胸部、上肢屈侧、手心等处之疼痛或不适感,并可有心、肺等功能异常的某些病症或现象。

【手少阴经病指征】

上肢内侧后缘疼痛或厥冷,心胸痛,手心发热,中指小指不用。次为咽干,口渴,目黄,胁痛等。

【足厥阴经病指征】

巅顶痛,少腹及外阴部牵引性疼痛,两胁胀痛或肿痛,目睛不适,痉挛拘急。其次为面青,耳聋,咽干,颊肿,呕吐、腹泻,遗尿,癃闭等。

【足太阴经病指征】

食欲不振,脘腹胀痛,心下掣痛,肢体沉重,倦怠无力,大便泄泻,下肢内侧肿痛或厥冷,足大趾运动障碍。次为舌根疼痛,舌本强硬,运动不灵,嗳气,呕吐,面目一身尽黄等。

【手太阴经病指征】

咳逆短气,胸部闷胀,发热恶寒,锁骨上窝及上肢内侧前缘疼痛、厥冷或发热。次为口渴,心烦,尿频而急等。

【足少阴经病指征】

头昏目眩,腰脊疼痛、厥冷,下肢无力,不耐久立,足心发热,疼痛,气短喘促,咽干。次为咽部肿痛,慢性腹泻,惊恐,心若悬,口热舌干,咽肿心烦等。

【足阳明经病指征】

前额疼痛,面瘫,乳房胀痛,腹股沟、下肢前外侧、足背第三趾疼痛或运动障碍。次为高热,汗出,鼻衄,口唇疮疹,狂躁,水肿,腹水,胸腹壁自觉发热或发凉。

【足少阳经病指征】

两颞部疼痛或偏头痛,眼外眦痛,颌肿,颈部及腋下淋巴结肿大,下肢外侧及第四趾等处疼痛或运动障碍。次为寒热往来,善太息等。

【手阳明经病指征】

上肢外侧前缘及局部疼痛,或有赤肿灼热感,或运动受限,齿痛,颈肿,咽痛,鼻衄,口干,颊部肿胀发热。次为流涕,目睛发黄,寒战等。

【手太阳经病指征】

下颌及颈部肿痛以致头部不能转侧,牵引肩臂疼痛。上肢外侧后缘痛,耳聋,咽痛等。

【足太阳经病指征】

头项强痛,腰脊疼痛、活动受限,下肢关节屈伸不利,膝腘窝、腓肠肌、小足趾疼痛,运动障碍,腿肚如裂。次为眼球胀痛(有时似欲脱出),流泪、鼻衄、癫痫、精神失常,气上冲、头痛、痔疮,半身不遂等。

【手厥阴经病指征】

上肢痉挛,臂肘拘急,掌心发热,腋窝肿痛,胸胁支满,精神失常。次为心烦,心悸亢进(心中惕惕然大动),心区痛,面赤目黄等。

【手少阳经病指征】

眼外眦、颊部及耳后疼痛,胸部、前臂、小指、无名指等运动障碍,耳聋,多汗。次为咽喉肿痛、闭塞感等。

【冲脉病指征】

崩漏,闭经,月经不调。次为乳汁分泌不足,小腹痛,气逆上冲,吐血等。

【任脉病指征】

流产,不孕,白带,月经紊乱,遗尿,小腹部肿块等。

【带脉病指征】

腰软无力,白带,子宫脱垂,腰腹胀满等。

【督脉病指征】

背脊疼痛、强直,下肢痿软,小儿惊厥,精神失常,不孕等。

3. 急性热病阶段指征 急性发热性疾病之阶段指征或类型标识,是伤寒、温病等病程经过中,病机演化发展的阶段性或临床证型等规律性的反映,可在一定程度上揭示病变程度之深浅和病情状况的轻重等基本情况。

【太阳病指征】

以恶寒畏风,头痛项强,脉浮发热等为主要表现。次为全身酸痛,有汗或无汗;或烦躁口渴,饮水则吐,小便不利;或小腹硬满,其人如狂,小便自利,大便色黑;或干呕而咳,或烦躁不眠等。

【阳明病指征】

壮热,汗出,恶热,烦躁,口渴,脉洪实等为主要指征。或见潮热,谵语,腹部硬满拒按,便秘,苔黄少津;或有目痛鼻干,手足腋下溅然汗出,不得眠等。

【少阳病指征】

寒热往来,胸胁苦满,心烦喜呕,口苦咽干,目眩,默默不欲饮食,肢节烦痛,脉弦等。

【太阴病指征】

腹满,时有疼痛,呕吐,食不下,腹泻益甚,口不渴,舌苔白滑,脉缓弱等。

【少阴病指征】

但欲寐(嗜睡而又不能完全安卧),脉微细。或舌质红绛,舌尖红而少苔,心烦失眠,咽干口燥,胸满下利等。或无热而恶寒,四肢厥冷,下利清谷,目瞑蜷卧,口中和,尿清白等。

【厥阴病指征】

消渴,气上冲心,心中疼痛,饥而不欲食,食则吐蛔,四肢厥冷和发热交替出现等。

【卫分病指征】

发热,头痛,微恶寒,咳嗽,口干微渴,舌质偏红或边尖红,苔薄白,脉浮数。次为咽痛,胸闷泛恶,无汗或少汗等。

【气分病指征】

高热,不恶寒而恶热,汗出量多而热不退或汗出不畅,口渴引饮,或烦渴喜冷饮,尿短赤,脉洪数,舌苔黄或黄白相间。或心烦懊恼,或咳嗽气粗,或谵语潮热,腹满痛,大便秘结或自利灼肛,苔黄燥灰黑起芒刺,脉沉数实。或身热起伏,汗出而不解,脘闷,渴不欲饮,苔黄腻,脉濡数,缠绵难已等。

【营分病指征】

舌质红绛,口干但反不甚渴,身热夜剧,心烦,夜不安寐,甚至谵妄神昏,皮肤隐现斑疹,或痉挛抽搐,脉细数或弦数。

【血分病指征】

舌色深绛而光干,斑疹显露、其色深紫,或为出血点,高热夜剧,躁扰不宁,甚至神昏痉厥,可见吐血、衄血、便血等出血现象,口不甚渴,苔灰黑起芒刺,脉细数。

【上焦温病指征】

在肺者:发热恶寒,头痛,出汗,咳嗽或喘,口渴或不渴,或微畏风。苔薄黄,脉浮数、寸大。

在心或心包者:神昏谵语,高热,舌謇,四肢厥逆,舌质红绛。脉细数。

【中焦温病指征】

在脾者:身热不扬,肢困体重,胸脘满闷,恶心欲呕,头晕纳呆,苔腻,脉滑或滑而缓。

在胃者:发热,不恶寒反恶热,汗出口渴,面红目赤,呼吸气粗,舌苔黄燥,脉洪数。

【下焦温病指征】

在肝者:热深厥深,低热肢冷,心中悸动,手足蠕动,甚则抽搐,舌光红无苔,脉细微而弱。

在肾者:身热体倦,面赤神疲,口燥咽干,唇裂舌燥,心烦不寐,手足心热,舌红少苔,脉细数。

4. 其他定位指征

【肤表病指征】

病在肤表者,可见历时短暂且易自愈之皮疹如风团、丘疹、水疱疹、脓疖等。局部或伴有瘙痒、疼痛等不适感觉。一般没有全身症状,饮食起居如常。

【腠理病指征】

腠理指"皮腠肉里"是"三焦通会元真之处",乃气血往来之路所在,较之肤表已深一层。若病入居腠里,营卫受扰,则轻者可见痛疽肿疡,剧者可见发热恶寒,或寒热往来、其状如疟等。

【病入于络指征】

前人有"久病入络"之说。一般凡病入于络者,常觉慢性顽固性疼痛、刺痛或扳痛,且多局限于某一经之络脉网络之处。若病邪深居隐伏于体内络脉,则可有腹胀、胸内痞闷等感觉,病程绵长。罹病日久,亦可结成癥瘕积聚、宿痞、疟母等。脉易现沉涩之象。

(二) 具体证候之疑似辨治

1. **阳明里热证** 凡寒邪等自表入里化热,热势方张、正气尚强,正邪交争处于高潮阶段,症见高热,烦渴,大汗,脉洪大等表现者,即阳明里热之证,或称阳明经证。若热结于胃肠,症见潮热、谵语、便秘、腹部硬满拒按,肠中有燥屎者,则为阳明腑实之证(《伤寒论》称此为"胃家实")简称阳明腑证。

阳明里热证,一般常由太阳病传变发展而来。凡表证已罢,外邪入里化热,热势亢盛;或因误治伤津,引邪深入;以及热结胃肠等,均可酿成此证。由于里热炽盛,故现高热;热邪消烁津液,故烦渴引饮;热迫汗泻,故大汗;热盛阳亢,故脉洪大等。

【疑似病证】

如温病气分热炽、暑热弥漫三焦等证,有时易与阳明里热证相混淆。

【相近表现】

上述三证,均可出现高热,恶热,汗出,心烦,脉洪大而数等相近似的表现。

【鉴别要点】

(1)阳明里热:身热,汗出,口渴引饮,目痛,鼻干,心烦不得眠,恶热。或潮热(日晡热盛),手足腋下汗出,腹硬满、拒按,大便秘结,甚则谵妄神昏;或一身面目发黄,其色鲜明,舌苔黄腻;或大便色黑如柏油状,其人善忘等。脉洪大,或滑数有力。

(2)气分热炽:高热,不恶寒反恶热,汗出量多而热不退,或汗出不畅,口渴,尿短黄,脉洪数,苔黄或黄白相间,或心烦懊恼,或咳嗽气粗,或谵语潮热,腹满便秘,或自利灼肛,苔黄燥或灰黑起芒刺,脉沉数而实等。或出现身热起伏,脘闷,渴不欲饮,苔腻,病程缠绵等现象。

(3)暑热弥漫三焦:高热,口渴引饮,尿少,心烦面赤,身困倦怠,汗大出,面垢齿燥,头痛且晕,烦则喘喝,静则多言,甚则神昏痉厥,四肢抽搐,脉洪数或虚大,苔干燥色灰白,大便或秘或泻,或滞涩不爽,胸痞,呕吐等。夹湿者尚可能出现耳聋,胸脘满闷,尿短赤,下利稀水,咳痰带血,渴饮不甚等现象。

【规律探讨】

吕搽村云"恶寒自罢,汗出而热仍不解,即转阳明之候。当此之时,无论风、寒、暑、湿所感不同,而同归火化"这说明上述各证在病机方面有共同之处,但全面衡量亦各有特点,应予鉴别。

伤寒阳明里热与温病气分热炽两证,在临床表现上颇多一致之处。然而伤寒阳明证系因寒邪自肤表毛窍侵入,感而即发,通常均由太阳证不解,传变而来。即所谓"伤寒之邪,留恋在表,然后化热入里"。温病气分之热则常由温邪自口鼻而入,多先侵犯手太阴肺,继而出现气分热炽之证;或因体内原有伏邪久郁,后为时令之邪所触发、化热而成。所以伤寒病由太阳传阳明之过程往往不如温病热入气分那么快速。再者,伤寒初起,其表现几乎悉为寒邪袭表之状,如恶寒,畏风,无汗,口不渴,脉浮紧等,待其渐次入里,始显热象。而温病初起,发热现象即比较突出,微恶寒或不恶寒,有汗或无汗,心烦口渴,舌红脉数,迅速出现里热症状。所以,伤寒阳明里热与温病气分热炽两证。一为表寒(太阳病)入里化热而成;一为表热(温热之邪踞于卫分)内传增剧所致。其次,阳明里热证可以形成"热结",出现"胃家实"或"脾约"等现象,或产生湿热发黄以及蓄血等病证。而温病气分热炽,由于病邪之种类或性质各有差异,因此可出现肺热、膈热、胆热等不同情况。如风温热在气分,每有热、咳、喘、渴四症状;湿温之邪留恋于气分,湿郁热蒸,则症见胸膈脘腹满闷,口苦,恶心,便溏,白痦等。这都与阳明里热有异。

暑热弥漫,系感受暑热之邪所致,有明显之季节性,其发病多在盛夏,可见身热烦躁,汗多口渴,面垢齿燥等症状。其特点是发病急骤,传变快速,易伤津耗气,易入营血,易陷心包。一般较易使患者感到少气无力,故《素问·刺志论》云:"气虚身热,得之伤暑",而伤寒阳明里热或温病气分热炽者,一般均不见明显之气虚现象。另在暑热弥漫之基础上,若热闭内窍则神志不清;波及营血,现于肌表则发斑疹,扰动肝风则四肢痉挛;深入少阴或厥阴则有消渴、烦躁,呕恶吐蛔,下利血水,甚至声音难出等上下格拒的现象,这都有别于阳明证或气分热炽。

【治疗提要】

阳明里热,气分热炽,暑热弥漫等证,治疗大法均以清热为主。药物可予生石膏、知母、大黄、芒硝、黄芩、栀子等;若表邪未尽者,可选配青蒿、葛根、淡豆豉、香薷等以清热宣透;津伤液耗者,则选加天花粉、芦根、石斛、生地黄等以清热生津;夹湿者,宜伍以黄连、黄柏等以清热除湿;热势特盛以至化火酿毒者,则可配用金银花、连翘、板蓝根等以清热,泻火,解毒;暑热者,当予六一散(滑石六,甘草一)、西瓜翠衣、鲜竹叶、金银花露等以清暑。

具体而言,凡阳明经证或温病热在气分之际,若属:①气分初热,体温尚不甚高,但持续不退,口渴心烦,尿短赤,苔黄白相间者,治宜清透,可予栀子豉汤(栀子、淡豆豉)等加减;②气分热炽(或气分大热),宜辛凉清气法,正如柯琴所说:"阳明邪从热化,故不恶寒而恶热,热蒸外越,故大汗出,热灼胃津,故渴欲饮水……盖阳明属胃,外主肌肉,虽内外大热而未实,终非苦寒之药所宜也",方用白虎汤(石膏,知母,甘草,粳米)加减。

阳明腑实,热结胃肠,痞、满、燥、实、坚俱见者,治当峻下其结热。可予大承气汤(枳实、厚朴、芒硝、大黄)加减,或灵活选用诸承气汤。如火热燥结,但大便坚燥之象不著,痞满程度亦较轻者,可选小承气汤(枳实、厚朴、大黄);津枯化燥者,可选增液承气汤(生地黄、玄参、麦冬、大黄、芒硝)等。成无己云"若大承气之证反用小承气,则邪不服;若小承气证反用大承气,则过伤元气而腹满不能食",故立方遣药,当丝丝入扣。

张鹤腾云"暑病首用辛凉,继用甘寒,终用甘酸敛津,不必用下"亦是治疗暑热弥漫三焦而邪在气分之用药原则。凡暑热弥漫引动肝风者,可予羚角钩藤汤(羚羊角、桑叶、川贝母、生地黄、钩藤、菊花、茯神、白芍、竹茹、甘草)加减;邪入心营神昏舌绛者,可予清营汤(水牛角、生地黄、玄参、竹叶、麦冬、丹参、黄连、金银花、连翘)加减。暑热之邪较易夹湿,故暑热夹湿弥漫三焦之证,治宜清热利湿,宣畅三焦。可用三石汤(滑石、生石膏、寒水石、杏仁、竹茹、金银花、通草、金汁)灵活加减,以达清暑泄热,利湿,并宣畅三焦之效。

上述三证,针灸治疗亦以清热为主,宜予毫针泻刺或三棱针刺络出血。取穴可选合谷、大陵、关冲、少商、商阳、尺泽等。津伤液耗、虽经补液而仍烦渴不已者,可加刺金津玉液出血,亦有清热止渴之效。刺合谷用泻法可清中焦之火,刺尺泽、商阳、少商能除上焦之热且有清暑宣窍作用,刺关冲出血可泻三焦之热。高热持续、大热不已者,可针曲池、绝骨、陷谷、二间、前谷、液门、侠溪等穴。"胃家实"有燥屎不大便者加针照海、章门。不省人事者针中渚、足三里等穴。汗出特多者针内庭、合谷、复溜。前人云"阳明里热,当刺内庭"亦可供参考。

2. 春温入营证　春令温热病邪入侵人体,向纵深发展,或伏邪内发,致出现发热而夜剧,烦躁不宁,谵语神昏,舌质红绛,发斑衄血等征象者,便是春温入营之证。

入春以后,气温渐暖,素体气阴不足之人或动作汗出,腠理空疏,则易为温热之邪所乘。初罹病时,邪踞气分,气分之邪不解,则往往传变入营。此外,尚有冬令受邪而不即病者,待来春氤氲,伏邪发动,或由新感所触发,此为伏寒化温酿热使然,或伏气加新感而成,因而常于起病之初,便有径直入营的趋势。

【疑似病证】

风温入营、暑温入营、湿温入营等证,有时颇易与春温入营证相混。

【相近表现】

上述诸证,均有发热,舌绛,神昏,斑疹或出血等共同症状。

【鉴别要点】

(1)春温入营:体热夜剧,心烦躁扰,甚者时发谵语,皮肤出现红疹或紫色斑疹,或衄血,咽虽干但口反不渴或竟无渴觉,尿短赤或热涩滞痛,或见痰壅肢厥,手足抽动等症状。舌质红绛无苔,脉多细数之象。

(2)风温入营:发热夜甚,烦躁不安,合目则谵语,时昏时醒,或完全昏愦,状若尸厥。皮肤可见红色疹点或玫瑰色片状红斑,由胸背而达四肢。易见鼻衄,齿衄等出血现象。口燥而不甚渴。舌质红绛,苔焦黄少津或无苔,脉细数。

(3)暑温入营:壮热,汗出,心烦不安,口干,渴而引饮(渴而能够消水),夜寐不安或嗜睡,时发谵语,甚则神昏痉厥,或猝然昏愦,身热肢厥,气粗喘息。舌色紫绛,脉数而大,或细弦而数等。

(4)湿温入营:发热烦躁,口渴而不欲饮,神昏谵语,或直视发痉,或撮空理线,黑便或便血。舌质光红或深绛而干,苔垢。

【规律探讨】

上述四证,发病皆有明显之季节性,一般不难区别。如春温仅见于春令,风温以春季及冬季为多,暑温常发于盛夏,湿温则于夏秋之交最易出现。然而在四季不很分明之高原坝区(如春城昆明等地区),则尤须注意鉴别。应紧密联系病史,注意病程经过及各种邪气之特点,全面分析。对于夹湿之患者,更须留意辨识。

春温与风温均多见于春季,但前者于发病之初即易呈现里热现象;后者则常以表热证象开始。具体而言:风温之特点,一般是初起之时常以发热、微恶风、头痛、口渴、咳嗽、脉浮等肺卫症状最为突出。陈祖恭云"风温为病,春月与冬季为多,或恶风或不恶风,必身热、咳嗽、烦渴"本病热势颇盛,传变亦速,容易逆传心包,或因痰热壅肺而现喘促气急之象,但入营之证似不多见。春温病多见于春季或冬春之交,每以高热,口渴、心烦、汗出而不解等里热症状为起点,邪入于营后,常见斑疹,衄血,或动风痉厥等症。

暑温入营,或称暑入心营。初起之时每以壮热、烦渴、多汗等气分大热为主要表现,具有发病急,传变快,最易伤津耗气等特点。当其传入营分时,易与血分症状混合出现。亦有起病即见高热、神昏、谵语、四肢抽搐等热入心包或热盛动风等现象者。因为"暑从火化"变化迅速,不似湿温之长期羁留,也不像风温那样先卫分、气分,而后传入营分。暑温入营很快便可波及血分,这是暑温之邪与其他温邪不同之点。

湿温病多发于夏秋之交雨湿特盛之季节。其特征是初起之时,以发热、恶寒、头重、身痛、胸脘痞闷、苔腻、脉濡等为主要表现。因湿为阴邪,温为阳邪,两邪相合,酝酿郁蒸,故发病较缓而病程缠绵,易弥漫于上中下三焦。其中,湿邪盛者易阻遏阳气;热重者能伤残阴液。湿温入营可伤及肠络而发生便血,若误用汗法或下法,则可出现阳气虚脱等现象。这些特点,都与风温入营之证迥然不同。

【治疗提要】

春温,风温,暑温,湿温等邪入于营分之证,其病机变化总不外:热损营阴,或热入心包,或扰心神,或伤血络等。且由于病邪不同,故有上述各种表现。因邪热深入,消烁营阴,故每有热盛与阴伤两种病变同时存在。再者,热邪久羁,又易炼液成痰,蒙蔽心窍等,所以病情比较复杂。至于施治规律,叶桂曾指出"入营犹可透热转气",故治疗大法当以清营透热为主,必要时辅以清心豁痰宣窍等法,俾温邪得以转出气分。清营可选水牛角、黄连、生地黄、牡丹皮、赤芍等清热凉血之品以除祛营分之邪热。透热宜用连翘、金银花、淡竹叶等以清热宣畅气机,促使营分郁热能迅速透泄而出。邪入心包,神昏谵语,舌謇肢厥者,可加安宫牛黄丸、紫雪丹等清心开窍;或加竹沥、郁金、菖蒲等豁痰宣窍。出现痉厥者可加羚羊角、钩藤、石决明等以镇肝息风,或配服紫雪丹等以清热息风。

方剂可予清营汤(水牛角、生地黄、玄参、竹叶心、金银花、连翘、黄连、丹参、麦冬)加减,对于舌质红绛且干者,此方尤为相宜。凡邪入于营而兼见气机不畅者,当伍以宣畅气机的药物,俾营分郁热有外泻之路。至于湿温入营,湿遏热伏,舌质虽绛而苔白滑者,则本方性凉滋腻,又非所宜,可另予菖蒲郁金汤(鲜石菖蒲、郁金、栀子、连翘、菊花、滑石、竹叶、牡丹皮、大力子、竹沥、姜汁、玉枢丹)等加减。温邪入营,闭塞心窍而致神志昏迷者,针灸治疗宜取百会、人中、神门、中冲、委中等穴,予毫针刺泻或三棱针刺络出血,有泄热宣窍醒神作用。四肢厥逆者可刺十宣出血。衄血、吐血、便血者,一般可针隐白、太溪、神门、大陵等穴。衄剧者加合谷、内庭、足三里、照海;呕血者,加针大椎、膻中、上脘、中脘等;便血者,加膈俞等。

3. 痰迷心窍证 凡因痰浊阻遏,心窍不宣,症见精神失常,意识昏蒙者即痰迷心窍证,或称痰浊蒙蔽心包。

本证多由于精神刺激,七情内扰,积忧久郁,致体内气机不畅,湿聚痰生,痰浊上逆,闭阻心窍,心神受扰受蒙,因而出现意识障碍,谵妄狂躁乃至昏迷等症状。

【疑似病证】

痰火扰心、热入心包、胃热熏蒸、湿浊蒙窍等证,有时颇似痰迷心窍,宜加鉴别。

【相近表现】

如精神异常,谵妄狂躁,乃至昏迷等。

【鉴别要点】

(1)痰迷心窍:常有思维障碍,精神失常,或自言独语,漫唱低吟,举止乖异,如呆似痴。或有发热,但体温不高,意识不清,似明似昧。剧者可突然昏迷,喉中痰鸣辘辘,声若拽锯,气粗肢厥,苔白腻,脉滑等。

(2)痰火扰心:轻者仅觉心烦、心悸、失眠、多梦、口苦易惊。重则精神失常:语无伦次,啼笑无常,举止乖戾,狂妄躁动,毁物伤人,面红舌赤,苔黄腻,脉滑数等。

(3)热入心包:高热烦躁,谵妄如狂,面赤惊厥,以至完全昏迷。常伴有痉挛,抽搐,便秘尿赤等现象。舌红绛干燥,少苔或无苔,或苔焦黄,老黄,脉洪数等。

(4)湿浊蒙窍:体温不高,身热不扬,怠惰嗜卧,意识不清,似睡非睡,胸脘痞满,胃纳呆滞,呕恶不舒,大便溏垢,四肢困重。苔白厚腻,黏涎满布,或黄腻腐垢。

(5)胃热熏蒸:腹部硬满,谵妄狂躁,大便秘结或下利臭秽。日晡潮热或发高热,手足汗出,脉沉滑有力,苔黄燥厚腻。

【规律探讨】

痰迷心窍,多突然出现。若属肝气夹痰上涌者,则发病更为急骤,临床表现以意识障碍,痴呆昏迷为主。亦可表现精神错乱。此种患者,常有情志内伤,气机怫郁,湿聚痰生,胸闷眩晕等病史,且一般均伴有或多或少的痰浊症状。这是痰迷心窍与痰火扰心的共同特点。但是,前者不显热象,且比较安静,又有别于后者。若先觉眩晕,胸闷,旋即昏仆,口吐涎沫,牙关紧闭,四肢抽搐,渐又复苏者,则为风痰扰心,窍闭风动之候。

痰火扰心,多见于情志久郁之人,气郁化火,灼津炼液成痰,痰与火互结,便成痰火。其临床表现常以神志受扰,思维紊乱,精神狂躁,打人毁物为主。轻者仅有一般心神不宁或神不守舍等神经衰弱或其他神经官能症表现。重则出现精神病现象,但较少导致昏迷,而易伴有阴虚的某些症状。这是和痰迷心窍、热入心包、湿浊蒙窍和胃热熏蒸等证不同之处。

热入心包之临床表现,通常以高热,烦躁,谵妄,神志障碍,甚至完全昏迷为主要特征。每易出现于温热病之极期或病变处于高潮之时。一般皆由温邪入营,内陷心包所致,或因温邪逆传心包而引起,多半属于急性特异性感染之重笃表现。开始之时,常有烦躁,嗜睡,舌尖震颤等先兆症状。

湿浊蒙窍,或称湿浊蒙蔽心包。一般均在湿浊或湿热的基础上发生,是邪势弥漫或向纵深发展的表现。临床常以头目昏胀,倦怠嗜睡,意识不清,或身热不扬等症状为主。且舌苔垢腻,起病较缓,少见精神狂躁或完全昏迷等现象。

胃热熏蒸,又称胃热熏蒸心包或胃热乘心。一般系在伤寒阳明腑证"胃家实"的情况下,或温病气分阶段以及热结胃肠之际才可见到,且常伴有腹部痞满,大便坚硬干燥等特点。

【治疗提要】

心窍不宣、心神受扰、意识失常之证,治当宣窍醒神。但,更重要的是消除病因,针对导致心神紊乱之原因,分别采取涤痰、泻火、清热、化浊、峻下等法。用予开宣心窍之药物,一般可选石菖蒲、郁金、麝香、冰片、苏合香等芳香走窜之品。

痰迷心窍证,可用豁痰宣窍法。豁痰可选半夏、远志、竹沥、胆南星、礞石、天竺黄等。方剂可予涤痰汤(半夏、胆南星、橘红、枳实、茯苓、人参、菖蒲、竹茹、生姜、大枣、甘草)等加减,或配服至宝丹、苏合香丸等。

痰火扰心者,治用涤痰泻火、宣窍醒神法。如予礞石滚痰丸(礞石、大黄、黄芩、沉香)加竹茹、胆南星、瓜蒌、石菖蒲、郁金、前胡等。

热入心包者,予清营开窍法。可用清营汤(方见前)加减,或予安宫牛黄丸、紫雪丹、神犀丹等。

湿浊蒙窍证,治用祛湿化浊、芳香开窍法。药物可选藿香、佩兰、白豆蔻、陈皮、厚朴、法半夏、薏苡仁、石菖蒲等。方剂可选藿朴夏苓汤(藿香、厚朴、半夏、茯苓、猪苓、杏仁、薏苡仁、白豆蔻、淡豆豉、泽泻)等加减化裁。

胃热熏蒸心包之证,应予釜底抽薪之法,通腑峻下宣窍醒神。方用承气汤(方见前)加紫雪丹等。

凡属心窍不宣、神志异常之证,针灸治疗亦以开窍醒神为主。一般可选水沟、百会、合谷、内关、三阴交、太冲、大椎、心俞等穴。仅表现精神失常者,可用神门、心俞、丰隆、肝俞、脾俞等,以开窍醒神治其标,疏肝、运脾、化痰治其本。痰火扰心,症见谵妄狂躁者,可取水沟、少商、隐白、大陵、曲池、丰隆等,以清心泄热、豁痰醒脑而宁神。心窍闭塞,神志完全昏迷者,可取神门、少冲、内关、间使、素髎、涌泉等穴;若系寒痰上泛所致者,可灸神阙、百会、丰隆等穴。其中神门、间使乃手少阴经输穴与手厥阴经之经穴,能疏通心经与心包经之经气,具有开窍醒神等作用。

4. 脾阴虚证 脾阴虚,一般是指饮食、劳倦、思虑等因素太过,耗损了脾脏之阴,从而导致以食欲减退、唇干口燥、大便秘结、脘内灼热、肌肉消瘦、苔心光剥等表现为主的一种病证。

通常由于饮食不节,如恣食辛辣、香燥、煎炸、酗酒等,致火气扰中,耗伤脾阴;或因积郁忧思,内伤劳倦等,致虚火妄动,消烁阴津,暗伤精血,从而损及脾阴;或因肾水匮乏,不能溉脾等,皆可直接或间接地引起脾阴不足。其次,又如湿热、燥火等邪气久羁中州,或用药不慎,长期滥投刚燥辛烈之品等,皆有可能促成脾阴虚之证。

【疑似病证】

最易与脾阴虚相混淆者,是胃阴虚证。

【相近表现】

脾阴虚与胃阴虚,均可出现食欲减退,口渴呕呃,大便秘结,脘腹灼热等十分近似的症状。

【鉴别要点】

(1)脾阴虚:一般易有口淡无味,饮食减少,唇口干燥,口渴,大便秘结,脘腹灼热、嘈杂感,肌肉消瘦或痿软无力,舌质红、少苔或苔心光剥,脉沉细或弦数。或见口腔糜烂,以及烦热躁扰等现象。

(2)胃阴虚:可见口渴,多食善饥,或饥不欲食,胃纳减退,口燥干呕,呃逆,胃中热辣感(烧心感觉),或隐隐作痛,大便秘结,缺少便意,龈红齿衄,甚至形疲体槁,午后及夜寐烦躁等。舌红苔黄,或光红无苔,或舌有裂纹而少津,脉细数等。

【规律探讨】

脾与胃俱在中焦,有膜相连,职司水谷气化。脾主运化,胃主受纳;一升一降,相互为用,共同配合,完成纳运水谷,化生气血等生理活动。脾脏与胃腑,在五行皆属于土,一为阴土,一为阳土(或称己土与戊土),两者关系极为密切,其病理变化常互相影响。因此,脾阴虚证往往容易合并胃阴不足,而胃阴虚者又常兼见脾阴虚之象。但严格地说,两者还是有区别的。

临证鉴别,主要依凭病史与症状。如在病因方面两者虽然都与饮食习嗜等因素有关,但脾阴虚证多起于精神内伤,五志化火,阴精暗耗;胃阴虚证则每由热病伤津等而引起。在临床症状方面,脾阴虚证多表现为味觉障碍,常感味觉欠佳,食欲减退,大便秘结,唇口干燥等;胃阴虚证则易出现饥不欲食,或口渴善饥,思饮(中消),干呕,呃逆,噎膈,胃中热痛等感觉。

【治疗提要】

脾阴虚与胃阴虚在治疗上有异有同。从总的治疗方法看,脾阴虚一般多侧重于育阴和营,健脾养液;而胃阴虚则常偏重于养液生津,清热和胃等。

共同之点是忌用或慎用温燥刚峻之品,以免助火劫津、更伤阴液;力戒滋腻之物,庶免碍胃、滞脾、助湿以致纳运更呆。因此用药宜选甘凉微润之石斛、玉竹、麦冬、苏条参(北沙参)、天花粉、葛根、黄精、莲子等,并适当佐以芳香醒脾之物。方剂可选益胃汤(沙参、麦冬、生地黄、玉竹参、冰糖)等加减。兼见气虚现象者,加潞党参、黄芪。便干结者酌加火麻仁、瓜蒌仁等。

喻昌云"脾虽喜燥,但过燥则草木枯槁,故补脾滋润之剂,务须燥湿得宜"。

具体而言,养脾阴可选石斛、扁豆、怀山药、莲子肉、玉竹、黄芪、胡麻仁等。方剂可予地黄饮子(人参、黄芪、生地黄、熟地黄、天冬、麦冬、石斛、泽泻、枇杷叶、枳壳、甘草)加减,或用沈氏玉泉丸化裁。养胃阴则多用沙参,麦冬,葛根,生地黄,梨汁,蔗浆,冰糖等。方如自拟养胃汤(沙参、麦冬、玉竹、生扁豆、桑叶、甘草)、增液汤等俱可供化裁使用。

缪希雍指出"胃气弱则不能纳,脾阴亏则不能消,世人徒知香燥温补为治脾之法,而不知甘凉滋润之有益于脾也",颇有见地,诚经验之谈,值得重视。

脾胃阴虚之证,针灸治疗宜施毫针,刺用补法。取穴以脾胃之背俞和募穴(脾俞、胃俞、章门、中脘)及足太阴、足阳明两经之穴位为主。如食纳呆滞者,取脾俞、胃俞、中脘、足三里、三阴交、内关等穴。饥不欲食者,加针章门、期门等。呕吐呃逆者,可用内关、足三里、巨阙、膈俞等,以宽膈和胃,理气降逆。口内干燥者,针廉泉穴可收生津止渴之效,其次可予尺泽、曲泽、大陵、三间等。大便秘结者,可用脾俞、胃俞、大肠俞、天枢、支沟、照海、上巨虚等。

5. 脾气虚证 脾气虚证,或称脾气不足,是临床常见的一种脾失健运的病证。其主要表现为饮食水谷之消化、吸收、输布等生理功能衰减等一系列症状。如食欲减退,食后脘腹胀闷不舒,四肢无力,大便稀溏等。

凡饮食失节,过食生冷、坚硬、肥甘之物,或过服消导克伐之剂,以及情志失和、思虑太过、久病失养,过于劳倦等,皆可耗损脾气,使其运化水谷、运化水湿以及生化气血之功能遭到削弱,从而导致脾气虚衰之证。

【疑似病证】

脾阳虚证、脾为湿困、胃气虚寒等证,有时易与脾气虚证相混淆,应注意鉴别。

【相近表现】

上述各证,均可能出现程度不等之食欲不振,脘腹不舒,四肢乏力,大便不实等类似症状。

【鉴别要点】

(1)脾气虚:脾气不足者,常见面色萎黄,食欲不振,脘腹或胀而不舒,食后尤甚。大便溏薄或清稀,四肢倦怠无力,或见轻度水肿,舌质淡嫩或有齿痕,苔薄白,脉濡软无力等。若伴有气短,腹下坠感,便意频繁,尿淋沥难禁,久泻脱肛,子宫脱垂,眩晕体倦等,则多系中气不足,或称脾虚下陷、脾气不升等。若在脾气虚的基础上出现便血、崩漏、月经过多、肌衄等慢性出血现象者,则多属脾不统血,要皆脾气虚衰使然。小儿脾气不足之证,除食欲减退外,尚可出现多涎而涎液质地清稀等症状。

(2)脾阳虚:脾阳不振者,可见面白神疲、倦怠、怯寒、肢凉、饮食减少,大便稀薄或久泻久痢,尿清,脘腹冷痛,喜暖喜按,泛吐清涎,或现水肿,舌淡胖,苔白润,脉沉迟或缓弱。

（3）脾为湿困:脘腹闷胀,四肢困顿,头身沉重,口淡无味,或口中发黏,不思饮食或饮入即吐,懒动懒言,大便不实或腹泻水样便,白带增多,甚或肢体水肿。苔白腻或厚腻,脉濡或滑。

（4）胃气虚寒:胃纳减退,脘腹空痛,得食或温熨则减,嗳气发凉,泛吐清水或清冷涎沫,口淡,饮食喜热,或食入反吐,大便稀溏,泻而无臭气,四肢欠温,舌质淡胖,舌苔白润,脉沉迟无力等。

【规律探讨】

上述诸证,在病机方面具有一定的联系。如脾气不足,日久或可演变为脾阳虚证;脾虚者较易为湿邪所困,而湿困较久,则亦可使脾阳受损等。因此它们在临床上几乎都能表现出程度不等的脾不健运或脾胃功能失常的现象。为了恰如其分地进行治疗,仍应注意上述各证之鉴别。

一般来说,脾气虚的病机特点,系以脾脏本身之运化功能衰退为主,其临床表现多为消化吸收能力减弱,水谷饮食精微之输布供应和气血之化生能力俱感不足等"谷气不充"和后天精气匮乏的症状。所以,单纯的脾气虚证,大体上也可以理解为一组慢性的消化吸收功能减退和气虚现象的综合表现。

脾阳虚证,或由命门火衰而引起,或由脾气虚进一步发展而成,罹病日久者,每易出现肾阳之不足。其特点是中焦阳气衰退,里寒现象比较突出。所以临床表现方面除有一般脾失健运、食入运迟等证候外,尚有形寒肢冷,饮食喜热,甚至泄泻清谷等现象。

脾为湿困证,或称湿困脾阳、寒湿困脾、寒湿阻中等,是湿邪或寒湿之邪阻碍了脾的正常气机,使其运化功能受抑制的现象,邪气一般较盛,故属于实证的范畴。其临床表现特点是以脘腹饱闷发胀、饮食不香、头身及肢体困重,苔白厚腻等现象比较突出。

胃气虚寒证,多与脾阳虚证合并出现,亦可因肝气犯胃等,日久使胃气受损而成。其特点通常表现为空腹之际胃脘隐冷作痛,得食、得暖、得按即可减轻;或觉虚痞发胀,呃逆,呕吐清涎冷液,大便不实等。

【治疗提要】

李杲云"内伤脾胃,乃伤其气;外感风寒,乃伤其形。伤其外为有余,有余者泻之;伤其内为不足,不足者补之"。故脾气虚证,当用益气健脾法。药物可选白术、党参、怀山药、黄芪、太子参、扁豆、大枣、炙甘草等。方用黄芪异功汤(黄芪、党参、白术、陈皮、茯苓、甘草)为基础,灵活加减化裁。若脾虚下陷、中气不举者,黄芪既可补气,又能升阳,乃必用之品;再加升麻、柴胡等,则效更佳,方如补中益气汤(黄芪、党参、白术、陈皮、升麻、柴胡、当归、甘草)。若脾气不足、泄泻突出者,酌加诃子、葛根、木香、藿香等,方如七味白术散(党参、白术、茯苓、木香、藿香、葛根、甘草)等。

脾阳虚证,治宜温扶脾阳为主,辅以补益中气助脾之运化与升发。药物可选附片、干姜、白术、肉桂、吴茱萸、荜茇、蜀椒等,方如附子理中汤(附片、党参、白术、干姜、炙甘草)等。罹病日久者,应温命门,补火生土,治用上方加肉桂、肉豆蔻、补骨脂、砂仁等,或予桂附八味丸加减。

寒湿困脾之证,宜燥湿运脾为主。可选苍术、白术、厚朴、法半夏、草豆蔻、佩兰、茯苓等药,方剂可用香砂胃苓汤(木香、砂仁、苍术、厚朴、陈皮、茯苓、猪苓、泽泻、白术、桂枝)加减。

胃气虚寒证,治宜温胃益气。药物可选炮姜、吴茱萸、肉桂、高良姜、丁香、党参、黄芪、大枣等,方剂可予黄芪建中汤(黄芪、桂枝、白芍、生姜、大枣、饴糖、甘草)等加减。痛剧者加香附、延胡索、高良姜等。泛吐清冷涎液者,加法半夏、瓦楞子、丁香、荜澄茄等。

上述脾气虚,脾阳虚,胃气虚寒等证。针灸治疗,当予益气温阳为主。重点选用本脏之背俞脾俞及募穴章门与足太阴、足阳明经之穴位,如隐白、大都、太白、商丘、阴陵泉、厉兑、内庭、足三里等。凡大便稀溏、久泻不止者,可用脾俞、中脘、章门、天枢、足三里、梁门、神阙、大肠俞等,针补多灸。气虚下陷者,再加灸气海、关元、百会等穴。

6. 肝气郁结证　凡肝脏疏泄条达之生理功能受到抑制或阻碍,以至气机不能畅行,产生郁滞或郁结的现象,临床表现胁肋胀痛、急躁易怒、心情抑郁、气闷不舒、月经不调、脉弦等症状者,即属肝气郁结之证。

如较长时间之精神刺激,恚怒不节,结怨难解;或罹患某种疾病日久不愈;或他脏之病影响及于肝脏等,都是引起肝气郁结之常见原因。

【疑似病证】

易与肝气郁结混淆之病证有:肝气横逆证,痰气郁结证,脏躁证,奔豚病等。

【相近表现】

如情绪不宁,局部不适,脉弦,临床症状易受精神因素之影响等,都是上述病证中容易见到的类似表现。

【鉴别要点】

(1)肝气郁结:常见情绪抑郁,意志消沉,易受激惹;胁肋满闷或胀痛,嗳气,食欲不振;喜出长气(善太息);少腹发胀或疼痛,排便不爽;妇女月经不调,乳房胀痛或结块,或胁下腹中气聚成痞,攻窜胀痛,或成形作梗,时聚时散;脉弦涩或细弦。

(2)肝气横逆:胸胁胀满作痛,或自觉有膨满之气横梗于胸腹之间,胃脘疼痛,呕吐,反酸,嗳噫恶心,少腹胀痛,腹泻,胃纳减退,女性乳房胀痛,性急易怒等。脉弦劲有力,苔白腻等。

（3）痰气郁结:可见多种表现。轻微者或仅觉喉中有异物感,状如炙脔(一块大如梅核之烧烤肉)梗于咽喉,吞之不下,吐之不出,时有时无,殊觉难受。剧者于吞咽摄食之际,亦感梗噎不顺,胸膈闷胀、隐痛,泛吐痰涎;或痰气久郁,聚结于颈部而成瘿瘤等。亦有表现为神思迷惘,表情呆钝,喃喃独语,喜怒无常者等。舌苔多见白滑或白腻,脉弦细或弦滑等。

（4）脏躁证:常悲伤欲哭,或啼笑无常,精神恍惚,难以自持;或视而不见,听而不闻,时时呵欠,言语增加,表情乖戾,其状难以思议。舌红少苔,或舌心光剥有裂纹。脉象弦数者居多。

（5）奔豚病:自觉腹内有气呈团球状,起于小腹,上冲胸部,直达咽喉。发作时异常痛楚,甚至有绝灭之感,情绪不宁。但此种症状常可自动缓解,阵发过后,一如常人。或伴有腹痛,寒热往来等现象。

【规律探讨】

上述病证,不仅在临床症状上有某些类似,且在病机方面亦不无牵连。从发病机制看,它们几乎都与肝气郁滞、郁结等因素有关。特别是肝气横逆、痰气郁结等证,往往为肝气郁结之继发证。

肝气郁结证,是临床最为常见之多发病证之一。程度较轻者称为肝气不舒或肝气郁滞,每发生于平素多愁善感、体质较差或脏腑阴阳易于失调之人,且以女性之发病率为高。其病机特点是肝脏之疏泄功能受抑制,气机不得调畅舒展,因此临证遂表现情绪抑郁,悒悒不乐,气机壅塞,局部胀闷不舒,每当太息、嗳气、矢气之后略觉舒缓等。甚者由气郁而引致血郁,或累及冲任则月经不调;进一步发展,可因气郁化火而衍化成肝火等证,亦可导致肝气横逆犯胃侮脾等,故凡肝气郁结之证,其食欲一般都比较差。

肝气横逆,亦常由精神刺激,肝脏之气机不和而引起,一般属于肝气过旺、功能亢进、疏泄失常(亢进或太过等),以至干扰或影响了其他脏腑之正常活动。如犯脾、犯胃等,因此临床表现几乎都以消化系之症状为主,其次是胸胁、脘腹、少腹及乳房等处之胀痛不适。正如《类证治裁》所说"肝木性升散,不受遏郁,郁则经气逆,为嗳,为胀,为呕吐,为暴怒胁痛,为胸满不食,为飧泄,为寒疝,皆肝气横决也"。所以,肝气郁结与肝气横逆,虽然都是肝气为病,且皆为"肝气实"之证,但两者的病理性质也并不完全相同。如肝气郁结、疏泄无权,以至中焦气机不利,出现食欲不振,脘腹痞满等脾胃功能失常症状者,前人称其为"木不疏土",意思是疏泄功能的抑制,不能履行其正常之职能。而肝气横逆,侮脾犯胃所致之一系列消化功能紊乱的症状,则又叫作"木旺克土"等,这在一定范围内或可理解为病态的疏泄功能亢进,因此两者在治法或具体用药方面是有一定区别的。

脏躁证,以妇女为最多见。常因积郁忧思,怨结难解,营阴暗耗,心神受扰所致,故临床症状繁多,甚至不可思议。但临证所见,一般总以心、肝、肾等脏之阴血虚亏、不能奉养心神之症状为主,其具体见证,多半属于心火上炎、神志不宁等范畴。

奔豚病,又称奔豚气或冲气上逆。本病与肾、肝、心三脏之气机逆乱有关。《黄帝内经》曾提到此病,并将其列为五积之一。所谓"奔豚之气",大概是由惊恐等强烈的精神刺激因素,扰乱了人体内脏的气机,致使其郁积而上逆,或夹寒痰水饮等邪而上泛,总属于病气上逆之证。具体而言,又有气、寒、饮之别,日久亦可化热而出现烦渴等症状。因其气常发自小腹正中,似由冲脉开始上达胸咽,所以又叫"冲气上逆",发作之际,患者胸腹中似有一头小猪在奔驰翻滚,状若豚奔上窜,因此便命名为"奔豚病"。

痰气郁结证,常在肝气郁结之基础上发生。因肝郁碍脾,脾运不健,湿聚痰生,气结痰郁,痰气交阻,而结于咽喉者即为梅核结气(简称梅核气),凝于颈部者或成为瘿瘤,闭塞心窍者则可酿出精神症状。故其表现与肝气郁结者又有所不同。

此外,中医学所谓之"冲气上逆"除奔豚气外,尚有其他含义。如肾虚不能充养冲任,血海空虚,致暴然喘促,不能平卧,心悸不安者,也叫冲气上逆。但此种冲气上逆之证,一般多见于喘咳日久之人,乃是在肾不纳气之基础上突然发生的,故与奔豚之气不同。

【治疗提要】

费伯雄云"凡郁必先病气,气得疏通,郁于何有"。故肝气郁结之证,理应及早疏畅气机以阻断病情之发展,罹病日久者,每影响他脏,致兼证繁多或变证百出。此时宜细辨其在气或在血、属实或属虚、偏寒或偏热,病变涉及何脏何腑,从患者之实际情况出发拟订治法。一般肝气郁滞者,治宜疏肝解郁、行气导滞;肝气郁结者,应予疏肝解郁、行气散结之法。药物可选柴胡、佛手、香附、乌药、橘叶、紫苏梗、素馨花、绿萼梅、郁金、厚朴花等。方用柴胡疏肝汤(柴胡、白芍、香附、枳壳、川芎、陈皮、甘草)化裁;兼见阴血不足者,加当归、白芍、生地黄等;气郁化火者,加牡丹皮、栀子、龙胆等;引致月经失调者,可予逍遥散加减等。华岫云谓"郁则气滞,久必化热,热郁则津液耗而不流,升降之机失度,初伤气分,久延血分,而为郁劳沉疴。用药大旨,以苦辛凉润宣通,忌投燥热敛涩呆补,此治疗之大法也",可兹借鉴。如久病入络,营气壅塞,络脉瘀阻,疏肝行气不应者,可用王泰林之疏肝通络法,加入当归须、桃仁、泽兰叶等,常可增强疗效。

肝气横逆者,常克侮脾土,治宜平肝理脾,亦即泄木培土法。方用柴芍六君汤(柴胡、白芍、党参、茯苓、白术、陈皮、法半夏、甘草)以青皮易陈皮,加木香、吴茱萸等;肝气横逆犯胃,以脘痛呕酸为主要表现者,可用泄肝和胃法,如予二陈加左金丸(吴茱萸、黄连、陈皮、法半夏、茯苓、甘草),或加白豆蔻、金铃子等。

痰气郁结之证,治当豁痰行气、解郁散结。一般可用顺气导痰汤(胆南星、枳实、陈皮、法半夏、茯苓、木香、香附、远志、菖蒲、郁金)加减。梅核结气。可予旋覆代赭汤(旋覆花、代赭石、生姜、法半夏、党参、大枣、甘草)化裁。

妇人脏躁证,可予甘麦大枣汤(甘草、小麦、大枣)酌加麦冬、远志、丹参、龙齿、菖蒲等以增强疗效。伴有失音者加凤凰衣、玄参等;失聪者加磁石、五味子等。失明者,加枸杞、菊花。瘫痪者,加党参、当归、地龙等。

奔豚病,证型偏热者,一般可予奔豚汤(当归、白芍、川芎、黄芩、半夏、生姜、葛根、李根白皮)等化裁;证型偏寒者,可用千金奔豚汤(法半夏、吴茱萸、桂心、生姜、党参、甘草)等加减。

肝气郁结、肝气横逆等证,针灸治疗当取足厥阴经之腧穴为主,兼用足少阳及足太阴、阳明经之穴位。予毫针平补平泻或用泻法,以疏泄肝木,兼培脾土。如肝郁胁痛者,可刺期门、支沟、阳陵泉、太冲、足三里、足窍阴、悬钟、中封、行间等;胁下胀闷者,可用章门、阳谷、腕骨、支沟、膈俞等,以行气除满。肝气横逆犯胃者,用中脘、期门、内关、阳陵泉、足三里等,以平肝和胃。

脏躁证,亦可予针刺以达疏肝解郁、清心宁神、滋肾等目的。具体可取肝俞、胆俞、行间、涌泉等穴,以疏肝理气、滋肾平肝;用大陵、神门、劳宫、心俞等穴,以清心安神;辅以合谷、少商行气宣窍,百会醒脑。根据患者实际情况灵活加减。如失聪者,加听宫、翳风等;失明者,加睛明、肾俞、肝俞等;失音者,加通里、廉泉等穴;瘫痪者,上取合谷、曲池、肩髃等穴,下用环跳、阳陵泉、风市等。奔豚病,可取间使、中脘、阳陵泉、足三里、丰隆、太冲等穴,以宽中解郁、豁痰降逆,亦有助于症状之缓解。

7. 肝阴虚证 肝阴虚证,一般是指由于肾阴不足或肝郁日久等原因导致的、以头目眩晕、目睛干涩等症状为主要表现之病证。

生理常态下,肝脏有赖于肾水之滋养等以维持其自身之阴阳平衡。若肾阴亏耗、水不涵木,精不化血等,则可导致肝阴不足。另如情志不舒,肝气久郁,郁而酿热,暗耗肝阴等,均可形成肝阴虚证。

【疑似病证】

肝血虚、肝热、肝火等证,有时易与肝阴虚混淆。

【相近表现】

以上诸证,均可表现出程度不一之头目不适,胁下不舒,情绪不稳,耳鸣脉弦等类似症状。

【鉴别要点】

(1)肝阴虚:常有眩晕,头痛,目睛干涩,或夜盲,耳鸣,两胁隐痛,肢体麻木,筋肉抽动或拘挛,爪甲不荣,舌边红,少津,脉弦细。较甚者,可觉面部烘热,颧红,头晕而胀,昏眩欲倒,口燥咽干,肢体震颤,失眠多梦等阴虚内热或阴虚阳亢现象。

（2）肝血虚:肝血不足或血不养肝者,可见眩晕眼花,目力减退,视物模糊,爪甲变白或凹陷无光泽,肢体麻木,筋腱不利或有拘挛现象,耳鸣失眠,月经量少、颜色变淡或闭经,面色无华,唇色苍白,舌质淡,脉细。

（3）肝热与肝火:肝热证,一般程度较轻者,可见口苦反酸,目眦多眵,胁痛鼻衄,月经过多,便干尿黄,舌边红,脉弦数。较重者为肝火证,常见急躁易怒或狂怒,头痛剧烈,痛在巅顶或两颞,面红目赤,耳暴鸣暴聋,呕吐酸苦,大便干结,甚则吐血、咳血、咯血、衄血等。舌赤,苔粗黄而干,脉弦数有力或洪大搏指等。

【规律探讨】

肝阴不足,虽可继发内热及阳亢等现象,但其本质仍是虚证,故与肝热、肝火等实证不同。例如三者均可能出现头痛症状,但肝阴虚之头痛,一般多是绵绵隐隐、似痛非痛,不像肝火头痛那样猛烈。又如耳症状,肝阴虚之耳鸣耳聋通常是渐进性发生和发展的,且鸣声较低,按压耳门可以减轻,不似肝火上炎之耳鸣暴作,音调高昂,按之不减等。其次,再如眩晕,肝阴虚所致者尚有晕而不欲睁眼等特点。此外,肝阴虚证,在临床上往往易与肾阴不足合并出现。且肝阴虚证即使出现热象,也不过颧红升火,面部阵发性烘热,口咽干燥,五心烦热等虚热现象而已。

肝血虚证,多见于亡血、失血,或其他原因导致营血不足之患者。临证所见,或多或少均有血虚症状。由于肝血虚亏,难以上荣头目,故有眩晕、眼花目糊、视力减退等。同时,由于血不养筋,则筋腱不利,爪甲不荣。因肝血不足,影响冲任,故可出现月经不调、经量减少、经色变淡或闭经等现象。这都有别于上述诸证。

肝热、肝火等证,易发生于肝气郁滞、气郁酿热化火之人。其特点是阳热亢盛或"火旺于上"（因肝脏性主升发）,统属实证范畴,一般没有阴血不足或明显之下虚现象,故与肝阴虚或肝血虚有别。从临床症状看,肝热、肝火之表现均较猛烈,如胁痛多为灼痛或烦痛,不似肝阴虚之隐隐绵绵,且在出现眩晕的同时,常自觉筋惕肉瞤,两颞及巅顶发热发胀,头痛剧烈,甚至头痛如劈。或耳鸣暴作,其声若蝉,伴有目赤肿痛,甚至吐衄崩中,血涌暴急、量多色赤等,均不同于肝阴虚或肝血虚证。

【治疗提要】

肝阴虚证,治宜滋养肝阴为主,兼补肾阴,或略清肝热等。因本证以徐缓起病、缠绵难愈者居多,故疗程一般宜稍长一些,未可贪求速效。药物选择,王泰林补肝阴法主用地黄、白芍、乌梅;江涵暾则以枸杞、五味子、枣皮、菟丝子、何首乌、当归、沙苑子、木瓜等列入补肝药队;张寿颐又以胡麻、黑芝麻、阿胶为养肝药。此外,女贞子、墨旱莲等亦可用作滋养肝阴之品。方剂可予一贯煎(沙参、麦冬、当归、地黄、枸杞、川楝子)化裁。但若兼有停痰积饮、气郁湿滞者,则非本方所宜,或可用高氏滋水清肝饮加减。辅以健脾、理气、化湿之品,或以健脾为先导,均视具体情况而定。

肝血不足者,当以补血养肝或养血柔肝之法治疗。药物可选当归、熟地黄、桂圆肉、白芍、阿胶、鸡血藤、紫河车、何首乌等。方剂可予《医宗金鉴》补肝汤(当归、白芍、川芎、熟地黄、酸枣仁、木瓜、麦冬、甘草)等化裁。由于肝血与肾精能相互资生,故补血养肝之时,亦多配伍滋肾药物。或予归芍地黄汤,或左归饮(熟地黄、山药、山茱萸、枸杞子、茯苓、甘草)等加减。如血不荣筋而致筋腱不利,或血不荣经而致手足麻木者,可加活血通络药物如红花、当归尾、鸡血藤等。

肝热、肝火之证,治当清肝泻火。按热势之轻重,依次可选:桑叶、菊花、决明子、青葙子、牡丹皮、黄芩、青黛、栀子、龙胆等。近人岳美中云"实则泻其子,肝之子为心,凡泻心火之药,未有不能泻肝火者,以苦寒泄降,本是实火通治之法,芩、连、丹皮,皆泻心火,所以都能泻肝火"。方用柴胡清肝汤(银柴胡、栀子、连翘、黄芩、川芎、桔梗、人参、甘草),或龙胆泻肝汤(龙胆、木通、泽泻、柴胡、车前子、生地黄、当归、甘草)等加减化裁。

上述诸证导致之头痛眩晕,针灸治疗,宜取行间、太冲、风池、翳风等穴,以平肝潜阳;补肾俞、三阴交、太溪等穴,以滋肾水而涵养肝木;取合谷、太阳、头维、上星、率谷、昆仑等及阿是穴以止痛;刺风池、侠溪、肝俞等,以息风止晕。肝阴虚者予补法或平补平泻,肝热、肝火者用泻法。视力减退者,取肝俞、睛明、光明、养老等穴。耳鸣者,取听会、翳风、中渚、侠溪、肾俞,补虚泻实;肝火盛者加用太冲、丘墟等以泻肝火。

8. 肝阳化风证 凡因肝脏本身之气血失常、阴阳失调,肝阳过旺、阳亢生风,内风旋动,出现头晕、项强、舌謇嘴歪、肢麻震颤、筋惕肉瞤、抽搐痉挛等症状者,即肝阳化风之证,亦称阳化内风、肝风内动等。

生理常态下,肝脏全赖肾水之滋养,血液之濡润等以维持其阴阳平衡。若素体阴虚,精血衰耗,失于滋荣;或里有郁热,烦劳动火,或忧思恼怒,五志化火等耗损肝阴,皆能使筋失濡润,且令肝阳失去制约,亢阳无制、妄自升动,引起身中阳气之剧变,遂致内风上冒,窍络闭塞,症见眩晕昏仆,甚则瘈疭痉厥等,便成肝阳化风证。

【疑似病证】

热极生风、血虚生风、风痰上壅,以及某些外风入络之证,有时亦似肝阳化风,须当鉴别。

【相近表现】

上述各证,或多或少都易出现震颤、搐搦、麻木、眩晕等类似症状。

【鉴别要点】

(1)肝阳化风:眩晕,头痛,头摇,肢体麻木,蚁走感,或抖颤,舌体偏斜抖动,面唇牵掣,筋惕肉瞤,步履蹒跚,痉挛抽搐,舌质之色多红而少津,脉弦长有力。甚则猝然昏仆,半身不遂,口眼㖞斜,舌强难语,牙闭难开,不省人事。或渐次苏醒而偏瘫难复,是为中风。

(2)热极生风:一般均有身热高热,躁扰不宁,神志不清,牙关紧闭,甚则四肢抽搐,颈项强直,角弓反张,昏迷肢厥。舌质红绛干燥,苔起芒刺,脉弦数或洪数。轻者或仅在高热之同时出现短暂之惊厥现象。

(3)血虚生风:头晕眼花,视物模糊,手足发麻,皮肤瘙痒,面色苍白,唇舌及爪甲淡白无华,心悸失眠,脉细无力。

(4)风痰上壅:常先感头胀眩晕,胸中烦闷,旋即昏仆倒地,不省人事,牙关紧闭,面色苍白,目睛上视,手足抽搐,口出涎沫,甚至二便失禁,口中或发出类似畜鸣之哼声。移时复苏,状若常人。舌红、苔白腻,脉多弦滑。

(5)外风入络:轻者仅觉局部浅表处瘙痒或窜痛,或游走性关节痛,或颜面一侧麻木,口眼㖞斜等。剧者,外风入经,亦可出现项背强直,四肢痉挛,抽搐,口噤不开,角弓反张,肢体麻木瘫痪,脉弦等,此为外风引动内风之证。

【规律探讨】

《素问·至真要大论》指出"诸风掉眩,皆属于肝",上述诸证皆具有风的某些特点和临床表现,故临证诊疗时应注意以下鉴别规律。

肝阳化风,或简称肝风。此证常在肝阴不足、肝阳妄动的基础上出现。初起之际多有肝阴不足之症状,继而出现眩晕,肢麻,筋惕肉瞤,颜面肌肉及手指震颤等。严重者可突然发生昏仆、偏瘫等中风现象,故与热极和血虚等所生之风不同。

热极生风或称热盛动风,通常皆由高热引起,发病颇急。轻浅之症多见小儿高热惊厥者,属于急惊风之类。严重者每有热极或实火的现象,且常见于温热病邪深入营血之阶段,或某些发热性疾病的极期。此风是由炽盛之邪热所引动,易横窜经络,暂蒙心窍,虽亦可称为肝风内动,然而总是在里热、实火之情况下出现的,且常伴有感染中毒现象。故与一般肝阴虚肝阳亢所致之肝阳化风者迥然有别。

血虚生风,一般都在血虚的基础上发生,阴血不足的症状常较明显。其临床特点多为渐进性起病。风证之表现均比较轻浅或微弱,或仅见于肤表,如皮肤瘙痒,手足发麻,头晕眼花等,一般没有抽搐现象。若伴有明显之皮肤黏膜干燥脱屑,以及津枯液涸不能濡润筋脉等现象,而不见唇甲苍白者,则称为血燥生风。

风痰上壅,多见于痫证抽搐发作之际,系因内有伏痰挟风,或原有风痰内蓄,致脏气不平,阳升风动,触引伏痰,乘势一并上扰,乱于胸中,蒙蔽神明,走窜经络,阻塞清窍,故骤然昏仆,面色苍白,口出涎沫,目睛上视,牙关紧闭,四肢抽搐,口中时有鸣声,移时复苏,但觉头痛头晕,疲惫不堪,状若常人。这是一种与痰浊等病变有关的特殊风证,与肝阳过亢、热极、血虚所生之风均不相同。

【治疗提要】

王泰林云"肝风一证,虽多上冒巅顶,亦能旁走四肢。上冒者,阳亢居多;旁走者血虚为多。然内风多从火出,气有余便是火,故曰:肝气、肝风、肝火,三者同出异名,但为病不同,治法亦异耳。"在《西溪书屋夜话录》中,他列举了肝风的各种治法,认为"肝风初起,头目昏眩,用熄风和阳法,羚羊角,丹皮,甘菊,钩藤,石决明,白蒺藜。即凉肝是也"。又说"如熄风和阳不效,当以熄风潜阳,予牡蛎,生地,女贞子,玄参,白芍,菊花,阿胶。即滋肝是也"。同时还指出"如肝风走于四肢,经络牵掣或麻木者,宜养血熄风,生地、归身、杞子、牛膝、天麻、炙首乌、三角胡麻,即养肝也"。总之,对于肝阳化风之证,治标宜镇肝息风为主,兼以通络宣窍等法;治本当育阴潜阳,滋养肾水为法。前者可予天麻、钩藤、羚羊角、地龙、全蝎、僵蚕、橘络、菖蒲、地龙、石决明等。方用羚羊角汤(羚羊角、龟板、生地黄、牡丹皮、白芍、柴胡、薄荷、蝉蜕、菊花、夏枯草、石决明)加减。后者可选生地黄、白芍、阿胶、女贞子、龟板、鳖甲、牡蛎、杜仲等。方用镇肝熄风汤(牛膝、代赭石、龙骨、龟板、白芍、玄参、天冬、牡蛎、川楝子、麦芽、青蒿、甘草)等化裁。

热极生风者,风由热起。治宜清热息风,凉肝解痉。药物首选羚羊角、钩藤、菊花、连翘、金银花、板蓝根、大青叶等;或辅以生地黄、玄参、白芍等增液凉血敛阴之品,以加强疗效。方用羚角钩藤汤(羚羊角粉、钩藤、桑叶、川贝母、竹茹、生地黄、菊花、白芍、茯神、甘草)等加减。邪热内闭,神志不清者,加安宫牛黄丸,至宝丹等清心开窍药物。

血虚生风之证,当以养血培其本,息风(或祛风)治其标。用药可选当归、熟地黄、白芍、阿胶、鸡子黄、何首乌、墨旱莲等以补其血;再予钩藤、石决明、生牡蛎、蝉蜕等以祛其风。方用阿胶鸡子黄汤(阿胶,生白芍,石决明,钩藤,生地黄,茯神,鸡子黄,络石藤,生牡蛎,炙甘草)等加减。若表现为皮风瘙痒者,可予荆防四物汤加味,疗效亦可。

风痰上壅,治用豁痰息风法。药物可选半夏、竹沥、胆南星、橘红、猪牙皂、礞石、石决明、钩藤、全蝎、蜈蚣、僵蚕等。方用定痫丸(天麻、川贝母、胆南星、半夏、陈皮、茯苓、茯神、丹参、麦冬、菖蒲、远志、全蝎、僵蚕、琥珀、朱砂、竹沥、姜汁、甘草)等化裁。

外风入络,治宜祛风散邪,疏络解痉等法。药物可选防风、荆芥、羌活、蝉蜕、僵蚕、蜈蚣、全蝎、蔓荆子、白附子等。此即王泰林所谓"搜风之药"。风入于络,当予搜剔。方用玉真散(白附子、天南星、天麻、羌活、防风、白芷)等加减。

上述诸证,针灸治疗亦以息风、祛风为主,并辅以平肝、清热、补血、祛痰等法。肝阳化风之证,可取水沟、太冲、丰隆、风门、风市、大杼等穴。用毫针刺泻,或三棱针刺出血。半身不遂者,上肢可取肩髃、肩髎、阳池、曲池、后溪、大椎、肩外俞等;下肢可取风市、阴市、悬钟、白环俞、环跳等。或取患侧井穴,予三棱针刺血,以续接经气。口噤难开者,针颊车、下关、地仓、听会等。并可加针涌泉以滋肾阴而制相火。

热极生风,可取水沟、十宣、合谷、曲池、涌泉、阳陵泉、太冲等穴。其中,刺十宣、合谷、曲池、涌泉,可泄热、降火、开窍;刺水沟能通督脉且醒神;取太冲、阳陵泉以泻肝疏筋,息风止搐。此外尚可选用百会、印堂、内关等。风痰上壅者,可取丰隆以豁痰,用神门、间使以开窍醒脑。此外鸠尾穴治痫证亦有一定疗效。外风入络,口眼㖞斜者,可取地仓、颊车、合谷、内庭、太冲、迎香、阳白、下关、水沟等。

9. 心脉瘀阻证 心脉瘀阻证,是以心胸憋闷、疼痛,舌色紫黯,或沿左上肢后缘出现放射性疼痛等症状为主要表现的一种病证。

本证多因素体气虚(如年事渐长,形体过肥,元气亏耗)复加劳倦忧思等,致脏气失调,心气不充。气血运行不畅,血滞成瘀,闭阻心脉而成。或因素嗜膏粱厚味,好食肥甘,致痰湿内蕴,脉道受阻,血滞成瘀;或由寒邪入侵,气血凝滞等引起。

【疑似病证】

气虚胸痹、痰湿阻遏等证,有时易与心脉瘀阻相混淆。

【相近表现】

上述诸证,均可出现胸部憋闷、疼痛,心悸气喘,肢冷等相似表现。

【鉴别要点】

(1) 心脉瘀阻:轻者仅觉心胸疼痛、憋闷或隐痛不适,痛区固定,时发时休。剧者可突然发作,痛如刀割,患者悸惕不安,面色青白,唇黯肢冷,自汗、疼痛或沿左上肢内侧后缘之手少阴经脉循行路线放射。舌色紫黯或有瘀斑,脉沉微欲绝,或细涩结代等。

(2) 气虚胸痹:心气不足而致胸痹者,可见心悸气短、心胸憋闷、隐痛,惊恐、怔忡,自汗,神疲易倦,面色少华或无华,舌淡胖,脉细弱或结代。严重者亦可出现心阳暴脱之症状,如大汗淋漓,肢厥神昏,唇青、脉微等现象。

(3) 痰湿阻遏:由于痰湿凝滞而致胸阳不宣者,亦有心悸,胸闷钝痛,痞塞不舒,或喘促满闷,痰声辘辘,难以平卧,头目眩晕,泛恶欲呕,咳吐痰涎;或背部发凉,四肢清冷,皮肤欠温。苔滑腻,脉滑或沉紧。严重者,四肢厥逆,面色灰黯,唇舌青紫等。

【规律探讨】

心脉瘀阻,气虚胸痹以及痰湿阻遏等证,在病机方面可有一定联系。因胸中血脉瘀阻之产生,多与气虚、气滞、痰凝等因素互有牵连。大凡胸中阳气已经不足者,则阴寒、痰浊、湿邪等自易上干而为患。因此上述三证有时可合并出现。但是,在一般情况下,三者毕竟还是各有特点的,即使合并出现,亦当区别主次,方利于议法施治。

心脉瘀阻之证,常发生于中年以上之人,且以男性居多。此与《素问·阴阳应象大论》所说"年四十,而阴气自半"之肾精不足、阳气虚衰等状况有关。其临床特征是心胸部(即心前区或胸骨后)疼痛,痛区固定,痛况较烈,同时伴有瘀血阻滞之其他症状。

气虚胸痹,通常是由于心气虚衰,中气不足等原因导致的胸中气机不畅、心肺功能障碍等病理改变之综合征候。因此,临床症状每以心悸气短,胸中憋闷感,自汗,神疲无力等现象较为突出。

痰湿阻遏、胸阳不宣,乃是胸中诸阳(如心阳、肺气、宗气等)受到痰湿饮邪等阴霾之气的阻遏郁闭,不能正常地发挥宣发和肃降之作用所致,故多见于体态肥硕之人。临床每有全胸闷满疼痛,或自觉胸部有重压感,常伴有口淡无味,恶心欲呕,咳唾大量痰涎。或见颜面、下肢等处轻度水肿等现象。

【治疗提要】

心脉瘀阻,治标之法可予活血通络、理气化瘀。用药可选桃仁、红花、丹参、当归、赤芍、川芎、绛香、枳壳、郁金、桂枝、薤白等。方用血府逐瘀汤(当归、生地黄、桃仁、红花、枳壳、赤芍、柴胡、桔梗、川芎、牛膝、甘草)加减。治本之法,当从患者实际出发,在活血通络的基础上或益气,或化湿,或温阳等,灵活施治。

气虚胸痹者,治用益气宣痹法。药物可选黄芪、党参、丹参、桂枝、薤白、枳壳、厚朴、浮小麦等。方剂可予瓜蒌薤白桂枝汤(桂枝、白芍、生姜、大枣、甘草、瓜蒌壳、薤白)等加减。

痰湿阻遏、胸阳不宣者,当予豁痰通阳法治疗。药物一般可选半夏、胆南星、化橘红、枳实、干姜、桂枝、厚朴、竹沥等。方用导痰汤(天南星、枳实、半夏、茯苓、橘红、甘草)等化裁。

凡因气病、痰湿等而致胸中气血瘀阻者可针内关、间使、太冲、通里、复溜、足三里、阳陵泉等以理气宽胸。心脉瘀阻、心胸闷痛者,可取心俞、膻中、肺俞、厥阴俞等。

10. 心血虚证 心血虚证,或称心血匮乏、血不养心、心血不足等。多因思虑太过,耗伤心血或亡血失血等引起。临床常以心悸,失眠,怔忡,面色无华,唇舌淡白,脉象细涩等症状为特征。

此证可由多种原因酿成,常见者如过度思虑劳神,致心血暗耗,不克奉养;或继发于各种失血,尤其是长期慢性失血等;或因饮食失调,劳倦伤脾,脾运失健,血液之生化来源不足等,致使心失所养,神不潜藏等均可导致。

【疑似病证】

心阴虚证、痰火扰心证等,有时颇似心血虚,宜加鉴别。

【相近表现】

如失眠,心悸,多梦,心烦,头晕等表现,在上述三证中几乎都可不同程度地见到。

【鉴别要点】

(1)心血虚:常表现心悸,失眠,多梦,健忘,心绪不宁,甚则怔忡,面色淡白无华,指甲苍白,四肢无力,头晕,舌质色淡,脉细无力等。

(2)心阴虚:失眠,心悸,健忘,多梦,虚烦,盗汗,手足心热,口咽干燥。舌尖红,少苔,脉细数等。较剧者,尚可出现口渴心烦,舌体糜溃,两颊发红,心烦怔忡,头晕目眩等阴虚阳亢,心火上炎症状。

(3)痰火扰心:一般可见失眠,心悸,胸闷,心烦,口苦,口干而不多饮,痰液黄稠难喀出,头重眩晕。舌红、苔黄滑腻,脉滑数有力。重者尚可出现思维意识障碍等精神失常症状。

【规律探讨】

上述三证,皆以心脏功能异常之表现为主,且均可出现失眠、心悸等共性症状,但临床上仍各有特异性表现可供鉴别。如以神志状态为例,则心阴虚者其精神敏感性往往增强,易表现多疑;心血虚者,易惊而健忘;痰火扰心者,可见谵狂、痴呆等精神失常症状。再从心悸情况看,心阴虚者多半是虚烦而悸;心血虚者常有持续性心悸;痰火扰心者,易感心胸烦热或烦闷而悸等,均各有其特点,未可一概而论。

具体地说,心血虚证常见于久病体虚,脾运不健或亡血失血之人。临床所见以面色无华,唇甲淡白及怔忡等现象较为突出。如朱震亨云"怔忡者血虚,怔忡无时,血少者多"。所谓怔忡,大体是指一种持续性的、较严重的心悸症状而言,其发作常无规律性,亦如虞抟所言"怔忡者,心中惕惕然,动摇不静,其作也无时"。

心阴虚证,多见于平素肝肾不足、真阴亏耗,或热病后期、阴伤未复之人。其特点是失眠多梦而兼有较明显之虚烦现象。且因心阴不足,心火易于妄动,故心悸不安之症状亦颇突出。部分患者,在心阴不足之基础上尚可继发心火亢盛之证,临床表现舌赤糜烂,溺赤而痛,心中烦热等。

痰火扰心证,易发生于素体阴虚火旺且又里有伏痰之人,每由精神刺激而触发。如张璐所说"脉滑数有力不眠者,中有宿滞痰火",属于痰邪热盛之实证,故其临床表现及病程经过等均与心血虚或心阴虚者不同。前者多半突然发作,且病程一般较短;后者则缓慢起病,而病程亦较绵缠。严重的痰火扰心之证,甚至可使患者出现语无伦次,啼笑无常,狂妄躁动,毁物伤人等。此在广义上又属于痰迷心窍之范畴。

【治疗提要】

心血不足之证,治宜补养心血为主,兼予益气安神之法,俾气血相生而心神安宁。药物可选当归、白芍、熟地黄、桂圆肉、酸枣仁、五味子、百合、小麦、黄芪、党参、茯神、远志等。严用和《济生方》首创归脾汤(当归、黄芪、党参、茯神、白术、酸枣仁、桂圆肉、木香、甘草),谓该方能"治思虑过度,劳伤心脾,健忘怔忡"等症,故治心血虚可用此汤加减化裁。

心阴虚证,当用滋补心阴之法治疗,临证时视实际需要或辅以镇心安神,或予养阴清心或清心安神之品等,此即前人所谓"补心体、泻心用"的方法。药物可选当归、阿胶、玉竹、玄参、麦冬、酸枣仁、柏子仁,以及龙骨、牡蛎、琥珀、朱砂、珍珠母、石决明、黄连、竹叶、连翘、石莲子、灯心草等。方剂可用补心丹(党参、玄参、丹参、茯苓、五味子、远志、桔梗、当归、天冬、麦冬、柏子仁、酸枣仁、生地黄)等加减。

痰火扰心者,当以祛邪为主,兼安其心,标本同治。一般可予涤痰泻火、宁心安神;或予清心豁痰,宣窍醒神等法。严格地说前法适用于痰火内扰,心神不宁,症见心烦、失眠,心悸者;后者则适于痰迷心窍神志障碍等患者。药物一般可选胆南星、半夏、天竺黄、竹沥、远志、郁金、黄连、栀子、菖蒲等。方剂可用温胆汤(半夏、陈皮、枳实、竹茹、茯苓、甘草)等加减,涤痰泻火、宁心安神可加胆南星、黄连、茯神、酸枣仁等;清心豁痰、宣窍醒神可加菖蒲、郁金、远志、灯心草等。

上述诸证,针灸疗法概以宁心安神治其标,手法用补或平补平泻,或针灸并用。穴位可选心俞、神门、巨阙、内关、三阴交等。心血虚证,可加脾俞、膈俞、足三里等以助气血之生化而治其本;心阴虚者,加肾俞、太溪等穴以滋肾水而培其本,俾其得以上溉于心而制亢阳;痰火扰心者,加大陵、曲池、丰隆、阳陵泉、少商、隐白等,刺用泻法以泻火祛痰宣窍。

11. 脾不统血证 脾不统血,一般是指脾虚气弱、功能不足,以致统摄血液之能力减弱或丧失,因而血液不能循经脉运行,或溢出脉络,或流至体外之现象。

中医学认为"脾为后天之本",是人体"气血生化之源",它除了履行运化水谷和运化水湿等生理作用外,还有统摄血液、使之沿经脉流行,不致溢出于脉外之能力。李杲云"元气之充足,皆由脾胃之气无所伤,而后能滋养元气。若胃气之本弱,饮食自倍,则脾胃之气既伤,而元气亦不能充,此诸病之所由生也",并指出"夫脾胃不足,皆为血病"说明脾胃不健与血病关系密切。若因饮食失调,久病失养,劳倦思虑过度等,使脾气虚衰统摄无权,则可引起慢性的阴道流血、便血、皮下溢血等多种出血现象,统称为脾不统血证。其病理机制与"气不摄血"之关系颇为密切,甚至很难截然分开。

【疑似病证】

肝不藏血,热迫血溢,瘀阻血溢,以及经脉不固等证,有时均易与脾不统血混淆。

【相近表现】

一般都可出现程度不等、部位不一之非外伤性出血,如口、鼻、前后阴,以及皮下等处之出血现象。

【鉴别要点】

(1)脾不统血:常见崩漏,便血,尿血,皮下溢血等。同时多伴有面色萎黄或苍白,神疲体倦,食欲减退,腹胀便溏,少气无力。舌淡,苔白,脉细弱或濡细等现象。

(2)肝不藏血:多表现为鼻衄,吐血,咯血,唾血等,常伴有性急易怒,头痛眩晕,胸胁胀痛,口苦反酸,脉弦,舌边红等。

(3)热迫血溢:易见衄血,吐血,咯血,便血等多种出血症状。常表现口渴喜冷,胸腹灼热或疼痛,痰黄气粗,体温升高,大便燥结,小便短黄,或尿道灼痛,舌质红绛,苔黄而干,脉洪数或细数。或潮热心烦,或发热夜剧,皮肤出现瘀斑紫点,甚则神志不清,谵妄狂躁等。

(4)瘀血阻溢:此系瘀血阻遏,血不归经所致,偶见于某些崩漏、产后恶露不尽,或个别齿衄的患者。一般妇科之瘀阻出血,常有少腹部疼痛拒按,或硬满有块,阴道流血、滞涩量少,色紫黑有块,口燥而不欲饮水,舌质紫黯,脉沉涩或细弦等情况。瘀阻齿衄者,多同时具有牙龈肿胀、紫黯、疼痛、口臭,齿衄血色黯褐等现象。

(5)经脉不固:若属冲任虚损、经脉不固者,则通常表现阴道流血,或色淡而量少,或为月经过多、淋漓漓难尽,每伴有腰部酸痛,小腹隐痛或下坠感,头晕耳鸣,夜间尿频等,或有习惯性流产或不孕之历史。舌淡嫩少苔,脉缓弱无力等。

【规律探讨】

凡遇非外伤性之出血患者,都应想到上述各种情况之可能,从而仔细地加以鉴别。其中脾不统血与经脉(冲脉、任脉)不固者,一般皆属虚证;而肝不藏血,热迫妄行,瘀阻血溢等证则通常都是实证或虚实互见之证。临证鉴别,宜注意以下规律。

脾不统血,多表现为崩漏、便血等下半身之慢性反复性出血。血色或淡或黯,质地常较清稀,舌质亦以淡胖者居多,一般或多或少地伴有四肢无力,食欲不振等脾气虚衰之症状。

肝不藏血之出血,一般来势较猛,多为突然涌出。发病之前每有抑郁不乐或恚怒伤肝之病史,且其证情又以偏热者居多,临床易兼见肝热、肝火或肝阳过亢等现象。

热迫血溢或称血热妄行,此种出血一般多在血分之热证或火证之基础上发生,通常起病较急,出血量较多或面积较宽,颜色鲜红,发热或胸腹内有灼热感。其原发病多半是全身性的实热、实火之类,但亦有起于虚热或虚火者。病变之范围则有宽有狭,前者热在全身,如热入营血等症;后者热在局部,如单纯之胃热、肺热之吐血、齿衄、咯血等。

瘀血阻遏所致之出血,发生率比较低,临床并不多见,有时可与气滞、寒凝,或火毒等证合并出现。

冲任脉虚损之证,一般仅见于妇科。常由于肝、脾、肾之不足而引起,临床表现亦多为肝肾两虚或脾肾不足之症状以及小腹部之隐痛下坠等不适感觉。

【治疗提要】

上述各证,治标之法皆在于止血。如张秉成所言"夫吐血、咯血,固有阳虚阴虚之分,虚火实火之别,学者固当预为体察。而适遇卒然暴起之证,又不得不用急则治标之法,以遏其势"。也就是叶桂指出的"先止血以塞其流"。药物可选具有止血作用之白茅根、白及、藕节、侧柏叶、仙鹤草、大小蓟、艾叶、蒲黄、血余炭、茜草、三七、地榆、槐角、花蕊石、墨旱莲、伏龙肝(灶心土)等。习惯上止咳血、咯血善用白及、阿胶、侧柏叶、血余炭、小蓟等;衄血常用栀子、黄芩、白茅根等;吐血多予花蕊石、三七、乌贼骨、伏龙肝等;崩漏每投阿胶、艾叶、生地黄、贯众等;便血可用槐角、地榆等。唐宗海谓"血之为物,热则行,冷则凝,见黑即止,遇寒亦止"可视为止血之通则。一般患者可予十灰散(大小蓟炭、陈棕炭、大黄炭、丹皮炭、荷叶炭、侧柏炭、栀子炭、茜草炭、茅根炭),此方为葛乾孙《十药神书》之代表方,不仅能够止血,且无留瘀之弊。然而终究是治标之剂,当审因辨证,适时地结合治本之法,方称全面。

治本之法,凡脾不统血者,可用补脾摄血或健脾益气摄血法。药物可选党参、白术、怀山药、茯苓、黄芪、艾叶、炙甘草等。若系中气下陷而致尿血、便血、崩漏者,可予补中益气汤(黄芪、柴胡、党参、白术、当归、陈皮、升麻、甘草)加减。兼脾阳虚者酌加附片、炮姜炭、伏龙肝等,方如黄土汤(伏龙肝、附片、阿胶、生地黄、白术、黄芩、甘草)化裁。心脾两虚,血失统摄者,可予归脾汤(黄芪、当归、党参、白术、茯苓、酸枣仁、桂圆肉、木香、远志、大枣、生姜、炙甘草)加减。因出血而已导致血虚者,可加阿胶,地黄等养血止血之品。

肝不藏血者,宜用清肝止血法。因此证多由肝火为患而动血,故具体之清肝治本之法常以清泻肝火为主。药物可选龙胆、栀子、夏枯草、菊花、牡丹皮、生地黄、赤芍等,一般可予龙胆泻肝汤(龙胆、柴胡、木通、当归、生地黄、栀子、黄芩、泽泻、车前子、甘草)加减。又因肝不藏血者每有肝阳上亢现象,故于清泻肝火、凉血止血剂中尚可加入龙骨,牡蛎,海螵蛸,乌梅等潜镇收敛之品以加强疗效。

热迫血溢者,当予清热凉血法,俾收"热清而血自宁"之效。凡属邪热入营、迫血妄行,症见吐血、衄血、便血、溲血,或发斑者,可选水牛角、生地黄、玄参、紫草、赤芍、金银花、连翘、牡丹皮等。方用犀角地黄汤(《备急千金要方》)(水牛角、生地黄、芍药、牡丹皮)等加减。局部热郁而致血溢者,如为胃热壅盛之证所致之齿衄吐血等可予茜草、石膏、黄芩、生地黄、小蓟等药,方用玉女煎(生地黄、麦冬、石膏、知母、牛膝)加减;若系虚火引起者,可予甘露饮(天冬、麦冬、生地黄、熟地黄、石斛、茵陈、黄芩、枇杷叶、枳壳、甘草)加减。若为肾虚火旺所致之咳血、尿血等,可予知柏地黄汤等加减。

瘀血阻溢之证,宜用祛瘀止血法(或化瘀止血、活血止血)。若为瘀阻引起之崩漏,孙思邈认为是"瘀结占据血室,而致血不归经",因此药物可选当归、川芎、茜草、山楂炭、蒲黄、三七、桃仁等。方用备金散(香附、当归、五灵脂)等加味。若因产后留瘀、恶露不尽者,可选当归、川芎、赤芍、益母草、桃仁、炮姜等,方用失笑散(五灵脂、蒲黄)等加味治之。

经脉(冲任)不固之出血,治以调补冲任为主。徐大椿云:"凡治妇人,必先明冲任之脉",并提出"此皆血之所生,胎之所系,明乎冲任则本源洞悉,而后所生之病千条万绪可以知其所从起"。因冲任不固多由肝肾不足而来,故具体治疗每从滋养肝肾入手,此即前人所谓"养肝肾可益冲任之源,源盛则病自愈也"的治法。药物可选山萸肉、菟丝子、续断、淫羊藿、女贞子、墨旱莲等;方剂可予固冲汤(黄芪,白术,白芍,茜草,山萸肉,海螵蛸,五倍子,煅龙骨,煅牡蛎,棕边炭)等加减,其中五倍子用量宜轻,通常以不超过 3g 为佳。针灸调补,可取关元、三阴交、隐白等穴,以固冲任。

12. 肺阴虚证 肺阴虚证,是一种以干咳、少痰、气逆、便秘、声嘶等综合表现为特征的病证。

本证多由素体阴虚,或久病失养,肺阴不足;或邪热久羁,肺阴耗损,滋润不及,燥热内生;或久咳伤肺,使肺内阴津过度消耗等,致肺之宣肃失常而引起。

【疑似病证】

临床上易与肺阴虚证混淆者,有燥邪犯肺,肺蕴痰热,以及肝火灼肺等证。

【相近表现】

以上各证,几乎均有干咳无痰或咳而少痰,或痰稠难咯,胸痛或胸内不适,以至发热、血痰等类似症状。

【鉴别要点】

(1)肺阴虚:呛咳或干咳,或咯少量黏痰,气逆,口燥,咽干,喉痒,声嘶音哑,胸部隐痛,便秘消瘦,皮肤干燥粗糙,舌质红,少津、少苔,脉细数无力。阴虚火旺者,可见痰少质稠,中夹血丝,午后潮热,面颊潮红等。

(2)燥邪犯肺:干咳无痰,或呛咳气逆,痰液极少,黏稠难以咯出,咽喉干痛,唇燥而裂,鼻孔干燥。或发热,微恶寒,头痛,鼻衄,痰带血丝,气喘,心烦,口渴,咳引胸痛,皮肤干燥,大便干结等现象。苔薄白或薄黄,舌质干或少津,脉浮数或弦数等。

(3)肺蕴痰热:气逆作咳或阵发性呛咳,胸闷疼痛;痰液黄稠量多,性黏难咯,或有腥臭味;呼吸不畅,气粗痰鸣。或发热,口渴,痰中带血,尿黄赤,苔黄腻,脉滑数或洪数等。

(4)肝火灼肺:咳嗽或呛咳无痰,胸胁疼痛,烦热,易于激怒,气逆不顺,面红目赤,口苦咽干,咳引胁痛(甚或刺痛),痰液稠浓,不易咯出,甚则咳吐鲜血,心烦口渴,目眩头晕等。舌边红,苔薄黄,脉弦数。

【规律探讨】

上述四证,虽然都有咳嗽咳痰等现象,但具体表现却各有特色。如肺阴虚证多半咳声不扬,俗称“咳半声嗽”,痰液极少,质稠似胶。燥邪伤肺,常表现为刺激性干咳、呛咳无痰等。肺蕴痰热,多有阵咳胸闷,咳声重浊,痰量较多,外观黄稠等特点。肝火灼肺则每有气逆咳嗽,两胁疼痛,口苦痰稠等。全面考查,则以下规律可助鉴别。

肺阴虚证,或称阴虚肺燥,多见于素体阴虚(尤以肾阴虚、“子盗母气”者),或长期咳嗽,日久不愈者,或见于急性热病的后期或恢复期之患者。起病常较缓慢而病程缠绵。其病机特点是肺之阴液亏损而生内燥,且常伴有虚热内灼之象。肺为娇脏,由于内热虚火之熏灼则肺阴更伤,致成恶性循环,甚至累及肾阴,或使业已亏耗之肾阴更感不足而成肺肾阴虚、金水俱亏之证。罹病日久者,又常导致气阴两虚。

此外,肺阴虚证还应该与“基础证”之一的内燥证相鉴别。据笔者所见,若为体内津伤液耗或阴液枯竭所致之一般内燥证,其波及面通常都比较广泛,并不局限于肺,且皮肤及黏膜之干燥现象亦常较单纯之肺阴虚证更为突出而严重,甚至还可出现肢体痿软无力等现象,而肺阴虚之演变则易成为肺痿或肺痨等疾病。至于“肺热叶焦,传为筋痿”者,多见于儿科。

燥邪犯肺,或称燥邪伤肺。此证虽亦有肺燥津伤之表现,但无虚热内灼之象,且根据明显之外感病史和外邪侵袭的症状,不难与肺阴虚证之内伤性表现相鉴别。一般病程经过较短、病情亦较轻浅之燥邪犯肺或称为"伤燥",其临床表现通常仅有口鼻咽喉干燥,或伴有轻微之刺激性干咳与极不明显之外感表证现象。此种病证,常见于干燥季节或湿度特小之地区,多因风燥犯肺,肺失柔润宣肃所致,故不同于肺脏本身津亏液耗之内燥证如阴虚肺燥等。

至于性似温邪之外来燥邪,喻昌认为"同于火热",沈目南则云"燥病属凉,谓之次寒",费晋卿又谓燥有两种,即"初秋尚热则燥而热,深秋既凉则燥而凉"。俞肇源的解释比较清楚,他说:"秋深初凉,西风肃杀,感之者多病风燥,此属燥凉,较严冬风寒为轻""若久晴无雨,秋阳以曝,感之者多病温燥,此属燥热,较暮春风温为重"。实际上燥邪所致之温病,因其病情较重,治法亦不尽相同,于是乃有温燥与凉燥之分。一般来说,两者之共同点是不论温凉于起病之初均有肺卫表证、口鼻津液不足、苔薄白而干等现象,且一旦化热之后则两者之症状便无轩轻了。其所不同者,是在表卫阶段时凉燥之恶寒、头痛比较明显,可表现身热无汗,或鼻塞而微带少量清涕,口渴亦不明显,舌质不红;温燥一般无恶寒或恶寒头痛不明显,或微恶风,身热微汗,鼻干无涕,或痰稠量少而带血,心烦口渴,舌边尖红。又由于温燥之病机在一定程度上近似于"火热灼金",其热象有时较重,因而尚须与风温等病相鉴别。两者之区别,除发病之节令不同外,温燥多伴有胸胁疼痛,而风温一般没有胸胁不适;风温之邪较易逆传心包,而温燥入侵则少见逆传之证。其次,温燥之脉常有细涩之象,而风温之脉则常以浮数为主。

肺蕴痰热或痰热犯肺之证,通常系以里、热、实之现象为主。初起亦或有风热犯肺之病史,但一般几无燥象可见。临床特点是痰浊化热之症状十分明显,如咳嗽、胸闷,痰稠而黄、量多,喉中或闻痰鸣声,或伴有呼吸困难等。病情较剧者或称痰热壅肺或痰热阻肺等。

肝火灼肺或称肝火犯肺,古名"木火刑金",一般是指在肝热或肝火证之基础上出现肺失肃降等呼吸系病证者而言。多因肝气郁滞,气郁化火,上逆犯肺所致。其病机特点是肝火上炎,火气乘肺,致肺失肃降。临床所见,亦不外是肝热、肺燥、津伤之象,不难与上述各证相鉴别。

【治疗提要】

肺阴虚证,治用养阴润肺法,或兼滋其肾阴。遣药宜以甘寒滋润者为主,具体可选沙参、麦冬、川贝母、石斛、玉竹、天冬、生地黄、百合、黄精、阿胶、冬虫夏草等。若阴虚内热者,可加用地骨皮、龟板、丹参、玄参、白薇等;肺络受损而咳血者,加白及、藕节、白茅根、三七、仙鹤草等。盗汗较剧者加用浮小麦、瘪桃干等。声嘶音哑者,可加凤凰衣、胡桃肉、诃子等。方剂可予百合固金汤(百合、生地黄、熟地黄、麦冬、贝母、当归、白芍、玄参、桔梗、甘草)等化裁,或服琼玉膏、月华丸等。但滋润之剂，久服碍脾，临证施治又不可忘记适当地调理脾胃。正如李中梓在评价赵蕺庵所创之百合固金汤时说："蕺庵此方，殊有卓见。然土为金母，清金之后，亟宜顾母，否则金终不可足也"。明代汪绮石先生亦指出"清金保肺，无犯中州之土"是"治虚三本"之一，皆是经验之谈，必须给予重视。此外，若夹痰湿者，可用金水六君煎（当归、地黄、陈皮、茯苓、法半夏、甘草）等加减。又肺阴虚日久者，可令肺气不足而致气阴两虚，则宜予生脉散（人参、麦冬、五味子）等方加味。

燥邪犯肺之证，不论温燥或凉燥，当其化热之后均可予清燥润肺之法治疗。药物当选择具有轻宣柔润作用者。具体而言，除温燥之药宜辛凉与甘寒并用，俾其能在"发表中寓濡润之意，育阴时又有疏宣之功"，如选沙参、麦冬、天花粉、玉竹、石膏、芦根、桑叶、杏仁、牛蒡子等。一般轻症患者，可用桑杏汤（桑叶、杏仁、沙参、浙贝母、淡豆豉、栀子、梨皮）等加减。若温燥犯肺，阴伤已甚，致清肃之令不行，症见气逆而喘，胸满胁痛等症者，可予清燥救肺汤（人参、石膏、桑叶、麦冬、阿胶、胡麻仁、杏仁、枇杷叶、甘草）等化裁治之。至于凉燥之证，则可按《素问·至真要大论》"燥淫于内，治以苦温，佐以甘辛"的原则处理。药物可选杏仁、前胡、紫苏梗、葱白、桔梗等。方用杏苏散（杏仁、紫苏叶、法半夏、茯苓、前胡、桔梗、枳壳、陈皮、生姜、大枣、甘草）等加减。

总之，燥邪伤肺治用滋润，此乃常理，《素问·至真要大论》云"燥者濡之"已示人以规矩，叶桂又有"上燥治气，下燥治血"（《临证指南医案·燥门》）之说，亦有深义。同时还须明白：燥邪有时虽然似火，但毕竟非火，故治燥与治火不同，前者宜用甘寒之药，后者则当予苦寒之品；火郁可以发之，燥胜则当滋润；火势可以直折，燥盛须用濡养。再论燥之温凉，则温燥初起当予辛凉清润，旨在清热，尤重保津；凉燥始作宜用辛开温润，避免辛散，以防伤津等。这都是临证议治时应该注意的地方。

肺蕴痰热者，治以清肺祛痰之法，或称清化痰热法。宜选苦寒清热药物配合化痰之品等，一般如黄芩、桑皮、石膏、知母、大黄、百部、连翘、金银花、马兜铃、瓜蒌壳、天竺黄、葶苈子、竹沥、鱼腥草等；痰特稠者，加海浮石、蛤粉等。方用清金化痰汤（黄芩、栀子、桔梗、麦冬、桑白皮、贝母、知母、瓜蒌仁、橘红、茯苓、甘草）等加减。汪昂云："热痰者，痰因火盛也。痰即有形之火，火即无形之痰，痰随火而升降，火引痰而横行"。治疗之技巧在使"气顺而火自降，热清而痰自消，痰消则火失依附"，于是肺金可宁。

肝火犯肺之证，当予泻肝清肺法治疗。因其原发性疾病在肝，且系肝火为患，故治疗方法一般宜以泻肝火为主，同时辅以清肺热之品。常用药物可选桑白皮、白芍、黄芩、栀子、龙胆、夏枯草、石决明、板蓝根、地骨皮、青黛、菊花、决明子等。方用黛蛤泻白散（青黛、蛤粉、桑白皮、地骨皮、甘草）等加减。

13. **肾不纳气证** 凡由劳倦、色欲、久咳、大病、久病等因素令精气耗损,伤及肾脏,或其他原因使肾气亏虚,从而导致肾之真元匮乏,根本不固,摄纳无权,影响肺气以致难续,症见呼多吸少、动则喘促气短等现象者,即称肾不纳气。

肾与肺在生理功能上有着密切联系,两者同司气之吐与纳。肺司呼吸,为"气之主";肾主纳气,乃"气之根"。人体呼吸之顺畅与正常,实有赖于肺肾功能之协调与配合。若因久病失养,劳损太过,长期咳嗽等原因耗伤肾气,致使肾气虚衰,"纳气"的作用减弱,或丧失其摄纳之权,则成肾不纳气之证。

【疑似病证】

肺气虚、心气不足等证,有时易与肾不纳气相混淆。

【相近表现】

上述各证,均可出现程度不等的气短,喘促,自汗,神疲,无力,舌淡,脉弱等类似现象。

【鉴别要点】

(1)肾不纳气:喘促气短,动则更甚,呼多吸少(呼气延长,吸气缩短),腰膝酸软,四肢不温,颜面虚浮,其色微青,自汗神疲,痰液清稀而排出不畅,舌淡,脉虚浮或沉细尺弱等。

(2)肺气虚:咳嗽无力,气短懒言,语声低微或时断时续,咳声亦弱,神疲乏力,自汗,畏风,面色㿠白,痰液清稀,容易感冒,舌质淡嫩,脉象濡弱等。

(3)心气虚:心悸气短,活动或劳累后增剧,心胸憋闷或心前区隐痛,惊悸怔忡,自汗,面色无华,神倦眩晕,喜出长气,舌质淡胖,脉细弱或结代等。

【规律探讨】

心与肺共居胸中,同属于上焦,有宗气之"贯心脉而行呼吸",所以肺气虚与心气虚常可互相影响。肾为气之根,与肺之关系亦极密切。因此,上述三证在临床症状等方面,确有某些互相重叠或牵连之处。

肾不纳气之证,常见于咳嗽喘促历时已久之患者。实质上是肺肾气虚的一种综合表现,它常以肺气虚为前奏,继续发展累及肾脏而成。其特点往往是上实下虚,动则喘促加剧,气不得续,且或多或少地伴有肾阳虚衰或肾气不足的某些表现。如腰膝酸软,怯寒肢凉,排尿异常(如尿液难禁等)或溺随咳出以及性功能低下等现象。张介宾曾对此做过生动的描述,他说患者常是"声低息短,惶惶然若气欲断,提之若不能升,吞之若不相及,劳动则甚而急促似喘,但得引长一息为快也"(《景岳全书·喘证》)。最近有报道根据本证之慢性机体抵抗力低下及肺通气量与肺血流量之比率(即 V/Q 比值)异常等特点,设想肾不纳气可能由于体质虚弱,使机体未能将 V/Q 比值大致维持在 0.8 这一正常范围内,可供进一步研究之参考。

肺气虚则喘咳无力的现象比较突出,气短难续,甚至言谈语声俱感吃力,同时可伴有宣降不利的各种表现。且因肺气虚弱,表卫不同,乃有自汗畏风、易于感冒等特点。《素问·玉机真脏论》所谓"秋脉不及则令人喘,呼吸少气"殆亦指此。王肯堂曾总结说:"肺虚则少气而喘"(《证治准绳·喘》)。

心气虚,或称心气不足,其突出之表现是心悸,心胸不适等。严重时或见四肢厥逆,面色青灰,大汗淋漓,脉微欲绝等心阳虚衰或心阳暴脱等危象。一般心气虚证亦如李用粹所言:"有阳气内虚,心下空豁,状若惊悸,右脉大而无力者是也"(《证治汇补·胸膈门》)。

此外,又如肺气上逆之喘促等,有时亦须与肾不纳气相鉴别。但肺气上逆者一般多属实证,起病急而病程短,喘息气粗,但无肾虚和肺气不足之证候,故与肾不纳气之证有别。因此,叶桂在论喘证时曾经指出"在肺为实,在肾为虚",诚为辨证之纲领。

【治疗提要】

王肯堂云"真元耗损,喘生于肾气之上奔"(《证治准绳·喘》),故治疗肾不纳气当从培补其先天之本入手。由于此证一般均系下元虚亏所致,因此宜予补益下元,助肾纳气。药物可选补骨脂、胡桃肉、山萸肉、怀山药、五味子、人参、巴戟天、蛤蚧、淫羊藿等;若为肾阳不足,证属虚寒者,可加附片、胡芦巴、肉桂等以补益元阳、温肾纳气;兼见肾阴不足者,可加熟地黄、枸杞子、女贞子等以滋肾纳气。方剂可予七味都气丸(地黄、山萸肉、山药、牡丹皮、泽泻、五味子、茯苓)等加减,或予参蛤散、黑锡丹等成药配合治疗。

针灸治疗宜取足少阴经之原穴太溪,再加气海、关元等,以毫针补刺酌加温灸,培育下元之气;另可选配太渊、肺俞、膏肓等穴以补益肺气;再加足三里以助后天之气的生发,则更为全面。方用气海、关元、太溪、膏肓、足三里等加减。张介宾云"气虚也,故宜补气",进而解释说"不补手太阴而补足少阴者,阳根于阴,气化于精也。治病必求于本,于此可见,用针用药,其道皆然",可视为肾不纳气治疗原理之总括。

肺气虚证,治宜补益肺气,药物可选黄芪、人参、党参、百合、五味子、诃子等。方剂可予补肺汤(人参、黄芪、熟地黄、五味子、紫菀、桑皮)等加减。若属腠理不固,皮肤空疏,特易感冒自汗者。法当益气固表,可用玉屏风散(黄芪、白术、防风)合桂枝汤(桂枝、白芍、生姜、大枣、甘草)等化裁。若认证无差予以上方法而疗效仍不明显者,可适当延长疗程,并使治疗措施尽可能地更全面些,如加白术、怀山药、扁豆、莲子等补益脾胃从而增强疗效,此即前人所谓"培土生金"之法。针灸疗法,可选用手太阴经原穴太渊,温灸肺俞、膏肓等穴以补益肺气。

心气虚证,治法当以补益心气为主,视实际情况酌加温通心阳或养血安神之品。药物可选黄芪、人参、党参、附片、茯神、丹参、酸枣仁等。方剂一般可用养心汤(人参、黄芪、当归、川芎、茯神、远志、柏子仁、枣仁、五味子、半夏、肉桂、炙甘草)等加减。若属气阴两虚,脉现结代者,可予炙甘草汤(炙甘草、人参、桂枝、阿胶、生地黄、麦冬、火麻仁、生姜、大枣)加减。针灸治疗,取穴以手少阴及手厥阴经穴为主。如用心经之原穴神门,募穴巨阙,心包经之络穴内关,心之背俞穴心俞等,予平补刺法或加温灸以调补心气。

14. 膀胱湿热证　凡湿热之邪蕴结或注于膀胱,临床表现为尿频、尿急、尿痛,以及小便外观异常等病态者,即膀胱湿热,或称湿热下注膀胱。

本证多由体内湿热郁积不解,继而倾注于膀胱,或湿热之邪直接侵犯膀胱并蕴结该处,致使膀胱之正常气机受扰,因而引起存贮津液及排放尿液之功能异常,小便之外观亦有改变。

【疑似病证】

与膀胱湿热证疑似者,有心移热于小肠、小肠湿热等证。

【相近表现】

以上各证,均有小便频急,尿液黄赤,尿道不适,舌红,脉数等类似症状。

【鉴别要点】

(1)膀胱湿热:尿急尿频,排尿疼痛,尿液排放时短涩不利或淋沥难禁,尿色黄赤或混浊不清,或排出脓血砂粒,或癃闭不通,小腹胀痛,口渴但不欲饮水,脉滑数或濡数,苔黄腻或白腻而舌质红。

(2)热移小肠小便短赤,尿道灼痛,或血尿。每伴有心胸烦热,咽干口燥,舌尖糜烂作痛。甚则面赤心悸,怔忡失眠,乃至躁扰不宁,脉细数等。

(3)小肠湿热:尿液混浊、色赤,滞涩不爽,血尿,尿频尿急,尿道疼痛,口糜舌疮,脐腹满闷或胀痛、牵引睾丸,宿食不化,夜热旦止,痔疮,大便溏垢或水泻,渴不欲饮,或身热恶寒,咽疼颔肿,口糜重听,耳聋如蒙等。脉滑数或濡数,苔黄腻等。

【规律探讨】

上述三证,在病机方面往往具有一定的联系和影响。如热移小肠证,常见者是心热移于小肠,或小肠顺势移热于膀胱;但膀胱之热有时亦能逆移至小肠。故《素问·气厥论》曾有"膀胱移热于小肠,隔肠不便,上为口糜"等记述。从脏腑之相互关系和生理特点看,心与小肠相表里,在上肢:手少阴经和手太阳经之经脉在肢体后缘表里对应而互相连贯;在体腔内:心脏与小肠之间亦有经络彼此属络,故心热每易转移至小肠。小肠主泌别清浊,肠腔内稀糊状之津液与食糜的混合物,其中之清者透过肠壁向前渗入膀胱,由于小肠与膀胱两者紧密毗邻,它们的生理活动又密切相关,因此小肠之热易移于膀胱,而膀胱之热亦有可能移于小肠。至于心热移于小肠之所以出现泌尿系症状者,则又与小肠之热移注于膀胱有一定的关系。但是,仔细考察,则膀胱湿热、心移热于小肠、小肠湿热三证还是有所不同。因此,临证诊疗,至少应分清主次,明辨证型,区别孰为原发性病证,孰为继发性病证,方易确定针对性之治疗方案。

膀胱湿热又称湿热下注膀胱或湿热蕴结膀胱。其临床表现特点是以下尿路刺激症状,如尿急、尿频等现象较为突出。一般均无口舌、心胸及脐腹之不适感觉;有时可见发热恶寒,小便淋沥,或尿线突然中断,尿液混浊或夹脓血等现象。罹病日久者,湿热煎熬,有可能酿成砂淋、石淋等病。

热移小肠,系指心移热于小肠,其特点是尿道刺痛、溺色改变等症状均在心火内炽、心火过旺或心火上炎之基础上发生,且多伴有口舌糜烂,渴而能饮等现象。

小肠湿热,除泌尿系之症状外,又常伴有消化系症状或舌咽部之不适等感觉,此皆与膀胱湿热和心移热于小肠之证不同。

此外,临证尚偶见肾移热于膀胱者,亦有下尿路受激惹之某些症状,有时易与膀胱湿热、热移小肠或小肠湿热混淆。但此种患者,通常均于泌尿症状出现之前即有明显之肾阴不足,阴虚内热或命门火过旺等现象,因而不难与上述各证相鉴别。

【治疗提要】

膀胱湿热证,当予清利膀胱之法治疗。药物可选黄柏、栀子、车前子、薏苡仁、萹蓄、瞿麦、滑石、木通、泽泻、草薢、猪苓、樗根白皮等。关于樗根白皮,李时珍谓其能"除湿热,利小便",故值得推荐。方剂可用草薢饮(草薢、文蛤粉、石韦、车前子、莲子心、黄柏、茯苓、灯心草、石菖蒲)等化裁。对于湿热久羁,煎熬津液形成结石者,可加金钱草、海金沙、鸡内金等以化石,方如八正散(萹蓄、瞿麦、木通、滑石、车前子、栀子、大黄、灯心草、甘草)等加减。又因肝主疏泄,排尿障碍如小便淋涩作痛等症状,与肝失疏泄亦不无关系,故于清利方中酌加柴胡、白芍等疏肝缓急之品亦可增强疗效。再者,本证当忌用滋补药物,李用粹曾指出"热得补而愈盛,湿得补而愈滞腻难去(《证治汇补·下窍门》)",诚不容忽视。针灸治疗:刺用泻法,忌灸。穴位可选足太阳经之膀胱俞,任脉之中极穴,俞募配合以疏利膀胱;再予足太阴经合穴阴陵泉以通畅小便,俾湿热之邪得其出路;此外尚可加用三阴交等穴以增强疗效。

心移热于小肠之证,治本之法应予清心热、泻心火为主。药物可选黄连、灯心草、连翘、淡竹叶、木通、麦冬、牡丹皮、生甘草等。方剂可用导赤散(生地黄、木通、竹叶、甘草)加味,以因势利导使热邪自小便而出。针灸治疗,可用平泻法刺神门、内关、心俞、膀胱俞等穴。

小肠湿热证,治用清热利湿法。因心与小肠相表里,两者关系密切,故亦可用导赤散加石韦、薏苡仁、泽泻、黄连、栀子、连翘、菖蒲、枳实等。

15. 气阴两虚证 本证是由气虚与阴虚共同合成的一组常见综合征,多出现于某些疾病(特别是杂病)的过程中,提示人身正气之普遍削弱。临床表现以气短无力,自汗盗汗,咽干少津,潮热眠差等症状为主。

大凡禀赋不足,起居失常,忧心恚怒,劳倦内伤,病邪久羁,以及慢性失血耗气等因素损气伤阴,待达一定程度时,则可导致气阴两虚。

【疑似病证】

类似气阴两虚者,有气血不足、阴阳俱虚、气液两伤等证。

【相近表现】

上述诸证,一般均有不同程度之神疲乏力,动则气促心悸,多汗,纳差,睡眠欠佳等类似症状。

【鉴别要点】

(1)气阴两虚:可见神疲气短,肢软无力,声怯形槁,颧红面白,自汗盗汗,口燥咽干,五心烦热,潮热低热,食纳不佳,动则气短,干咳少痰,眠差多梦,小量出血等。舌嫩红少津,苔剥或花剥,脉细无力,或有数象。

(2)气血不足:头目眩晕,面色苍白或萎黄,唇甲淡白,毛发不荣,神疲体倦,气短懒言,自汗,心悸少寐,食欲不振,大便困难,女性月经不调(色淡量少,或闭经等)。舌质淡胖,脉细弱或濡细。甚者易有昏厥倾向,劳累即发,或见出血现象,但血色不浓等。

(3)阴阳俱虚:常见面色黧黑而微浮,耳郭干枯,四肢发凉,阳痿遗精,夜间出冷汗,神疲无力,动则气促,腰膝酸软,耳鸣心悸,失眠多梦,夜间多尿或下利清谷等现象。舌淡或红,脉沉细无力。

(4)气液两伤:神疲形倦,气短懒言,自汗盗汗,汗出甚多,咽干口燥,烦渴引饮;或体温起伏,低热潮热,五心烦热;或有枯白色之白㾦现于肤表。舌干红或干绛,少苔或无苔,脉虚细。严重者白㾦色如枯骨,空壳无浆,门齿干枯无光泽,燥象毕露,身热不退,气息奄奄,甚至昏迷,或称津气涸竭,乃是正不敌邪,热毒内陷之候。

【规律探讨】

气阴两虚,气血不足,阴阳俱虚,气液两伤等证,都是人体精气亏耗的各种表现,从广义上讲,概属于虚损范畴。一般病程较短者多伤及气液、气血,罹病日久或病情较重者则易损及阴阳。然而人体气、血、津液、阴、阳之间本来就存在着难以分割之联系,实际上各有关证型亦多兼夹,对于此种情况之鉴别,应着重区分其主次与深浅。

具体而言,气阴两虚证多出现于慢性病过程中,或见于热病后期,或大病后之恢复阶段。临床表现与罹病脏腑关系极为密切,常随所在脏腑之不同而有相应之特异性症状。在大多数情况下,除去该证所固有的共性症状外,如系以肺脏为主之气阴两虚证,其特异性表现常是气短干咳等;心病之气阴两虚,则可见心悸,失眠等;以肾病为主之气阴两虚证,易见腰酸腿软,遗精多尿,或尿液难以控制等现象。

气血不足之证,常见于禀赋羸弱,脾胃不健,年纪衰迈,产后妇女,或其他原因失血之后的患者等。其临床特征是表现苍白无力等症状。

阴阳两虚证,初起之际或是一方先虚,继而导致两者俱虚。临证所见,每以肾阴和肾阳不足等症状较为突出而且具有代表性,其次则为心、脾阴阳俱虚之各种表现。若在阴阳两虚症状的基础上再加手足心热,咽干口燥,舌红少苔,脉细数无力等症状,则是偏于阴虚内热的表现;反之,若兼见怯冷肢凉,神倦便溏,小便清长,汗出发凉,舌质淡胖,脉沉而迟者,则是偏于阳虚里寒之征象。据临床实际所见,阴阳两虚之证,易表现出一定的倾向性,两者间虚亏的程度很少完全对等。

气液两伤证,或称津气两虚,广义上亦可概括于气阴两虚或气阴两伤范畴。此证常见于急性热病之极期或中后期,尤易出现于温病的过程中。一般系因温热病邪耗液劫津所致,故通常皆有急性感染性热病之现病史及相应之病程等可供鉴别。至于该证之特殊识别方法,根据液伤特点,叶桂云:"温热之病,看舌之后,亦须验齿。齿为肾之余,龈为胃之络,热邪不燥胃津,必耗肾液"(《温热论·验齿》),故验齿亦能帮助鉴别伤液之程度。若齿面虽干但牙质尚有光泽者,则胃津虽伤而肾液未涸,病况犹轻;如齿燥色夭、状若枯骨者则是肾液涸竭,预后恶劣凶险。

【治疗提要】

《黄帝内经》云"虚者补之""损者益之"。气阴两虚之证,治宜益气养阴或育阴益气,必要时尚应辅以健脾固敛之品。药物可选黄芪、党参、沙参、黄精、麦冬、生地黄,石斛、玉竹、玄参、五味子等;其次又如女贞子、墨旱莲、桑椹子等,补阴而不滋腻,前人亦颇赏用之。此证因常见于外感热病之恢复期中,方剂一般可用生麦散加味。如为肺之气阴两虚者,可予琼玉膏(方见前);心之气阴两虚者,宜用炙甘草汤(见前)等加减。

气血不足者,治用气血双补法。药物可选黄芪、党参、白术、怀山药等健脾益气以畅旺气血生化之源;再加当归、白芍、熟地黄、何首乌等以补血。方剂如八珍汤(党参、白术、茯苓、当归、川芎、熟地黄、白芍、甘草)等。但气虚与血虚在程度上难以完全相等,故补气与补血二法之运用亦非绝对平均。若偏于气虚之证,可予归芍六君汤(当归、白芍、党参、白术、茯苓、甘草)等;偏于血虚者,可予圣愈汤(黄芪、党参、当归、白芍、熟地黄、川芎)等。

阴阳两虚证,当予阴阳双补法。根据具体情况或予扶阳育阴,或用养阴助阳之法。《素问·阴阳应象大论》云:"形不足者,温之以气;精不足者,补之以味",前者主要是指阳气虚衰,可选附片、肉桂、人参、黄芪等药;后者则言阴精亏耗,可用熟地黄、山萸肉、枸杞、阿胶、紫河车等血肉厚味之品以充填阴精。

凡以肾之阴阳两虚为主者,方剂可予金匮肾气丸(熟地黄、山药、山萸肉、泽泻、茯苓、牡丹皮、桂枝、附片)为基础方,偏阴虚者加枸杞、女贞子、石斛等,或予左归丸(熟地黄、怀山药、山萸肉、菟丝子、枸杞、怀牛膝、鹿角胶、龟板胶);偏于阳虚者加巴戟天、杜仲、鹿角胶等,或用右归丸(熟地黄、怀山药、山萸肉、枸杞、附片、肉桂、杜仲、菟丝子、当归、鹿角胶)等化裁。左归可"育阴涵阳",右归能"扶阳配阴",二方虽双补阴阳,但亦各有侧重。若为心之阴阳两虚,则当养心阴补心阳同时并举,药物可选桂枝、人参、熟地黄、阿胶、炙甘草等,方剂可用炙甘草汤(见前)加减。若已导致心神不宁而呈虚性兴奋者,酌加镇心安神、潜阳固涩之龙骨、牡蛎等,方如桂枝加龙骨牡蛎汤(桂枝、白芍、生姜、大枣、龙骨、牡蛎、甘草)等。

气液两伤之证,治用益气养液或益气生津之法为主,辅以敛汗育阴之品。药物可选人参、生地黄、麦冬、石斛、玄参、鲜藕汁、梨汁、蔗浆、鲜芦根汁等。方剂可用生脉散(人参、麦冬、五味子)加甘草等,其中甘草一味,看来普通,并不足奇,但在益气养液方中加入甘草,则可在一定程度上起到叶桂所谓"甘守津还"之效,即有甘草以守护中气,则胃中津液较易恢复。且因温热之邪,最易伤津,温病后期尤多津液受损之证,而津液之盈亏又与预后攸关,故前人云"存得一分津液便有一分生机",十分强调顾护津液。若为暑温病之气液两伤证,可予清暑益气汤(西洋参、石斛、麦冬、黄连、竹叶、荷梗、知母、粳米、西瓜翠衣、甘草)等加减。至于暑温津气欲脱之证,症见身热骤退,大汗不止,气短喘息,精神倦怠,脉虚欲绝或散大无根者,当予生脉散,自无疑议。但其中之五味子,王士雄云"须详审其邪之有无,不可徇俗而视为治暑之剂也",亦当注意,否则有"闭门留寇"之虞。

16. 心肾不交证 凡因肾水虚亏,心火亢盛,水火之脏失其阴阳平衡,症见心悸不宁,虚烦不寐,多梦易醒,腰膝酸软,遗精耳鸣等现象者,即心肾不交之候。

孙思邈云"夫心者,火也,肾者,水也,水火相济"。心为火脏,肾为水脏,一属阳,一为阴,心主降而肾主升,心火下济于肾,肾水上溉于心,阴升阳降,两者既相依赖而又相制约,相反而相成地保持着一种相对的动态平衡。此即所谓水火既济(或称为坎离既济)、心肾得交、阴阳平衡的正常生理状态。若因思虑操劳太过,耗伤心阴;或房劳斫丧,肾阴亏损等,致肾水不足,难于上溉于心;心火上亢,不得下交于肾,于是遂可形成水亏火旺,坎离弗济,心肾不交之病理状态。

【疑似病证】

易与心肾不交证相混淆者,有心脾两虚、心胆气虚等证。

【相近表现】

上述三证,均有失眠、心悸、多梦、健忘、无力等类似症状,宜加以鉴别。

【鉴别要点】

（1）心肾不交：可见心烦失眠，躁扰不安，往事萦怀，夜梦纷绕，心悸不宁，健忘盗汗，腰膝酸软。或有眩晕耳鸣，发脱遗精，头昏体倦，咽干尿黄，或排尿时溺道有灼热感，或见消渴尿频。舌嫩红少津，脉细或细数等。

（2）心脾两虚：失眠多梦，心悸怔忡，易醒，善忘，倦怠无力，饮食减少，味觉减退，腹胀便溏，面色少华。舌质淡嫩，苔薄润，脉细弱。偶见神思恍惚，沉默寡言，善悲欲啼，不思饮食等精神症状。

（3）心胆气虚：惊悸失眠，夜多恶梦，惧闻响声，时易惊醒，触事易惊，善太息，喜出长气，神疲无力。舌质淡，脉弦细等。

【规律探讨】

心肾不交之特点，通常是以心肾两虚（特别是两者之阴分不足或阴虚阳亢）的综合表现为核心。且常因肾水不足，心火偏旺。而相火易于妄动，故亦可使精室受扰而出现遗精、滑精等现象。从总的方面看，心肾不交或多或少易具有一些阴虚火旺的临床表现，这是该证不同于心脾两虚或心胆气虚的一个比较重要而突出的特点。所以心肾不交常为本虚标实之证。而心脾两虚或心胆气虚则基本上属于纯虚之证。

心脾两虚之证，常起于思虑过度，劳伤心脾，以致脾运不健，心神失养，故临床上易呈现程度不等的气血不足之象。同时又常伴有消化功能之减退，且食欲不振，四肢无力等症状也比较突出。这都是心脾两虚证区别于心肾不交和心胆气虚之特异性表现之一。

心胆气虚证，以善惊易恐或怵惕梦惊等表现最为突出。该证易发生于体质羸弱之人，或起于暴受惊骇之后。而心肾不交或心脾两虚证之患者，一般并无突受惊恐而发病之历史。

【治疗提要】

李梴云"因怒气伤肝，或因惊气入胆，母能令子虚，因而心血为之不足；又或遇事繁冗，思想无穷，则心主亦为之不宁，故神明不安"。张介宾又说"寐本乎阴，神其主也。神安则寐，神不安则不寐"。上述三证之共性表现也都有"心神不宁"之情况，此虽属于标证，但治疗时亦应给予足够的重视并采取必要之调治措施，方有利于生理常态之恢复，故安神宁心之药物颇为常用。具体如镇心安神之龙骨、牡蛎、朱砂、磁石、琥珀等；养心安神之酸枣仁、柏子仁、小麦、合欢皮等，均可选用。针灸取穴，宜以手少阴、手厥阴经穴为主，如神门、内关、巨阙、心俞等，再加三阴交等以调理脾胃，手法予平补法或针灸并用。心肾不交者加肾俞、太溪；心脾两虚者加脾俞、足三里；心胆气虚者加阳陵泉、太冲等。

分别言之，"心肾不交"之证，治宜交通心肾，辅以滋阴降火。药物可选地黄、山萸肉、阿胶、枸杞、菟丝子、黄连、黄柏、灯心草、远志、怀牛膝、建菖蒲等。

方用安神定志汤(人参、茯神、远志、茯苓、龙齿、石菖蒲)合交泰丸(黄连、肉桂),或天王补心丹(党参、玄参、丹参、茯苓、五味子、远志、桔梗、当归、天冬、麦冬、柏子仁、枣仁、生地黄、朱砂)加减。阴虚阳旺,心火独亢者,尚须清其心火,可用朱砂安神丸(朱砂、黄连、生地黄、当归、生甘草)化裁。阴虚阳亢,相火过旺者,应制其相火,可予知柏地黄丸(知母、黄柏、生地黄、牡丹皮、泽泻、山萸肉、茯苓、怀山药)加减。

心脾两虚者,一般可予补益心脾之法治疗,具体如养心、健脾、安神、补血等。方剂可选归脾汤(黄芪、当归、党参、白术、茯苓、枣仁、桂圆肉、木香、甘草、生姜、大枣)等,加五味子、首乌藤、合欢皮等。心悸易惊者酌加磁石、龙齿等以镇心安神;若脾失健运、痰湿内蕴者,可加陈皮、法半夏、茯苓等以祛痰除湿。通常,若是心先病而后影响及脾者(多半首先出现心悸,失眠等症状,继而又有脾失健运之表现等),治疗重点当予补心,如用养心汤(黄芪,党参,茯苓,茯神,柏子仁,酸枣仁,远志,五味子,当归,川芎,肉桂,半夏曲,甘草)等加减;反之,若因脾病而累及于心者(食少、乏力等症状出现在先或比较明显),则治疗应以健脾为主,方剂可用香砂六君汤(木香、砂仁、党参、白术、茯苓、陈皮、法半夏、甘草)等加养心安神之品。

心胆气虚之证,可予酸枣仁汤(酸枣仁、知母、川芎、茯苓、甘草)加黄芪,党参,茯神,龙齿等。

17. 肝气犯胃证 肝气犯胃证,是指郁怒伤肝,肝气郁结等,使其气机失去常态,横逆犯胃,以致临床上出现胁肋及胃脘疼痛,呕吐反酸,嗳气,脉弦等症状的一种病证。

大凡忧思恼怒,情志不舒,肝气郁滞,疏泄无权,肝失条达,郁结横逆,干扰或阻碍了胃的正常活动,产生胃失和降等病理变化,便可形成肝气犯胃之证。程度较轻者或称肝胃不和,较重者或为肝火犯胃。

【疑似病证】

易与肝气犯胃相混淆者,有肝气犯脾或肝脾不和等证。

【相近表现】

肝气横逆侵扰脾胃,均可出现胁肋胀痛不适,脘腹疼痛或闷胀,食欲不振,嗳气,大便异常,脉弦等相似症状。

【鉴别要点】

(1)肝气犯胃:胃脘攻痛或撑疼,牵引胁肋作痛,胃纳呆滞,嗳气,反酸,恶心呕吐,呃逆,大便不畅,脉沉弦。较重者,胃脘剧痛,甚则吐血,口干口苦,胃中满闷不舒,躁扰不宁,心烦易怒,少寐多梦,舌质红绛,脉弦数,是为肝火犯胃。

(2)肝气犯脾:胁下及上腹部满闷不适或感疼痛,食欲不振,嗳气,或每当精神刺激和情绪波动之后即易发生腹痛及腹泻等现象,或痛泻交作,泻后痛缓。舌质色淡,少苔,脉弦。

【规律探讨】

肝气犯胃与肝气犯脾,皆属于"木克土"或"木郁侮土"的范畴。患者常有情绪抑郁或易于激怒等现象,且病情易受精神因素之影响,若心境舒畅则症状常可以减轻或消失,情绪不佳则病情可以加剧。然而两者之间毕竟还是有区别的,且具体的治法和方药也有不同之处。

肝气犯胃之证,一般系以胃失和降、浊气上逆之症状最为突出,因而易表现恶心呕吐及胃脘疼痛等。又由于"气有余便是火"所以肝气郁结横逆,最终亦有可能演化为肝火,甚至可灼伤胃络而引起吐血等严重情况。这是肝气犯胃的临床特点之一。

肝气犯脾,轻者或称肝旺脾弱,肝脾不和,临床表现多以水谷运化失常之症状为主,所以易见肠鸣、腹痛,泄泻等现象。尤以阵发性腹痛,大便稀溏等症状较为突出。而这些症状一般都是在肝气郁滞或肝气郁结的基础上出现的。

【治疗提要】

肝气犯胃或肝气犯脾,其治疗要领首先在于疏理肝气,调整脏腑间之相互关系。药物可选柴胡、郁金、枳壳、佛手、紫苏梗、川楝子、乌药等。方剂可予柴胡疏肝汤(柴胡、白芍、香附、枳壳、川芎、陈皮、生甘草)等加减化裁。

具体而言,肝气犯胃之证治宜疏肝理气、和胃降逆。方剂可用四七汤(紫苏叶、法半夏、厚朴、茯苓、生姜、大枣)化裁,嗳气特多者加沉香、旋覆花等以顺气降逆;偏寒者加桂枝、紫苏梗;夹食者加神曲、谷芽、焦山楂;泛吐清涎者加煅瓦楞子、吴茱萸、黄连;反酸者加黄连、吴茱萸、海螵蛸等;胃脘疼痛较剧者,加延胡索、木香、甘松、梭椤子,或加沉香降气散(沉香、砂仁、香附、延胡索、川楝子、炙甘草)等;火郁者可予化肝煎(青皮、陈皮、白芍、牡丹皮、栀子、贝母)加减以解郁泻火。

肝火犯胃者宜清肝泻火和胃,可予黄芩汤(黄芩、白芍、大枣、甘草)加大黄、黄连、枳实、吴茱萸等,或予丹栀逍遥散去白术,生姜加生地黄,龙胆等;吐血者加花蕊石粉等。治本之方剂可用滋水清肝饮(生地黄、枣皮、茯苓、当归、怀山药、牡丹皮、泽泻、白芍、柴胡、栀子、大枣)等加减。

肝气犯脾之证,治疗总则是抑木扶土(即泻肝补脾)或称抑木培土,具体治法如疏肝理气,健脾升清。方剂可用柴芍异功汤(柴胡、白芍、党参、白术、陈皮、茯苓、甘草)等加减。若临床表现以腹痛腹泻症状为主者,正如吴昆所说"泻责之脾,痛责之肝,肝责之实,脾责之虚。脾虚肝实,故令痛泻"。可予痛泻要方(白术、白芍、陈皮、防风)化裁以调气、缓痛、止泻,而达泻木培土之目的,水泻者加升麻、苍术更效。

针灸治疗当泻足厥阴经穴,补足阳明及太阴经穴。取穴可选阳陵泉、太冲等用泻法以平肝木之横逆；另取中脘、胃俞、足三里、内关、公孙等以通降胃气。肝气犯脾、木旺侮土者，除泻足厥阴经穴外，可取脾俞、章门、天枢、足三里等穴，概用补法或加温灸以调补脾气，鼓舞中阳，使脾运复健，而抗肝之克伐。

18. 水气凌心证 凡体内水湿泛溢，上凌于心，从而在一身尽肿等情况下出现心悸气促、难以平卧、面色灰黯、四肢厥冷等现象者，即水气凌心证。

如肾阳虚衰，气不化水，小便不利，或脾阳不足，运化失司，水湿蓄积，致浮肿弥漫，压之凹陷如按烂泥；或因风水骤发，肿势漫延，由睑面迅速扩及全身，浸渍内脏等，均可累于心，导致水气凌心之证。

【疑似病证】

如脚气冲心，饮邪碍心等病证，有时均可能与水气凌心混淆。

【相近表现】

上述三证均有心悸，气促，纳呆，倦怠无力，全身或局部肿满等相似症状，当予鉴别。

【鉴别要点】

（1）水气凌心：临床表现心悸，气喘，不能平卧，面色㿠白或灰黯，神疲倦怠，四肢厥冷，一身尽肿，下肢尤甚，腹部膨满，食欲不振，小便短少。舌质胖淡，苔白滑腻，脉沉细无力。

（2）脚气冲心：心悸而烦，呼吸急促，呕吐不食，甚则神志恍惚，言语错乱，鼻煽唇紫，面色晦暗。两足麻木无力或酸痛。行动不便，足胫或肿大重滞，或红肿发热，或日渐瘦瘁，饮食减少，小腹不仁，时有呕吐恶心，小便不利。舌质胖或红而干，脉沉细或细数。

（3）饮邪碍心：气短心悸，劳则加重，咳逆倚息，不得平卧，胸胁支满，脘部有振水音，或腹中沥沥有声，痰液特多而质地清稀似水，头晕目眩，时感恶心，水入易吐，全身倦怠，食纳减少，脉沉、结代或弦滑等。

【规律探讨】

上述诸证，皆因水湿等邪气进犯心脏而起，临证鉴别应注意以下特点。

水气凌心，一般均在脾肾阳虚，水湿泛溢；或风水漫延，水湿浸渍的基础上产生。因此，通常先有明显之水肿，继而方见心脏受累的症状。

脚气冲心，又称脚气攻心或入心。多见于脚气病之后期或较严重的阶段，且常伴有湿毒壅遏之症状。所谓"脚气病"通常是指以腿足缓纵不随、软弱不行等症状为特征的一种疾病。轻者仅有足胫微肿或两脚微感麻木，巢元方云"其状，自膝至脚不仁，或若痹，或淫淫如虫所啄，或脚趾及膝胫洒洒尔，或脚屈弱不能行，或微肿，或酷冷，或疼痛，或缓纵不随，或挛急，或至困。能饮食者，或有不能者，或见饮食而呕吐，恶闻食臭，或有物如指，发于腨肠，径上冲心"（《诸病源候论·香港脚病诸候论》）。该病常由于阴寒水湿、风毒、雨露等邪气外侵,或饮食失调等因素引起。临床上一般分为干湿两型,凡以足胫水肿、软弱、麻木等为主者,叫作"湿脚气";反之,凡患足外观枯瘦,麻木,酸痛感突出者,则称为"干脚气"。无论何种脚气,只要在其病程经过中出现气促胸闷,心悸烦喘,呕吐等症状者,即脚气冲心之候。重笃者,可见神思恍惚,郑声谵语,甚至昏迷等。

饮邪碍心者,多半先有饮邪内伏,心阳不振的症状,且内伏之饮又常以"支饮"的形式出现。其特点是咳吐痰涎,色白而清稀,气急胸闷,心悸,不能平卧,咳嗽时或呼吸、转侧时皆可牵引胸部作痛,亦可见面目及下肢水肿等现象。

总之,水气凌心与饮邪碍心,两者均可出现心阳不振或心气虚衰的症状,一般并无心神受扰之现象;且前者水肿明显而广泛,后者则肿势间或出现于颜面等处。脚气冲心证,水肿轻微,肿势通常仅局限于足胫部,然而心神受扰之症状则比较明显。

【治疗提要】

水气凌心之证,治宜温阳利水,益气宁心,药物可选附片、桂枝、干姜、白术、茯苓、猪苓、泽泻、木通、车前子、黄芪、党参、酸枣仁等。喻昌云"肾司开阖,肾气从阳则开,阳太盛则关门大开,水直下而为消;肾气从阴则阖,阴太盛则关门常阖,水道不通而为肿"(《医门法律·水肿门》),故方剂可予真武汤(附片、茯苓、白术、生姜、芍药)合五苓散(桂枝、茯苓、猪苓、泽泻、白术)温脾肾之阳以消阴翳,利水道而祛水邪,只要阳气得复,寒水得化,则可免凌心之患,此系治本之法。如喘息自汗,不得卧者,应防其虚脱,可加人参、五味子、煅牡蛎、炙甘草等;少阴虚寒特甚者,可加肉桂、胡芦巴、巴戟天等。针灸治疗,手法用补,多施温灸,穴位可选任脉水分穴以通利膀胱,配气海以加强气化作用,取三焦俞以疏通水道,再加足三里、脾俞、肾俞等以温肾健脾,扶正祛邪。心脏受水邪侵凌而喘悸不得卧者,可取心俞、膻中、神门等穴。

脚气冲心,治宜降气泻毒宣壅逐邪为主。一般轻症可用鸡鸣散(紫苏叶、吴茱萸、桔梗、木瓜、陈皮、槟榔、生姜)等方化裁。孙思邈倡用豆类食品辅治,如以大豆、乌豆、红饭豆等佐餐,亦有裨益。湿脚气所致之湿毒冲心,治用温阳降逆法,如予金匮吴茱萸汤(吴茱萸、木瓜、槟榔)合千金半夏汤(半夏、桂心、干姜、人参、附子、细辛、蜀椒、甘草)等;干脚气所致之热毒冲心,宜清热解毒宣窍为主,方用犀角散(《太平圣惠方》)(水牛角、枳壳、防风、沉香、槟榔、紫苏、麦冬、赤茯苓、木香、石膏)加牛黄清心丸等。针灸治疗可取阳陵泉、足三里、悬钟,三阴交以泻邪、强筋,另加关元、巨厥、内关以调护心脏,手法应本补虚实之原则,或予平补平泻,偏热者勿灸。

饮为阴邪,遇寒则凝,得温易行,严用和治饮证则主张"顺气为先,分导次之"并认为"气顺则津液流通,痰饮运下,自小便出"。故祛饮邪当以温化顺气为主,饮邪碍心者治宜温阳理气,宁心健脾,方剂可予苓桂术甘汤加附片、人参、半夏、陈皮、薤白等。

三、与常见症状有关的疑似证辨治

中医学的"症状"又称"病状或征状",一般是指患者自身觉察到的各种主观的不适感觉,或能够被医生的眼、耳、鼻、指等感觉器官所直接感知的、可在一定程度上反映体内病机变化或疾病本质的各种临床现象。

前人认为,任何疾病都是"有诸内,必形诸外"的。疾病的本质必定会或多或少地通过症状的形式表现出来。因此患者所表现的各种症状或体征,乃是我们认识疾病和辨别证型的纽带。从诊断学角度看,疾病本身并不是与症状毫无相干。所以,中医的辨证诊断方法,一直是本着"欲知其内,当观乎外;诊察于外者,斯以知内也"(《丹溪心法·能合色脉可以万全》)的传统观念进行的。

临诊辨证,患者的症状或征状是第一性的,而医生的辨证概念或证候诊断则是第二性的。确切的症状和体征,是认识疾病的桥梁、辨证的依据,是构成各种证型概念的基础。按照症状诊断学的一般原理,一切症状大体上都可区分为特异性的与非特异性的两大类。前者所反映的病机变化通常都比较直接而具体,其诊断意义也较为固定;后者所提示的诊断范围则广泛得多,必须结合每个患者的具体情况仔细辨析,才能判定其具体属性和临床意义。因为一个非特异性症状往往在不少病证的过程中均可出现,在许多场合下都可见到它,其所提示的病机变化常包含着这样或那样的可能性。所以要抓住与某些非特异症状密切相关的疑似病证的鉴别,应该进一步明确这些症状产生的机制,熟悉易于出现此种症状的各种常见病证及其固有的特点,弄清它们的鉴别要领和规律,然后从实际出发,客观地逐一进行分析和筛选,才能比较准确地判断该项症状究竟反映了什么样的病证。

尽管每个症状或体征都和相应的病机紧紧地联系在一起,是体内病理变化的外部反映或表象,但是它们之间却又永远也不可能是完全一致的,临床上碰到的某些假象,就是体内病理变化与临床症状之间存在着矛盾的具体表现。如果病理改变与症状完全一致或百分之百的相等,而且每一个症状都只代表一种特定的病理变化,只象征一种疾病或病证,那么医生的鉴别诊断学思维岂不成为多余的了。实际上体内病变与外部表现之间的关系是异常复杂的,似是而非的情况经常都可遇到。因此,临床辨证,不仅要客观、全面、仔细、准确地搜集患者所表现或诉说的各种症状,更重要的是正确运用鉴别诊断学的逻辑思维方法,科学地分析病机,方能透过复杂的症状,认清疾病的本质,从而获得准确的证候诊断概念。

下面所要介绍的,就是几种常见的非特异性症状或体征的基本概念、病机特点、易混病证、鉴别要点、辨证规律、治疗提要等基本知识。

（一）疼痛

疼痛是临床最常见的症状之一,往往是促使患者就诊的主要原因。中医学认为人体一旦出现疼痛症状,就意味着体内某部气机受阻,经络闭塞,营卫不畅,血运失常,或气血匮乏,濡养不足,脏腑空虚等病机变化已经产生或已经形成。

凡外邪侵入人体,客于肌肤或滞留体内(如寒邪凝闭,热邪壅遏等);或跌仆闪挫,外伤血瘀;或五志过极,七情内扰,以及痰湿凝聚等导致气机郁滞或郁结,皆可使人体之络道阻塞,血运不畅,正邪交争,从而引发疼痛。因此古代医家曾提出"通则不痛,痛则不通"的理论。至于脏腑匮乏,经脉空虚,气血失其濡养等虽亦可招致疼痛,但程度一般均较轻微,且按之常可减轻。

【常见病证】

可以出现疼痛症状之病证甚多,举凡气机郁滞,血脉瘀阻,热邪壅遏,寒邪凝闭,痰湿内阻,里有积滞(如虫积、食积等),以及气血不足,阴虚阳虚等证,均有可能出现程度不等、性质不一之疼痛症状。

【鉴别要点】

1. **气机郁滞** 凡属气郁或气滞所致之疼痛,一般多为局限性之胀痛、窜痛或攻痛。常出现于胸、胁、脘、腹等处。可时发时休,通过嗳气、噫气、矢气等方式排出一些滞气之后,痛况常可减轻或缓解,而每当心情郁闷或恼怒时则疼痛多可加剧。如肝气郁滞之两胁及目睛胀痛,此种表现就比较明显而典型。若属气机郁结所致者,则痛况常较顽固,有时可在痛区扪到边界不清之软性包块,或于咽喉等处觉有异物感等。

2. **瘀血阻遏** 血脉瘀阻所致之疼痛,其痛点一般都比较固定,痛而拒按,痛况常较顽烈,可表现为刺痛、钝痛等。局部或有青紫瘀斑,或可触及质地比较坚硬之包块,边缘清楚。舌质黯红或青紫或有瘀斑,脉弦涩。或伴有出血现象,血色紫黯或夹有凝血块等。

3. **热邪蕴结** 外邪侵袭,入里酿热,或内生之热蕴结于里等壅塞络道所致之疼痛,一般可表现为灼痛、绞痛、跳痛或抽痛。痛况亦颇剧烈,且多出现于五官(特别是咽部)、腹腔内脏、尿道、直肠等处。若痛在体表则局部发红,皮肤温度增高等。通常尚有喜冷恶热,口渴,口苦,大便干燥,尿短黄,舌红苔黄,脉数等现象。

4. **寒邪凝闭** 寒性收引,经络凝闭所致之疼痛,痛况亦较剧烈。一般多出现于脘部、腹部、肢体、关节等处。痛区多伴有冷感或发凉感觉,或呈掣痛而牵引他处。得热或保暖则痛况减轻,遇寒受冷则疼痛增剧。溺清,大便或秘或泻,或呕吐清涎等。苔白润,舌不红,脉迟或紧。

5. **痰湿内阻** 痰湿内停、阻遏气机所致之疼痛,多出现于胸部、腹部及头部等处。多呈闷痛、重痛、满痛等感觉。常伴有咳吐痰涎,食纳减退,恶心欲吐,头部昏蒙,或兼有眩晕等现象。脉濡或弦滑,苔滑腻等。

6. **食积虫积** 宿食所致之疼痛,由于饮食停滞,一般均现于胃脘部。多为饱闷性疼痛,痛而拒按,嗳腐,吐后痛减,泻后亦感舒适。多伴有不思食,恶闻食味,大便不爽或泻下腐臭,舌苔厚腻或垢腻,脉弦滑等。虫积所致之疼痛则多见于脐周(脐腹),可表现出乍痛乍止等特点,痛剧者汗出肢厥,面色苍白,常可于腹部触及条索状之软性包块、变化无常,或有吐虫便虫史。体瘦贪食,或有异嗜现象,面有虫斑,苔白腻或黄腻,脉弦。

7. **气血不足** 如久病失养等,致气血亏虚,经脉空乏而引起之疼痛,多为隐隐约约之缓痛,时发时止,痛而喜按。易出现于头部、腰部、腹部等处。病程一般较长,且多伴有神疲无力,面色萎黄,眩晕,舌质淡,脉虚细等现象。

8. **阴虚阳虚** 阴虚所致之疼痛常发生于腰部、头部及牙齿等处。其痛多半隐隐绵绵,似痛非痛,劳累或过食香燥之后疼痛可因之而触发或加重。或呈空痛感而夜间更剧,每伴有腰膝酸软、耳鸣、目睛干涩、面颊潮红、心烦失眠,舌瘦红,脉细数等现象。阳虚导致之疼痛多见于脘腹等处,常呈绵绵隐隐之冷痛,遇热、得暖可以减轻,常伴有形寒肢厥,四肢欠温,小便清长,大便下利清谷等现象。舌质淡胖多津,苔白润。

【规律探讨】

疼痛性疾病之证候辨析,首先在于分清虚、实、寒、热,然后审因定位,查其在气在血,在何脏腑,涉及哪条经络,是何种邪气所致。只有弄清了疼痛之性质,明了了病位,找出了病因,则不论何证自易辨别。尽管疼痛仅限于某一局部,也要从患者之整体情况出发,四诊合参,全面衡量。且对于各种"兼见"的症状亦不可忽视,方可获得确切的辨证。

临床所见各种疼痛,从总的方面看,其性质大概是以实证居多,虚证次之。寒热之比,似无甚轩轾。

虚痛之病程一般较长,起病徐缓,痛况多绵隐,常似痛非痛,或近于酸痛,或以酸楚为主,或感空痛。常时发时缀,或日轻夜重,喜压喜按,劳累后痛况易于加剧,休息之后多可缓解。疼痛之部位常在头部、牙齿、腰部、上腹等处。痛在脘腹者,摄食后每可减轻。总之此类疼痛常伴有精气匮乏,神疲气怯等虚证现象。

实痛通常无部位选择性,可出现于人体任何地方。发作较剧,病程较短,来势较猛。疼痛程度常较虚痛为烈。可呈绞痛、刺痛、割痛、钝痛、胀痛或抽痛等状态。一般以痛而拒按,休息并不减轻,如痛在腰腿等处者,有时在适当活动后反较舒缓。痛在脘腹者,摄食后疼痛或可增加。总之,凡属于实痛之患者,通常均同时存在着气滞、血瘀、痰阻、湿滞、寒凝、热壅、火盛、虫积、食积等一种或一种以上之实证征象。

寒痛易发生于脘腹、躯干或肢节等处。多伴有冷感,亦可表现为掣痛、紧痛、板痛等,一般喜热恋暖,受冷或遇寒时则痛况加剧,得温或热罨则可减轻,痛区或有紧缩感,或可牵引附近组织作痛。局部皮色苍白欠温,口中和,不思饮,或思热饮,尿清长,大便不实,脉紧弦等,均为寒痛之特征。

热痛不拘部位,痛感多为灼痛、辣痛、切痛等。喜冷喜凉,遇热则剧。同时伴有局部或整体之热象,如黏膜充血,皮肤发红,触之灼热,便秘尿黄,口干苦,渴思冷饮,面红目赤等。

从疼痛病变所涉及之部位和范围看,在气者一般多属新病、初发,其痛常具有攻窜不定或痞胀感等特点。在血者则以久病居多,易呈刺痛、钝痛,且痛区常固定不移等。在经络者,多沿着经络循行之区域出现疼痛。在腑者,于疼痛之际常伴有腑气不顺或不通等现象,脉多弦滑等。在脏者,可见相关内脏之功能紊乱等现象,脉或表现沉弦等。

从致痛之病因和发病论方面看,凡属于风邪所致者,易痛在头部或肢体,且常呈游走性。五志化火者,其痛多见于半身以上,且每以头面五官等处较突出。气滞引起之疼痛,多为窜痛、胀痛,且易发生于肝失疏泄之人。血瘀者,多见于气病、外伤或久病入络之患者,痛区一般比较固定,局部或可触及病理性包块等。

【治疗提要】

由于疼痛之病因和病机比较复杂,辨证有表、里、虚、实、寒、热,气、血、阴、阳、痰、湿、风、虫等之别,且中药所含成分亦甚复杂,一味药物往往具有多种作用和用途。因此,对于以疼痛症状为主之病证,治疗时应具体问题具体分析,标本同治,区别对待。既要立足于铲除致痛之原因,同时又要及时制止令人不安之疼痛症状。选用中药时,既要看到同类药物之共性,又要掌握每味药物之个性,方可运用自如,得心应手。

具体而言,如系外邪,特别是外来之寒邪引起之疼痛,可选羌活、防风、白芷、细辛、藁本、川芎、蔓荆子等,方剂可用川芎茶调散(川芎、白芷、羌活、荆芥、防风、细辛、薄荷、甘草)加减。血滞瘀阻性的疼痛,可选延胡索、川芎、当归、丹参、乳香、没药、五灵脂等,方剂可用膈下逐瘀汤(五灵脂、当归、川芎、桃仁、牡丹皮、赤芍、乌药、延胡索、香附、红花、枳壳、甘草)等加减。气郁、气结所致之疼痛,可选香附、沉香、檀香、青木香、乳香、郁金、甘松等,方剂可用金铃子散(金铃子、延胡索)等加减。阴寒凝闭所致之疼痛,可选吴茱萸、高良姜、桂枝、小茴香、附片、乌头等,方用四逆汤(附片、干姜、甘草)等加减。

至于气虚、血虚、虫积、食滞等证引起之疼痛,则应以治本为先,病去则其痛自止。

此外,尚有能抑制痛觉中枢之延胡索、罂粟壳、汉防己、徐长卿、秦艽、五加皮、豨莶草、白芍、牛膝、独活、威灵仙、薄荷、王不留行等;能提高中枢痛阈值之香附、青风藤、防风、郁金、老鹳草等药物可供选用。

总之,上述具有不同的止痛等作用之药物,使用时必须注意配伍,以增强或扩大其止痛效果,并使之更切合于患者之证情。

(二) 发热

发热,一般多因外邪袭表伤卫,或入于里,正邪交争,阳热炽盛而成。亦可由精血亏耗,水不制火,阴不敛阳,虚阳外浮使然。其次,营卫不和,阴阳失调,或因瘀血内蓄,积滞不去,火郁于内等,均可致阳热亢盛而出现发热。

发热既成,或怫怫然现于肌肤之间,或熇熇然扩散于周身,或蒸蒸然似发自骨髓等,俱随病因病机之不同而各有一定特点。掌握这些特点,熟悉其鉴别要领及规律,对于发热之辨证施治具有重要意义。

【常见病证】

可以出现发热之病证颇多,如外邪袭表,邪在气分,邪传少阳,热入营血,积滞不去,阴虚内热,营卫不和等证,均易表现发热。

【鉴别要点】

1. **外邪袭表** 发病急骤,多有伤风受凉史。初起即感恶寒畏风,或发热与恶风恶寒同时并见。常伴有头痛、咳嗽、鼻塞、流涕、脉浮等现象。偏于寒者,肢体酸痛突出,无汗,涕清,脉有紧象,苔薄白而润等。偏于热者,口渴明显,脉数,有汗,涕稠,咽痛,苔薄黄少津等。

2. **邪在气分** 外邪侵袭,渐次内传,达于气分,酿热化火,则体温上升。若邪踞于手太阴肺,则咳嗽、痰黄,身热持续,口渴,不恶寒,气喘,苔薄黄等。若在阳明胃,则高热,恶热,午后热势更甚,烦渴引饮,面赤,气粗,多汗,脉洪大等。结于胃肠者,则热势蒸蒸,有增无减,日晡更剧,甚则躁扰不宁,神昏谵语,循衣摸床。苔黄腻而糙,或起芒刺,大便秘结,或泻下臭秽之稀水等。

3. **邪传少阳** 寒热往来,恶寒与发热交替出现。伴有口苦,咽干,恶心,呕吐,胸胁痞满,耳聋目眩,胃纳呆滞,口渴,尿时清时黄,面红,脉弦,舌边红,苔白或微黄。属于疟疾者,先寒后热,汗出而解,发作有定时。

4. **热入营血** 发热以入夜为剧,心烦失眠,谵妄神昏,皮肤斑疹隐隐或出现明显之红色斑疹,或发生出血,动风抽搐等现象。舌质红绛,少苔,或苔色深黄而少津,或深绛光干,脉细数等。

5. **积滞发热** 常见者为食积发热,小儿患者居多,可有伤食之病史,每突然发热,伴有胸腹饱闷,腹痛拒按,嗳腐或呕吐腹泻,排出物酸腐臭秽,日晡或夜间发烦。苔黄腻,脉弦滑。积滞在肠者,可见下痢及里急后重等。小儿疳积发热,多半为低热潮热,形体消瘦,面色无华,肚腹膨大。

6. **瘀血内蓄** 凡血运不畅,郁阻瘀滞于体内者,有时亦可引起发热或加重发热,并出现谵狂等现象。如太阳病蓄血证,可见发热谵狂,小腹急结而尿自利。少阳病,热入血室证,日晡潮热,昼日明了,夜则谵语胁痛。某些外症疮疡之发热,亦常与瘀血有关。一般瘀血发热,多由于宿瘀内蓄,营卫失调所致,有时也可兼有恶寒现象,但局部每有疼痛不移之处,或可扪及肿块(癥块)。瘀在肌肤者,可翕翕发热,口渴心烦,肢体刺痛。瘀在腠理者可有寒热往来,状似疟疾等现象。

7. **营卫不和** 营在内为卫之守,若营卫失和,则卫阳易浮盛于肤表而发热,营阴不能内守而自汗出。此种发热,可见于某些慢性病患者,或体虚之人罹患轻微外感之时,其性质多属于正虚邪微之类。其发热之特点多表现为起伏不定、时发时止、热势不高,但绵绵难休,常自汗出,或微恶寒,神志安静,饮食不减,二便如常,别无其他不适感觉。

8. **血虚发热** 一般血虚之发热,亦多发于午后。轻缓者但觉头面烘热,头目眩晕,面色㿠白,唇爪色淡,心悸不宁,稍有烦劳即易引起低热,舌色淡白,脉细。若为急性失血后之发热,则可见烦躁,苍白,渴饮不已,脉浮大中空。轻者或仅有微热,皮毛似有汗液,血足则愈。若血虚且合并肝胆气郁者,则亦可见午后低热起伏,每当心情不舒则感浑身烘热,性急易怒,头胀耳鸣,失眠多梦,或出现寒热往来等现象。

9. **阴虚发热** 或称骨蒸劳热,一般均表现为低热,或仅自觉发热,似由骨髓内蒸发而出者。其发热多见于下午,即所谓日晡潮热,无恶寒现象。常伴有形体瘦削,五心烦热,颧红盗汗,咽干而不欲多饮。舌红无苔,或干燥少津,脉细数等现象。

10. **气虚发热** 热势常徐缓而不高,可有轻微之怯冷感,多汗,汗液清稀,倦怠,四肢无力,面微有浮肿之状,胃纳欠佳,脉濡细无力。于劳倦之后尤易出现低热现象。

11. **阳虚发热** 发热多出现于凌晨及上午,常伴有形寒肢冷,汗出不温,神疲懒言,或萎靡欲睡,面色㿠白,脉沉细而弱或虚大无力。尤畏门窗缝隙中吹来之凉风。或恶寒突出但得暖便减,溺清,大便不实。严重者或可呈现"格阳"或"戴阳"等危象。

【规律探讨】

发热之病证虽多,但可总括为表热与里热,实热与虚热四大类型。《证治汇补》云"有表证而身热者,外感表热也;无表证而身热者,内伤里热也"。

凡外感急性发热,或积滞成热者,一般多为实证,是正邪交争而引起的全身性反应。此类发热,体温通常较高,病程较短,或翕翕发热,或蒸蒸发热,或持续高热,或往来寒热,初起之际或伴有恶寒现象,待持续高热时则可有恶热的表现,或手臂之温度高于手心,或背部之热甚于胸腹,脉多洪数有力。风邪袭表,邪在气分,邪传少阳,热入营血,积滞发热,瘀血内蓄等所致之发热,大都属于实热类。具体而言:外邪袭表者,几乎必有恶寒;寒热往来者,常为邪传少阳之候;但热不寒者,系邪已入里之表现;壮热、烦渴、恶热者,是气分热炽,阳明经证,若蒸蒸发热、日晡尤甚者,多为阳明腑证;身热不扬,病程缠绵者,常为湿遏热伏之证;继高热之后,身热夜剧者,示病邪或已深入营血等。热病后期,身热面赤,手足心热者,是邪已深入下焦,伤及肝肾之阴的表现;若低热久羁或夜热早凉者,是正已伤而余热未尽。至于积滞发热者,则或有致瘀史,或有伤食史,或其他积滞病史可寻,且必有实证现象伴随。

内伤之慢性发热,一般多属于虚证范畴,常是人体精气亏耗,水不制火,虚阳外浮使然。临床每以持续低热者居多,病程绵缠,时发时休,或发作有定时(如日晡之时),易呈潮热现象,或寒热交错而程度较轻,且寒热间作无规律,投予发表或清解之剂,均难获效。其中,大凡寒多热少者,阳虚之成分较多;但热不寒者,宜优先考虑阴虚血少之证;寒热交错,但两者又俱不突出者,常是阴阳俱虚、营卫不调的表现之一,或是血虚气郁所致。阳虚发热与气虚发热,两者关系密切,但临证时比较少见,偶发生于久病阳气不足之人,或体质羸弱者。凡劳倦之后便易出现低热者,气虚居多。对于此型患者,若误投发散之剂则易导致汗出不止,误投清凉之剂则阳虚者可致洞泄呃逆,误投滋润之剂则有便溏神愦之虞等。然而气虚发热与血虚发热又常有关联,如龚廷贤云"饮食劳倦伤脾,则不能生血,故血虚发热。热则气散血耗而无力",也在一定程度上说明两者之相互转化。至于气虚何以会发热的问题,历来争议甚多,有认为是脾胃气虚、阴火上冲,或心火内炽所致者;有主张系由于内伤脾胃,脾虚胃热,升降失常,浊气上腾导致者;亦有以为气虚发热乃是脾失健运,气血生化无源而致血虚发热者。近人则多倾向于气虚阳越之说等。

临床最多见之虚热,仍为阴不敛阳、阳无所附,因而浮越于肌表之阴虚发热,其具体症状又与所在之脏腑有关。若由肺阴虚所致者,则如王纶所云"睡中盗汗,午后发热,咳痰咳嗽,怠倦无力,饮食少进,甚则痰涎带血,咯血吐血,或咳血衄血,身热,脉沉数,肌肉消瘦等"。若由肝阴虚所致者,则如江涵暾所言"脉左关必空数而大,其症为胁痛,为头眩,为目干,为眉棱骨眼眶痛,为心悸,为口渴,为烦躁发热"(《笔花医镜·脏腑证治》)等。若由肾阴虚所致,则可表现腰脊酸楚,膝胫无力,耳聋耳鸣,遗精滑泄,烘热面赤,五心烦热,日晡潮热,舌红苔剥,脉细数,便秘等现象。总之,临床所见每以综合性者为多,单纯一脏阴虚而导致发热者亦有之。至于津枯液涸之发热,则多见于热病后期,亦多为午后发热,并伴有黏膜及皮肤之干燥现象,便秘尿少,渴而引饮等现象。

血虚发热者,亦多见于产后,尤以高年经产妇女,或贫血及营养不良等阴血内亏之人,其临床症状虽是发热,但总以血虚之表现为基础,且常有失血或血液生化障碍之病史。

其次,发热有时还应与"假热"现象相鉴别。"假热"偶见于某些疾病之严重阶段,如热病之极期或末期等。症见身热、烦躁、面色浮红,渴喜热饮,所饮不多,欲重衣厚被盖覆,脉象浮大无根或细微欲绝。一般属于阴盛格阳,元阳衰竭,火不归原,阳气散越之现象,或称真寒假热、戴阳等。绝不可混同于一般发热。

总之,外感实证之发热,如外邪袭表、邪在气分、邪传少阳、热入营血,以及某些积滞发热等,体温一般都比较高,甚至出现高热或超高热。而内伤虚证,如阴虚、血虚、气虚、阳虚、营卫不和,及积滞(如食积、痦积、痰积、血瘀等)未尽,与湿热内蕴等之发热,则又以低热较为多见。从各种发热的具体特点看,凡发热而同时伴有恶寒者属外感。寒热往来,交替发作者多是邪传少阳、疟疾、血瘀腠理、血虚肝郁、营卫不和等,但前者症状剧烈,后者则较轻微。里热及大部分虚热均无恶寒现象,而有不同程度之恶热或烦热现象。其中持续高热者,多为气分热炽;邪入于营者,发热夜剧;阴虚者,日晡潮热;阳虚者,热势旺于上午;夹湿者,病程缠绵。

以上所述,仅是发热辨证之一般情状,其中有些证型可以互相转化或彼此兼杂,如气虚发热,久之或可向阳虚发热转化,或合并阴虚而成气阴两虚之发热等,故在确定证型和给予治疗时应全面考虑。

【治疗提要】

虽然,近年来的研究已经发现不少中药可以通过调节体温中枢或兴奋汗腺与排汗等而发挥解热作用。其中能调节中枢而奏退烧之效者,有柴胡、黄芩、生石膏、知母、茵陈、青蒿、地骨皮、牡丹皮、栀子、黄连、细辛、防风、菊花、蔓荆子、汉防己、银柴胡、前胡、羚羊角、地龙、石斛、紫草、威灵仙、淡竹叶等。能兴奋汗腺,通过发汗而起退热作用者,如麻黄、桂枝、荆芥、防风、薄荷、紫苏、香薷、柴胡、升麻、葛根、秦艽、葱白、浮萍、白鲜皮等。此外又如大青叶等对感染性高热之疗效亦佳。常山、北沙参、黄柏等亦有不同程度之解热作用,且常山之作用较柴胡显著,但副作用亦大。所以,临证用药,仍不能离开辨证施治。

具体而言:凡属外邪袭表之证,可用解表退热法治疗。其中,风寒可予桂枝、防风、紫苏、荆芥、细辛等;风热可予柴胡、菊花、薄荷、黄芩、淡竹叶等。前者宜用麻黄汤(麻黄、桂枝、杏仁、甘草)或香苏散(香附、紫苏叶、陈皮、甘草)等方加减;后者可予桑菊饮(桑叶、菊花、杏仁、连翘、薄荷、桔梗、芦根、甘草)或银翘散(金银花、连翘、桔梗、薄荷、淡竹叶、荆芥、牛蒡子、淡豆豉、甘草)等化裁。

邪在气分者当用清气或泻下退热法治疗。用药可选石膏、知母、淡竹叶等。其中若邪居手太阴肺者,仍可用银翘散等加减(如去荆芥、淡豆豉等,加黄芩、石膏等);邪在阳明者可予白虎汤(见前)化裁,热结胃肠者用承气汤类。大凡胃肠结热,结而不甚,且痞满亦较轻者,可予调胃承气汤(大黄、芒硝、甘草);燥屎初结而犹未坚者,用小承气汤(大黄、厚朴、枳实);痞、满、燥、实、坚俱见者则予大承气汤(大黄、厚朴、枳实、芒硝)下之,以去其热。

邪传少阳之证,当用和解退热法治疗。药物可选柴胡、黄芩、青蒿等。方用小柴胡汤(柴胡、黄芩、党参、法半夏、生姜、大枣、甘草)加减化裁。

热入营血之发热,可用清营退热法。药物可选羚羊角、牡丹皮、芍药、大青叶、黄连、淡竹叶等。方用清营汤(见前)等加减。

积滞发热者,治用消导退热法。凡由食积所致者,可予保和丸(见前)加减。积滞在肠者,可用枳实导滞丸(大黄、枳实、神曲、茯苓、黄芩、黄连、白术、泽泻)等,以消导积滞,清利湿热。至于小儿疳积发热,则多半已属虚损范畴,或为虚实互见之证,治宜标本兼顾,法当清养为主,方剂可用肥儿丸(党参、白术、茯苓、神曲、麦芽、山楂、使君子、黄连、胡黄连、芦荟)等化裁。

瘀血所致之发热,宜用活血退热法治疗。药物可选牡丹皮、赤芍、地龙、紫草等。若为太阳病蓄血,可用桃仁承气汤(桃仁、大黄、桂枝、芒硝、甘草)加减。少阳证"热入血室",可予小柴胡汤去党参、生姜、大枣,加生地黄、牡丹皮、桃仁、山楂等。

营卫不和之证,可予调和营卫退热法。方用桂枝汤(桂枝、白芍、生姜、大枣、甘草)加减。

阴血不足之发热,可予滋阴退热或养血退热法。方剂如归芍地黄汤(当归、白芍、地黄、山萸肉、怀山药、牡丹皮、泽泻、茯苓)等。

阳气不足之发热,宜扶阳退热或益气退热法。前者可予升阳益胃汤(黄芪、半夏、人参、白芍、防风、羌活、独活、陈皮、茯苓、泽泻、柴胡、白术、黄连、甘草)等加减;后者,可用补中益气汤(黄芪、党参、白术、当归、陈皮、升麻、柴胡、炙甘草)等化裁。

(三) 多汗

多汗,是指在外界气温不高,患者情绪稳定,未服任何发散药,衣着被盖亦颇适中等不致使人明显出汗的条件下,而全身或局部大量出汗。此种多汗,是津液妄自溢出于体表的病理现象。

出汗乃由人体阳气蒸化津液而成。凡表卫不固,腠理开疏,津液妄泻,则濈然汗出。阴虚热扰,津液失其敛藏,则寝而汗出。邪入阳明,里热熏蒸,腠理开泄,则热迫汗出,至于元气衰败、亡阴亡阳者,则绝汗出。

【常见病证】

表卫不周、阴虚热扰、里热熏蒸,以及亡阳亡阴等病证,均可出现程度不等或性质不同之多汗现象。

【鉴别要点】

1. **表卫不固**　不因天热、衣厚或劳动而汗自出,一般多见于身半以上,汗出而形寒,平素最易感冒,而罹患外感之后则病程缠绵,发热汗出恶风,脉浮而缓。

2. **阴虚热扰**　睡中汗出,醒则立止,汗收后无形寒现象,反觉心中烦热。严重者盗汗量多,五心烦热,颧红潮热,遗精,便秘,舌红、质坚敛,脉细数。

3. **里热熏蒸**　一般均有身热口渴,濈濈多汗,舌红,苔黄,脉洪数,面赤气粗等。若为温邪自内蒸出于表者,则可见寒热自汗,甚至大汗淋漓(其中湿温病可谵妄自汗,风温病则鼾睡或汗出而不畅)。阳明气热,高热大汗。湿热郁蒸,则汗多酸臭,且常见于头部。

4. **亡阳亡阴**　通常可见大汗不止,身如水洗,或如油浸,神情淡漠或异常烦躁而喘促,脉细微欲绝或虚大而散。其中,以亡阳为主者,常见冷汗淋漓,汗液清稀或微黏,周身发凉,四肢厥逆,面色苍白,气微,不渴或思热饮。以亡阴为主者,多见汗出如珠、凝滞不流,或汗出如油、着手黏腻,肤表仍温,舌绛而干,颜面潮红,气粗,口渴而思冷饮等。

【规律探讨】

多汗现象,虽有以上各种不同的类型,但关键仍在于分辨虚实。如表卫不固,阴虚热扰,亡阴亡阳等证之多汗,均为虚汗。而实证之汗,除里热熏蒸,热迫汗泄外,尚有由于邪气外出所致者(如温病自汗,湿热自汗等),或因邪干于卫等。

实证类之多汗现象,其鉴别要领通常是:伤风则恶风而自汗(表虚邪实),伤湿则身重自汗,中暑则脉虚自汗,中暍则烦渴自汗,湿温则妄言自汗,风温则鼾睡自汗,霍乱则吐泻自汗,阳明腑证则潮热自汗等,皆各有特点可资识别。总之,凡里热熏蒸,腠理发泄之多汗,皆在阳热实证之基础上出现,是正邪交争之象。而如温病、湿热之自汗,又不可误认为表卫气虚或风邪伤卫之证。

虚证之多汗,若属于表卫不固而津液外泄者,一般常见于腠理疏松,或肤白体胖之人,若罹病日久,亦可能导致卫阳虚衰,自汗量多,四肢厥逆,面色㿠白,舌淡胖,脉沉细无力等。阴虚热扰,心液失其敛藏之多汗,一般为盗汗或寝汗,多见于肾阴或肺阴虚之患者。至于亡阴亡阳之多汗,则属于"绝汗"范畴,仅见于垂危之患者,是正气暴脱,濒死前症状,诚非一般多汗可比。总之,宜从患者之全部症状进行综合分析,方有利于证型之鉴别。

其次,还有一种比较少见的、过程短暂而表现极为特殊之多汗现象叫作"战汗",偶见于某些发热性疾病的过程中,常预示着病情的重大转折。患者可突然出现全身战栗发抖,继而明显地出汗,汗后脉静身凉,病邪骤退,正气来复,系病况突愈之顺象。若战汗而烦躁不安,脉虚大无力,诸症不减反而增剧者,则为病情恶化之表现,预后凶险,当防其亡阴或亡阳。

【治疗提要】

多汗症状,治疗原则均以治本为主,应"谨守病机……盛者责之,虚者责之",俾邪去正安,其汗自止;对于虚证患者,亦可同时给予固涩止汗之品,兼治其标。

凡属表卫不固之多汗,可用益气固表止汗法治疗。药物可选黄芪、浮小麦、牡蛎、麻黄根、糯稻根、瘪桃干、稽豆衣、五味子、酸枣仁等。方剂可用牡蛎散(麻黄根、黄芪、牡蛎),玉屏风散(黄芪、白术、防风)等加减。

阴虚热扰之多汗,可予滋阴清热止汗法。方用当归六黄汤(当归、生地黄、熟地黄、黄连、黄芩、黄柏、黄芪)等化裁。

里热熏蒸者,清热泻火以治其本。湿热郁蒸者,清热祛湿,湿热尽则汗自止。忌用固涩敛汗之法。具体治法见前。

亡阴亡阳之"绝汗"现象,当予固脱止汗法治疗,重点在于回阳与救阴。前者可用参附汤,后者宜予生脉散之类。只要阳回阴复,其汗自止。

(四)口渴

口渴,通常是体内或口腔里津液不足而欲饮水的一种症状,可由于人体津液受到耗损或某些原因使津液不能上承,致口舌失其濡润而引起。前者如失血亡液,阳热太盛,火邪煎熬,津伤液耗等;后者如中气不足、升举无权、水津不能上溉,或湿热阻中、脾运失司,或瘀血内蓄、气化受阻等,致水津不能借气化而布达于上。

所以,口渴症状之产生机制,总不外乎热盛津伤与气虚邪阻等几个方面。

【常见病证】

火热炽盛,湿热中阻,瘀血内蓄,饮邪阻遏,阴虚内热,气虚不升等症,皆有可能出现口渴。

【鉴别要点】

1. **火热炽盛** 口干,烦渴引饮,喜凉饮冷,饮水量多。每有持续高热,大便秘结,尿短赤,舌质红赤,苔焦黄起芒刺,脉洪大而数。火热炽盛、津伤特甚者,多表现渴饮无度,或虽饮亦不易止渴。若热入营血,则虽渴而不思饮,或所饮亦不多,午后热甚,烦躁谵妄,脉细数。营分郁热,则口渴烦躁,舌质绛红,但于热邪初入营分之际,口渴现象有时反而不很突出。

2. **湿热中阻** 口渴而不欲饮水。或只愿接受少量热饮。口中黏苦,脘腹闷胀,胃纳呆滞。身重疲惫,便秘或溏泄,舌红,苔白腻或黄腻,脉濡数等。

3. **瘀血内蓄** 瘀血停蓄体内,亦可使部分患者出现口渴咽干,但漱水而不欲咽。或有腹胀疼痛、拒按,痛区固定,舌青紫,或有瘀斑,脉涩等。

4. **饮邪内阻** 口渴欲饮,但饮后又感不适。或水入即吐,苔滑多津,或觉胁下支满而有紧绷感,上腹部时闻振水音,遇寒则痛,时吐涎沫清水,呕酸嘈杂。头目眩晕等。

5. **阴虚内热** 咽干而渴,夜间尤甚,但所饮不多。盗汗潮热,五心烦热,大便秘结,尿短赤,舌红、质坚敛少苔、少津,脉细数。若属阴虚阳亢,津涸热淫,肾燥精伤,肺胃液耗,热炽阴亏者,则症见口渴引饮,多食而消瘦,小便频数而量多、尿液混浊或有甜味。凡有此多饮、多食、多尿之"三多"现象者,属于消渴范畴。其中若口渴多饮之表现特别突出者,称为"上消"症。

6. **气虚不升** 气虚不升,津液难以上奉之口渴,多表现口干微渴,倦怠无力,声低息短,面㿠唇淡,食欲不振,眩晕,便溏,或久泻脱肛,子宫脱垂,小儿囟门下陷等。舌淡胖,脉无力。

【规律探讨】

口渴现象,在辨证上具有重要意义,通常是诊断热证之重要指标之一,对于温病、伤寒等疾病之辨证论治,关系尤为密切。但是日常临证所见之口渴患者,也并非全部都是热证。所以,临诊之时,首先应分清真渴与假渴。一般凡口渴能饮,或口渴引饮并能消水者为真渴;渴而不欲饮,或漱水而不欲下咽,或所饮甚少者为假渴,亦可称为口干。根据口渴患者摄入饮料之多寡,饮料之喜冷或喜热,饮后之反应状况,结合其他有关的表现,则不难窥测其病因,剖析其病机,并确定其证型。一般来说,凡火热炽盛或虚火亢盛、津液已伤者,其口渴多系真渴;而湿热、瘀血所致者,则常为假渴;气虚者每表现为口干;饮邪内阻者,可出现饮入即吐或饮后反觉不舒的现象;阴虚内热者,以咽干为主,所饮不多,然饮后即能暂时止渴。

伤寒病过程中,口渴常是里热之主要征象。寒伤太阳犹未化热者,一般均无口渴,但太阳腑证经汗下之后偶见烦渴欲饮,或舌燥而渴者,则为"蓄水"或结胸现象。待邪势深入、寒渐化热,津液耗损之时,则阳明经证热在气分或胃热津伤者,每出现大烦渴不解而喜冷饮,偶有口燥但欲漱水而不欲咽者,可能是血被热蒸、营气上潮,将衄之象。邪传少阳,则咽干或渴。太阴病亦偶见腹满咽干。少阴病,亦有口燥咽干而渴者。厥阴病也可能见到饮水量多而小便短少之"消渴"或下利而欲饮水等现象。

温病过程中,更易出现口渴。大凡除了:温病初起,热势未盛,郁闷而不渴;温邪在经而不在胃,身热不渴;热在下而不在上,烦而不渴;热在血分而不在气分,昏而不渴;发自太阴者,腹满、呕而不渴等外,几乎都有口渴的症状存在。如开始之时邪虽在表,但亦可出现发热、头痛、苔白、口渴等现象;邪在半表半里,则口苦、咽干、目胀而渴;邪已入胃,则身热、自汗而渴;经治之后,身热已除,但口渴不止者,系余邪未尽;屡经汗下,渴而舌上无苔,心悸而烦,脉虚细或浮数者,为亡阴之象。所以曾有前人认为温病是"以渴为机"的,即微渴者,多半热亦微;渴甚者,则热亦盛;不渴者或示邪气已尽。

【治疗提要】

口渴之治疗,总不外祛邪养液与扶正生津两个方面。一般用以养液生津之药,可选石斛、麦冬、沙参、生地黄、葛根、天花粉、玄参、西洋参、梨汁、藕汁、百合等。方剂可予沙参麦冬汤(沙参、麦冬、扁豆、桑叶、玉竹参、天花粉、甘草),或天花粉散(天花粉、生地黄、麦冬、葛根、五味子、粳米、甘草)等化裁。

凡因火热炽盛、津伤口渴者,可予清热泻火、养液生津之法治疗。其中,阳明经证可用白虎汤(见前)加味;火热炽盛、津伤特甚者,宜用竹叶石膏汤(淡竹叶、生石膏、麦冬、人参、半夏、粳米、甘草)加减。营热口渴者,宜予清营汤(见前)等加减。暑热伤津而致烦渴者,可用清暑益气汤(西洋参、麦冬、石斛、西瓜翠衣、黄连、知母、淡竹叶、荷梗、粳米、甘草)等化裁。

湿热或瘀血所致者,多属假渴,只要邪去正安,则津液自还,假渴即止。如湿热阻中者,可予清热化湿以治本,方用三仁汤等化裁(方见前)。瘀血口渴,可予活血化瘀生津之法,方用复元活血汤(天花粉、当归、红花、桃仁、柴胡、大黄、穿山甲、生甘草)等加减。饮邪内阻,津液不升而致口渴者,治宜化饮畅中,如用苓桂术甘汤等加减。

阴虚内热,口渴咽干者,可用滋阴(或育阴)清热生津法治疗。方剂可选生津饮(天冬、麦冬、生地黄、熟地黄、当归、五味子、天花粉、瓜蒌仁、火麻仁、甘草)等。

气虚而津液不升者,可予益气生津之法治疗。方如黄芪竹叶汤(人参、黄芪、当归、白芍、生地黄、麦冬、川芎、黄芩、竹叶、石膏、甘草)等可供加减化裁。

(五)厥冷

凡四肢末端触之发凉,且超过腕踝关节者,便为厥冷。若触至肘膝关节以上均无温暖感者则称厥逆。前者,病情一般较轻,后者则较严重。

前人云"阴阳之气不相顺接便为肢厥",已提示肢体之厥冷,可由体内气机失调与气血循环失常而引起。临床所见,类型颇多,如:脾肾阳虚,不能温煦四末;寒邪直中三阴;寒滞于外而火郁于内,不得发越;热邪内陷,伏匿于里,阳盛格阴,外现假寒;或因元气过耗,阳虚生寒;或因卫气不足,难于敷布周身等,均可导致四肢欠温。其次,又如脘腹剧痛,中气闭塞,卫气不宣等,亦可出现肢体厥冷之现象。

【常见病证】

容易出现肢端厥冷之病证,有脾肾阳虚、热邪内闭、寒邪凝滞、气机郁阻、真热假寒、虫积蛔厥、痰厥尸厥等。

【鉴别要点】

1. 脾肾阳虚 神疲肢凉,四肢无力,静而懒言,腰寒怯冷,或痰清气喘,食欲不振,大便稀溏或黎明泄泻,大便全为未消化物,或浮肿,肤色苍白发凉,按之如烂泥。舌淡胖多津,苔白润,脉沉细无力。甚则下利不止,排出物澄澈清冷,脉微肢厥。

2. 气血虚弱　手足厥冷,甚至入睡后下肢亦难温暖。同时易伴有少气无力,自汗,面唇淡白,头晕目眩等。舌质淡胖,脉细无力等。

3. 热邪内闭　热象微露,四肢厥冷和温暖交替出现,或随厥而见吐衄,目昏神昧,脉沉数而实或有伏象,烦躁不宁(喜暗恶明),口渴便秘尿黄等。偶有出现伏脉,四肢厥冷,骤发寒战,继而大汗,汗出热退,迅速好转者,则此时之厥冷乃是内闭之热邪欲通过战汗而解的先兆。

4. 阳盛格阴　手足冰冷,肢虽厥但不欲覆盖衣被,寒愈盛而愈喜冷,甚至欲裸衣坐卧于水中,苔黑、干燥焦裂,脉细有力。此种情况,偶见于热病极期。

5. 气机郁遏　一般多伴有疼痛,痛况剧烈时四肢厥冷,疼痛缓解则自然转暖。疼痛可出现于脘腹、脐腹、少腹、胸中等处,且常随病因之不同而各有特征。如虫积所致者,脐周疼痛,汗出肢冷,面色苍白或青灰,或有吐虫史,腹部可扪到条索状之软性团块,是为"蛔厥",小儿多见,乃由蛔虫阻挠,气机郁闭所致。若系气机逆乱,上壅心胸,郁闭神明所致者,则多因精神刺激而诱发,可突然昏仆,四肢厥逆,口噤握拳,脉伏或沉弦等。

6. 痰厥　忽然眩仆,四肢厥冷,喉中痰鸣,或呕吐涎沫,苔厚腻,脉滑。发作前,多有胸闷、恶心、少食、多寐,痰液特多等先驱症状。痰盛气闭则肢厥,甚则神昏厥逆等。

【规律探讨】

四肢厥冷,症现于外,而气血失常,病机源于体内。辨证要领,可从总的方面划分为阴厥与阳厥两大类。

凡阳虚而内寒导致之厥冷或厥逆,一般属于阴厥范畴,临床多见形寒畏冷,蜷卧厚覆,喜增衣被,大便不实,脉沉而迟等。上述脾肾阳虚,气血不足等证所致之厥冷即属此类。反之,若热郁于内,阳盛格阴,真热假寒等所致之四肢厥冷则为阳厥。阳厥,一般多有烦热喜冷,高热不退,大便干秘,小便短赤,谵妄,袒躯扬衣,脉滑数有力等症状,舌黑、干燥焦裂,或称为"热厥"。其厥逆之程度,常与热势之深浅成正比,即所谓"热深厥亦深,热微而厥亦微",乃阳极似阴之表现。

气机逆乱或郁遏所致之厥冷或厥逆,多半突然出现。常因气失调畅,或夹痰、夹食、夹瘀上壅,清阳不得舒展,上窍闭塞,于是昏而肢厥。或一时痰涎壅盛,遂至气闭昏聩。

【治疗提要】

厥冷现象,既是人体气机紊乱"阴阳之气不相顺接"等所致,则治疗之法不外"热厥补阴,寒厥补阳",针对病情,分别给予补益培本,扶正调摄,清热宣闭,理气豁痰等法。俾正盛邪祛,阳气来复而四肢自然转温。

具体而言,脾肾阳虚所致之厥冷症状,宜温扶脾肾之阳。方剂可予桂附理中汤(肉桂、附片、党参、白术、炮姜、甘草)加味(如加杜仲、胡芦巴、鹿茸、肉豆蔻等)。气血虚弱者,宜用八珍汤等加减化裁。

热邪内闭者,宜用清热宣闭法。方剂可予清瘟败毒饮(生石膏、生地黄、水牛角、黄连、栀子、桔梗、黄芩、知母、赤芍、玄参、连翘、牡丹皮、鲜竹叶、甘草)等加减。阳盛格阴,热深厥深者,可用火郁汤(羌活、升麻、白芍、防风、葛根、银柴胡、葱白、甘草)等化裁。

气机郁遏所致之厥冷现象,可用四逆散(柴胡、白芍、枳实、甘草)或八味顺气散(白术、茯苓、青皮、白芷、橘红、乌药、党参、甘草)等加减。蛔厥多因脏寒胃虚蛔虫不安所致,宜用乌梅丸(乌梅、细辛、干姜、当归、附子、蜀椒、桂枝、黄柏、黄连、人参)或连梅安蛔汤(胡黄连、川椒、雷丸、乌梅、黄柏、槟榔)等化裁加减。

痰厥宜用豁痰通阳法治疗,方用导痰汤(天南星、枳实、法半夏、橘红、茯苓、甘草)或四七汤(厚朴、茯苓、法半夏、紫苏、生姜、大枣)加减。至于尸厥,赵献可云"五尸之气,暴淫于人,乱人阴阳气血,上有绝阳之络,下有破阴之纽,形气相离,不相顺接,故令暴厥如死,名曰尸厥,宜二十四味流气饮合苏合香丸主之。"可供参考。二十四味流气饮系由陈皮、青皮、厚朴、紫苏、香附、大腹皮、丁香皮、槟榔、木香、草果、莪术、肉桂、藿香、人参、麦冬、白术、赤茯苓、枳壳、石菖蒲、木通、木瓜、白芷、半夏、炙甘草组成。

(六)眩晕

眩晕是自感本身或周围景物动荡旋转、眼前发黑、站立不稳的一种症状。《汤本求真》云"其剧者,昏昏摇摇,如入暗室,如坐舟中,如步浓雾,如升空中,居室床蓐,回旋如走。虽瞑目敛神,仍复如是"(《临床应用汉方医学解说》)。

头居高位,为诸阳之汇,内有髓海,外有清窍。正常情况下,髓海饱满,清阳充盈,气血和调,上窍宣畅,虽处于舟车颠簸之中而亦无妨。若阴精亏耗,髓海空虚,肝失涵养,内风旋动,气虚邪阻,清阳不升,以及气血不足者,则虽在静息状态下,亦可出现眩晕。故症虽表现于头部,然与全身状况是密切相关。

【常见病证】

如肝阳妄动、肾精不足、痰湿中阻、气血两亏、阴虚阳亢等证,均易产生眩晕。

【鉴别要点】

1. **肝阳妄动** 突发眩晕,多伴耳鸣、头痛、急躁易怒,口苦,颜面发红,舌红,脉弦。

2. **肾精不足** 眩晕眼花,神疲健忘,记忆力及思考能力减退。腰酸腿软,耳鸣遗精,精液量少,未老先衰,性功能减退等,脉缓弱。

3. **痰湿中阻**　眩晕痰多,头重如蒙,脘闷,恶心呕吐,吐出痰涎,食欲不振,苔白腻,脉濡滑等。

4. **气血两虚**　头晕目眩,劳累则加重,面色无华,体倦无力,唇甲淡白,心悸眠差,舌淡胖,脉细弱。

5. **阴虚阳亢**　眩晕耳鸣,头痛腰酸,遗精盗汗,五心烦热,颜面潮红,舌红,少苔,脉细弦。

【规律探讨】

《黄帝内经》谓"诸风掉眩,皆属于肝""髓海不足,则脑转耳鸣"。《丹溪心法》云"无痰不作眩"。《景岳全书》称"无虚不作眩"。故临证鉴别,首先在于分辨虚实。

虚眩,多为渐进性起病,晕缓而缠绵,眩晕程度一般较轻,或仅有头昏眼花,或颅内有空虚感,或觉头晕,略感站立不稳,或诉行路时似难保持直线进行等。此类眩晕,常见于久病,体虚,精血亏耗,肾精不足,气血两虚,髓海空虚之患者。

实晕,常是真性眩晕,多骤然发作,晕急而历时较短,程度亦较重,有四周景物旋转之幻觉,易伴有头脑胀满感,沉重感及疼痛等,或有恶心呕吐等。常见于肝阳妄动,痰湿中阻等,平素肝失疏泄、气郁化火、肝阳偏亢,或脾不健运、湿聚痰生之人较易罹此。

【治疗提要】

眩晕之治疗,首先宜分清标本虚实。本虚者,如肾精不足,气血两虚;标实者,如肝阳妄动,痰湿中阻;阴虚阳亢者,则为虚实互见之证。

肝阳妄动之眩晕,治宜平肝潜阳为主,方用天麻钩藤饮(生石决明、天麻、钩藤、栀子、黄芩、牛膝、杜仲、首乌藤、益母草、桑寄生、茯神)加减。痰湿中阻,清阳不升所致之眩晕,治以祛痰化湿为主,方用半夏白术天麻汤(半夏、白术、天麻、陈皮、茯苓、甘草)等化裁。

肾精不足,髓海空虚之眩晕,当用补肾填精之法治疗,方用河车大造丸(紫河车、熟地黄、天冬、麦冬、龟板、党参、杜仲、牛膝、黄柏、茯苓)等化裁。气血两虚者,可予八珍汤或归脾汤等加减。

阴虚阳亢者,宜滋阴潜阳为主,方用大补阴丸(熟地黄、知母、黄柏、龟板、猪脊髓)等加减。

【编者评注】本节是张老关于中医证候鉴别诊疗理论的系统著述,曾以讲座之方式由《云南中医药杂志》连续刊出,受到不少同道读者的追捧,被誉为雪中送炭的学习资料。对中医临床辨证治疗能起到具体细微的指导作用,既有理论意义,又有实用价值,是难得的系统佳作。

第三章 疏调气机

第一节 气与人体之气及气机

一、我国古典哲学的气一元论

"气"本是我国古代朴素唯物主义一元论哲学的根本范畴,是古人用以解释天地万物的来源和现状的略微近似于当今"物质"的概念。即独立于人的意志外,既不依赖人的意志转移,而又能为人脑所反映,并为人的感官所感知的客观存在,颇相似构成世界万物的"元素"。大体上可视为一种极其细小精微而又十分活跃的物质与功能的统一体。除非是当其与大量水蒸气聚合成为云雾之状时,人们的肉眼是无法看见的。

距今2 500多年前中国古典哲学的奠基人,先秦诸子中的卓越思想家楚国李耳首先认为天下万物之母,是一种独立存在的阴阳混合而又运动不息的浑然混沌之气。因而指出"有物混成,先天地生,寂兮寥兮,独立而不改,周行而不殆,可以为天下母"。而且又说"万物负阴而抱阳,冲气以为和"(《道德经》)。虽"字之曰道,强之名曰大",但终是一团混沌之阴阳合成的元始之气,乃万物之母,其中一分为二,冲和成三,三生万物之意亦已涵盖于内。老子思想的继承发展者宋国庄周则明确指出"通天下一气耳",又说"气变而有形,形变而有生",且联系人体生命云:"人之生也,气之聚也,聚则为生,散则为死"(《庄子·知北游》)。托名春秋时期政治家管仲之名的文集亦谓"气者身之充也……生者以其气",又云气之于人体"其外安荣,内藏以泉源。浩然和平,以气为渊,渊之不涸,四体乃固,泉之不竭,九窍乃通"(《管子·内业》)。宋代张横渠是气一元论思想的继承者。明清之际的王夫之最后归结说"言心言性,言天言理,俱必在气上说。若无气处,则俱无也"。

以上所述仅是先秦诸子所创"气一元论"哲学理念之涉生学说的梗概。当2 000多年来形成的"气"这一古典哲学范畴引入医学领域被"医学化"之后,便成为中医学家们解释人体生理、病理、诊断、治疗、药理等复杂现象的重要哲理依据,成为构建中医药学理论的基本框架,成为了人类东方医学关于人体生命之气的学说。

二、人体生理之气的来源分化与功用

先秦哲学的总结者,诸子中最后一位赵国荀况曾首先指出:构成世界万物之气与形成人体和生命之气是有差异的,并解释说"水火之气而无生,草木有生而无知,禽兽有知而无义,人有气、有生、有知且有义,故最为天下贵"(《荀子·五制》)。自周秦至汉魏间,医家们在总结自身实践经验,提升认识的同时,广泛采纳了当时朴素的"气一元论"的唯物思想和阴阳矛盾统一的思辨哲学理念,形成了一系列最基本的医学概念,构建了完整的人类东方医学理论体系。现存《黄帝内经》所包括的《素问》与《灵枢》共计162篇托名黄帝与岐伯等问答之言,是中医药学理论之渊薮,医者之圭臬,全书约20余万字,浸透着"气一元论"的医学化了的哲学思想。在其162篇内容各异的论述中广泛涉及自然界现象、病源因子、人体生理、病理、诊断、治疗、养生、药理学等多个领域。足见中医气学内容之丰富,"气"已成为中医学表述人体生命最根本的范畴。《黄帝内经》充分地体现了"善言气者必彰于物"之精神(《素问·气交变大论》),认为"人以天地之气生""天地合气,命之曰人"(《素问·宝命全形论》)"气合而有形"(《素问·六节藏象论》),并认为气不是僵死的东西而是运动不息的,"天之生物故恒动,人之有生亦恒于动"(《格致余论》),"气有胜复,胜复之作……有用有变"(《素问·六微旨大论》)。并将构成人体生命之气仔细划分为元气、宗气、营气、卫气、经气、脏腑之气等各种基源部位与功能虽异却又互有联系的人身诸气。兹据《黄帝内经》《难经》及各家论著之有关记述,综合解读人体之气如下:

人体之气来源与构成有三条渠道:一是胚胎形成之初由父母授给的先天精气是为"人气",该气储存于新生命的肾(命门)中,为个体生命之始的元气、原气或根气;二为脾胃受纳饮食后游溢散布出之水谷精气与悍气,供机体营养、温煦,防护等之用是为"地气";三是由肺吸入的空气中之精气,亦是诸气之源是为"天气"。后两者乃后天精气,共同不断地充养着肾中之先天精气。如此由天气、地气、人气三合一而成的人体之气,在人体内又分化为多种部位不同各有职司的生理之气。现按其类别和功用分述如下:

1. **元气** 又称原气、先天之气、命门真气等。《医宗金鉴》云"元气者,太虚之气也。人得之藏于肾,为先天之气,即所谓生气之原,肾间动气者是也"(《医宗金鉴·保元汤按语》),《难经》谓"命门者……原气之所系也",又说"三焦者,元气之别使也","脐下肾间动气者,人之生命也,十二经之根也,故名曰原"。清代著名医家徐大椿云:"元气也……附于气血之内,宰于气血之先……

阴阳阖辟存乎此,呼吸出入系乎此,无火而能令百体皆温,无水而能令五脏皆润。此中一线未绝,则生气一线未亡,皆赖此也"(《医学源流论·元气存亡论》)。清代陈士铎称"命门为十二经之主,内藏生命真火,先天之火也"(《石室秘录·论命门》)。以上所述表明:元气是人体生命之根本,性命的源泉,它以父母所授之先天精气元阴元阳为基质,不断获得后天精气(由肺吸入的天之精气,由胃摄入经脾运化而来的水谷之类地之精气)以不断地补充滋养,储于脐下丹田之中,通过三焦十二经输布全身,激发温煦各脏腑经络之生理活动,直接关系到个体禀赋之强弱,年岁之寿夭,以及罹患疾病者预后之优劣等。中医学扶正培本之治法,其主要目的即在于顾护患者之元气,一般称为保元、固元、益元、护元等,即顾护元气之谓。

2. **宗气** 《黄帝内经》认为"宗气积于胸中,出于喉咙,以贯心脉,而行呼吸焉"(《灵枢·邪客》),又说:"其大气之抟而不行者,积于胸中,命曰气海。"(《灵枢·五味》)"其下者注于气街,其上者走于息道",并谓"宗气不下,脉中之血凝而留止"(《灵枢·刺节真邪》)。清代周学海云"宗气者营卫之所合也,出于肺积于气海,行于脉中,动而以息往来也"又说"宗气者,动气也。凡呼吸语声,以及肢体运动,筋力强弱者,宗气之功用也"(《读医随笔》)。《医宗金鉴》云"大气之积于胸中,司呼吸,通内外,周流一身,顷刻无间之宗气者也"清代喻昌谓"五脏六腑,大经小络,昼夜循环不息,必赖胸中大气斡旋其间"(《医门法律·大气论》)。《黄帝内经》曾指出人身肉眼可见之气便是宗气"于左乳下,其动应衣,脉宗气也"(《素问·平人气象论》),张锡纯曰"由是知宗气即是大气,其为后天生命之宗主,故又尊之曰宗气","此气且能撑持全身,振作精神以及心思脑力,骨骼动作莫不赖乎此气"等(《医学衷中参西录》)。根据以上前人之论述:宗气亦是维系人体生命重要之气,由后天之气合成,聚积于胸腔膻中,形成气海。上走息道,职司肺之呼吸运动,贯注于心脉,鼓动营血之循环及脉搏之跳动,关系人体声音之高低,体力之强弱等。实质上当是心肺功能等之鼓动者和后盾,与呼吸脉搏有关。

3. **营气与卫气** 又称营阴卫阳。营卫同源,不离三焦,俱是地气(水谷饮食)经脾胃受纳游溢其中之精气而化生,然而两者之属性与功能各异。《黄帝内经》云"人受气于谷,谷入于胃,以传与肺,五脏六腑,皆以受气。其清者为营,浊者为卫,营在脉中,卫在脉外,营周不休"(《灵枢·营卫生会》),又说"六腑者,所以受水谷而行化物者也,其气内入于五脏,而外络肢节。其浮气之不循经者为卫气,其精气之行于经者为营气,阴阳相随,外内相贯,如环之无端"(《灵枢·卫气会》)。又说"荣者,水谷之精气也,和调于五脏,洒陈于六腑,乃能入于脉也。故循脉上下,贯五脏,络六腑也。卫者,水谷之悍气也,其气慓疾滑利,不能入于脉也,故循皮肤之中,分肉之间,熏于肓膜,散于胸腹"(《素问·痹论》)。"阳气为卫,卫气者,所以温分肉,充皮毛,肥腠理,司开合,此皆卫外而为固也"(《卫生宝鉴·引灵枢本脏》),"营气者,泌其津液,注之于脉,化以为血,以营四末,内注五脏六腑"(《灵枢·邪客》)。由此可知营卫之气的生成与三焦有关,但主要由中焦水谷气化而形成。循行于脉中之营血流注于全身,灌溉滋养人体内外上下,皮肤五官,和调五脏,洒陈六腑,为生命所必需。卫气昼行于体表,夜入于体内,能抗拒外邪之入侵,温煦肌肤脏腑,调节汗孔之开合,同时维持正常之寤寐与人之睡眠有关,亦是重要之气。

4. **经气** 即经络之气。古人云"经脉者,所以行血气而营阴阳,濡筋骨,利关节者也"(《灵枢·本脏》)。经络"能决死生,处百病,调虚实,不可不通"(《灵枢·经脉》)。而经络之所以能通行营血灌溉濡养全身,有赖经气之推动作用,方可令流溢之气"如水之流",从而"内溉脏腑,外濡腠里",上走于目而为视,走于耳而为听。《黄帝内经》云"真气者,经气也"(《素问·离合真邪论》),又说"经气归于肺,肺朝百脉,输精于皮毛。毛脉合精,行气于府。府精神明,留于四脏,气归于权衡。权衡以平,气口成寸"(《素问·经脉别论》)。按以上所述:经气是由天之精气与地之精气所化生的谷气共同合成的后天真气,即《灵枢·刺节真邪》所言"真气者,所受于天,与谷气并而充身也。"也是维系人体生命重要之气,临床进行针刺治疗时之所谓得气或气至而有效,便与经气受激发而活跃有关。若经气因病邪之干扰而闭阻,则可引发疼痛和其他病变。因此《黄帝内经》又指出"经气不为使,真脏坏决……五脏漏泄"(《素问·示从容论》),"真气得安,邪气乃亡"(《素问·疟论》)。能保心情之恬愉安宁,精神得以内守之人,则"真气从之,精神内守,病安从来"(《素问·上古天真论》)。

5. **肝气** 中医学对于人体生命活动的观察是紧密结合自然环境及物候现象进行的,认为"人与天地相参",可以取类比象。因此《素问·五运行大论》云"东方生风,风生木,木生酸,酸生肝"。东方甲乙木"万物之所以生也",肝居五行之首位,"在气为柔,在脏为肝……其用为动"。主谋虑,体柔性刚,藏血,体阴而用阳,性喜条达而恶抑郁,能疏畅人身之气机,维护人体生理活动。如"木能疏土"有利于促进脾胃对饮食水谷之受纳及其中精微之运化与输布。"气为阳,血为阴,阳生阴长",肝气正常则藏血充盈,冲脉有持任脉有载,可使妇女月经正常,孕育得到保障。"肝藏魂""魂者,神之助,可随神往来",乃是"神之弼辅",而肝气正常则可使人体神情安宁,寤寐不失其常,情绪平静,无忧虑烦恼"。

6. **心气** 《灵枢·邪客》云:"心者,五脏六腑之大主也,精神之所舍也",心气充盛则"其脏坚固,邪弗能容也"。否则心易受伤,"心伤则神去,神去则死矣"。《素问·痿论》指出"心主身之血脉",说明心气之作用能使血循畅旺,通达周身,内润脏腑,外濡肌肤,营养全体。"其华在面"是指人面部之色泽状态,为心气状况的具体表现之一,如张介宾所言:"脏居于内,形见于外"。人云面色红润有光泽则是心气足心血旺盛的征象。"心藏神"(《素问·调经论》)"心者,神之舍也"(《灵枢·大惑论》)。明代李梴解释说:"神者气血所化……主宰万事万物,虚灵不昧者是也,然形神亦恒相同"(《医学入门·脏腑》),心气充沛则神形安然。另在《医学入门·怔忡》中又谓:"男妇心气不足,精神恍惚,虚烦少睡,多盗汗"等,因"汗为心之液","心主汗",心气正常则在一般情况下不致多汗。其次"心气通于舌,心和则舌能知五味"(《灵枢·脉度》),心与心包络"本同一脏,其气相通"(《类经》)。

7. **脾气** 按五行学说"土生万物",能为人类提供各种所需的营养物质。脾居中土,其气冲和,可从摄入的水谷饮食中提取人体所需的精微的营养成分"灌注于四傍",且能够"升举清阳"。《黄帝内经》云:"脾主为胃行其津液者也"(《素问·厥论》),又说:"脾气散精,上归于肺"(《素问·经脉别论》),于是"水精四布"濡润全身。脾气又能生血、统血、摄血,"中焦受气取汁,变化而赤,是谓血"(《灵枢·决气》),"中焦……所受气者,泌糟粕,蒸津液,化其精微,上注于肺脉,乃化而为血,以奉生身,莫贵于此"(《灵枢·营卫生会》)。张介宾云:"血即精之属也……盖其源源而来,生化于脾"(《景岳全书·血证论》),脾气不但可以生血,而且能统摄血液令其行于脉中,不致外溢。此外《素问·痿论》又指出"脾主身之肌肉",脾气正常则肌肉丰满壮实有力,反之则消削痿软,甚至瘫痪。《素问·阴阳应象大论》又说:"脾主口……在窍为口",故与味觉有关,"脾气和则知五味",否则味觉减退或消失而影响食欲。脾气的运化功能,不仅是运化饮食之精微,还关系到体内水湿之运化,若脾气失常则体内湿聚生痰,导致多种继发性病变。

8. **肺气** "肺者,气之本"(《素问·六节藏象论》),"诸气者皆属于肺"(《素问·五脏生成》),肺司呼吸,主一身之气,能从自然界之天气中汲取其中之精气充实人体之元气。李中梓云肺"吸之则满,呼之则虚,一呼一吸,消息自然"(《医宗必读·医论图说》),"肺朝百脉"(《素问·经脉别论》)又"治节出焉"(《素问·灵兰秘典论》),肺气能辅佐心主血脉,节制脉搏之跳动,维持一息四至之正常节律。肺气既有宣发之能,又有肃降之功,前者如《灵枢·决气》所言:"上焦开发,宣五谷味,熏肤、充身、泽毛,如雾露之溉",后者则输送吸入的天气中之精气下降入肾,以补充先天之气,以保持呼吸之平顺,不致短气喘促,并能"通调水道,下输膀胱",维持人体水液代谢之正常。此外肺气与人之声音亦有关联,"肺主声"(《难经·第四十难》),肺气正常则声音洪亮,反之低沉。"肺合皮毛",肺气不足,皮毛缺乏固护,则外邪易侵。

9. **肾气** 《黄帝内经》云:"肾者,主蛰,封藏之本,精之处也"(《素问·六节藏象论》），"肾者主水，受五脏六腑之精而藏之"（《素问·上古天真论》），"肾者水脏，主津液"（《素问·逆调论》）。表明肾气能在储藏先后天之精的基础上，使饮入体内的水液之清者转化为津液以滋润全身，水液之浊者而"下流于膀胱，则为溺"（《灵枢·五癃津液》）。肾气的另一重要作用是以 7~8 年为一周期调控着人体的生长、发育、生殖、衰老过程。《素问·上古天真论》云："女子七岁，肾气盛，齿更发长；二七而天癸至，任脉通，太冲脉盛，月事以时下，故有子；三七，肾气平均，故真牙生而长极；四七，筋骨坚，发长极，身体盛壮；五七，阳明脉衰，面始焦，发始堕；六七，三阳脉衰于上，面皆焦，发始白；七七，任脉虚，太冲脉衰少，天癸竭，地道不通，故形坏而无子也。丈夫八岁，肾气实，发长齿更；二八，肾气盛，天癸至，精气溢泻，阴阳和，故能有子；三八，肾气平均，筋骨劲强，故真牙生而长极；四八，筋骨隆盛，肌肉满壮；五八，肾气衰，发堕齿槁；六八，阳气衰竭于上，面焦，发鬓斑白；七八，肝气衰，筋不能动。八八，天癸竭，精少，肾脏衰，形体皆极，则齿发去……五脏皆衰"等。此外肾气还与人的呼吸功能有关，肾可以"纳气归根"，即可将肺所吸入的天气中之精华（精气）吸纳后储存于肾中，以保持人体呼吸之平顺与正常，从而避免气短不续或喘促不适等不良现象的发生。同时肾气还与人的骨骼和骨髓有关，能主骨生髓，《素问·宣明五气》等篇分别指出"肾主骨"，"肾藏髓之气"（《素问·平人气象论》），"肾主身之骨髓"等，肾气正常则可避免骨枯髓减等疾患。

10. **胃气** "胃者为水谷之海"（《灵枢·海论》），"胃为五脏六腑之海，其清气上注于肺"（《灵枢·动输》），继而散布周身，故"五脏六腑，皆禀气于胃"（《灵枢·五味》）。胃气之功能是受纳和腐熟饮食水谷，并游溢出其中之精华借脾气之升举上注于肺，通过百脉输送至全身以营养各部器官组织。同时胃气之运行趋势为下降，能使食物中之固形成分进入肠内，保证了水谷在胃内之正常消化及营养成分的传递，不致发生厌食或宿食停滞等现象，是人体中焦气化的枢纽之一。

11. **胆气** 胆寄于肝，承肝之余气，两者气液相通。古人认为胆气与精神活动有关。所以称其"决断出焉"（《素问·灵兰秘典论》），"凡十一脏取决于胆也"（《素问·六节藏象论》），又为"中精之腑"（《灵枢·本输》）。李杲谓："胆气春升，则余脏从之"（《脾胃论·脾胃虚实传变论》），张介宾云："胆附于肝，相为表里。肝气虽强，非胆不断，肝胆相济，勇敢乃成"（《类经·藏象类》）。古人认为胆气与精神活动有关，人之胆气足则敢作敢为，胆气虚则畏首畏尾。

12. **肠气** 小肠乃"受盛之腑"（《灵枢·本输》），其气"传送也"（《灵枢·胀论》），"化物出焉"（《素问·灵兰秘典论》）。中医学认为小肠之气在于接受胃下传之水谷饮食而且能"分泌清浊"，使清澈的津液渗入膀胱，浊者属于糟粕则归于大肠,从而保持着饮食传化代谢及二便传输及排泄之正常进行。大肠为"传导之官,变化出焉",大肠之气在于传送粪便使之排出体外。若大肠之气不足则会出现排便困难,便秘等现象,大肠之气受激惹或太过则便次频繁等。其气调顺则大便通畅正常。此外尚有"大肠主津"之说,则与西方医学略有偶合之处。

13. **膀胱之气** 其功用为储存津液与排泄小便,所以《素问·灵兰秘典论》谓:"膀胱者,州都之官,津液藏焉,气化则能出矣"。《灵枢·本输》也说:"膀胱者,津液之腑也"。膀胱之气不行则"水道不利"排尿困难,按《诸病源候论》和《血证论》的解释是:"五谷五味之津液悉归于膀胱,气化分入血脉……而津液之余者,入胞则为小便",唐宗海则谓:"气化则能出者,谓膀胱之气载津液上行外达,出而为汗等",说明膀胱气化外泄者为汗,下排者为尿,气化不及则出现癃闭等病态。

14. **胞宫之气** 胞宫或称女子胞、子宫、子处等。《素问·奇病论》云:"胞络者系于肾",《灵枢·五音五味》谓:"冲脉、任脉皆起于胞中",《素问·上古天真论》又说女子"二七而天癸至,任脉通,太冲脉盛,月事以时下,故有子",说明胞宫之气与天癸冲任二脉有关,其主要功用是行月经,载胚胎,孕育并娩出成熟之胎儿。若胞宫之气失常则月经不调,难以受孕或虽孕而胎元不固,于是流产等病态皆易出现。

15. **三焦之气** 关于三焦的概念问题,20世纪50年代中叶,我国中医界曾掀起过热烈而广泛的讨论和争鸣,终未得出确切之定义。《灵枢·本输》将其称为"孤之腑"以示区别。《难经本义》则认为三焦是"统摄脏腑之郛郭"。郛郭之说获得后人较多之认同,并形成了"上焦心肺,中焦脾胃,下焦肝肾"之共识。至于三焦之气的综合功能则在于保持人体后天之气的转化与水道之通利。从实质上看,所谓三焦气化也可以视为人体与自然界进行物质(气)交换的系统性生理活动,是气的新陈代谢过程,应属于人体气机的三个重要环节。其具体活动的内容和方式为上焦主入,天地之气自口鼻进入人体,其中如雾之清气与精微得到宣发,经肺和百脉灌注营养全身;中焦主化,已摄入体内之水谷饮食在中焦受纳腐熟,游溢变化,其作用如沤;下焦主出,排泄人体不需要之废物,其状似渎如下水道样。三焦之气化失常则人体新陈代谢紊乱,可出现消化障碍、营养不良以及水肿等多种病变。

总之,人体诸气总的生理功能不外是:温煦人体,使之保持恒定之体温;捍卫人体,抗拒外来之病邪,防止其入侵;推动体内营血之循环,津液水精之输布;固摄体内之血液、津液及精液,避免其妄溢和过度耗损;保持人体在外界水谷之气入体后的新陈代谢之有序进行。因此《难经·八难》认为:"气者,人之根本也,根绝则茎叶枯也"。朱震亨曾总结云:"人以气为主,一息不运则机缄穷,一毫不续则穿壤判。阴阳之所以升降者气也,血脉之所以流行者亦气也,荣卫之所以运转者,此气也,五脏六腑之所以相养相生者,亦此气也。气盛则盈,衰则虚,顺则平,逆则病。气也者非独人生之根本乎?"(《丹溪心法·破滞气》)

三、人体诸气之间及与其他部分的关系

任何事物都非孤立存在,均与其周围之相关事物有着这样或那样的联系。人体诸气亦然,并非各自孤立存在,而是共同处于一个统一体中,承担着相应的生理功能。各种名称不同之气都是气机网络上的一个个环节或组成部分。这样的生理网络系统功能态具有多样性和复杂性,是生命活动的根本机制和规律所在。

首先从气与血的一般关系看,"肺主气","心主血","气行则血行,气滞则血瘀",心与肺的关系非同一般。两者皆位居胸腔之内,而胸中积聚着的宗气可以"贯心脉而行呼吸",则心肺之气亦受到宗气之推动与增强。这说明人体心肺之气与宗气间有着难以分割的紧密联系。

就人身之血液而言,"心生血,主血脉","脾统血""肝藏血",共同保持着血液的产生,主宰、统率、储存等,已将心、脾、肝三脏之气从血液的角度联系在一起,成为整体生命功能网的一部分。

对于人体正常呼吸功能的维持,"肺主气,司呼吸""朝百脉"吐故纳新。当其吸入天气后所析出之精气必须由肾摄纳以充养先天元气,方可保持呼吸之平顺与继续,使体内清浊之气的代谢与交换得以顺利进行,而此过程又与心所主之血脉和肝之疏泄功能有关。《难经·四难》称:"呼出心与肺,吸入肾与肝",滑寿解释云:"心肺为阳,肝肾为阴,各以部位之高下而应之也。一呼再动,心肺主之;一吸再动,肝肾主之"。由于呼吸生理之联动所需,心、肺、肝、肾之气亦联系在一起,共同组成整体气机活动网络的又一重要环节。

再看水谷饮食营养物质的消化、吸收、利用及废物的排泄等生理运行过程,则集中反映出胃、脾、肺、肾、肠、膀胱等多个脏腑之气相互间的紧密联系与协调合作。自饮食入胃,经胃气受纳腐熟游溢出其中精悍之气,由脾运化向上输送至能朝百脉之肺,沿经络分营卫灌注全身。肺气通调下输膀胱,经肾之气化,尿液自排,其中固体糟粕则由大肠传导以粪便形式排出体外。只有在上述诸多脏腑之气的紧密联系,共同参与,协调活动,饮食水谷之营养代谢生理过程才得以顺利进行和完成。这充分反映了胃、脾、肺、肾、肠及膀胱之气的密切联系,是整体气机活动枢纽上中下三焦气化功能态的集中表现。

按人体之生殖功能与性功能状况而言:肾藏精,肾气之盈虚关系到人体之生殖能力。女子肾气盛,"天癸至,任脉通,太冲脉盛,月事以时下,故有子",男性"肾气盛,天癸至,精气溢泻,阴阳和,故能有子"。冲为血海,任主胞胎,肝主

疏泄且为藏血之脏,只有血海充盈,任脉与胞宫之气正常,月经周期不乱,才有孕育之基础。肝主筋,男性阳具乃宗筋所聚,足厥阴肝经之脉络阴器,肾精充沛,宗筋不痿方有正常之性功能及生殖能力。因此正常的性功能与生殖能力离不开肾、肝、冲脉、任脉和胞宫之气的紧密联系与共同协调的功能活动。

以上所述人体诸气之间与其他部分的关系,仅只是从若干系统的生理活动的角度折射出的人体某些有关之气相互间的固有联系。如关于气血运行活动之肺、心、宗气的关系;有关体内血液系统的心、脾、肝之关系,三焦气化过程中的上焦肺气、中焦脾气、下焦肾气之间的相互关系;以及机体生殖生理活动中的肾、肝、冲脉、任脉、胞宫之气等的关系。这些关系虽然都是气机生理活动的表现形式,皆属于人体正常气机的范畴,但不足以完全概括和反映人身诸气的总体的有机联系和功能活动的复杂规律,人体诸气的联系具有多态性。

四、人体气机的基本概念

人体之气的运行机制简称"气机"。从字面词意解释"机"是事物发展变化的枢纽或核心。"机制"可表示人体组织器官与其功能相互联系之运行规律,人体气机则属于脏腑经络诸气之联系与运行活动规律之概括或总称。

关于气机一词的来源,明代学者王廷相在其《慎言·乾》篇中曾有"万物不越乎气机聚散而已"之论述,但这已是 14 世纪以后之非医学著作,显然与目前中医学之气机概念无关,否则明末和清代之医学文献中当有此称谓。环顾自《黄帝内经》至清代文献均未见明确直言气机者,仅有病机、神机、玉机等名目,因此一般均认为气机是近年来提出的中医学新概念。但经张老多方考证,在《丹溪心法·破滞》之论述中载有"人以气为主,一息不运则机缄穷"之描述。文中之"机缄穷"当为气机闭止之意,"一息"显然指气息,所以气机概念大概始自金元四大家之一的朱震亨。按目前中医学术界的一般看法:气机泛指人体脏腑、营卫、经络等各类既相对独立而又互有联系的功能活动的集中表达。其活动的共同规律不外是气的出入、升降、循环、转化以及清浊异处等。所谓气机出入,是人体与自然界进行物质交换的吐故与纳新,以保持新陈代谢之正常进行;而气之升降,则是维持体内功能阴阳平衡的重要条件,故《素问·六微旨大论》云:"非出入,则无以生长壮老已;非升降,则无以生长化收藏"。循环不已则周身获得气之充养补给,消长转化平衡则使组织器官"形气相得",方能发挥应有之作用。清浊异处本是气机升降入出之必然,于是气之清精者上养心肺、充髓海、利上窍;而气之秽浊者下降而自下窍排出。如是则"五脏元真通畅,人即安和"(《金匮要略·脏腑经络先后病脉证》)。

有普遍联系和永恒运动变化的物质世界中,有关事物之间总是既有区别又有联系的,在生理常态下,人体个别的气与气机的关系也就是局部与整体,个别与群体,犹如树木与森林的关系,是既有区别又有联系的。各个局部之气互相联系共同构成较完整的生命活动网络或综合的功能态,即人体气机之表现。所以,中医学的气机大致可理解为各组织器官脏腑经络等生理功能活动规律的集中表达方式。这种方式是维护人体自身内外环境的统一与协调平衡的必要条件。只有依靠人体气机之有序活动和谐运行,外界之气(包括天气中之精气,地气中之水谷精气)进到体内后经过三焦气化之转输、传化、代谢的过程才能顺利完成,从而保持了生命的健康和延续。

在我们读到的古代中医文献里,未见关于人体气机的明确论述。现今该概念已形成并为中医学术界所接受和应用,但有关的研究工作尚不够充分,因此欲给人体气机一个确切而完整的定义还有一定难度。张老建议目前不妨可作如下表述:"中医学的气机是一个多元性的共同维系着人体生理活动的重要功能系统,包括着脏腑、经络,营卫之气等的出入、升降、循环、转化等规律性的运行活动。"

张老在对外教学时,为使英语地区不懂汉语的学员易于理解中医气机的含义,曾这样对他们解释说"The movement mechanism of Qi is an important vital functional system in human body,that together perform particular functions which generally referring to the regular movement of physiological functional activities,expression Qi of visceral bowels meridians nutrient and defence principles,including their ascending,descending,exiting,entering,circulation and transformations."但仍觉不够圆满,希望我们再做推敲,求得更确切的表述。

第二节 人体气机的正常运行与异常变化

一、正常气机的运行规律

气机是人体诸气运行活动的机制和规律,其运动特点是循着固有的方式进行出入,升降,循环,转化等生理活动。借此不断激发和推动体内各组织器官发挥应有的功能,共同维护人体的生命。人体依靠气机的出入活动,由口鼻摄入天气与地气,经三焦气化吸取其中精气供生命活动之需,然后由鼻之呼出与前后二阴排泄秽浊之气和废物,吐固纳新,与自然界进行物质交换。对内则通过气机之正常升降,达到脏腑间的"上下相济,动静相召"维持体内环境的平衡,依靠营卫之气等的循环沟通灌溉供应全身之给养及力量。通过水谷精气的转化产生津、血、阴精以奉养全身,从而保持着人体各部生理功能的动态平衡与相对稳定。因此,《黄帝内经》曾指出人体之气"非出入,无以生长壮老已;非升降,无以生长化收藏"(《素问·六微旨大论》),而"流溢之气,内溉脏腑,外濡腠理"(《灵枢·脉度》),一旦失常便是"出入废则神机化灭,升降息则气立孤危"(《素问·六微旨大论》),人体若出现"神灭机息,气止化灭"的状态则是死亡的表现,可见人体气机之正常运行是生命的前提和保证,现就人体诸气的生理运行活动机制与规律分述如下。

元气与宗气的运行规律:元气又称原气、真气、肾间动气、命门之气等,是生命之根,《难经·六十六难》云:"肾间动气者,人之生命也",其功用较肾气更为广泛而重要。《医学源流论·元气存亡论》认为:"元气也……附于气血之内,宰乎气血之先……呼吸出入系乎此,无火而能令百体皆温,无水而能令五腑皆润"。元气并非孤立静止地存储于肾间,它能沿三焦进入十二经,与营卫之气并行而循环周身,内入脏腑外达肌肤,且可行于任、督等奇经八脉,渗灌四肢百骸,流注于365个穴位,能激发各项生理功能活动。宗气亦非是只集聚于胸中之大气,它可以上走息道、下注气街,能助心行血,助肺呼吸。且可见其"出于左乳下,其动应衣",《医门法律》认为五脏六腑、大小经络,昼夜循环不息必赖胸中之大气斡旋在其间,说明宗气亦有其运行规律。

至于下注气街,《灵枢·卫气》云:"胸气有街,腹气有街,头气有街,胫气有街",《灵枢·动枢》又云:"四街者,气之径路也",足见宗气运行亦较广泛。

三焦之气的运行规律:中医学将人身体腔及内脏之功能总分为上、中、下三个部分,也就是气机运行的三个关键环节或汇集中心,称为"三焦气化"。认为上焦的气化活动其形如"雾"主入,即人体对外界"天气"之吸入,并提取出其中之精气向下贮存于肾中以充养肾气肾精,同时呼出天气中之废气,与自然界进行气体交换。中焦之气化活动其状似"沤"、主"化",即由胃接纳自口摄入之由地气产生的饮食,使之在胃内进行腐熟消化、由脾游溢出水谷中的精气与悍气,并上输于肺,精气化为营气,悍气化为卫气;营气可形成血液,运行于脉中以营养周身,卫气行于脉外,护卫人体防御外邪之入侵等。下焦如"渎",主"出",即类似于人体之排污管道,其气机是排泄人体糟粕,完成人体与"地气"之新陈代谢。总之入、化、出为三焦气机运行的轮廓,尚未能包括内脏之全部气机或功能。实际上是反映人体与自然界进行物质交换的新陈代谢活动。

营气与卫气的运行规律:《灵枢·海论》等篇分别指出:"夫十二经脉者,内属于腑脏,外络于肢节","所以行血气而营阴阳,濡筋骨,利关节者也","气之不得无行也,如水之流,如日月之行不休,故阴脉荣其脏,阳脉荣其腑,如环之无端,莫知其纪,终而复始。其流溢之气,内溉脏腑,外濡腠理"。经脉是环绕和网络人体内脏及躯干头面四肢两侧的各十二条对偶的经气和营气运行的通路,有手足左右三阴三阳各六条经脉互相联结贯通。另有任脉、督脉、带脉等奇经、络脉相互沟通,形成一个完整的人体气血循环网络。营气运行于经脉之中,阴阳相贯,如环无端,化生血液濡养周身。营气与经气并行于十二经脉中,自体内中焦开始,顺序转注运行,由手太阴肺经离开体腔,从肺系横出腋下、循上肢内侧前沿而行达于拇指,转注入手阳明大肠经……最后循十二经尽由足厥阴肝经复入于体腔,再由手太阴经复出进行新一轮循环。其具体流程途径和规律是:手太阴肺经 $\xrightarrow{自体腔出}$ 手阳明大肠经 $\longrightarrow$ 足阳明胃经 $\longrightarrow$ 足太阴脾经 $\xrightarrow{复入体腔}$ 手少阴心经 $\xrightarrow{再出体腔}$ 手太阳小肠经 $\longrightarrow$ 足太阳膀胱经 $\longrightarrow$ 足少阴肾经 $\xrightarrow{再入体腔}$ 手厥阴心包经 $\xrightarrow{自体腔出}$ 手少阳三焦经 $\longrightarrow$ 足少阳胆经 $\longrightarrow$ 足厥阴肝经再回到体腔而又转注于手太阴肺经。即由手足三阴三阳组成三个局部小循环网,每一小网灌溉营养人体内脏、躯干、头面、四肢之三分之一区域,共计由三个小循环构成一个完整的大循环网,使人体全身内外上下左右均获得营气之濡养,此为营气气机之运行活动规律,是中医学关于人体营养供应循环功能的原始学说,世界首创的循环理论(图 3-1)。

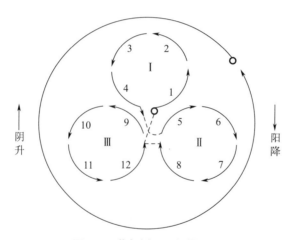

图 3-1　营气循环运行模式图

Ⅰ、Ⅱ、Ⅲ营气运行小循环　○人体中焦　1. 手太阴肺经;2. 手阳明大肠经;
3. 足阳明胃经;4. 足太阴脾经;5. 手少阴心经;6. 手太阳小肠经;7. 足太阳膀胱经;
8. 足少阴肾经;9. 手厥阴心包经;10. 手少阳三焦经;11. 足少阳胆经;12. 足厥阴肝经

卫气的运行不同于营气,当平旦日出"阴尽阳受气"时,人体由睡梦中醒来,则卫气从目内眦涌出,行于体表 25 周。日入"阳尽阴受气",人卧之际,则卫气自足底涌泉穴进入体内运行 25 周。日间卫气行于脉外肤腠分肉肢节等处,发挥护肤表、温肌肤、司汗孔之开合,抗拒外邪之侵袭,夜间运行于脏腑之间,并有温煦内脏之功能。相似于人体之恒温保持与部分免疫功能。

脏腑气机之运行规律:人体脏腑气机之间的相互有序之运行规律,是生命活动的重要保证。它们的活动规律,一般表现为出入升降,消长转化的协调互动。内外平衡则营卫调和,出入平衡则物质交换正常,升降平衡则气机调畅,转化顺畅则脏腑和谐,消长平衡则形气相得,俱是生理常态。

人体气机根据中医藏象学说具有整体性、层次性、活动性且互相联系,是维持生命的多组综合功能,其集中表现即是脏腑气机。若就气机运行的特点和趋势而言,则随其在体腔内所居处位置的高低不同,而有"阴升阳降"的运行活动趋势。一般位于体腔上部居于"阳位"之内脏,其气具有趋下性或主降的活动特性,反之位低、居于下部"阴位"者,其气机活动则有趋上性或"主升"之活动趋势,从而保持着"高下相召,升降相因"协调平衡的正常运行机制(《素问·六微旨大论》)。在共同参与吸入和摄入体内的"天气"与"地气"的运化过程中,脏腑之间的功能活动又各有不同,五脏"主入""藏精气而不泻也,故满而不能实",六腑"主出","传化物而不藏,故实而不能满"(《素问·五脏别论》)。如肾中所藏之阴精(肾水)不泻而充盈,俱与其他内脏有关,如肾中之真水,可滋养各脏之阴,当其上溉于心,使心阴得养睡眠安宁,而心中所藏心阳(心火)可下降于肾,令肾阳得温,于是水火交融,坎离既济,阴阳平衡,身心交泰,心舍安适,则神易归舍,睡眠安静,思维正常。脾与胃同居于人体中焦,一脏一腑相互为用,职司水谷水湿之受纳与运化。脾为阴土(戊土),胃为阳土(己土),前者可升运清阳,后者能下降浊阴,两者共同协调形成中焦气机升降运化之重要枢纽,又赖肝气之疏泻,便可使饮食之消化吸收及排泄正常,从而使人身肌肉丰满有力,头脑清快等。肺有规律地呼吸着自然界之"天气",不断吐故纳新,而且对全身之气的生成有提供和制节作用,诚如张介宾《类经》所言:"肺主气,气调则营卫脏腑无所不治"。肺之气机系以清肃宣发下降为顺,肝之气则以升发舒展条达为常,两者升降相因,方能使人体呼吸平顺,情绪愉悦安宁。以上均是脏腑气机阴阳之间升降、出入、运转、化藏共同的生理活动规律。

然而,五脏之中,肝脏较为特殊,古代医家对其气机功能褒贬不一。褒者曰"肝为五脏之特使",贬者谓"肝为五脏之贼",但总以褒扬者居多,为中医学肝功阐述之主流。《黄帝内经》将肝比拟为"将军之官,谋虑出焉",又目为"罢极之本,魂之居也,其华在爪,其充在筋,以生血气",且能"藏血,开窍于目""藏真散于肝"等。方位居东,天罡属甲乙,五行为木,按中医学领域中之五行相生排序为木→火→土→金→水,肝居于首,且胆寄于肝,厥阴风木少阳相火,恰似一年之际少阳为始,万象更新,风和日丽,树木萌芽枝叶条达。古代医家模拟自然物候之象,认为肝脏具升发、舒展、调畅促进脏腑气机运行之作用。且在五行关系链中水生木,木生火,肝木居于水火之间,左右逢源,易发挥相应之调节作用。肝藏血其体属阴,功能疏泻升发其用为阳。古称"体阴用阳"。若从汉字之象形、指事、会义、形声之构词角度分析："肝"字从月为肉旁,是肉质器官,而另旁之"干"字是过问、硬管、干预之意,且由二短横与一长竖构成,若将此竖向下延长则其形似剑。剑乃古代的一种最常用的长条形、双刃,安有短柄之兵器,一剑在握便可干预他人之行为。体内有此利剑自悬便可干预或干扰其他脏腑之气机,影响和调节人身整体气机之运行。再者胆附于肝,《黄帝内经》云:"胆者,中正之官,决断出焉",又言:"凡十一脏取决于胆";先贤云:"胆气春生,则余脏从之"等,更进一步强化了肝之作用。总括而言,肝之气机活动具有以下特点和多种功能。

（1）疏畅情志:当今知识经济社会,竞争加剧人们情绪易浮躁、急功近利、追求完美,每因夙愿难偿,菀结难解而陷入抑郁。肝之气机素有舒畅情志之功能,可以不同程度地拮抗抑郁,在一定程度上缓解负面情绪对人体之影响。

（2）疏调月经:古代医家曾有女子以"肝为先天"之说,提示肝脏为调谐女性月经之主要器官。因肝藏血,冲脉又为"血海",肝血充沛则血海满盈且疏泄正常,则月事便可"以时下,故有子",从而保持正常之孕育。

（3）疏通三焦水道:三焦气化亦须肝气之疏泄调节,方能保持水道之畅通,使"水津四布,滋润周身"且排尿顺畅,维持水液代谢之正常运行。

（4）疏泌胆汁,助运中焦气化:胆寄于肝,承肝之余气及所泌出之精汁胆液,胆又为"中清之腑,中正之官"内寄相火,可"温胃脾而助水谷之腐熟及精气之游溢"而滋养全身。

（5）疏护性功能:足厥阴肝经之脉"过阴器"而"肝主筋",男性阴茎"为宗筋之所聚"。人体之性功能、男子精关开合及女子性功能,均与肝之疏泄作用及"罢极"功能有关。

总之,肝的疏泄功能可疏调人体多方面之气机运行活动。

人体气机的相互协调运行,共同组成一个多元化的整体功能调节网络,使各组织器官之间相互依存和制约,维持着生理常态。生命的特征或标志是具有呼吸、循环、受纳、消化、吸收、代谢、生殖及思维意识活动等。这些活动,均由五脏六腑气机之协调配合而实现。如人体之呼吸活动在于和自然界"天气"进行吐故纳新的气体交换。《难经·四难》云:"呼出心与肺,吸入肾与肝",便与肝肺之气机升降和肾之封藏精气密切相关,方能保持呼吸之顺畅。人体之循环功能由"心主血脉""肺朝百脉""脾统血""肝藏血"主"疏泄""经脉者行气血"的共同参与完成。但"气为血之帅,气行则血行",肝既能藏血自有调节血量之功能又有疏利气机之作用,便可保持营血及卫气循行之畅通。人体对自然界"地气"提供之水谷饮食的受纳消化与吸收排泄,则与胃之受纳腐熟、脾之运化、肺之输布、大小肠之传导泌别、膀胱之藏津与肾之"主水"和气化而共同完成。其中,"木能疏土",肝之疏泄气机的功能,对于脾胃水谷之受纳消化吸收活动具有重要的疏调作用。人体之生殖能力主要取决于肾中精气之盛衰与天癸的盈竭,但与肝气之生发调畅与疏泄作用有关。至于人体之思维意识等精神活动,亦与五脏均有关连,且古人认为分属于五脏,但心脏处于主宰地位,是"五脏六腑之大主也,精神之所舍也"(《灵枢·邪客》)。然而,"心血一虚,神气不守"(《丹溪心法·惊悸怔忡》)。肝藏血,肝血充盈则心血不虚,神气得守,再加肝对情志之疏调,则人之思维神志得以保持正常。中医学藏象"肝"之舒畅调节人身情志之功能,似乎与今之所谓情商(emotion quotient,EQ)有关。

二、气机失常的原因与病机

在生理常态下,人体气机有规律地运行不息,保持着体内环境的动态平衡的自稳态(homeostasis),这有赖于自身的天然调节和调控机制。如阴升阳降的上下调节,体内居于高位的内脏,其气之运动有趋下性,反之亦然。又如五脏的五行生克制化调控,使之"承乃治"以维持动态平衡。再如藏象肝功之疏泻调节作用等,都能令人体气机沿着固有的轨道正常运行。然而这样的调节作用是有限的,一旦受到病源因子的干扰破坏,自控失灵,则气机紊乱,常态丧失。

中医学对于人体气机失常或紊乱的病因,散见于《黄帝内经》有关各篇中。如六淫外感,七情内伤,饮食不节,劳逸过度,先天禀赋等原因均可导致人体气机之失常。

关于外感六淫,《黄帝内经》曰:"风者,百病之始也"(《素问·生气通天论》),"风善行而数变"(《素问·风论》),如风寒外感,入里化热便可变生诸证。寒邪入侵人体可使气机收引,"寒气入经而稽迟……客于脉中则气不通"(《素问·举痛论》),如寒滞肝脉则可引起胸胁刺痛,下引少腹或阴囊疼痛。暑邪伤人则可致"气虚身热"(《素问·刺志论》),如暑伤胃气,则可致脘腹痞闷,恶心呕吐;酷暑之邪直入阳明可见壮热、气粗、心烦、口渴、多汗等现象。湿性濡滞、重浊、黏腻,《灵枢·邪气脏腑病形》谓:"身半以下者,湿中之也",若脾阳为湿邪所困,则运化失司,可见肢体困顿,脘腹痞闷,便溏苔腻等现象。燥邪最易伤肺,《素问·气交变大论》云:"岁金太过,燥气流行……甚则喘咳逆气"。秋燥伤津,肺气失肃降之职,则致干咳无痰或痰中带血丝,鼻孔干燥,呼吸之气不畅等。火邪为热之盛者,《素问·阴阳应象大论》谓:"热伤气",《素问·举痛论》云:"炅则气泄",对人体气机损伤亦剧。五志过极亦可化火而伤气,则属内因中之次生病因。

内伤七情是引发气机失常的重要因素:《素问·举痛论》指出"百病生于气也。怒则气上,喜则气缓,悲则气消,恐则气下……惊则气乱……思则气结",《灵枢·寿夭刚柔》云"忧恐忿怒伤气",《灵枢·本神》则认为"愁忧者,气闭塞而不行"。清代费伯雄《医醇剩义·劳伤》指出"七情受伤也,百忧感其心,万事劳其形……思虑太过则心劳,言语太多则肺劳,怒郁日久则肝劳"等。《素问·疏五过论》谓"暴乐暴苦,始乐后苦,皆伤精气,精气竭绝,形体毁沮"。

劳逸过度对人体气机亦有影响:《素问·举痛论》指出"劳则气耗",而过度安逸亦能致病,《素问·宣明五气》指出"久卧伤气"。清代陆懋修《世补斋医书》关于逸病论云"世但只有劳病,不知有逸病……安逸所生之病……凡人闲暇则病,小劳转健,有事则病反却,即病亦若可忘者。又有食后反倦,卧起反疲者,皆逸病也……享上寿者,正有此小劳,以治其逸。"

饮食不节,对人体气机亦可造成不利影响,如《素问·阴阳应象大论》指出饮食厚味"气伤于味"《素问·生气通天论》云:"味过于酸,肝气以津,脾气乃绝;味过于咸,大骨气劳,短肌,心气抑;味过于甘,心气喘满,色黑,肾气不衡"等。

综上所述,《黄帝内经》曾总结云:"夫百病之所生者,必起于燥湿寒暑风雨,阴阳喜怒,饮食居处,气合而有形,得脏而有名"(《灵枢·顺气一日分为四时》),又谓:"生病起于过用,此为常也"(《素问·经脉别论》)。

至于气机失常之病理变化,一般有量的不足、升降紊乱、情绪反应及运行不畅等。

1. **量的短缺** 此为人体元气的来源与诸气之生成与敷布减少与不足,其原因或由于气的过度耗损以致难以自复,于是脏腑功能减退,运行之动力不济,升降出入无力,该升者不足以升,该降者不足以降。临证可见肢体困乏,呼吸浅短,食欲不振,排便无力等。此为气机之匮乏。

2. **升降逆乱** 《素问·六微旨大论》云:升降出入"四者之有,而贵乎常守,反常则灾害至矣"。升者反而降,当降者反而升则丧失常守而陷于逆乱。如胃气本当下降为顺,反而上逆则嗳气、呃逆、呕吐、脘腹膜胀不适;脾气当升不升而反下降则出现"飧泄""肠澼"等现象。《灵枢·五乱》云:"清气在阴,浊气在阳,营气顺脉,卫气逆行,清浊相干,乱于胸中,是谓大悗。故气乱于心,则烦心密嘿,俯首静伏。乱于肺,则俯仰喘喝,接手以呼。乱于胃肠,则为霍乱。乱于臂胫,则为四厥。乱于头,则为厥逆,头重眩仆",此属气机之紊乱。

3. **出入障碍** 应摄入人体之外界"天地之气"不能全入,则呼多吸少,肾无摄纳;饮食难进,胃无受纳,此属气机不摄。二便不通,糟粕之排出俱有困难,严重者可出现"关格"之症或卒暴之疾(《杂病广要·关格》)。《伤寒论·平脉法》云:"关则不得小便,格则吐逆",《证治汇补·附关格》谓:"既关且格,必小便不通,旦夕之间,徒增恶吐。此因浊邪壅塞三焦,正气不得升降,所以关应下而小便闭,格应上而生呕吐"。《诸病源候论·大便病诸候》认为:"大便不通谓之内关,小便不通谓之外格,二便不通为关格"。《备急千金要方》则指出"食不得入"亦是关格的主要症状之一。《金匮钩玄·关格》云:"关格者,谓膈中觉有所碍，欲升不升，欲降不降"。《沈氏尊生书·关格》云："惟三焦之气不行，故上而吐逆曰格，下而不得大小便曰关"。此属气机不运。

4. 转化失常 由于脏腑气机之异常，可使转化物性质发生改变。如饮食水谷经脾脏气机之作用可转化为营气、水津，进一步可"变化而赤"转化为血液。若脾脏气机异常，致水谷运化受阻变为湿浊痰饮，则成为内生之邪气或次生之病理产物，又可进一步阻碍体内其他气机之正常运行。如肝脏之气机本有疏泄条达之作用，可发挥正常之生理调节功能。但若遏郁不舒则"气有余便是火"，可转化为肝火。肝火可以犯肺"木火刑肺金"而致咳逆上气，鼻孔干燥，痰黄难咯出，胸胁胀痛等；肝火上扰心神，则心悸怔忡，不得安眠，甚则神思紊乱等。大小肠之传导、传化失司则二便之排泄失常。此属气机不化。

5. 情绪变化 随七情寒热影响直接形成之病机变化，清代何梦瑶《医碥·气之病证》有较详细之论述云："一曰怒则气上，甚则呕血、飧泄，或血菀于上，形气厥，或胸满胁痛，食则气逆而不下。一曰喜则气缓……心神散荡不藏，为笑不休，为气不收，甚则为狂。有喜极气暴脱而死者，必其人素虚，气浮无根也。一曰悲则气消，心志摧抑沮丧，则气亦因之消索……气衰而微敛矣，为目昏，为筋挛，为阴缩……为少气不能报息，为下血，为泣则臂麻。一曰恐则气下，为精却气泄下焦胀，为阴痿骨酸，精时自下。一曰惊则气乱，心无所倚，神无所归，虑无所定，为痴呆，为不省人事，为僵仆。一曰思则气结，心有所存，神有所归，正气留而不行，为不眠，为中痞，三焦闭塞，为不嗜食，为昏瞀……一曰寒则气收，腠理闭塞，气不行上下，所出水液澄澈清冷。一曰热则气泄，腠理开，汗大泄，喘呕吐酸，暴迫下注，所谓壮火食气，热伤气也。一曰劳则气耗，喘息汗出，内外皆越，精神竭绝，为促乏"，此属气机激扰。

6. 郁滞不行 由于情绪因素，导致气机郁滞之变化。《景岳全书·杂证谟·郁证》曾有综合论述，并将之归纳为三个方面，认为："一曰怒郁，二曰思郁，三曰忧郁。如怒郁者，方其大怒气逆之时，则实邪在肝，多见气满腹胀，所当平也；及其怒后，逆气已去，惟中气受伤矣。既无胀满疼痛等证，而为倦怠，或为少食，此以木邪克土，损在脾也……又若思郁者，则惟旷女嫠妇，及灯窗困厄，积疑在怨者皆有之。思则气结，结于心而伤于脾也；及其既甚，则上连肺胃，而为咳喘，为失血，为膈噎，为呕吐；下连肝肾，则为带浊，为崩淋，为不月，为劳损……又若忧郁者，则全属大虚，不无邪实。此多以衣食之累，利害之牵，及悲忧惊恐而致郁者，总皆受郁之类。盖悲则气消，忧则气沉，必伤脾肺；惊则气乱，恐则气下，必伤肝肾。此其戚戚悠悠，精气但有消索，神气不振，心脾日以耗伤"，此为气机失疏。

总之，从以上所述可知人体气机失常之病机虽然复杂，但仍有规律可循，且易表现为以下诸证。

三、气机失常之证候表现

气机异常所出现的各种证候均属于中医学的"气病"范畴,其中常见者有气虚证、气陷证、气滞证、气逆证、气结证、气脱证等。既有其基础证候,又有单一和复合之具体证候,且这些证候亦非孤立存在,它们常易继发、并发和夹杂其他有关非气病证候合并出现。以下拟按基础证候、具体证候(包括单一与复合之具体证)及夹杂证,分述各证之临床表现。

(一)气虚证

气虚证一般是由于先天禀赋不足,后天失养,致气之来源、生成、敷布均感不足,或因过用耗损,致使体内气机之运行、固摄、温煦、防卫等功能减弱而致,属于气机匮乏之证。

【基础证候】

作为基础证候之一的气虚证,其临床症状特征为周身倦怠无力,自汗出,声低息微,少气懒言,容易感冒,排便无力,偶有低热持续;舌质淡胖而嫩有齿痕,脉沉无力等。此为气虚证之共性,是该证常见的基本表现。

【具体证候】

肝气虚证:或称肝气亏证、临床可见四肢倦怠无力,不耐疲劳,心情不悦,爪甲不荣,视物不清或不耐久视,肢节活动不利,胁肋部轻微隐痛而喜按揉,女性月经不调等。脉细左关无力。

心气虚证:或称心气亏证,心气不足证。此证可见心悸、气短,动则尤甚,身倦乏力,面色无华,或自汗,伸舌乏力,脉搏无力,左寸特弱等。

脾气虚证:亦称脾气亏虚或脾气不足。临床可见面色萎黄,纳呆口淡,四肢无力,肌肉欠丰,食少腹胀而餐后更甚,大便溏薄;舌质胖嫩多津,脉缓濡右关不足等。

胃气虚证:脘腹痞闷或隐痛,喜按压胃脘部,不欲进食,食停胃腑、反饱作胀,嗳气不舒,倦怠乏力。舌淡、脉弱。

肺气虚证:咳嗽无力,动则气喘,息浅声低,自汗畏风,痰液清稀,容易感冒。舌嫩脉弱等。

肾气虚证:又称肾气不足、不固,肾气匮乏等。临床可见腰膝酸软,耳鸣重听,动则气促,小便频数而清长,夜尿频繁,眩晕膝软,男子滑精早泄,女子胎动不安容易流产等。

胆气虚证:神情恐怯易惊,遇事犹豫迟疑难决,睡眠不安;足少阳之经气亏虚者则可见头晕,痿厥,四肢不利,常觉恐惧,不能独卧。舌淡,脉左关无力。

胞宫气虚证:此证实由肾之封藏固摄失司,奇经冲脉任脉之经气不足所致。临床可见月经先期量多,或经期延长,淋漓色淡,或胎元不固、小腹坠胀、妊娠见血、流产多次，或见阴挺、腰酸、无力、小腹下坠感等症状。舌淡嫩，尺脉弱。

【兼夹证候】

气虚诸证较少孤立存在，有时易伴有寒证，或瘀血、痰浊等继发之证同时存在，则在上述气虚症状的基础上加见以下表现。

气虚兼寒之证：气虚日久易现寒证之象，临床可见形寒肢冷，喜热喜温，口淡不渴，便稀尿清，痰涎不稠。舌白润，脉迟等。

气虚血瘀证：此证可在气虚证之基础上兼现疼痛，痛点固定夜间增剧，或心胸绞痛，或体表有青紫包块，腹内肿块，大便色黑，妇女崩漏血块，皮下紫斑。舌色紫黯瘀斑，脉细涩或结带等。

气虚夹湿证或称气虚湿滞、湿阻、湿郁、湿困等。除具有气虚之表现外，还可出现四肢困重无力，便溏濡泄，口黏无味，胸闷腹胀，纳谷不馨，头重如裹，下肢痹痛，妇女带下黏稠而量多等。

气虚痰阻或称气虚夹痰、气虚痰郁、痰结等。在气虚证的症状之基础上，可出现咳嗽痰多而难喀出，或喉中痰鸣，头晕目眩，胸痞脘闷，皮下瘰疬痰核。苔腻，脉滑等。

（二）气陷证

气陷之证多由于素禀不足，久病失养，致体内气机不充，不足以正常升举，提纳之功不济，当升者不能举，该固者不能摄。从而引起清阳不升，头晕目眩，内脏下坠、脱肛、滑泄无度，妇女阴挺、血崩等病状。

【基础证候】

气陷证：此是气机升举不足之证。一般可见少气无力，肢体倦怠，胸腹坠胀，脱肛，阴挺（子宫脱垂），头晕目眩，大便滑泄、尿意频繁等症状。甚至出现眼睑下垂难张，妇女崩中带下，小儿囟门下陷等。

【具体证候】

中气下陷证：或称脾气下陷，脾虚气陷，中气不举等。临床可见倦怠乏力，脘腹坠胀，餐后更甚，或肛门下坠，久泄不已，女性子宫脱垂、崩漏，舌淡脉弱。

宗气下陷证：宗气是由天气中之清气与水谷之精气共同合成而积于人体胸腔之中，贯心脉而行呼吸之"大气"，又名"上气海"。只有胸中的大气正常运转，"其气乃行"，即推动肺之呼吸与血脉之流通。因此宗气下陷可出现呼吸不畅，气短不足以息，咳嗽无力，奋力呼吸而喘促加剧，胸闷心悸，语声低沉，口唇青紫。舌质紫黯，脉来无力、沉迟或结代，短涩等，属危重之证。

胆气不升证：胆附于肝，少阳之气亦主升。若其气机因虚而不能升，则其中之精汁不泌，相火温煦之力不足，可影响胃中水谷之腐熟，而致飧泄，神志恐怯，惊恐难眠等。

【兼夹证候】

以上各证亦可与湿困、痰阻等证共存。

(三) 气滞证

人体诸气畅行周身,各有所司,运动不息,若受阻碍或抑制,致气机运行不畅,便是气机郁滞之证。

【基础证候】

气滞证之特点是身体局部痞闷胀痛,时轻时重,排气之后略觉舒缓,继而复感不适。疼痛多为窜痛,且多见于胸腔、腹腔或躯干头颈等处。二便艰涩,排泄不爽,甚至里急后重,窘迫难出。女性可觉乳房发胀,痛经或经行不畅等。

【具体证候】

肝气郁滞证:本证患者一般均有情绪抑郁、心情不悦。临床症状常有胁肋部胀痛、嗳气,食欲不振,喜出长气(善太息)。深呼吸一次则觉舒坦,或少腹胀疼,排便不爽;女性月经不调,乳房胀痛,或腹中痞块,聚散不定。脉弦涩或细弦。

脾气郁滞证:由于运化不及,可表现四肢困重,烦惋,食而不化,脘腹胀满,大便溏而排便不爽,时发干哕。脉弦滑等。

肺气郁滞证:因宣降失司、腠理闭拒,症见咳嗽不爽,汗出不畅。鼻塞不通,呼吸不利,时觉气阻,胸闷不舒等。

胃气郁滞证:受纳不佳,不欲饮食,反饱作胀,胃中嘈杂不适,大便排出不爽,嗳气频作等。

小肠气滞证:传化泌别不利。临床可见脐腹膜胀,痛引少腹,时感尿意窘急而排出量少且不爽,或脐腹闷胀。脉沉涩等。

大肠气滞证:传导失司,津液不润。症见腹胀。大便干结难排,且不得矢气,矢气则略舒,肛门胀而不适等。

膀胱气滞证:气化失司,水道闭阻。小腹胀满癃闭,排尿障碍,小便滞涩不利,或下腹胀痛,牵引外阴不适等。

脾胃气滞证:水谷受纳运化不行。症见食欲不振,脘腹胀满,进食更剧,嗳气恶心,大便排泄不爽,脘内嘈杂不舒,四肢困重等。

【兼夹证候】

气滞诸证,易夹湿滞、血瘀、痰浊交阻等证。且"气有余便是火",气滞日久则容易酿热化火。肝气郁滞之证更易化火、生风,继发肝火上炎、肝风内动等次生证候。

(四) 气逆证

气逆证是人体气机紊乱,逆行不顺使然。生理常态下,气机之升降皆有常轨,如脾气主升,胃气主降,心火下降、肾水上溉,肺气肃降、肝气升发。体内脏器居于高位者其气主降,位低者其气主升,保持着动态平衡,升降协调。广义而言则"太过不及,皆为逆也"(《读医随笔》)。由于脏腑之气机各有职司,见证亦有差异。

【基础证候】

气逆之证,主要症状一般易见咳逆上气,嗳气呃逆,恶心呕吐,胸膈满闷,乃至妇女倒经,奔豚之气上冲等现象。

【具体证候】

胃气上逆证:胃失和降可见呃逆,嗳气,反酸,恶心,呕吐频频,饮食难下,脘腹闷胀等症状。

肝气上犯证:肝气升发失常,上扰清空。症见头晕目眩,耳鸣如蝉或轰鸣不适,目睛发胀,或多怒易呕等。

肝肾之气上逆证:或称"冲气上逆"。即奔豚气。《金匮要略方论》"奔豚气上冲胸,腹痛,往来寒热",气"从少腹起,上冲咽喉,发作欲死,复还止",尤怡《金匮要略心典》云"肾气内动,上冲胸喉,如豕之突,故名奔豚。亦有从肝病得之者,以肝肾同处下焦,而其气善上逆也"。

【兼夹证候】

胃气上逆可夹宿食、湿浊,肝气犯上可夹内风、肝火等,冲气上逆可夹顽痰等证。

(五) 气结证

凡气机郁滞不行日久,可导致气结之证。此证多源于思虑过度,忧思抑郁难解,气机阻遏壅塞,结聚难消,形成痞块。结于咽喉者状如梅核,可随情绪变化而消长,心情怡悦或注意力分散之时咽部之梗塞感若失,反之则核梗于喉。结于肠道则腑气不通,腹胀痛大便难排。结于肝胆则胁下疼痛,妇女则乳癖结块,经来胸乳胀痛等。

【基础证候】

常见于忧思抑郁气滞历时较久之人,局部疼痛,形成痞块,胀痛难解,妇女闭经,乳房结块,脐腹疼痛,二便难排等。

【具体证候】

心气郁结证:"思则气结",气机受遏,心胸闷满,心情懊侬,胸中梗塞感,心悸不适,血脉不畅。脉象结代或涩等。

脾气郁结证:运化障碍。脘腹胀痛,食少难化,食停心下,久而不消,四肢烦悗无力,善哕,二便难排等。

肝气郁结证:疏泄失司,郁之甚者,心情抑郁易怒,胁肋胀痛,郁闷不舒,胃纳欠佳,喜出长气(善太息),少腹胀疼,妇女月经紊乱,乳房结块,或胁下、腹中气聚成痞,攻窜作梗疼痛,时聚时散。脉弦涩或细弦等。

心脾气结证:思虑过度,饮食劳倦,损伤心脾气机,气结而不行。症见抑郁不乐,失眠心悸,胃脘胀闷或疼痛,食欲不振,四肢无力。脉沉涩。

【兼夹证候】

气结之证每易继发或兼夹痰凝、血瘀、湿阻、酿热、化火等证,而各有相应表现。

(六)气危证

气闭、气脱皆是气机危殆衰竭病情危笃之证候,前人谓"病虚者,气易脱;病实者,气易闭"。凡气机闭阻者,"脏腑之气壅遏,九窍不通",而气脱者则是元气亡失,气机竭灭。气厥者乃"阴阳气不相顺接""阴阳离决,精气乃绝"。此三种证候,一般均易在"失神"昏迷的基础上出现。《黄帝内经》云:"得神者昌,失神者亡",此为三者之共性,具体表现如下:

气闭证:可见目合口噤,两手紧握,呼吸窘迫,二便不通,神昏不语,牙关紧闭,肢体强直,呼之不应。脉沉或细涩等危殆症状。

气脱证:多在大量出血或严重外伤之后出现,昏迷气微,呼吸迫促,目呆口张,大汗淋漓,手撒遗尿,大便失禁,四肢发凉。脉微欲绝。

气厥证:突然昏倒,人事不省,手足四肢厥冷,面色苍白或青紫,喘促气粗或呼吸微弱且不规则,脉沉细无力。

以上三证既可单独出现亦可脱厥或闭厥并存,均属危候,急当抢救以挽回患者生命。

关于气病证候之识别问题,在各式各样众多的气机异常之证候中,凡属于同类之证或多或少都会出现若干反映其病机本质的、最基本的核心症状。这些症状往往都具有相对的专属性,按其诊意义称为特异性症状,如气虚证之特异性症状为无力,自汗,容易感冒,脉弱等;气陷之证可以腹部下坠感,二便难禁,阴挺脱肛等现象;气脱证则多见大汗淋漓,肢厥,神昏,脉微;气滞证者胸腹痞胀,不得矢气等;气逆证可见恶心呕吐,嗳气喘促等;气结证可见身体局部包块,咽部异物感等。熟悉这些特异性症状有助辨证之定性诊断。

至于气病辨证之定位诊断,一般应根据中医藏象功能的有关气机异常表现,内脏器官在体表投影区域之不适感觉,以及与五脏关系密切的五官感觉、体液分泌等的异常表现为依据,则易判定证候的病位所在。如病位在心者可依心悸、心胸不适、失眠、健忘、舌糜等症状之有无而定。而胁肋胀痛,头目晕眩,易怒肢麻,爪甲不荣,抽搐痉挛等则是其病位在肝之表现。病位在脾者则口淡纳呆,消化不良,大便不实,口唇不荣,面色萎黄等。病位在肺者,咳嗽,气喘,鼻息声音异常,嗅觉障碍,鼻塞涕流等。病位在肾,腰部酸痛不适,耳鸣耳聋,头发不荣,性功能减退,不孕不育等。病位在胃者,症见脘腹胀满或疼痛,厌食或易饥,恶心呕吐,嗳气呃逆等。腹泻或大便秘结,腹胀痛或下痢后重。

病在小肠者,泄泻尿少,肠鸣下腹胀痛。病在膀胱者,尿急尿频,尿痛,小便淋漓等排尿异常症状可见。病在心包者则意识障碍,可见谵妄、嗜睡、昏迷等现象。病在三焦者可见胸、脘、腹部俱感不适,或闷胀不舒,喘促、恶心呕吐,二便不通,泛发性水肿等多脏腑功能异常之表现。病在冲脉者,则妇女月经紊乱,崩漏,闭经,难以受孕,乳汁少,小腹痛,气逆上冲。病在任脉者,则子宫功能失常,不孕不育,流产,男性各种疝气等。

第三节 气机失常证候的一般治法与药物

气病是导致气机失常的病理根源,气乱于内,其形现于外便是气病之证候。人体气病不外虚实两类,虚者如气虚、气陷、气脱等;实者如气滞、气结、气逆、气闭等,气厥之证则有虚有实。从证候的结构形态分析,则有基础证与具体证之分,单一证与复合证之别。治疗原则首先在于仔细了解病机,判明具体证型,按其标本缓急,主次先后,从患者实际出发,灵活遣药组方给予针对性的合理治疗。

证候之中既然有虚有实,而病机乃是"精气夺则虚,邪气盛则实",然气病所致之邪气一般少见外来之六淫,多为人体自生或次生之内邪。例如气虚之证《灵枢·口问》指出"故邪之所在,皆为不足。故上气不足,脑为之不满,耳为之苦鸣,头为之苦倾,目为之眩;中气不足,溲便为之变,肠为之苦鸣;下气不足,则为痿厥心悗"。至于治疗之法自当按《素问·至真要大论》所示"谨守病机,各司其属","高者抑之,下者举之,有余折之,不足补之。佐以所利,和以所宜",属于虚证者补益之,实证者攻伐之。至于组方用药之轻重缓急,则应掌握火候与分寸。一般情况下,如张介宾所言"用补之法,贵在先轻后重,务在成功;用攻之法,必须先缓后峻,及病则已。若用治不精,则补不可以治虚,攻不可以去实,鲜有不误人者矣"(《景岳全书·论治》),同时又说:"补泻之法,补亦治病,攻亦治病,但当知其要也。如以新暴之病而少壮者,乃可以攻之泻之。不但可用于暂,未有衰久之病,而屡攻可以无害者,故攻不可以收缓功。延久之病而虚弱者,理宜温之补之。补乃可用于常,未有根本既伤,而舍补可以复元者,故补不可以求速效"等。对于气病之治疗亦有指导意义。

一、气虚证之补益扶正用药

气虚诸证,宜予补益扶正之法治疗。该法有强健作用,可恢复或增强人体之生理功能,缓解或消除虚弱症状。因为体内阴阳互根,气血相生,气为血之帅,气旺既可生血,又可有力地推动营血卫气之运行,以灌溉周身,温润人体,抗拒病邪,调控汗孔,保证摄入体内之水谷饮食之正常代谢,使其中精华顺利地吸收输布转化利用及废物之排出顺畅等。

进补的方式,通常有缓补与峻补之分,补剂之性质有平补、温补、清补之别。一般病情较轻、病程较长、病势不急之气虚证可予缓补,气脱之证病情危急,必须峻补,气虚而有寒象者宜予温补,气虚而兼阴虚内热者,当用清补。总之,补气药物之遣用,不可任意凑合或随意堆砌,必须遵循中医治疗学规律合理安排,否则应用不当盲补腻补的结果反而可能阻碍气机之运行,或导致新的偏颇。凡气虚而兼外邪之证则应分清标本主次从患者实际出发,或先予祛邪,或攻补兼施以免闭门留寇。此外补气之药其味多甘且特点是"守而不走",服用后或有滞腻之弊,酌加少量之枳壳、陈皮、木香等理气之品疗效更佳。

临证常用之补气药物有人参、黄芪、党参、白术、黄精、山药、太子参、甘草等。其中禀性中和,能大补元气、有利于脾肺,可生津益智安神之五加科人参乃补气之妙药,益气治疗之首选。该品名目繁多,生长于我国东北地区者名辽东参、吉林参,产于朝鲜者称为高丽参,来自美国和加拿大者为西洋参、米洋参、花旗参。东北山林中自生者为野山参属于保护植物,人工栽培者称园参,将参苗移栽于山林待其成熟后采收者名移山参。因加工方式不同则又分为红参、白参(白糖参)、生晒参等。论其作用和功效,野山参补力最强,是为上品,园参中之生晒参与红参功效较佳,白糖参最次。高丽参益气助阳之力较强,其性微温;西洋参其性微凉有补气养阴、清热生津之作用。

桔梗科之党参亦有益气补中,养血生津作用,性味甘平,不腻不燥,价格便宜,可以代替人参用于一般气虚之证,但药效较弱,远不及人参。本品处方名称亦多,有潞党参,台党参,防党参等,但应注意与伞形科之明党参相区别。明党参甘寒微苦,只有清润肺胃、止咳止呕作用,并无补气之功,故不可与潞党参混用。石竹科之太子参,味甘苦微寒,作用近似西洋参,能益气生津,健脾养胃阴,乃一清补气阴之品,但药力不强,须适当加大剂量持续服用其效方显,一般情况下可代替西洋参使用。人参虽为治疗气虚证的一线药物,但对于一般患者也不能过量或长期服用,否则亦可引起血压升高,精神过度兴奋、失眠、易激动、头晕头痛,以及小儿性早熟等不良反应,临床称为"人参中毒"或"滥用人参综合征"。

黄芪性味甘温为"补气之圣药",李时珍称其为"补药之长",能"益元气而补三焦"等。可补肺气、升清阳之气、固表卫之气、托疮毒外出、利水消肿等。生用固表止汗,炙用补气益脾,为治疗气虚证不可缺少之药物。但该品性温升,易助火,凡实热患者均非所宜。

山药性味甘平,质润味美,食药两用,其性温和,为平补上中下三焦之佳品。能补脾气、益肺气、固肾气,且可育阴生津。补气而无壅滞之虞,养阴亦无滋腻之弊,在补剂中应用广泛,但用量宜大方易取效。

白术甘苦微温,乃补脾气,助脾运之要药。能祛湿、利水、固表、安胎。既可治泄泻又能治便秘,但后者必须大剂量服用方有助于脾虚便秘者大便之排出。炒用可增强燥湿作用,但内热津枯之证不宜使用。

黄精味甘性平,可补气健脾、滋养肾精、益气生津、养阴润肺,对于脾虚气阴不足之证尤为相宜。但易有滋腻助湿之弊,湿盛之体不宜应用。

甘草,生甘草性微凉,炙甘草略温。能益气、补虚、缓急,可以调和诸药而使补剂之作用不致于太骤,攻伐之剂不致太峻。甘草本身在中医方剂中使用率最高,有"十方九草"之称,对于心脾气虚之证尤为相宜。

总之,只有充分了解补气药物之间的共性与个性特点,尤其是各种药物自身的药效专长,才利于临证组方时合理选择应用,如人参、党参、黄芪都是补气治疗之首选药物,但一般而言人参与党参主补人体"里气"之虚,黄芪则善于补肤腠充实"表气"之不足。人参能大补元气治五脏气虚,救脱扶危;党参补中益气,又能补血;黄芪补气升阳,益卫固表。对于气虚重证,参芪相须配伍则可协同增效。黄精与山药,性味相同功用类似,均为气阴双补之品,既可益气又能养阴,但黄精滋肾阴之作用较山药为强,而山药健脾之功优于黄精。

上述补气药队,是供气虚基础证共性治疗之需,对于气虚之具体证候不必全用,须视其病位所在及特异性表现之不同,于遣药组方时有所选择和调整。根据患者所罹证候之实际治疗需要灵活选用组方。

各脏腑之气本是紧密联系、相互为用的,气虚之证,治疗重点通常应关注主气之肺、生气之脾、根气之肾。肺气不足者可予黄芪、白术,或加可入手太阴肺又略有益气作用之南沙参,或配伍能敛肺气之五味子,能摄纳肺气令其归根于肾之补骨脂等以顾护元气。脾气虚者可在上述补气药的基础上酌加淡渗利湿、健脾补中之茯苓,温中化湿醒脾之砂仁等以加强健脾之功效。对于肾气虚者则宜加用有补肾益精、养阴助阳作用之山茱萸,滋肾阴兼可益气之枸杞子,补肾精、益肾阳之沙苑子,以及能补肾温阳、缩尿固精之补骨脂等,以强化补肾益气之作用。心气虚者,宜在人参或太子参、黄芪、炙甘草的基础上酌加能宁心安神之五味子,可养心阴之麦冬,滋心阴养心安神之酸枣仁、柏子仁等,以助心气虚证之治疗。肝气虚证,按"虚则补其母"的五行治则,肝属木,肾属水,水生木,滋肾可以养肝补肝,"阴生阳长",阳能化气,阴可秘阳,则可使肝气不虚亦不亢。此外尚可选用太子参、黄精等加柴胡以引经导向,使方药易于入肝,再予补肝肾、滋阴明目之枸杞子,补肾益精之山茱萸,敛肝阴抑肝阳之白芍等则更可增效。胃气虚者,宜在党参、白术、山药之外酌加开胃畅中助消化之木香、甘松、陈皮、砂仁、白豆蔻、谷麦芽、鸡内金等。胆气虚者,可师十味温胆汤之意,加清心宁神、安胆定惊之百合与行气利胆之郁金等。胞宫气虚之证,应在补气药的同时加用补肾益精、固护冲脉任脉之菟丝子,补肝肾强冲任安胎之续断、桑寄生等以利妇女孕育。

气陷之证，无论中气下陷、宗气下陷或胆气不升，皆是人体气虚、清阳不升或摄纳无权所致。治法不外益气升举或升阳举陷，宜在补气诸药的基础上加用能升举清阳之升麻、柴胡、葛根以及可载药上行之桔梗等以加强疗效，为防升麻柴胡葛根之发散，可酌加敛阴之白芍和固涩之五味子则疗效更佳。中气下陷者，当予补中益气。山萸肉味酸性温，亦能收敛元气，养阴助阳，可补肾气之虚。脾胃位居中焦，为气机升降之枢纽，脾主升清，胃主降浊，清阳之气不升则患者腹中有下坠感，尿意频繁难禁，妇女月经过多或淋漓不断，子宫脱出、脱肛等。提补中气可予《脾胃论》之补中益气汤或《新方八阵》之举元煎等化裁治疗。但其中黄芪、升麻为必用之品，再加枳壳则疗效更佳。

关于宗气下陷之证，多为气虚之极，可危及患者生命。中医学认为宗气积存于胸中其作用是"贯人脉而行呼吸"，又称胸中大气，并可见于左乳之下"其动应衣"。喻昌谓："五脏六腑，大经小络，昼夜循环不息，必赖胸中大气斡旋其间"，"统摄营卫、脏腑、经络，而令充周无间，环流不息，通体关节皆灵者，全赖胸中大气为之主持"（《医门法律》）。《灵枢·五色》曰："大气入于脏腑者，不病而卒死矣"。张锡纯云："大气下陷之证如此之重，其气果全数下陷者，诚难挽回。若其下陷或仅一半，其剧者或至强半，皆可挽回其下陷之气以复其本位。而自古以来，竟无挽回大气下陷之方。愚深悯大气下陷之证医多误治，因制升陷汤一方：生箭芪 6 钱（18g），知母 3 钱（9g），桔梗柴胡各 1.5 钱（4.5g），升麻 1 钱（3g），气分虚极下陷者，酌加人参数钱，或再加净萸肉数钱，以收敛气分之耗散难禁"。妇女气虚失摄之证崩漏不止，大汗淋漓者可予黄芪、人参、白术、防风、五味子、浮小麦、煅龙骨、牡蛎等；大便滑泄无度者宜予附片、白术、干姜、芡实、莲子、诃子、肉豆蔻霜、补骨脂等；阴道流血不止者应予白术、黄芪、山萸肉、煅龙骨、牡蛎、白芍、海螵蛸、茜草、地榆炭等以止血固涩。气脱之重症从西医学角度看已属于严重的休克状态，患者生命危在倾刻，急宜予大剂独参汤或参附汤挽救危亡。然张锡纯则认为"参、芪、术诸药皆补助后天气化之品，故救元气之将脱，但服补气药不足恃"。"必重用净萸肉四两（约为120g）或兼用他药辅之，即危至极点亦能挽回，胜于但知用参芪术者远矣"（《医学衷中参西录·元气诠》）。他对山萸肉的药效给予了相当高的评价，认为"山萸肉味酸性温，大能收敛元气，振作精神，固涩滑脱……收涩之中兼具调畅之性，故又通补九窍，流通血脉……且敛正气而不敛邪气"等，亦可供参考。

气厥之证，有轻有重，轻者一般仅是营卫之循环欠佳，阴经与阳经于肢端交会之气顺接不良导致四肢末端发凉厥冷，但患者饮食起居工作如常，虽觉肢厥亦无大碍。重症气厥则属气危之证可致患者死亡，通常与气脱或气闭有关。临证可见昏迷、肢厥、呼吸困难等严重症状，《素问·阳明脉解》中曾观察到厥证患者中有"或喘而死者,或喘而生者",并解释说"厥逆连脏则死,连经则生,"认为决定患者生与死的关键在于是否连累到内脏致其功能衰竭虚脱亡阳等。治疗之法急当益气、回阳、固脱。可酌予人参、附片、干姜、五味子、麦冬、山萸肉等,据证灵活施治。

二、气实证之攻逐邪气用药

疾病证候是体内正邪矛盾斗争演变过程的反映与表现。《黄帝内经》中指出:"邪气盛则实,精气夺则虚……夫虚实者,皆从其物类始","夫邪之生也,或生于阴,或生于阳。其生于阳者,得之风雨寒暑;其生于阴者,得之饮食居处,阴阳喜怒"。说明实证患者体内之邪气并非全来自外界之病源因子,还有与自身的生活及情绪激动等因素有关,从而形成内生之邪气。如失去生理常态的郁滞或止而不行之气,反向逆行之气,结成痞块之气,闭阻不通之气等,皆属于"虽不中邪,病从内生"的邪气。只要正气未虚,则均可采用攻逐祛邪之法进行治疗。如行气导滞,消气散结,顺气降逆,宣气开闭等。常用药物多为辛香温通、宣疏走窜,行气、理气、散气、宣气降气之品,但长期大量应用此类药品容易耗气伤阴,对于气阴不足之患者宜慎用。

气是维持生命的最活跃的物质与功能的统一体,只有当它在人体内不停地进行出入升降、循环消长转化的有序运行时,生命才得以持续活存。所以《灵枢·脉度》等篇认为"气之不得无行也,如水之流,如日月之行","气之离脏也,卒然如弓弩之发,如水之下岸"等。一旦滞而不行,则诸证丛生。治法当予行气导滞,药物可选香附、木香、乌药、佛手、郁金、橘叶等。

香附属于莎草之根茎,性平味辛,无寒热偏胜,是行气之佳品。能解郁导滞,李时珍誉其为"气病之总司",能"解六郁",可通调三焦之滞气,尤善于疏肝解郁,调经和胃,是治疗肝郁气滞的一线药物。

菊科植物木香,气味芳香,性辛散温宣,能升能降,可疏散三焦之气滞,长于醒脾开胃助中焦之运化,能解胸腹胀满,亦是理气止痛之要药。

乌药属于樟科植物,性味辛温芳香,可宣畅气机,能上入脾肺,下达肾与膀胱,作用广泛。可行气止痛,顺气散寒,行胸腹之滞气,既能治小腹寒疝及小便频繁或遗尿。据张老的用药经验,乌药对于患者排尿的影响有双向调节作用,如因膀胱气化不利而致排尿障碍者,又有利尿作用,这与乌药能温化调节肾与膀胱之气有关。

芸香科植物佛手,清香之气浓厚,其性温和而不燥,可疏畅肺脾肝三脏之滞气。其行气功能较强,具有疏肝解郁,理气和中,宽胸化痰之功。

姜科植物郁金,性味辛苦寒,能入气分行气解郁,入血分活血凉血,且可清心利胆。治疗气滞血瘀兼有郁热之证最为相宜,且可调经止痛等。

橘叶,为甘橘树之叶片,味苦性平,芳香宣散,色青入肝,具有疏肝行气,解郁散结之作用,善于舒解胸胁之滞气。

在众多的行气理气药物中,值得关注的是陈皮,即芸香科果实甘橘之果皮,古人认为新鲜晒干之橘皮性味燥烈,而存放较久燥性减弱者为佳,故称陈皮。李时珍谓:"橘皮宽膈降气,消痰饮,极有殊功。他药贵新,惟此贵陈",又说:"其治百病,总是取其理气燥湿之功。同补药则补,同泻药则泻,同升药则升,同降药则降……随所配而补泻升降也"(《本草纲目·橘》),应用范围极广。其未成熟之幼果干皮称为青皮,药力较陈皮为强,可疏泻郁滞之肝气,且有消积散结之功。

总之,气滞之证治疗总则,应是宣泄导滞以疏散郁滞之气。心气滞者宜开宣行气、肺气滞者应宣肃行气、肝气郁滞者当宣疏行气、脾气滞者可宣运行气、胃气郁滞者予宣降行气、胆气滞者应宣畅行气、肠与膀胱之气滞者宜宣通行气。然而脏腑气滞之证、除了本脏自病所致者外,尚与其他因素有关。如肝气郁滞则多由情志不舒使然,继而又可影响他脏之气运行不畅,又如肺气之滞则与痰湿内蕴或胶着阻遏有关。前者肝气之郁,应加用能疏肝之柴胡、刺蒺藜、郁金等,后者肺气之滞,宜辅以宣泻肺气之桑白皮、葶苈子等以及止咳祛痰之前胡、紫菀等。膀胱气滞者尚须伍以利尿之药,以达到标本兼治之目的。此外,还应该牢记事物都不是绝对的,气滞之证也不是百分之百的全是实证。其中也有因气虚无力运行而表现气滞者,对此当细审证情明辨病机,方能"先其所因,伏其所主"地进行治疗,采取益气与行气并用之法,且应有所侧重,才能达到标本同治、统筹兼顾的效果。

气逆之证是脏腑之气升降失常所致。如该升者不升反而下降,称为气陷;当降者不降反而上蹿为患者皆是气逆。气陷者多属于虚证,气逆则以实证常见,如肺气失其肃降而上逆则现喘咳,胃气失其和降而上逆则现呕哕恶心,肝气上逆则易动风而眩晕等,肾气上逆则腹中筑筑然如奔豚之状。治疗当予理气降逆之法,令上逆之气复归平顺。常用药物:如肺气上逆之证可选用能降气平喘之杏仁,可泻肺止咳平喘之桑白皮,除痰降气止咳定喘之紫苏子,降气祛痰之葶苈子,以及降气消痰之旋覆花等。胃气上逆者,可予宽胸下气之枳实、陈皮,降气消胀之厚朴,降逆气止呃逆之柿蒂等,证情偏热者可加和胃止呕清热之竹茹、代赭石等,偏寒者加吴茱萸、丁香等温中降逆之品。肝气上逆者,宜予平肝潜阳之石决明、珍珠母、清肝泻火之菊花、夏枯草,平息肝风之钩藤等。肾气上逆而出现奔豚现象者可予金匮奔豚汤治疗,尤怡《金匮要略心典》云"肾气内动,上冲胸喉,如豚之突,故名奔豚,亦有从肝病得者……肝欲散以姜、夏、生葛散之;肝苦急以甘草缓之,芎、归、芍药理其血,黄芩、李根下气"。关于肺气上逆之证亦有因肾虚不能摄纳清气所致者,则应予可补益下元助肾纳气之山茱萸、补骨脂、胡桃肉、淫羊藿、胡芦巴等以固其本而纳其气。

气结之证是气滞之极或气滞日久，留蓄不行、积聚不散郁结而成。《素问·举痛论》云："思则心有所存，神有所归，正气留而不行，故气结矣"，治疗自当疏气消积散结。药物可选用能软坚散结之牡蛎、瓦楞子，行气散结之荔枝核、橘核。气结之夹瘀血者可予祛瘀行气散结之三棱、莪术，夹痰者宜选加海藻、昆布，偏热者可用能清肝火、散郁结之夏枯草等。但疏肝行气开郁醒脾之品亦不可少，有时甚至更为重要。

气闭者，多由于热毒痰浊等邪盛壅遏、闭阻清窍致使患者意识丧失，病情危笃。生理常态下，心藏神，脑为元神所聚之处，清窍宣畅则神机运行无阻，神气充沛而流畅，意识清楚，正气旺盛，人体生命赖以持续。因此《灵枢·小针解》云："神者，正气也"。《素问·五常政大论》与《素问·移精变气论》中分别指出："神去则机息……气止则化绝"，"得神者昌，失神者亡"，据此对于闭证之治疗，宜以宣窍开闭醒神为第一要务。

一般开窍醒神药物如具有辟秽作用之麝香、苏合香、安息香等均可入于丸散中服用。由于热毒痰火等邪气致闭者，宜用凉开法，如选择善治邪热内闭之冰片，清热解毒之牛黄，泻火凉血定惊之水牛角，清心热解毒之连翘等。对于因痰浊秽浊阻闭清窍所者，可用豁痰辟秽化浊之品如石菖蒲，祛痰开窍之远志，以及清热涤痰通络之竹沥、天竺黄等。关于内闭外脱、正虚邪实的危重之证，则应予攻补兼施，宜在益气固脱的基础上加开窍醒脑之品全面治疗。

三、兼夹证之针对性治疗用药

在众多的气病证候中，仅只某一种具体病证单独呈现之概率并不高，临床诊疗所见或多或少均易伴有程度不等的合并证或兼夹证，如阴虚证、血虚证、阳虚证，或兼夹瘀血证、痰浊证、湿浊证等，且证情亦有偏寒或偏热之不同。治疗原则必须贴近患者之实际病证情况，合理选药组方统筹兼顾，给予针对性之合理处治。

伴有阴虚证或阴虚内热之患者，其基础证候多表现潮热、盗汗、咽干、颧红、舌红少津、脉细数等。具体证候各有特点：如肺阴虚证干咳无痰等，胃阴虚证烧心、不饥、干呕等，心阴虚证失眠心烦，肝阴虚者头晕目眩肢麻，肾阴虚者耳鸣、腰酸、手足心热等。药物选用，应根据具体证情各取所需。最常用者如沙参，由于植物科属不同有南北之分，北沙参为伞形科植物，南沙参属桔梗科，两者均有养阴清肺，益胃生津之功，后者尚有祛痰作用。麦冬亦可滋养肺胃之阴，且有清心热、除虚烦之作用。天冬能养阴生津，滋肾清虚热，润肺止咳。百合既可滋肺阴润肺燥，又能清心宁神、安胆定惊。黄精之治疗作用更加广泛，古医家谓其可"安五脏"，治劳伤。既能养阴润肺又可益气健脾、补肾填精健骨等作用。女贞子与墨旱莲合称"二至",均能滋补肝肾之阴,女贞子尚可乌须发明目,墨旱莲则能凉血止血。对于阴虚阳亢者龟板、鳖甲皆可滋阴潜阳,龟板滋阴作用较强,并可健骨养血,鳖甲则能清虚热软坚散结。此外,尚可据证选用养阴生津、凉血止血之生地黄,亦能滋肾补虚。又如养肺胃之阴且可生津之石斛,滋阴降火之玄参,养阴润燥、生津止渴之玉竹等,均可选用。

兼有血虚之证者,可见面色欠红润,唇甲淡白,毛发不荣,舌质色淡,脉细涩等症状。治疗宜协同补血之法。补血药中当归之使用率最高,是治血之要药,妇科之良品,功能补血活血,调经止痛,润肠通便,无论血虚血滞皆可应用,对于血虚而略有寒象之患者尤为相宜,但湿滞中满、腹泻及妇女崩漏流血特多者慎用。熟地黄对血虚诸证皆有补益作用,且可滋养肝肾之阴,补益精髓,是植物药中补血功能较强之品,为补血之要药,但有滋腻滞气碍脾运化之弊,脾虚气滞者忌用。白芍能养血柔肝,敛阴抑阳,对于血虚、肝阴不济、肝阳上亢以及胸胁脘腹疼痛、四肢痉挛等均有缓解之效,与当归配伍可以协同增效。阿胶亦是治疗血虚之良药,能补肝血、滋肾阴、润肺燥,又可止血,适用于出血日久不止而血色不浓者。此外鸡血藤具有补血、活血、调经通络等作用,对于血虚血滞之证尤为相宜。

合并阳虚证者,多见寒象,如畏冷肢凉,腹中冷痛,喜热恋暖,溺清便稀,舌质淡润,脉弱等里虚寒证之表现。最有力之治疗药物为附片,能回阳救逆,温肾暖脾,补火助阳。古代医家认为附片温阳为治"百病之长",其性大热,走而不守,可通行十二经,外达肌肤,内入下元,能除三焦、经络、脏腑之沉寒痼冷,有"斩关夺将之功,能追回已丧失之元阳",可引发散药开腠理,逐在表之寒邪,引暖药入下焦峻补元阳,除在里之痼冷,与补益药同用能治一切阳虚之证。淫羊藿性味甘温,功能补肾助阳,祛风寒湿邪,强筋骨,可治男女阳衰不育。巴戟天、肉苁蓉、仙茅之作用近似淫羊藿。仙茅药力较猛,肉苁蓉性温不燥且可润肠通便。补骨脂亦有补肾壮阳作用,并能温脾止泻,固精缩尿,助肾纳气平喘。

兼夹或继发瘀血证者,临证可见"三瘀症状"即痛点固定拒按、痛况较烈,夜间或增剧之"瘀痛"或可触及腹部有质地较硬且固定之"瘀块";皮肤或舌颊黏膜上出现之青紫色"瘀斑",脉涩等现象。治疗当用活血化瘀之法。气能行血、血行则瘀积可散,药物首选"血中之气药川芎,性味辛香,善走窜",能"上达头顶、下入血海,外透皮毛、旁及四肢",活血行瘀,化滞、祛风、止痛,是祛瘀之要药,但其性辛温,阴虚火旺者不宜服用。桃仁与红花是最为常用之活血化瘀"对药",其中桃仁善祛局部之瘀血,且略可润肠通便;红花活血通经化瘀止痛,作用广泛可达全身,小剂量有养血活血作用(尤以藏红花为然),大剂量应用则有破血功能。其他如泽兰、姜黄、延胡索、五灵脂、苏木等均有程度不等的活血祛瘀作用,且各有一定特点,宜根据患者具体证情灵活选用。其中泽兰行瘀作用较温和,且有利水消痈作用,李时珍誉其为"妇人经产要药"。姜黄能破血行气止痛,祛瘀力强,内能通经外可散风寒湿邪。延胡索可散瘀行气止痛,温通气血。五灵脂能化瘀止疼、可治瘀血阻滞导致之出血。苏木能活血通经,行瘀止痛,消肿疗伤。

　　夹痰浊之证者,中医学之痰既指呼吸道分泌之黏性分泌物,又泛指人体内因水液代谢障碍而形成并可蓄积为患的胶汁样浓稠之病理产物。巢元方云:"气脉闭塞,津液不通,水饮停于胸腑结而成痰"。一般认为"水积为饮,饮炼成痰",清者为饮,浊者曰痰。痰浊内蕴为患多端,林佩琴指出痰能"随气升降,遍身皆到……在肺为咳,在胃为呕,在心为悸,在头为眩,在背为冷,在胸为痞,在胁为胀,在肠为泻,在经络为肿,在四肢为痹,变幻百端"(《类证治裁·痰饮论治》)。痰浊之证应予化痰、涤痰、豁痰等祛痰之法治疗,药物可选作用广泛能祛湿痰之半夏(法半夏、姜半夏),可燥湿化痰,降逆止呕,消痞散结,但其性辛温,较易伤阴,对于阴虚肺燥痰热之患者不宜应用,但可与竹沥、竹茹、天竺黄等配伍应用。竹沥是鲜竹经火烧后流出之汁液,能清肺热、泻胃火、涤痰除烦、定惊通络。竹茹甘淡微寒,善于涤痰止呕、清热除烦、凉血安胎,亦是治胃热呕逆之要药。天竺黄可清热化痰且宁心定惊之作用较强。前人云"善治痰者,不治痰而治气,气顺则一身津液亦随气而顺矣",故陈皮亦是治痰最常用之品。可燥湿化痰,理气健脾,降逆止呕,李时珍谓陈皮"其治百病,总是取其理气燥湿之功,同补药则补,同泻则泻,同升药则升,同降药则降"同祛痰药则理气消痰。此外,白芥子性味辛温,专化积滞于胸中之寒痰,朱震亨谓"痰在胁下,非白芥子不能达"(《丹溪治法心要·痰》),足见此药能温肺祛痰,利气通络、降气化痰。

　　并发湿浊之证者,湿邪具有重浊滞腻,胶着困阻,难以速愈等特点,且病程缠绵,易阻碍气机,致津液运化不畅而易变生痰浊,此邪既成或蒙闭清窍,或阻碍脾运,或阻遏经络,或泛溢于肌肤等,成为气机失常患者易继发之病证。为此凡属夹湿、湿滞、湿郁或湿停之证,皆须及时给予祛湿治疗。能祛湿之药物甚多,关键在于准确选择运用。前人治湿有"在上者宜宣化,在中者宜芳化,在下者宜通利"之治则。欲宣散在上或在表之湿邪可用发表宣湿、和中止呕之藿香,解表散寒、化湿祛暑之香薷等。湿滞中焦欲芳化醒脾祛湿者可选化湿辟秽、醒脾之佩兰,能行气化湿、温中、止呕之白豆蔻等芳化之品。湿滞于下者通利药物如淡渗利湿之茯苓,健脾渗利之薏苡仁,清湿热利尿之通草,清热利水之车前子等。其中茯苓尚有健脾宁心之作用,薏苡仁亦有舒筋除痹之功,车前子还有明目祛痰作用。然而由于患者素体或偏于寒或偏于热等,且病机性质和转化条件之不同,滞留于其体内之湿邪可从寒化而成寒湿之证或从热化而成湿热之证,且在湿热证中又有湿盛于热或热盛于湿之别。治用分消之术,对于寒湿证宜予温化之法施治,而湿热证则用清化之法治疗。

寒湿为阴邪,临证可见身痛、肢节烦重、浮肿,局部顽麻,胃纳呆滞,大便稀溏或水泻,腹冷痛痞满,泛吐清涎,舌苔白腻而多津,脉迟濡等现象。治用温化寒湿之法。对于外来之寒湿可予桂枝、羌活、白芷、细辛、独活、徐长卿、千年健、威灵仙等,内生之寒湿应予温化醒脾,可用苍术、砂仁、厚朴、薏苡仁、茯苓、陈皮等。湿热证,湿为阴邪、热为阳邪,阴阳合邪如油入面难分难解,症见舌苔黄腻,脉濡数,口渴但不欲饮,脘闷纳呆大便溏,带下色黄臭秽等,治用湿热分消之法。上焦湿热,宜用宣湿清热之法,通过开宣肺气,驱散郁于表卫之湿热,通调水道以利湿邪之排出则热势易清,宣邪药物可选杏仁、桔梗、通草、白豆蔻、郁金;清热可予连翘、桑叶、金银花、淡竹叶等。中焦湿热,宜用化湿清热之法以运转枢机,使气机升降复常,则邪易除,祛湿药物可选佩兰、藿香、石菖蒲等,清热可予竹茹、黄连、芦根等。下焦湿热,宜予利湿清热之法治疗,利湿用药当选茯苓、猪苓、泽泻、车前子等,清热可予瞿麦、萹蓄、淡竹叶、栀子等。

若出现热郁化火酿毒,以及阳亢化风或血虚生风等兼夹或继发之证者。如热盛化火、火盛成毒者,可根据轻重缓急,分别选用石膏、知母、栀子、黄芩、黄连、黄柏、金银花、连翘、蒲公英、紫花地丁、败酱草、夏枯草、龙胆等清热泻火解毒之品进行治疗。其中石膏善于清解肺胃之火及气分之热,知母除清火泻火外尚有滋阴滑肠作用,栀子清热泻火作用较弱,但有清心、利胆、利尿凉血解毒之功。三黄清热泻火各有所长,黄芩主清上焦肺热,黄连泻中焦胃火,黄柏清肾中下焦虚火,且均有一定之燥湿作用。金银花、连翘均为清热解毒之品,而前者性宣散透发,后者可清热散结。蒲公英与紫花地丁清热解毒之作用相似,但前者能散滞气,为治乳痈之要药,后者治疗疔疮为首选药物。败酱草清热解毒,行瘀排脓能治肠痈。夏枯草可清肝明目,散结消肿,龙胆泻肝胆之火,清肝经湿热。

阳亢化风者,宜选平肝潜阳息风之品,石决明、珍珠母、钩藤等药。石决明可镇肝潜阳息风清热明目,珍珠母平肝潜阳尚有安神作用,钩藤息风解痉平肝清热。

总之,气机失常证候若同时出现兼夹合并实邪之证者,属于复合证型或可数证并存。治宜分清主次标本,权衡轻重缓急,在疏调气机的基础上,精准地选用针对性药物协同处治,且在攻逐实邪时应不忘使邪有出路。

第四节　疏调气机的治疗理念与基础方药

一、疏调气机治疗理念的继承与发扬

对于病证的正确诊断与及时而合理的治疗,是中医药辨证论治的核心和目的。人体的生命活动依靠的是体内气机的有序运行,使人身气血阴阳保持着相互间的动态平稳与和谐。病理变化的产生往往与体内气机运行障碍或失常有关。疏调气机的治疗方法,就是根据气机失常之具体情况"矫枉纠偏""拨乱反正""削其有余,补其不足",助其复原。体内脏腑营卫等气机均处于既有区别而又联系和谐统一的有序运行中,因此施治之时要求局部与整体统筹兼顾,因人、因病、因条件制宜,灵活地掌握疏调气机这一调气固本的关键性基础环节。《医宗必读》云:"行医不识气,治病从何据,明得个中趣,方是医中杰。"《景岳全书·杂证谟·论调气》又谓:"夫百病皆生于气。正以气之为用,无所不至,一有不调,则无所不病","人之多难者,在不知气之理,并不知调气之法"。

回顾中医学有关调气之治疗学理论,《素问·汤液醪醴论》与《素问·六元正纪大论》等等篇分别指出:"气拒于内,而形施于外……平治于权衡","调其气,过者折之","坚者削之,客者除之……结者散之,留者攻之""疏其血气,令其调达,而致和平"。金元四大家之一朱震亨认为:"气血冲和,万病不生,一有怫郁,诸病生焉",并提出治郁之法以"调气为主"等(《丹溪心法·六郁》)。明代赵献可云:"水之郁而不通者,使上气通则下窍通。"(《医贯·郁病论》)。清代唐宗海谓:"脏腑各有主气……肝属木,木气冲和条达,不致遏郁,则血脉得畅"(《血证论·脏腑病机论》)。王清任《医林改错》中虽然十分强调活血化瘀,甚至在血府逐瘀汤所治之症目内提出"俗言肝气病,无故爱生气,是血府血瘀,不可以气治",然而方中却又配伍了枳壳、柴胡。身痛逐瘀汤与膈下逐瘀汤中均配伍了香附、乌药。"气为血之帅""气行则血行"实际上也配用了行气之药。李时珍盛赞香附为"气病之总司",乌药之行气作用更较香附为强。张介宾曾指出:"凡病之为虚、为实、为热、为寒,至其变态,莫可名状,欲求其本,则一气字足以尽之。盖气有不调之处,即病本所在之处,撮而调之,调得其妙,则犹之解结也,犹之雪污也。污去结解,活人于举指之间,诚非难也。凡气有不正,皆赖调和……各安其气,则无病不除"。最终达到"五脏元真通畅,人即安和"的目的。

《黄帝内经》十分重视调气的治疗意义,有关论述内容也很丰富,从广义方面看,认为治病要"谨候气宜,无失病机","察本与标,气可令调"。对于气机失常之患者治宜"高者抑之,下者举之,有余折之,不足补之","各安其气,必清必静""或收或散,或缓或急……以所利而行之,调其气使其平"。而且指出在调气的同时,还要从患者之实际病情出发采用或配伍"和以所宜,佐以所利"之有关药物方为全面,从而才可"强其内守。必同其气,可使平也"(散见于《素问·至真要大论》及《素问·五常政大论》)。对于针灸治疗之原理《灵枢·刺节真邪》也总结说:"用针之类,在于调气",《灵枢·终始》言:"凡刺之道,气调而止"等,均属疏调入体气机之治疗方法,而所调之气,与元气、经气及脏腑营卫之气均有关系。

按《素问·至真要大论》所言:治疗用药尚需"佐以所利,和以所宜,必安其主客",所以在疏调气机之同时,还应适当地维护人体先后天之本以佐其所宜,从其所利。因为先天之肾与后天之脾是元气汇集之处和重要来源。元气又称肾间动气,直接关系到生命之存亡,《难经·第六十六难》云:"脐下肾间动气者,人之生命也"。徐大椿则说:"元气也……附于气血之内,宰于气血之先……阴阳阖辟存乎此,呼吸出入系于此。无火而令百体皆温,无水而令五脏皆润。此中一线未绝则生命一线未亡,皆此气也",所谓宰于气血之先说明元气是人体内领军之气,可推动和促进各脏腑之功能活动,及营卫之气的正常循环运行与三焦之气化作用等。所以疏调气机之治疗措施应不忘必要的固本所需。

张老根据60余年之临床诊疗实践体验,认识到疏调人体气机必须以疏利肝气与调护脾肾相结合的治疗原则为基础,同时兼顾其他有关并发证候而统筹处治,并非单纯之疏肝理气解郁所能圆满实现治疗之目的。因此提出以肝为主体,脾肾为两翼之"一体两翼"的基本治疗理念,既可促进肝之疏泄条达功能,又能顾护先后天之本的肾脾气机,再根据实际需要结合其他必要之治法,选用针对性药物组成方剂灵活施治。张老及其学术继承人运用以疏调气机为基础的治疗方药于临床,对于不少常见病和部分疑难病证之患者进行治疗,均能不同程度地获得病情之缓解和最终临床治愈之效果。

至于"一体两翼"的疏调气机治疗方案,是根据张老继承中医学肝、脾、肾等藏象相互间功能紧密联系的理论结合其本人长期临证诊疗之心悟而逐步形成之理念制订的。因为肝为刚脏,体阴用阳,体柔用刚,性主疏泄条达而恶抑郁,可助人体气机之舒展畅行,又主风,主升发,藏血,脏腑经络冲任之血均受自于肝,藏魂能随神往来而主谋虑决断等。清代费伯雄云:"肝具有生发长养之机"(《医方论·卷二》),沈金鳌则说:"厥阴肝一身上下,其气无所不乘。肝和则生气,发育万物,为诸脏之生化。若衰与亢,则为诸脏之残贼"(《杂病源流犀烛·肝病源流》)。脾主运化饮食水谷之精微以奉养全身、化生气血,是维系生命的后天之本。肾主藏精,其间之元气为诸气之根,是人身生命之源,乃先天之本。若脾失健运,水谷精气无源,肾间元气不充,元阴匮乏,水不涵木,肝失濡养则何来正常疏泄之力。所以,健脾可开益气之源,补肾能够滋水养肝,于疏肝之同时宜结合补肾健脾,非单纯之疏肝理气便可一举达到疏调整体气机之目的。

从更早一些的原始类比推理的观念看,就《素问·灵兰秘典论》关于人体脏腑功能的定性而言肝为将军之官,谋虑出焉;脾为仓廪之官,五味出焉;肾为作强之官,伎巧出焉。据此,若以具有谋略之将军挂帅为主体;以仓廪之官保障后勤给养之供应;以能出技巧的作强之官为参谋,两者互为主体之两翼,使主导层之组织结构合理化,则对付疾病作战之胜算自可增大。

张老疏调人体气机治疗法,以疏肝调气作为治理异常气机之主体,同时将健脾补肾维护先后天之本为调摄之两翼作辅佐,体现了对于人体气机失常病证的一种较全面的治疗理念。当生命体的相对自稳态受到挑战时,采用针对性方药去协助机体增强其自身调控能力,恢复或重建其相对的自稳态,从而缓解或消除有关病证,对于临床治疗而言,此法有较广阔的应用前途与空间,值得进一步之探索与深入研究。

二、疏调气机基础通用方举荐

能疏调人体气机的方药甚多,然而清代著名医学家徐大椿云:"一方所治之病甚多者,则为通治之方……变而通之全在乎人"(《兰台轨范·原序凡例》)。罗美亦云"推本方而互通之,论一病不为一病所拘,明一方而得众病之用。游于方之中,超乎方之外,全以活法示人"(《名医方论·凡例》)。若将人体气机失常看作一组综合病证,则下述所荐之方一般可作为基础通治的广谱方剂,在医者的正确掌控之下自可游于方内而又超乎方外,能在相应范围内供多种疾病之用。兹介绍张老治疗气机失常之基础通治方如下。

(一)处方名称

张氏疏调人体气机汤,简称"疏调汤"。是张老亲自拟订并向同道举荐之疏调气机基础通用验方。

(二)药物组成

柴胡10g,香附10g,郁金10g,丹参10g,川芎10g,枳实10g,杭芍12g,白术10g,茯苓15g,山药20g,淫羊藿15g,薄荷6g,生甘草6g。

(三)功能主治

本方具有疏肝理气、补益脾肾、调畅气机、活血行血之功能。主治肝失疏泄脾肾不足、气机失常、血行不畅等证。

(四)方义诠释

按本草药理与方剂组成之原则,柴胡苦平,气味俱薄,入肝胆经,具有轻清升发,宣透疏达之功,兼有苦寒清泻之力,可升举清阳、疏解肝郁、调畅气机,在方中居于领衔地位是为疏调汤之"君药"。

香附性甘平微辛,气芳香,亦入肝经,无寒热偏性,能解肝郁、降肝逆、缓肝急,作用走而不守,可通行三焦,是理气之要药,能使气行血畅,李时珍《本草纲目》称其为"气病之总司,女科之主帅也"。郁金辛开苦降,芳香宣透,行气解郁,为治郁证之要药,性寒又能清热,且善入气分行气导滞,活跃气机,又可入血分凉血破瘀,为血中之气药,且可利胆,香附与郁金互相配伍能协同增效。

淫羊藿,其性味辛甘温,入肝肾经,药性和缓,温而不燥,是温补肾阳,益精填髓之妙品,汪昂《本草备要》谓其能"补命门、益精气、坚筋骨、利小便"且可壮腰膝、祛风湿。白术甘苦温,入脾胃经,为健脾之要药,补而不滞,功能补脾燥湿利水,又可固表安胎。山药性味甘平,既能补脾养肝,又可益肾固精,与淫羊藿同用,可强化先后天之本而顾护脾肾。因之香附、郁金、白术、山药、淫羊藿共为方中之"臣药"。

丹参味苦微寒,主入肝经血分,有活血祛瘀、通络调经、清心除烦等功效。川芎性味辛温,可活血祛瘀,行气解郁,张介宾谓川芎"其气善散,主走肝经,气中血药也……故能破瘀蓄,通血脉,解结气"。枳实味苦、性微寒,长于破滞气,除积滞,能理气宽中除胀消满。枳实与柴胡互相配伍,一降一升,调畅气机,清升浊降各得其位。白芍苦酸微寒,有敛阴柔肝、补血、平抑肝阳之作用,与甘草相配则"酸甘化阴",更能发挥白芍柔肝养血缓急之功效。茯苓甘淡性平,甘能补脾,淡可渗湿,其性和平,补而不峻、利而不猛,既能扶正,又可祛邪。

此外,疏调汤中的核心基团柴胡、白芍、枳实、甘草,原为《伤寒论》经方四逆散。该散治疗对象本为少阴病,表现四逆手足不温,脉微细,但欲寐,心烦,欲吐。其人或咳,或悸,或小便不利,或腹中痛,或泄利下重等。其治疗范围实际上已涉及心血管、神经、消化、呼吸及泌尿等系统之病变,治疗范围较广泛。近年来随着中医方剂药理学研究的进展,我国药理学工作者徐强等通过分析四逆散方剂之药物组成和药效之物质基础等研究,他们从炎症和免疫学角度入手,对四逆散药物组成和疗效机制进行了探索和研究。发现该方对慢性胃炎、胃十二指肠溃疡、胆囊炎、肠炎、乳腺炎、慢性附件炎等病均有较好的疗效。认为四逆散对免疫反应的不同阶段均有调控作用,可影响免疫应答过程中的有关环节。如对 T 淋巴细胞的活化,柴胡与白芍相配伍可抑制淋巴细胞分泌 MMP(基质金属蛋白酶)及 B 细胞之黏附,同时还可抑制炎性相关因子的释放,保护细胞膜,主动消除对细胞的致损因子等,在一定范围内为柴胡白芍枳实甘草合用提供了部分现代药理学依据。同时,淫羊藿与茯苓等亦有改善人体免疫功能的作用。此外对于心血管循环系统,方中之白术有一定的抗血凝作用。白芍可扩张血管,增加心肌之血流量。香附有强心降血压作用。丹参能改善心功能及微循环。淫羊藿可扩张外周血管及冠脉,增加血流量,改善微循环。川芎可抑制血管平滑肌之收缩,能扩张冠状动脉,增加心肌之供血量,抑制血小板聚集。郁金能降低血黏度,抑制血小板聚集。枳实尚有增加冠状动脉之血流量,加强心肌收缩力,增加脑和肾之血流量,降低脑肾血管阻力等作用。对于消化系统,白芍能缓解胃肠平滑肌痉挛;香附可降低肠管之紧张性、利胆、保肝;枳实可降低胃蛋白酶活性,抗胃十二指肠溃疡,改善胃肠收缩功能;丹参对胃黏膜有一定的保护作用;郁金可护肝、利胆。对于内分泌的影响,淫羊藿有类似雄激素样的作用,香附则有微弱的雌激素样作用,甘草大剂量应用则有拟肾上腺皮质激素之作用。对于泌尿生殖系统,丹参能改善肾功能,茯苓、白术均有利尿作用,白芍、香附均可缓解子宫平滑肌之痉挛,抑制子宫收缩。对于中枢神经系统,茯苓、白芍、柴胡、枳实、郁金、淫羊藿皆有相应的抑制中枢神经之镇静作用。

总之,以上诸药依法配伍,基本上体现了散中有收、速中有缓、有升有降、权制得宜、组合恰当,既能解气机之郁结,亦可行血中之滞气,在祛邪之同时,亦能匡扶人身之正气。临证治疗,根据患者之实际证情灵活化裁运用,效如桴鼓。据近些年来部分中药实验药理学和药效学的研究信息,疏调汤中诸药作用范围比较广泛,可以不同程度地影响体内多个系统之功能。尽管这些药物的药理活性不强,方中之用量也有限,以水为溶媒煎成之汤剂属于粗制品,药物所含有效部位和成分之溶出率不易监控。但摄入人体后仍有"四两拨千斤"之功能,从多方位、多层次、多靶点地作用于病体,发挥综合调节效应,进而影响病证之转归,促使患者康复。

(五)加减化裁

疏调汤中之药味加减化裁运用,首先要全面分析病机,认真辨证,根据患者所罹病证之范围、部位、性质,分清虚实寒热,病变脏腑,有无并发、兼夹或继发其他证候,俾便于选取针对之治疗药物,或加强扶正培本,或强化攻病逐邪,在疏调气机的基础上进行全面而有重点的灵活治疗。同时对于本方亦可"但师其意,药不拘执","纵横跌宕,惟变所适"以免胶柱鼓瑟。

总之,疏调汤是一首应用范围相对较广,涵盖面较宽的疏调人体失常气机的广谱治疗新方。因为气机失常者一般多以一组复合证群的姿态出现,其中各组成部分之间又有主次、兼夹、原发与继发之分。疏调汤治疗该类复合证,既非只为某一具体之证而设,也不是治疗某一专病之专方。临床运用可根据患者之实际病证情况加减化裁灵活选用相应的药物进行针对性之治疗。若借用汪昂《医方集解》之言作为结束语,则"吾愿读吾书者,取是方而圆用之,斯真为得方之解也"。

第四章 诊疗实录

第一节 疏调气机为基础对多种疾病的治疗效应

一、疏调气机理法概述

张老是中医界西学中的资深学者,是我国中医证候学研究的先驱。从事中医临床诊疗和理论研究工作 60 余年,学术造诣精深,诊疗经验宏富,对辨证论治有其独到的见解,常教导我们"欲求临床疗效的提高,勿忘对病体气机之疏调"等。今就先生此方面之学术思想与具体诊疗经验中的学习所得,整理研究汇报如下。

(一)"气机"是脏腑功能活动的集中表现

"气"是我国古代唯物观念中近似于物质的范畴,是构成宇宙万物的"元素"。中医学领域里的气大体是指体内不断运动变化着的精微物质与内脏器官的功能活动。所以古人云"气者人之根本也""气合而有形,因变以正名"(《素问·六节藏象论》)。"机"是指事物发生、发展、变化、运动的关键,是生物体生命力活动的功能。

张老认为:维系人体生、长、壮、老等系列生命活动之气,是由先天的"人气"(父母所授之肾中元气),后天的"地气"(脾胃受纳的水谷之精气与悍气)与"天气"(由肺吸纳的天气中的清精之气)共同聚合而成者。此种"三合一"之气,在人体内又分化为众多的、各有职司的人体诸气,具有各自的运动方式与规律,最终形成一个相对平衡与协调的多元矛盾统一体。所以中医学的"气机"基本上可说是人体生命力与脏腑功能活动方式和规律的综合概括。一般在生理常态下,人体诸气不断处于协调有序的运动之中"如水之流,如日月之行不休"(《灵枢·脉度》)。其总体运动规律不外升降、出入、消长与化藏。《素问·六微旨大论》云"升、降、出、入、无器不有",又说"非出入,无以生长壮老已;非升降,无以生长化收藏。"其"流溢之气,内溉脏腑,外濡腠理"(《灵枢·脉度》)。而人体之气的出入升降,消长化藏等,又是通过脏腑间相互协调的功能活动实现的。升降平衡则气机调畅,化藏平衡则脏腑和谐,消长平衡则形气相得。于是人体之舌能知五味,目能辨五色,口能知五谷,鼻能知臭香,耳能闻五音(《灵枢·脉度》)。就五脏的共同功能而言,又随其在体腔内所处的位置高低和性质特点而有所不同。一般位高者其气主降,位低者其气主升,从而形成"高下相召,升降相因"(《素问·六微旨大论》)的协调平衡的常态。至于脏腑之间的共同特点则是五脏主入,"藏精气而不泻也,故满而不能实",六腑主出,故"传化物而不藏,故实而不能满"(《素问·五脏别论》)。具体而言:肾水可上溉于心,则心阴得养;心火下降于肾,则肾阳得温。如此则水火交融,坎离既济,则人体阴阳协调,身心安泰,思维敏捷,睡眠正常。肺气以肃降为顺,肝气以升发为常,则人体呼吸平顺,情绪安宁等。脾居中土与胃相伴,职司运化水谷与水湿,为上下气机之枢纽,脾升清阳,胃降浊阴,从而使饮食水谷的消化吸收功能正常,使人肌肉丰满有力,头脑清快等。若气机郁滞,失其常道,则诸病易生。诚如朱震亨所言:"人生诸病,多生于郁……郁者,结聚而不得发越也。当升者不得升,当降者不得降,当变化不得变化,此为传化失常,六郁之病见矣"(《丹溪心法》)。

(二)气机郁滞为首导致的病证

张老常说:人类正不断经受着来自社会和自然界的一些不良因素的影响或对健康的危害。随着生活节奏的加快,竞争的剧烈,部分人群的自我保护意识过强,追求诸事完美的人越来越多,极易忽视自身的心理卫生和个人情绪的适应性调节。于是较敏感之人,常处于"百忧扰其心"的状态,每因夙愿难偿而情志不舒,至使气机郁滞之证的发病率上升。此可称为"原发性气机郁滞证",至于因患某种疾病久治不愈心情抑郁,而导致者则为"继发性气机郁滞证"。

五志过极,七情内扰,则阴血暗耗,失其滋润荣养之功,致肝之阴阳失衡;谋虑过度,心情不舒则肝气郁滞,疏泄失职,则易横逆肆虐,碍脾犯胃;气郁可以酿热、化火、灼肺扰心;再度伤阴则可导致生风、动风;气滞可以引起血瘀等一系列继发性病变,成为不少疾病的诱因或病机变化的重要环节。

气机郁滞之患者,常出现胸胁、乳房、脘腹、少腹胀满或疼痛,喜出长气,一次深呼吸后有片刻之舒适感,心烦易怒,睛胀口苦,头胀眩晕,二便排泄不爽,月经不调,经行不畅,性功能障碍,肢体麻木震颤等不适症状及多种继发病证。

二、以"疏调气机"法为基础对多种疾病疗效的观察

疏调气机治疗方法,临床具体运用应以中医学的病机病机分析及相关证候为基础,并按下述各病之临床诊断标准及纳入、并观察疗效。

(一)病例选择

1. 诊断标准 以中华人民共和国中医行业标准 ZY/T001—94 所载可供

参照之《中医病证诊断疗效标准》为主要依据,同时参考我国《中药新药临床研究指导原则》的有关诊断要求选取相关病例,如慢性胃炎、肠易激综合征、妇女更年期综合征等十余种疾病,作为疗效观察对象。

2. **纳入标准** 执行中华人民共和国中医行业标准 ZY/T001—94,及《中药新药临床研究指导原则》的有关疾病的纳入标准。

3. **排除标准**

（1）合并心血管、肝、肾、脑等严重原发病和精神病患者。

（2）伴有相关器官的器质性损害患者。

（3）未按规定服用药者。

（二）治疗方药

以疏调汤作为核心处方。

（三）治疗方法

纳入观察的病例,给予疏调汤加减的中药汤剂内服。每天早、中、晚餐后各服该方煎剂 200ml,每 2 天服药 1 剂,连服 2~3 周为一疗程。

（四）观测指标与记录方法

1. **观测指标**

（1）治疗前后临床症状。

（2）有关该病的理化检测。

（3）舌象、脉象。

（4）大便常规、尿常规、血常规、肝肾功能等。

2. **记录方法** 按设计要求制定统一的 CRF 表格做认真观察,详细记录。注意观察不良反应,并做好记录。

（五）疗效评价

以中华人民共和国中医行业标准 ZY/T001—94 为主要依据,同时参考我国《中药新药临床研究指导原则》的有关要求,对治疗效果给予评定,并按"治愈""好转""未愈"三级疗效标准进行统计,临床试验及疗效观察均在云南省中医中药研究院门诊、圣爱中医馆及张老所在诊所同时进行。

1. **治愈** 相关疾病的症状与体征消失,相关计数检查指标正常,相关实验室计量检查指标正常。

2. **好转** 相关疾病的症状与体征减轻,相关计数检查指标改善,相关实验室计量检查指标改善。

3. **未愈** 相关疾病的症状与体征无改善,相关计数检查指标无改善,相关实验室计量检查指标无改善。

（六）结果

自 2008 年 9 月—2011 年 8 月的 3 年间,先后治疗慢性胃炎、胃食管反流病、功能性消化不良、肠易激综合征、慢性疲劳综合征、慢性宫颈炎、经前紧张征、痛经、抽动秽语综合征、梅核气、黄褐斑、慢性前列腺炎、性功能障碍、慢性胆囊炎等。共计795例。治疗结果:临床治愈者315例;好转者341例;未愈者139例,总有效率82.5%,总治愈率39.6%,总好转率42.9%,总未愈率17.5%。在这些病种中,疗效最佳者为功能性消化不良、疲劳综合征、梅核气、更年期综合征、经前紧张症、原发性痛经等慢性功能性疾病。治疗过程中除个别患者因服药不当,出现一时性之轻度腹泻、恶心等未影响继续治疗的不适反应外,其余均未发现明显之毒副作用或不良反应。总体情况安全有效。现具体报告如下:

(七)诊疗记述

1. **慢性胃炎(chronic gastritis)** 慢性胃炎是指不同病因引起的胃黏膜慢性炎症或萎缩性病变,临床十分常见,占受胃镜检查患者的80%~90%,随年龄的增长萎缩性病变的发生率逐渐增高。该病目前国际国内分为三类:即非萎缩性(non-atrophic,往昔通称浅表性胃炎superficial gastritis),萎缩性(atrophic)及特殊类型(special forms)。按炎症之部位又分为胃窦胃炎、胃体胃炎及全胃炎。幽门螺杆菌感染者首先发生胃窦胃炎逐渐扩展为全胃炎,自身免疫引起者为胃体胃炎。90%以上之慢性胃炎均有幽门螺杆菌(Hp,helicobacter pylori)的感染,且其抗体又可造成自身免疫损伤。本病缺乏特异性症状,且症状轻重与胃黏膜病变程度并不一致。通常表现上腹部隐痛不适,食纳减退早饱、餐后饱胀、反酸、恶心等消化不良症状。

【中医病机】

该病的病位虽然在胃,但与肝、脾关系至为密切。凡忧思抑郁,情怀不畅,肝郁气滞,疏泄失职,横逆犯胃;气机紊乱,中宫壅塞故有以上症状出现。

【治法方药】

凡属肝气犯胃之证者,治宜疏调气机,疏肝理气,和胃止痛,降逆助运,宣畅中焦。治疗之方用疏调汤酌加川楝子、延胡索、沉香、白豆蔻、左金丸等。

【医案举例】

孙某,女,42岁,昆明官渡土堆村。就诊时间:2010年12月2日。

主诉:反复胃痛5年。病史:上腹胃脘反复胀痛5年,时轻时重,近2个月来胃脘胀痛明显加重,且以餐后症状更甚,还伴有恶心欲呕,两胁胀痛,遇忧思恼怒则病势更为严重。多次到医院治疗,用过"雷尼替丁""阿莫西林""香砂平胃颗粒""麦滋林"等多种药物,但收效甚微。现每天仍胀痛难忍,食后疼痛加重,神倦乏力,大便不畅。患者一般情况可,既往身体健康,未患过严重的急、慢性疾病。望闻切诊:患者神志清楚,检查合作,面色略萎黄,体形瘦弱,腹部外形如常,未见包块肿物,上腹胃脘触及轻度压痛,腹肌柔软无反跳痛,肝脾未触及,胆囊区无压痛,皮肤黏膜无黄染瘀斑,二便如常,睡眠好,舌淡红苔黄腻,脉弦涩。实验室检查及特殊检查无异常。

辨证分析:上腹剑突下胀痛,触之轻度压痛,且进食后加重,病位在胃。遇忧思恼怒而加重,并感两胁胀闷,乃肝气郁滞使然。病已5年,久病入络,并可夹瘀伴痰;加之郁思恼怒,肝气横逆,克脾犯胃,气机阻滞,胃失和降而现痛,感恶心呕吐。病久夹瘀伴痰,每每病缠绵难愈,反复发作,证属肝气犯胃夹瘀之胃脘痛。

诊断:中医病名诊断:胃脘痛(肝气犯胃证);西医病名诊断:浅表性胃炎。

治则:疏理气机,实则泻之。

治法:疏肝解郁,祛瘀化痰,和胃降逆。

处方:柴胡10g,白芍12g,枳壳15g,小茴香10g,陈皮10g,竹茹1团,法半夏10g,乌药10g,神曲5g,茯苓15g,石菖蒲10g,延胡索15g,香附20g,木香6g,川芎10g,郁金15g,紫苏梗6g,厚朴10g,丹参15g,薄荷6g,生甘草6g。

3剂水煎服。

调护:①舒畅情志,合理起居;②调饮食,戒烟酒、食富于营养易于消化的食物,避免进食辛辣刺激性食品;③慎起居,适劳逸。

2010年12月8日二诊:服上方3剂后,上腹胀痛减轻,但两胁仍感胀闷不适,睡眠可,舌淡红苔薄白,脉弦,上方加佛手10g、枳实10g,续予3剂。

2010年12月14日三诊:服药后,胃脘胀痛消失,两胁已无胀闷感,恶心呕吐症状消失,可正常饮食,舌淡红苔薄白,脉缓,守上方3剂。

【按语】

郁思恼怒,气郁伤肝,肝气横逆,势必克脾犯胃,致气机阻滞,胃失和降而疼痛,恶心欲呕。《沈氏尊生书·胃痛》云:"胃痛,邪干胃脘病也……唯肝气相乘为尤甚,以木性暴,且正克也。"气滞日久或久痛入络,可致胃络血瘀。《临证指南医案·胃脘痛》说:"胃痛久而屡发,必有凝痰聚瘀"。故本案治疗以疏调气机、和胃止痛为主,兼予祛痰化瘀,审证求因,辨证施治。

2. **胃食管反流病**(gastroesophageal reflux disease) 胃食管反流病是胃十二指肠内容物反流入食管而引起反流性食管炎(refluent esophagitis)以及咽喉气管邻近组织器官损伤的一种常见疾病。其病因主要是食管抗反流防御机制的减弱和反流物对食管黏膜的刺激作用使然。前者包括食管下端括约肌的松弛,后者则是胃酸、胃蛋白酶和胆汁等对食管黏膜的侵害,其临床表现中最为典型的症状是胃灼热和胃内容物的反流,即在无恶心和未用力的情况下涌入患者咽部或口腔,含酸味或仅为酸水,俗称回酸、反酸或吞酸。胃灼热是觉胸骨后或剑突下烧灼感,可向上蔓延。这些症状多在餐后一小时左右出现,平卧或弯腰时可加重,或在夜间入睡时发生。其次尚可出现胸骨后疼痛并可向背、肩、颈部耳后等处放射酷似心绞痛,严重者可有吞咽困难或吞咽疼痛。

【中医病机】

据近年的临床观察,本病与心理和社会因素有关,精神因素可能影响胃和食管的动力状态。对于久治不愈或反复发作者应考虑给予抗抑郁或抗焦虑的药物治疗等。患者情志不舒,肝郁气滞,郁而化热,横逆犯胃,胃气上逆,故吞酸时作,同时伴有脘腹烧灼感,疼痛不适等。

【治法方药】

治宜疏调气机,平肝和胃清热。

方用疏调汤酌加左金丸、栀子、瓦楞子,以枳实易枳壳加法半夏等。

【医案举例】

金某,女,60岁,云南省宾川县。就诊时间:2010年11月26日。

主诉:吐酸加重1年,烧心不适。病史:患者自诉口中反酸已3年,加重1年,常伴见恶心,胃脘及胸骨后灼烧疼痛感,时有上腹胀闷不适,两胁隐痛,心烦易怒,口苦口干。症状常在餐后或生气后出现,近来偶有胸骨后闷痛。曾多次到医院诊治,服用过"复方氢氧化铝""奥美拉唑"等药物,但效果不好,今来诊治,患者平素身体健康,否认患过严重的急、慢性疾病。望闻切诊:患者神志清楚,表情忧郁,面色萎黄,瘦高体形,腹部外观如常,未见包块肿物,上腹胃脘触之轻度压痛,腹肌柔软无反跳痛,肝脾未触及,胆囊区无压痛,皮肤黏膜无黄染瘀斑,二便如常,舌红苔黄腻,脉弦数。实验室检查无异常,电子胃镜检查报告:①反流性食管炎(1级);②贲门部息肉;③胃体胃窦交界处多发息肉;④浅表性胃炎。

辨证分析:反酸烧心3年,且伴脘腹两胁胀闷隐痛,恶心嗳气,症状常于生气后加重,酸为木味,两胁属肝,胀痛嗳气乃气失疏调之候。上腹胃脘及胸骨后灼热疼痛,口干口苦,心烦易怒,为火热作祟,胃气不和,应降反升,故见恶心欲呕,舌边尖红苔黄腻,脉弦数亦是肝郁胃热之象。

诊断:中医病名诊断:吐酸(肝郁胃热证);西医病名诊断:反流性食管炎,浅表性胃炎。

治则:调理气机,实则泻之,热者寒之。

治法:疏肝泻火,和胃降逆。

方药:柴胡10g,白芍12g,枳实15g,陈皮10g,竹茹1团,法半夏10g,木香6g,白豆蔻10g,川芎10g,蒲公英15g,海螵蛸10g,郁金15g,夏枯草10g,谷芽20g,煅瓦楞子40g,浙贝母12g,紫苏梗6g,厚朴10g,丹参15g,薄荷6g,生甘草6g。

3剂水煎服。

调护:①舒畅情志,保持乐观;②调饮食,戒烟酒,食富于营养易于消化的食物,避免进食烫食及辛辣刺激性食品;③慎起居,适劳逸。

2010年12月2日二诊:服上方3剂后,反酸症状明显好转,胸骨后灼痛及恶心感减轻,但脘胁胀闷仍重,夜寐不安,心烦不宁,舌淡红苔薄厚,脉细弦。守上方加佛手 10g,薏苡仁 30g,香附 15g,予 3 剂,水煎服。

2010 年 12 月 9 日三诊:服上方药后,病情迅速好转,近 3 天来已不反酸,上腹胃脘及胸骨后灼热感消失,脘胁仅隐隐发胀,心情愉悦,睡眠安宁,饮食及二便正常,舌淡红苔薄白。药证相合,守上方 6 剂。

【按语】

反流性食管炎属于中医吐酸之病,《素问·至真要大论》曰:"诸呕吐酸,暴注下迫,皆属于热",《证治汇补·吞酸》云:"大凡积滞中焦,久郁成热,则木从火化,因而作酸者,酸之热也。"《寿世保元·吞酸》认为:"夫酸者,肝木之味也,由火盛制金,不能平木,则肝木自甚,故有酸也。"说明吞酸与肝气和热有关,多由肝郁化热犯胃,胃失和降所致,此是本病的基本病机,老师治疗本病重视其病机,以此为核心遣方用药,故收效甚佳。

3. **功能性消化不良**(functional dyspepsia) 功能性消化不良是以上腹部不适(discomfort)为主要症状的一种常见疾病。临床症状繁多,通常以餐后胃腹饱胀,晨起早饱感,上腹部疼痛或烧灼感等。起病缓慢,多半呈持续性或反复发作。不少患者均有精神、饮食等诱发因素,或同时伴有情志不舒、焦虑抑郁、失眠等现象。

【中医病机】

从中医学角度看,本病病机多属于木郁克土、肝气犯胃、气机郁滞、胃失和降所致。气滞不通则痛,气郁酿热化火则脘腹内灼热感等。

【治法方药】

治宜疏调气机为首,疏肝和胃,行气、定痛、宽中诸法。方用疏调汤酌情加减。

【医案举例】

沙某,女,18 岁。就诊时间:2011 年 2 月 3 日。

主诉:上腹胀闷 1 年,胃疼加重 1 周。病史:近 1 年患者无明显诱因渐感上腹及胁下不适,饱胀纳呆,时呃逆嗳气、时反酸灼痛,病情时轻时重,反复发作,常在精神紧张或生气恼怒后加重。近一周来,因家事不顺,情志不舒,感上述症状加重,上腹胀痛明显,便秘、心情焦虑、失眠多梦,无频繁呕吐,但无呕血及黑便。曾多次到医院诊治,经电子胃镜、腹部 B 超等多种检查,无阳性发现,服过"多潘立酮片""泮托拉唑""阿莫西林""香砂养胃颗粒"等多种药物,疗效不佳。经朋友介绍,前来求治,既往身体健康,未患过严重的急、慢性疾病,父母身体健康,无肿瘤病史。望闻切诊:患者中等体形,神志清楚,面色微黄,脘腹外形如常,未见包块肿物,上脘触之轻度压痛,腹肌柔软无反跳痛,肝脾未触及,胆囊区无压痛,皮肤黏膜无黄染瘀斑,舌质常苔薄白,脉弦细。实验室检查及特殊检查未见异常。

辨证分析:患者上腹胃脘胀闷疼痛,胁下不适,纳呆少食,嗳气呃逆,反酸灼痛,显示病在脾胃,脾升清不足,胃和降不利,中焦失和。病因情志不舒而加重,且目前仍感心情焦虑不安,肝之疏泄失常,肝郁气滞,木旺乘土,影响运化及升降功能,胃不和则卧不安,故见失眠多梦。舌淡红苔薄白,脉细弦,亦是木旺乘土。本案病例证属肝气犯胃碍脾,治宜疏肝理气,健脾和胃。

诊断:中医病名诊断:胃脘痛(肝气犯胃碍脾证);西医病名诊断:功能性消化不良。

治则:疏调气机,实则泻之。

治法:疏肝解郁,和胃健脾。

方药:柴胡 10g、白芍 12g、郁金 15g、枳壳 15g、小茴香 10g、川芎 10g、木香 6g、乌药 10g、紫苏梗 12g、决明子 10g、白豆蔻 10g、厚朴 12g、神曲 10g、薄荷 6g、茯苓 15g、瓜蒌仁 10g、香附 20g、海螵蛸 10g、生甘草 6g。

3 剂水煎服。

调护:①舒畅情志,保持乐观;②调饮食,戒烟酒、食富于营养易于消化的食物,避免进食烫食及辛辣刺激性食品;③慎起居,适劳逸。

2011 年 2 月 9 日二诊:用上方 3 剂后,胃脘胀痛明显缓解,已无呃逆、嗳气,睡眠好转。现仍感纳呆、便秘,舌略红苔薄白,脉细弦,方证相合,守上方加蒲公英 15g,3 剂,水煎服。

2011 年 2 月 15 日三诊:服上方后,现已不感上腹胀痛,胁下亦舒,饮食、二便正常,睡眠好,舌脉如常,续给上方 3 剂,巩固疗效。

【按语】肝为刚脏,性喜条达而恶抑郁,主疏泄,肝气有疏畅全身气机之功,促进精血津液的运行输布,脾胃之气的升降,胆汁的分泌排泄,情志的舒畅等作用。若忧思恼怒,则气郁伤肝,木失疏泄,横逆犯胃碍脾,致气机郁阻,因而脘胁胀痛、嗳气、呃逆、纳呆等。如《沈氏尊生书·胃痛》所说:"胃痛,邪干胃脘病也……唯肝气相乘为尤甚,以木性暴,且正克也。"故治疗本病以疏肝理气为核心。

4. 肠易激综合征(irritable bowel syndrome) 肠易激综合征是常见的肠道功能紊乱性疾病,是一组包括腹痛,腹胀,大便习惯改变,性状异常,持续存在或间歇发作,然而又缺乏病理形态学和生化改变的症状群。患者以青中年人居多,女性较男性易发,老年后初发病者少见。临床上可分为腹泻型、便秘型、混合型三种。也可与功能性消化不良合并出现。其病因系多种因素共同作用所致,如精神情绪失调、肠动力紊乱、脑肠调控机制异常,内脏感觉过敏等均为病源因素。该综合征起病缓慢,病程可长达数年至数十年而全身状况都基本上不受影响,且可有缓解期出现,因精神因素或遭遇应激事件而加重,不少患者常伴有情志抑郁,焦虑、紧张、多疑或对某些饮食不适应等情况。

【中医病机】

本病多属肝郁脾虚之证,每因肝气郁滞,横逆侮土犯脾,致气机失调脾虚失运使然。

【治法方药】

治宜疏调气机,疏肝健脾之法;方用疏调汤酌加党参、白术、扁豆等。

【医案举例】

李某,男,29岁,云南嵩明白邑乡。就诊时间:2010年1月8日。

主诉:大便稀溏3年。病史:患者自述大便稀溏已3年,每天3~4次,便质稀散,大便前常伴有腹痛腹胀,解后腹痛腹胀缓解,病情常于情绪波动后明显加重,无消瘦、发热、便血黑便史。曾到多家医院检查,无阳性发现。一般情况可,既往身体尚好,未患过严重的急、慢性疾病。望闻切诊:患者神志清楚,检查合作,腹外形无异常,未见包块肿物,柔软无压痛及反跳痛,肝脾未触及,皮肤黏膜无黄染瘀斑,饮食如常,舌淡红苔薄白,脉弦滑。实验室检查及特殊检查无异常。

辨证分析:病已3年,是为久泻,大便稀溏,责之脾虚,清阳之气不能升发,运化失常所致。便溏腹痛常于生气等情绪波动后明显加重,与肝郁气滞明显有关,肝失疏泄,横逆乘脾,致运化失常,水反成湿,谷反成滞,湿滞内停,清浊不分,致大便稀溏,气机郁滞壅塞不通,则便前腹痛。舌淡红苔薄白,脉弦滑,亦是肝郁脾虚之象。

诊断:中医病名诊断:泄泻(肝郁脾虚证);西医病名诊断:肠易激综合征。

治则:调理气机,虚则补之。

治法:疏肝理气,健脾止泻。

方药:疏调汤加减。

柴胡10g,白芍12g,茯苓15g,枳壳15g,木香10g,砂仁、苍术15g,莲子30g,丹参10g,山药15g,薏苡仁30g,芡实20g,陈皮10g,益智仁10g,生甘草6g。

3剂水煎服。

调护:①调畅情志,合理起居;②忌生冷油腻食物。

2010年1月15日二诊:患者今日复诊,自说服中药3剂后大便稀溏情况有所好转,便前腹痛也渐减轻,舌淡红苔薄白,脉细。守上方3剂。

2010年1月23日三诊:患者大便现每天1~2次,已成形。大便前已不再感到腹痛,饮食睡眠可,舌淡红苔白,脉缓,嘱患者再服中药5剂。

【按语】

《景岳全书》言:"凡泄泻之病,多由水谷不分,故以利水为上策。"陈言在《三因极一病证方论·泄泻叙论》提示:"喜则散,怒则激,忧则聚,惊则动,脏气隔绝,精神夺散,以致溏泄。"认为不仅外邪可导致泄泻,情志失调也可引起泄泻。叶桂在《临证指南医案·泄泻》中提出久患泄泻,"阳明胃土已虚,厥阴肝风振动",故以甘养胃,以酸制肝,创泄木安土之法。本案病既有肝郁又兼脾虚,故疏肝与健脾并用,服药后肝气得疏,脾土健运,气机调而水湿化,所以得效。

5. 慢性疲劳综合征(chronic fatigue syndrome) 慢性疲劳综合征属于神经衰弱(neurasthenia)的范畴。是一种慢性或持续反复发作的极度疲劳感觉,而未能检出任何实质器质性病变的综合征。患者可同时伴有精神抑郁、睡眠障碍、急躁易怒、注意力难以集中或有咽部不适、肌力衰弱、肌肉及关节疼痛等症状,并不同程度地影响到日常工作或生活。发病原因与躯体心理社会环境等因素有关。

【中医病机】

从中医学角度看:本病的主要病机不外肝气郁滞,气机失调,导致气阴两虚等所成。

【治法方药】

治法宜疏肝解郁,调理气机,益气养阴为主,方用疏调汤酌加太子参、黄芪。

【医案举例】

童某,男,37岁。就诊时间:2010年11月15日。

主诉:疲倦无力5个月。病史:近5个月来常感神倦疲劳,周身困倦,难以坚持工作,最近2周乏力感更为严重,情绪抑郁,夜间失眠多梦,白天工作时注意力难以集中,心悸心慌,纳呆少食,腰膝酸痛,于多家医院检查治疗,效果欠佳。现一般情况尚可,平素身体健康,未患过严重的急、慢性疾病。望闻切诊:患者神志清楚,反应灵敏,对答切题,言语轻缓,神倦无力,检查合作,中等体型,面容倦怠,头颅无异常,呼吸均匀自如,四肢关节活动如常但不耐久立久行,二便如常,舌质正常苔薄白,脉沉细无力。实验室检查及特殊检查:无异常发现。

辨证分析:心情忧郁,久之肝气不舒,气机不畅。肝木乘土,致脾失健运,气血化生不足。另则,肝失疏泄影响肝藏血的功能,使五脏六腑形体官窍濡养不足,而现周身乏力,神倦疲劳,纳呆少食,腰膝酸痛,气血亏虚进而心失所养则心悸,失眠多梦。

诊断:中医病名诊断:虚劳(肝郁不舒,气血俱虚);西医病名诊断:慢性疲劳综合征。

治则:调理气机,虚则补之。

治法:疏肝健脾,补益气血。

方药:柴胡10g,白芍12g,太子参20g,茯苓15g,当归15g,丹参15g,郁金15g,莲子30g,石菖蒲10g,淫羊藿15g,怀山药15g,麦冬15g,牛膝10g,夏枯草

10g,生甘草 6g。

3 剂水煎服。

调护:①舒畅情志,保持乐观;②调饮食,戒烟酒,食富于营养易于消化的食物;③慎起居,适劳逸。

2010 年 11 月 21 日二诊:服上方 3 剂中药后,疲劳感稍减轻,失眠改善,余症变化不大,舌淡红苔薄白,脉缓,守方 3 剂。

2010 年 11 月 27 日三诊:患者全身疲劳感明显减轻,夜间已可安静熟睡6~7 小时,精力充沛,腰膝酸痛消失。心情愉悦,舌淡红苔薄白,脉和缓有力。患者服药后情况渐渐好转,药证相合,嘱再服中药 6 剂巩固疗效。

【按语】

肝主疏泄,又主藏血,故有"肝体阴而用阳"之说;如《血证论·脏腑病机论》说:"肝属木,木气冲和条达,不致郁遏,则血脉得畅。"肝藏血充足,可濡养脏腑经络形体官窍,使其发挥正常的生理功能。如《素问·五脏生成》说:"肝受血而能视,足受血而能步,掌受血而能握,指受血而能摄。"肝血亏虚,濡养不及则神倦乏力。肝失疏泄,气机不调,气机运行不畅,脾弱化生不力,肌失养营,则虚弱疲劳,气血俱虚,心悸失眠,治予疏肝健脾,补气生血,方可收到效果。

6. 乳腺小叶增生(lobular hyperplasia of breast) 本病属于妇女纤维囊性乳腺病(fibrocystic disease of the breast)或慢性囊性乳腺炎(chronic cystic mastitis)病理类型之一。其特点为乳腺小叶内导管增生呈弥漫性球状小结节,在绝经前妇女中其发病率高达 50%±,罹患此病者癌变率较一般人高出 3 倍。其总体性质属于乳腺结构不良。

临床表现为乳房单侧或双侧触及结节状或近似条索状之硬块,接近皮表者推之可移,行经前可觉乳房胀痛等。

【中医病机】

乳腺小叶增生,属中医学的乳癖等病证。由情志内伤、肝失疏泄、气机郁滞、痰瘀互结而成。

【治法方药】

治宜疏利气机、豁痰活血、软坚散结。方用疏调汤酌加穿山甲珠,路路通、红花、桃仁、三棱、莪术等。

【医案举例】

贾某,女,26 岁。就诊时间:2010 年 11 月 11 日。

主诉:双乳胀痛 2 年,加重 3 天。病史:自诉近 2 年来,每当月经将至,则感乳房胀痛,时轻时重,轻时隐隐作痛,重时穿衣走路都感疼痛,月经过后乳房胀痛也随之消失,症状随情绪喜怒而消长,最近半年来,双乳胀痛明显加重,曾到多家医院诊治,用过多种药物,未见明显效果,经朋友介绍前来求治。患者一般情况可,平时身体健康,未患过严重的急、慢性疾病,无消瘦、反复发热情况。望闻切诊:患者神志清楚,检查合作,面容红润,胸部及两乳房外形如常,左乳内上第一象限和内下第二象限各可触及一个结节状硬块,有轻压痛,饮食、二便如常,舌淡红苔薄白,脉缓。实验室检查无异常,超声检查报告:①双乳乳腺增生症;②左乳上实性结节;③左乳内下实性结节。

辨证分析:肝主疏泄,能疏通、调畅全身气机,使脏腑经络之气的运行通畅无阻,各脏腑经络之气升降出入运动协调平衡。疏泄功能失常,或疏泄不及则气机郁结,双乳胸胁气血运行壅塞阻滞,则胀痛乃生,久而成结,并于生气等剧烈情绪波动及月经前后症状加重,气机郁滞日久,生瘀生痰,瘀痰互结阻于乳房,则在可触及结节包块。

诊断:中医病名诊断:乳癖(肝郁气滞,痰瘀互结证);西医病名诊断:乳腺小叶增生。

治则:调理气机,实则泻之。

治法:疏调气机,化瘀祛痰。

方药:当归15g,赤芍10g,柴胡10g,川芎10g,夏枯草10g,浙贝母12g,猪苓15g,三棱10g,莪术10g,泽兰10g,郁金15g,白茅根15g,白花蛇舌草15g,通草6g,香附20g,延胡索15g,薄荷6g,生甘草6g。

3剂水煎服。

调护:①调畅情志,合理起居;②忌生冷油腻食物。

2010年11月17日二诊,诉服上方中药3剂后,双乳胀痛减轻,感周身舒畅,心情愉悦,舌淡红苔薄白,脉缓和有力。予上方加佛手10g,3剂继服。

2010年11月23日三诊:患者自诉,双乳胀痛已消失,但在左乳部仍可摸及肿块硬结,压之隐痛,饮食睡眠可,二便正常,嘱其守上方,服药6剂。

【按语】

气机失调是乳癖最常见的病机,气机不畅,壅塞阻滞,经络血脉不通,兼夹瘀痰,阻于乳房,发为乳癖。肝主疏泄具有疏通、畅达全身气机,促进气血津液的运行输布,有利于瘀血、痰浊之消散。故在乳癖的治疗中,疏肝解郁、化瘀消痰散结是为施治之重点,俾肝疏泄正常,气机调畅则气血调和,结散瘀除,乳癖自消。

7. 绝经期综合征(menopausal syndrome) 妇女年届45~55岁之间(平均48岁左右)即处于绝经期,此时体内雌激素分泌减少,垂体促性腺激素增多,下丘脑-垂体-卵巢轴反馈失常,自主神经功能紊乱,再加受心理和社会因素等影响,因而出现月经周期紊乱、稀发或闭经,心烦易怒,忧虑抑郁,潮热汗出,气短胸闷,血压波动,心前区不适,头昏耳鸣,眼花失眠多梦等,或伴有某些全身性代谢障碍,通常均表现出一系列自主神经功能失调的症状群。

【中医病机】

本病属于中医学"绝经前后诸证"范畴,因妇女年至"七七,任脉虚,太冲脉衰少,天癸竭,地道不通",肾精已亏,阴虚阳亢,脏腑气机失调,肝、肾、心功能失常,故出现上述诸种不适之症。临床所见多属于木失条达,阴虚阳亢之证。

【治法方药】

对于肝气不舒,肾阴不足之证宜予疏调肝气、滋补肾阴之法,方用疏调汤加地黄 30g,山萸肉 10g,女贞子 10g,墨旱莲 10g,桑寄生 12g。每剂煎服 2 日,每日服 3 次,连服 6 剂为一疗程。

【医案举例】

张某,女,49 岁。就诊时间:2011 年 1 月 25 日。

主诉:阵发性烘热、头昏 4 年,加重 1 周。病史:月经后期 10 余天,经量少,淋漓不尽,缠绵 10 多天,已有 4 年之久。常感烘热阵发、手足心热、心烦易怒、失眠多梦、心胸闷胀不适。近 1 周来,烘热汗出更甚,头昏、头晕、乏力明显加重,伴失眠多梦、耳鸣腰酸、口咽干燥、便秘尿黄。曾多次到医院诊治,用过"更年康""谷维素"等数十种药物,效果不佳。经同事推荐,今来求治,患者一般情况可,平素多虑易忧,易怒,身体基本健康,未患过严重的急、慢性疾病。望闻切诊:患者神志清楚,反应灵敏,语言流畅,对答准确,检查合作,面容忧愁,瘦高体形,头颅无畸形包块,呼吸均匀自如,舌质淡红苔薄白,脉细弦,左尺部较弱。实验室检查及特殊检查无异常。

辨证分析:患者平素多愁易怒,肝之疏泄功能失调,烘热汗出,手足心热,乃阴虚火旺,虚火外越之象;头昏、头晕、耳鸣乃肾精不足,不能濡养清窍;失眠多梦,心烦易怒,为精血亏少,心肝失养。肾阴虚,虚火内扰则腰酸、口咽干燥、便秘尿黄;舌淡红苔薄白,脉细弦,左尺较弱。证属肝失疏泄,肾阴不足,虚热内生。

诊断:中医病名诊断:绝经前后诸证(肝郁气滞、阴虚内热证);西医病名诊断:更年期综合征。

治则:疏调气机,虚则补之。

治法:疏肝解郁,育阴潜阳,滋肾养心。

方药:当归 15g,白芍 12g,柴胡 10g,枳壳 15g,丹参 15g,夏枯草 10g,钩藤 15g,百合 30g,莲子 30g,首乌藤 15g,生地黄 30g,酸枣仁 20g,栀子 6g,麦冬 15g,紫苏梗 6g,山药 15g,龟板 30g,木香 6g,枣皮 10g,枸杞 10g,生甘草 6g。

3 剂水煎服。

调护:①调畅情志,合理起居;②注意饮食营养,忌辛辣香燥食物。

2011 年 1 月 31 日二诊:服上方 3 剂后,烘热多汗有所缓解,头昏失眠,心烦易怒稍减轻,舌淡红苔薄白,脉细弦。治疗情况反映药证基本相合,守上方

3剂。

2011年2月5日三诊:服上方后,烘热多汗、头昏头晕症状明显改善,患者心情愉悦,睡眠安好,饮食二便正常。口咽干燥明显好转,舌淡红苔薄白,脉缓。

【按语】

妇女"七七,任脉虚,太冲脉衰少,天癸竭,地道不通。"肾气已亏,精血不足,阴阳失衡,阴虚阳亢,脏腑气机失调,肝、肾、心功能异常,故现绝经前后诸证,表现复杂多变,临床所见多属木失条达,阴虚阳亢之证,宜疏肝滋肾并重,此为正治之法。

8. 慢性子宫颈炎(chronic cervicitis)　子宫颈炎,最为常见。其发病率约占已婚妇女半数以上。因宫颈腺体分枝复杂,内膜皱襞颇多,感染不易清除,再若因性激素失调,月经量过多,盆腔充血,宫颈分泌过多等均易导致宫颈炎。罹病后易成糜烂、肥大、子宫颈腺囊肿(纳氏囊肿)、宫颈息肉等。

临床症状为白带增多,呈现白色或黄色或脓性带血,气味腥臭。同时伴有不同程度之下腹或腰骶部坠痛,或外阴瘙痒,或现膀胱刺激症状等。

【中医病机】

本病属于中医学"带下病"范畴,其病因病机多由于带脉不约、任脉失调,加之脾运不健,肝郁不舒,气机失调,致湿邪化浊,酿热化腐,湿热秽浊之邪下注,因现带下黄稠臭秽,小腹疼痛不适等症。

【治法方药】

治宜疏调气机,清热利湿。方用加味疏调汤(疏调汤加车前子10g,黄柏6g,薏苡仁30g,白花蛇舌草15g,蒲公英15g),每剂服2日,每日服3次。予9剂为一疗程。

【医案举例】

黄某,女,40岁。就诊时间:2011年1月8日。

主诉:白带量多5年,色黄伴加重2个月。病史:自诉白带增多已5年,曾多次到医院检查治疗,效果不佳,近2个月来白带量更多,色黄,气味腥臭,阴道瘙痒,尿短黄,小腹坠胀,腰骶部酸痛,伴神倦乏力,面色萎黄,纳呆便溏,两胁下胀痛,心情抑郁苦闷。今逢月经来潮,已15天仍淋漓不尽。经朋友介绍前来求治,患者一般情况可,平素身体健康,未患过严重的急、慢性疾病。望闻切诊:患者神志清楚,检查合作,面容倦怠,面色萎黄,体形瘦弱,腹部未见包块肿物,无压痛,皮肤黏膜无黄染瘀斑,纳呆,大便稀溏,舌淡红苔薄白,脉细数。实验室检查无异常;数码电子阴道镜检查报告:宫颈炎;常规病理图文报告:慢性宫颈炎急性变化伴纳氏囊肿,腺上皮储备细胞增生鳞化。

辨证论治:湿热郁积,损伤冲任,湿热下注,故带下量多色黄,且气味腥臭,阴道瘙痒。膀胱气化不利,故尿短黄、小腹坠胀、腰骶酸痛。神倦乏力、面色萎黄、纳呆便溏,为脾虚之象。心情抑郁苦闷,两胁下胀痛是肝气郁滞。故本案病例为肝郁脾虚、湿热下注使然。

诊断:中医病名诊断:带下病(肝郁脾虚、湿热下注证);西医病名诊断:慢性宫颈炎。

治则:调理气机,虚则补之,实则泻之,热者寒之。

治法:疏肝解郁,健脾理气,清利湿热。

方药:柴胡 10g,白芍 10g,川芎 10g,枳壳 10g,泽泻 15g,郁金 15g,通草 6g,小茴香 10g,怀山药 15g,乌药 10g,香附 20g,丹参 15g,白花蛇舌草 15g,车前子(另包)10g,蒲公英 15g,泽泻 12g,薏苡仁 30g,薄荷 6g,生甘草 6g。

3 剂水煎服。

调护:①舒畅情志,合理起居;②调饮食,戒烟酒,避免进食辛辣刺激性食品;③慎起居,适劳逸,注意卫生。

2011 年 1 月 14 日二诊:白带量已明显减少,颜色转清,小腹及腰骶部疼痛轻微,但仍双胁胀闷,舌淡红苔薄白,脉细数,上方加佛手 10g,茯苓 15g,淡竹叶 10g,3 剂水煎服。

2011 年 1 月 20 日三诊:服上方 3 剂后,小腹坠胀、腰骶酸痛完全消失,白带色清无异味,量明显减少,心情愉悦,已不感胁胀闷,精力明显增强,舌淡红苔薄白,脉细缓,说明药证相合,守方 3 剂。

【按语】

肝气郁滞,失其疏泄,而克脾土,脾运失常,水湿运化不利,蕴郁生热,湿热下注,故带下量多,色黄,气味腥臭,腰腹酸胀坠痛,尿黄短,为肝郁脾虚、湿热带下之证,治予疏肝健脾,化湿清热。《女科经纶》曰:“白带多是脾虚,肝气郁则脾受伤,脾伤则湿土之气下陷,是脾精不守,不能输为荣血,而下白滑之物,皆肝木郁于地中使然,法当升提肝气,辅助脾元,盖以白带多属气虚,故健脾补气要法也”。

9. **经前紧张征(premenstrual tension sydrome)**　本病是指月经来潮之前,如经前 3~5 天出现的乳房发胀、烦躁易怒、忧郁、失眠、头痛、头晕、胁痛、盆腔坠胀感,思想不能集中,经行之后则消失。青壮年发病率高,其原因与体内液体再分配异常,雌激素与孕激素失衡,精神紧张、忧郁致使醛固酮分泌增加,自主神经和大脑皮质功能发生一时性障碍等有关。

【中医病机】

该综合征症状繁多,涉及脏腑较广。因“妇人之生,有余于气,不足于血”(《灵枢·五音五味》),时逢经期来临,经血下注血海,全身阴血更加不足,肝脏失于濡养,有碍条达舒展,肝气郁滞,气机运行不畅,故出现上述各种不适感觉,待经行之后,气机复常,故诸证自消。

【治法方药】

治宜疏调气机,养血疏肝之法为主。方用疏调汤酌加当归、夏枯草、焦栀子、牡丹皮、女贞子、墨旱莲等。

【医案举例】

丁某,女,36 岁。就诊时间:2011 年 1 月 16 日。

主诉:心烦易怒 3 天。病史:月经将至,近日来心烦易怒、头昏眼花,并觉双侧乳房及两胁胀痛、小腹坠胀,学习工作时注意力不集中,常有提心吊胆和恐惧感,伴神倦乏力,胃纳欠佳,失眠多梦,上述情况每月月经来潮前十分明显,月经过后渐缓解。曾多次到医院诊治,用过多种西药、中药,但效果不理想,近 1 年来有所加重,经人介绍,因来求治。自诉既往身体健康,未患过严重的急、慢性疾病,饮食二便尚可。望闻切诊:患者神志清楚,检查合作,面容焦虑,微萎黄,体形瘦弱,呼吸自如,二便如常,舌质淡红苔薄白,脉细涩,左关微弦。实验室检查及特殊检查无异常。

辨证分析:双侧乳房及两胁胀痛,小腹坠胀,乃肝郁气滞、经脉壅阻之候;心烦易怒、头昏眼花、心悸失眠多梦为阴血不足,肝失所养,阴不敛阳;纳呆,神倦乏力提示脾虚气弱;脉细涩,左关微弦,亦是肝郁血虚之象,其病与肝、脾、肾三脏密切相关,尤以肝最为重要。因肝最易犯脾,而肝之阴血又需肾精滋养。本例证属血虚肝旺,气郁脾虚之证。

诊断:中医病名诊断:月经前后诸证(气郁脾虚、血虚肝旺证);西医病名诊断:经前紧张征。

治则:调理气机,实则泻之,虚则补之。

治法:疏肝解郁,益气健脾,养血柔肝。

方药:太子参20g,黄芪30g,柴胡10g,白芍10g,枳壳15g,当归15g,川芎10g,刺蒺藜15g,怀山药15g,丹参15g,淫羊藿10g,郁金10g,莲子30g,百合20g,薄荷6g,生甘草6g。

3 剂水煎服。

调护:①调畅情志,合理起居;②注意饮食营养,忌辛辣香燥食物。

2011 年 1 月 19 日二诊:服上方中药 3 剂后,明显感到双乳及两胁胀痛减轻,小腹坠胀消失。心烦易怒、头昏头晕、失眠多梦、神倦乏力有所改善,舌淡红苔薄白,脉细,药证相合,效果明显,守方 3 剂。

2011 年 1 月 22 日三诊:用药后,今感心情愉悦,已无心悸、头昏之感,小腹及胸乳胀痛缓解,夜寐安宁,舌淡红苔薄白,脉缓,守上方 3 剂,

【按语】

《灵枢·五音五味》言:“妇人之生,有余于气,不足于血。”时逢经期来临,精血下注,血海空虚,全身阴血更加不足,肝失于濡养有碍其条达舒展,气机运

行不畅,经脉壅阻、阴不敛阳、神难守舍,故而经前胸乳小腹胀痛,心悸心慌,气短乏力,失眠多梦相继而作,故养血柔肝实为要务。

10. 痛经(dysmenorrhea) 凡青中年妇女,尤以青年未婚女性,经期出现下腹及腰骶部疼痛,严重时伴有恶心、呕吐、腹泻、盆腔不适感觉,甚至昏厥影响工作及生活者,即痛经之病。纯属于功能性,不伴有明显的盆腔器质疾病的称原发性痛经;伴有内生殖器官病变者称继发性痛经。本病常见于情绪抑郁、神经过敏、精神紧张之女青年,情绪不稳之人更为明显。病因不外精神因素、子宫因素及内分泌因素等。

【中医病机】

经水为血所化,血随气行,气顺则血和,气行则血行,经行通畅,何痛之有。若情志不畅,肝郁气滞,气机不利,血行受阻,冲任瘀滞,经血滞于胞宫则现痛经之症。

【治法方药】

治宜疏调气机,疏肝解郁,行气活血为主。方用疏调汤酌加当归、益母草、延胡索等;血瘀痛剧者加丹参、失笑散(生蒲黄、五灵脂)、红花;兼寒湿凝滞者加炮姜、肉桂、小茴香;气血亏虚者加太子参、熟地黄;肝肾之阴不足者加枸杞子、菟丝子。

【医案举例】

高某,女,24岁,昆明市中林建材城。就诊时间:2011年1月10日

主诉:经行小腹疼痛9年,加重3天。病史:患者今日行经第二天,感小腹疼痛、腰部酸痛不适、胸胁乳房胀痛,经色黯黑,夹有较多瘀块,得热敷则疼痛稍缓,腹痛剧烈时常伴有恶心欲呕、周身发冷。据诉每次月经来前一天便渐感腰与小腹疼痛,至月经结束后疼痛方消失,已有9年之久,深感痛苦,多次医院诊治,但均无明显效果。患者一般情况可,平素文静内向,易生闷气,身体基本健康,未患过严重的急、慢性疾病。患者神志清楚,反应灵敏,语言流畅,对答准确,检查合作。动作协调灵活,面容痛苦,面色苍白,瘦弱体形,小腹轻度压痛,睡眠好,舌质青有少许瘀斑,脉沉弦。实验室检查无异常,彩色多普勒影像报告:双侧卵巢、子宫宫体未见异常声像。

辨证分析:每当月经来潮则腰腹疼痛,经色黯黑,有较多瘀块,提示气滞血瘀。平素性格内向,易生闷气,肝之疏泄失常,日久气机郁滞,血行瘀阻,故经来腰和小腹痛。木旺克土,胃失和降,因而恶心欲呕,热敷则血得热而瘀滞稍缓,本例是气滞血瘀之证。

诊断:中医病名诊断:痛经(气滞血瘀证);西医病名诊断:痛经。

治则:调理气机,实则泻之。

治法:疏调气机,化瘀止痛。

方药:柴胡10g,赤芍12g,枳壳10g,川芎10g,小茴香10g,泽兰叶10g,乌药10g,丹参10g,续断12g,桑寄生12g,延胡索15g,香附20g,肉桂6g,紫苏梗6g,生草6g。

3剂水煎服。

调护:①调畅情志,注意劳逸结合;②忌生冷油腻饮食。

2011年1月16日二诊:服上方1天后,小腹及腰痛迅速缓解,次日,腰腹疼痛完全消失,亦不再感周身发冷、恶心欲呕。现月经已净,微感身倦乏力,予上方加太子参15g,茯苓15g,3剂水煎服。

2011年1月22日三诊:药后,精神饱满,饮食睡眠均正常,已无明显不适感,脉细缓,守上方3剂。

【按语】

患者平素文静内向,易生闷气,情志不舒,肝失疏泄,气机不利,血运不畅,气滞血瘀,冲任不利,血滞于胞而痛;舌质青有瘀斑,脉细弦均为气滞血瘀之候;肝气犯胃,胃气上逆则恶心欲呕。治予疏肝理气、活血祛瘀,使气血通畅,冲任调和,经行和顺,则痛自愈。《医宗金鉴·妇科心法要诀》言:"凡经来腹痛,在经后痛,则为气血虚弱,经前痛,则为气血凝滞。若因气滞血者,则多胀满;因血滞气者,则多疼痛。更当审其凝滞作胀痛之故,或因虚、因实、因寒、因热而分治之也。"

11. 抽动秽语综合征 属于儿童神经官能症常见类型之一,表现为以头、面、颈部为主的全身多部位的多变的肌肉快速收缩,如挤眉、瞬目、咧嘴、耸肩、转颈、躯干扭转、怪声或秽语等。其发病原因或起于某种自我保护继而变为不必要之习惯,或由于精神刺激如遭到打骂、亲人突亡、学习成绩不良而致。由于儿童大脑运动分析器兴奋性高,易发生抽搐性反应,从而成为病理性反应。

本病易发生于4~6岁儿童且以男性较多,常伴有睡眠不安、夜惊、任性、易兴奋、易激惹等。

【中医病机】

按中医学理论,本病属于广义的"肝风"范畴。因为"诸风掉眩,皆属于肝",肝脉上"连目系","开窍于目"胆经之脉过颊部,"肝气热则……筋膜干,筋膜干则筋急而挛"(《素问·痿论》)。故本病与肝热或肝气偏旺而"动风"有关。

【治法方药】

治宜疏调气机,清肝平肝以息风。方用疏调汤酌情选加夏枯草、钩藤、石决明或栀子、连翘、龙胆等。

【医案举例】

陈某,女,9岁。就诊时间:2011年1月20日。

主诉:患儿不自主摇头、挤眼1个月余。病史:近1个月余,家人发现患儿常常不自主摇头、挤眼,初起并不在意,后来发现其摇头、挤眼日益严重,并非故意所为,且每次摇头、挤眼的动作十分相似。近来夜寐不安、易惊、易怒、还时常见其啃指甲、咬衣被、纳呆少食;上课注意力不能集中,成绩明显退步,常和同学吵闹。曾到省市多家医院诊治,不见好转。患儿一般情况可,平素身体健康,未患过严重的急、慢性疾病。望闻切诊:患儿神志清楚,反应灵敏,动作协调灵活,体形瘦弱,头颅无畸形、无包块,呼吸均匀自如,二便如常,舌质淡红苔薄白,脉濡数。实验室检查及特殊检查无异常发现。

辨证分析:不自主头摇、挤眼,肝风使然;纳呆、易激惹、啃指甲、咬衣被乃脾虚肝旺;夜寐不安、夜惊、注意力不集中、心神不安、脉濡数,属脾虚肝热。所以本案病例证属肝旺脾弱、心神不宁,治宜平肝健脾、安养心神。

诊断:中医病名诊断:儿童异动症(肝郁风动、心脾两虚证);西医病名诊断:抽动秽语综合征。

治则:调理气机,实则泻之,虚则补之。

治法:平肝息风,健脾养心。

方药:柴胡10g,白芍10g,煅石决明(包)30g,夏枯草10g,乌梅2个,木香6g,砂仁10g,谷芽15g,蝉蜕10g,钩藤10g,防风10g,桑叶10g,莲子30g,青皮10g,茯神10g,生甘草6g。

3剂水煎服。

调护:①爱护关心患儿,使其心情愉悦;②忌食辛辣油腻之品。

2011年1月26日二诊:服药后病儿不自主头摇、挤眼明显减少,饮食渐增,睡眠较安宁,舌尖略红,上方加栀子6g,3剂水煎服。

2011年2月1日三诊:患儿头摇、挤眼、啃指甲、咬衣被等症明显好转,睡眠安静,饮食稍差,上方加怀山药10g、(炒)鸡内金10g,3剂水煎服。

【按语】

本病属广义的"肝风"范畴,"诸风掉眩,皆属于肝"。肝脉上"连目系""开窍于目"胆经之脉过颊部,"肝气热则……筋膜干,筋膜干则筋急而挛"(《素问·痿论》),故本病与肝热或肝气偏旺而动风有关,治宜以平肝为首。

12. **梅核气** 梅核气属于癔症,感觉障碍的表现之一,又称"癔病球"症状群,主要表现为咽部异物感,似有如梅核大之物梗阻于喉,吞之不下,吐之不出,中医学《金匮要略·妇人杂病脉证并治》称其为"咽中如有炙脔",此物在注意力分散时可不明显,当休息或注意力集中于喉时则阻塞突出,心情不悦时尤为难受。局部检查,一般均诊断为"慢性咽炎",其实大部分患者并无器质性病变。

【中医病机】

本病乃因肝失舒畅、气机郁滞、气结痰凝而致。因肝足厥阴之脉"循喉咙之后,上入颃颡",是以"肝者……咽为之使"(《素问·奇病论》),痰气结聚于喉而成梅核气之症。

【治法方药】治法宜疏调气机、豁痰散结。方用疏调汤酌加法半夏、厚朴、桔梗、射干、夏枯草、佛手等。

【医案举例】

郑某,女,29 岁。就诊时间:2010 年 4 月 17 日。

主诉:咽中时有异物阻塞感 2 年。病史:2 年来无明显诱因渐渐感咽部有异物阻塞,时有时无,时轻时重,吞之不下,吐之不出,似有如梅核之物梗阻于喉。每当生气或注意力集中于咽喉部时,阻塞感尤为突出,伴失眠多梦、心悸、气短乏力、喜出长气。曾到多家医院诊治,均诊为"慢性咽炎",经西医药治疗无好转,故来求治。患者平素身体健康,未患过严重的急、慢性疾病。望闻切诊:神志清楚,检查合作,呼吸均匀自如,饮食二便如常,舌尖微红苔薄白,脉细弦。实验室检查及特殊检查无异常。

辨证分析:患者平素性急易怒,抑郁焦虑,情志不畅,肝气郁结不舒,气机阻滞,结于咽喉,气结日久,必致痰凝,气痰交结于咽喉如异物梗阻;病程日久,心阴不足,心失所养,而见心悸、失眠,因肝足厥阴之脉,循喉咙之后,上入颃颡,是以"肝者……咽为之使"(《素问·奇病论》),痰气结聚于喉故成梅核气之病。

诊断:中医病名诊断:梅核气(肝郁气滞、气痰交结、兼心阴不足);西医病名诊断:慢性咽炎。

治则:调理气机,实则泻之,虚则补之。

治法:疏调气机,豁痰散结,养心安神。

方药:疏调汤加减。

柴胡 10g,白芍 12g,枳实 15g,法半夏 10g,厚朴 15g,桔梗 6g,郁金 15g,川芎 10g,夏枯草 10g,浙贝母 12g,丹参 15g,钩藤 15g,石菖蒲 10g,乌药 10g,薄荷 10g,酸枣仁 20g,小茴香 10g,麦冬 15g,生甘草 6g。

3 剂水煎服。

调护:①调畅情志,合理起居;②戒烟酒,避免进食辛辣刺激油腻食物。

2010 年 4 月 23 日二诊:自述服上方中药 3 剂后,喉中异物梗阻感明显减轻,心悸、失眠等症也有所缓解,舌、脉如前,续予上方 3 剂治疗。

2010 年 5 月 2 日三诊:患者喉部异物梗阻感消失,能咯出少量稠痰,睡眠好,已无心悸,舌常苔薄白,脉细缓,守上方 3 剂以巩固疗效。

2010 年 6 月 15 日随访患者,得知自服上方后,喉部梗阻感消失,饮食睡眠好,身体无不适感,至今未曾复发,嘱其忌辛辣香燥油腻食物,如有不适及时复诊。

【按语】

《金匮要略·妇人杂病脉证并治》:"妇人咽中如有炙脔,半夏厚朴汤主之。"肝主疏泄,喜条达、恶抑郁,其经脉上行于咽喉。若情志不畅,郁怒伤肝,肝气郁结,循经上逆,结于咽喉,壅塞不散,而致异物梗阻感,气结日久,生痰成瘀,气痰瘀互结胶着,致使喉梗,久治不愈,治疗要领在于疏肝解郁,兼豁痰散结,可获良效。

13. **黄褐斑(chloasma)** 黄褐斑是人体色素代谢异常,致沉着于局部皮肤的一种病态表现。多见于面颊、前额、鼻背或眉唇等处,发生于颧突部可呈对称性蝶形分布。日光照晒可加重色素沉着。色斑表面平滑、无凸出、无炎象、无鳞眉、无不适感觉,往往经久不退。病因可能与内分泌失调或局部皮肤血流变学异常有关。

【中医病机】

本病中医学称黧黑斑或肝斑,一般认为系肝失疏泄、气机不畅、气滞血瘀,或加肾阴不足、水亏火旺,致肾色外露使然。诚如《医宗金鉴》所言:"黧黑皮干黯,原于忧思抑郁成"。

【治法方药】

治宜疏肝解郁,调理气血兼滋肾阴为主。方用疏调汤加当归、山萸肉、女贞子、生地黄、枸杞、防风、蝉蜕、白芷等。

【医案举例】

张某,女,24岁。就诊时间:2011年3月10日。

主诉:面部褐斑3年。病史:自诉无明显诱因于2008年开始发现鼻旁两侧面颊生斑,初起时颜色较淡,无红肿痒痛等不适症状。近1年来褐斑颜色加深,面积扩大,影响美观,自觉太阳照射后,褐斑颜色更深,月经期褐斑较平时明显,患者多年来月经不调,常经期后期8~9天,色黯黑,有块,且经来小腹痛剧,须服"止痛药"方能缓解。曾到多家医院诊治,用过"谷胱甘肽""复方氢醌霜"、中药等治疗,而斑依旧,经人推荐前来调治。患者一般情况好,常生闷气,身体健康,未患过严重的急、慢性疾病。望闻切诊:神志清楚,检查合作,体形瘦弱,头颅无畸形包块,面部鼻旁、两则颊部对称蝶形褐斑,褐斑中心色深,边缘色淡,且边界不清,褐斑平滑,无凸凹,无鳞屑,无红肿,气管未见包块肿物,皮肤黏膜无黄染瘀斑,二便如常,睡眠好,舌质淡红有瘀斑,苔薄白,脉细弦。实验室检查无异常。

辨证分析:面部鼻旁蝶形对称褐斑,月经不调,责之于冲任,因任脉为"阴脉之海",其经脉环绕口唇,沿面颊分行至目眶下。冲脉乃"十二经脉之海",其经脉环绕口唇,到目眶下。冲任调和,气血畅旺,则月经应时而至,反之则乱。经来腰腹痛,经色黯黑有瘀块,乃气滞血瘀。患者平时文静内向,常生闷气,易致肝郁,疏泄不利,气机不畅,经脉气血瘀滞,褐斑遂成。褐色归肾,肾主生长发育与生殖,与月经密切相关。所以本病证属肝郁气滞血瘀兼冲任不调。

诊断:中医病名诊断:黄褐斑并痛经(肝郁、气滞血瘀,冲任失调);西医病名诊断:黄褐斑、痛经。

治则:调理气机,虚则补之,实则泻之。

治法:疏调气机,理气化瘀,和调冲任。

方药:当归 15g,赤芍 12g,柴胡 12g,茯苓 15g,白术 10g,荆芥 12g,香附 15g,防风 12g,枣皮 10g,桑白皮 15g,泽泻 15g,丹参 15g,郁金 15g,白芷 10g,薄荷 6g,枸杞 15g,生甘草 6g,桑寄生 12g,续断 12g。

3 剂水煎服。

调护:①调畅情志,注意劳逸结合;②注意饮食营养,忌生冷油腻饮食。

2011 年 3 月 17 日二诊:服上方 3 剂后,精神渐好,面色红润,无明显不适感,身心愉悦,黄褐斑尚无明显变化,舌脉如前,坚持治疗,守上方 6 剂。

2011 年 3 月 30 日三诊:服药期间恰逢月经来潮,痛经明显好转,仅感小腹微痛,经行 5 天干净,面部黄褐斑颜色开始变浅,饮食睡眠好,守上方 6 剂。

2011 年 4 月 13 日四诊:面部褐斑明显消退,身心愉悦,饮食睡眠好,二便正常,舌常,苔薄白,脉细。守上方服药治疗 2 周。

【按语】

患者文静内向,性喜独处,少与人来往,易生闷气,致肝郁气滞,疏泄失常,全身气机不畅,气滞血瘀。任脉为“阴脉之海”其经脉环绕口唇,沿面颊分行至目眶下。冲脉环绕口唇行至目眶下,气机失调,冲任失调气血瘀滞,日久渐积于面颊而成斑,治疗当以疏调气机为首。

14. 慢性前列腺炎(chronic prostatitis) 本病有细菌感染所致者与非细菌者(nonbacterial prostatitis),后者按目前国际疾病最新分类又可称为慢性前列腺炎样综合征(chronic prostatitis-like syndrome)或慢性盆腔疼痛综合征(chronic pelvic pains syndrome)等。本病起因是多种因素作用所致,现今引起学界重视的病因有“细菌感染过后”,自身免疫反应或免疫反应失调,神经肌肉紧张或身体损伤,心理与社会因素及不良生活习惯等。其临床表现主要为尿频、尿急、排尿不畅或伴有灼热感;同时出现会阴部、耻骨膀胱区或大腿根部、骶部、阴茎、阴囊、睾丸等处的疼痛与不适感觉;部分患者可有射精时之疼痛与不适等。其特点为病程缠绵,反复难愈,为男科之常见疾病。

【中医病机】

近年来从中医治疗本病的实践中逐渐认识到心理因素在慢性前列腺炎的病因方面起着重要作用,且在病情加重或复发方面亦常与情志不舒有关,心情抑郁导致机体气机不畅或紊乱,气郁而酿热,可致血瘀,可阻碍脾之运化,湿自内生,湿性趋下,与热合而注于下焦,湿热与瘀血相互为患,遂成本病常见之证。

【治法方药】

治宜以疏调气机为首,兼以清热利湿,祛瘀通淋诸法。方用疏调汤酌加瞿麦、萹蓄、车前子、蒲公英、泽兰叶、薏苡仁、延胡索等。

【医案举例】

汪某,男,32岁。就诊时间:2010年12月6日。

主诉:尿频、尿急不尽1年。病史:1年来无明显诱因渐感尿频、尿急、尿不尽,小便时尿道口灼热感,同时伴有会阴部胀痛,阴囊湿潮,曾多次到医院诊治,用过"头孢霉素""左氧氟沙星"等药,还内服过"中药",行穿刺注射治疗12次,但均不见好转,且症状日益加重,现每天小便10余次,排出不爽,心烦易怒,眠差神倦,头昏,性功能减退,经朋友推荐现来治。患者一般情况可,平素身体健康,未患过严重的急、慢性疾病。望闻切诊:患者神志清楚,检查合作,平素嗜酒,直肠指检触及前列腺稍大,有轻度压痛,舌常苔薄黄微腻,脉细略数,溺色黄而短。实验室检查:前列腺液检查报告:性状乳白色;pH值6.4;磷脂酰胆碱小体少量;上皮细胞少量;红细胞3个/HP;白细胞20个/HP。余无异常。

辨证分析:尿道灼热,尿频、尿急、不尽是下焦湿热,膀胱气化不利;阴囊湿潮,会阴胀痛,乃疏泄失调,气机阻滞,湿热蕴郁,壅阻下焦,不通则会阴胀痛。阴囊湿潮,亦为湿盛。本案为湿热淋病,故予疏调气机,利湿清热通淋。

诊断:中医病名诊断:淋病(下焦湿热,膀胱气化不畅);西医病名诊断:慢性前列腺炎。

治则:调理气机,实则泻之。

治法:疏调气机,利湿清热通淋。

方药:柴胡10g,白芍12g,枳壳15g,小茴香10g,乌药10g,川芎10g,郁金15g,通草6g,王不留行10g,瞿麦10g,淡竹叶10g,白花蛇舌草15g,蒲公英15g,萹蓄10g,薄荷6g,生甘草6g。

3剂水煎服。

调护:①舒畅情志,合理起居;②调饮食,戒烟酒;食富于营养易于消化的食物,避免进食辛辣刺激性食品;③慎起居,适劳逸,注意卫生。

2010年12月12日二诊:患者服上方3剂后,感尿频、尿急、尿道灼热疼痛明显缓解,会阴部疼痛亦有好转,心情渐渐愉悦,腻苔减退,药证相合,守方3剂。

2010年12月18日三诊:服药后,小便已较顺畅,每天排尿3~4次,已无尿道灼痛,阴囊湿潮亦明显好转,会阴部尚有隐痛,饮食睡眠如常,舌淡红苔薄白,脉缓,上方加土茯苓15g,香附15g,延胡索10g,3剂水煎服。

2010年12月24日四诊:服上方后,尿频、尿急、尿灼痛感完全消失,会阴已不感疼痛,阴囊湿潮明显改善,舌淡红苔白,脉细。续予上方3剂,以资巩固。

【按语】

肾者主水,膀胱者州都之官,有贮存津液与排尿功能,肝主疏泄,调节气机,肝气失于疏泄,郁而化热,郁于膀胱,发为气淋、热淋。清代《冯氏锦囊秘录·杂证大小合参》言:"淋无非湿与热而已,然有忿怒,气动生火者。"所以本案从疏调气机,清热利湿入手,故能收效。

15. **性功能障碍**(sexual dysfunction) 男子性功能障碍主要表现为阳痿与早泄。前者为阴茎不能勃起或勃起不充分,后者则为过早射精,这些障碍绝大部分均属于功能性改变,极少为器质性病变所致。因为正常的性功能活动靠交感神经与副交感神经的微妙平衡和相互之间作用的调节,且与大脑皮质之意识活动有关。原发性勃起功能障碍几乎总是由心理因素引起,继发性病例中大约也有70%的由心理因素使然,过早射精同样也与焦虑顾虑等心理因素有关。

根据《中医病证诊断疗效标准》,凡青壮年男性,在性生活时阴茎不能充分勃起,无法进行正常性生活,多有房事或手淫过度之病史,常伴有神倦乏力,腰膝酸软,畏寒肢冷,或小便不畅,滴沥不尽等症,排除性器官发育不全,或药物等引起的阳痿,性生活开始2分钟以内即射精者为早泄。

【中医病机】

男子性功能障碍,就阳痿而言,隋唐医家多从劳伤肾虚立论,认为皆由斫丧太过,肾中精气亏损,阳气不足所致;宋明诸家亦有主"郁火甚而致痿"者(如《明医杂著》所云)。至《景岳全书·阳痿》始明确提出"或以七情劳倦,损伤生阳之气""凡思虑焦劳、忧郁太过者,多致阳痿"。清代《杂病源流犀烛·前阴后阴源流》则认为"抑郁伤肝,肝木不能疏达,亦致阴痿不起",今临床所见亦多如所言者。至于早泄则与肝郁伤阴,阴虚阳亢,相火过旺,精关不固有关。但《黄帝内经》早已指出:"入房太甚,宗筋弛纵,发为筋痿",且又云:"筋痿者,生于肝,使内也"(《素问·痿论》)。

【治法方药】

治宜予疏畅气机,疏肝兼以补肾等法。方用疏调汤酌加山茱萸、淫羊藿、巴戟天、菟丝子、蛇床子等,早泄者酌加芡实、莲须、覆盆子、知母、黄柏等。

【医案举例】

陈某,男,47岁。就诊时间:2011年2月17日。

主诉:性功能减退2年。病史:患者从事商业经营管理工作,平时工作压力大,精神紧张,每天工作十几个小时,近年来常感神倦乏力,腰膝酸痛,失眠多梦,两胁胀闷,纳呆,夜间咽干,近来上述症状加重且明显感到性功能减退,阴茎常不能勃起或勃起不充分,有时勉强勃起,但开始性交很快射精,非常苦恼,用过多种中西成药,始终无效,经同事介绍前来求治。患者一般情况可,平素身体健康,未患过严重的急、慢性疾病。望闻切诊:患者神志清楚,反应灵敏,检查合作,面容倦怠,体形中等,胸腹部外形如常,未见包块肿物,无压痛,阴囊、阴茎及睾丸未见异常,二便如常,舌淡红苔薄白,脉弦细。实验室检查无异常发现。

辨证分析:该患者从事管理工作,精神压力较大,长期劳作,思虑过度,伤及肝脾,两胁胀闷提示气机不舒;神倦乏力,纳呆少食,是脾虚失运;夜间咽干,失眠多梦,腰膝酸软,乃肾阴虚、心肾不交。肝气不舒,疏泄失常,贮藏和调节血液功能不利,濡养之力降低,升发阳气的功能衰退。继而木乘土位,运化不足,化源匮乏,累及心肾,致心肾不交,肾精肾气俱已不足,终致阳痿早泄。本案证属肝郁脾虚,心肾失养,治宜疏肝健脾,养心益肾。

诊断:中医病名诊断:阳痿,早泄(肝郁脾虚,心肾失养);西医病名诊断:性功能障碍。

治则:调理气机,虚则补之。

治法:疏调气机,疏肝健脾补肾,养心安神。

方药:柴胡10g,白芍12g,潞党参20g,川芎10g,郁金15g,枳壳12g,桑寄生12g,杜仲12g,蛇床子10g,沙苑子10g,酸枣仁20g,淫羊藿15g,佛手10g,茯神15g,莲子30g,怀山药15g,生甘草6g。

3剂水煎服。

调护:①舒畅情志,保持乐观;②调饮食,戒烟酒,食富于营养易于消化的食物,避免进食辛辣刺激性食品;③慎起居,适劳逸。

2011年2月24日二诊:服上方药后,阳痿情况稍有改善,精力明显增强,乏力神倦明显减轻,余症同前,已见初效,守上方续服3剂,水煎服。

2011年3月3日三诊:药后,感效果明显,阳痿、早泄显著好转,本周性生活基本顺利,精神饱满,睡眠安好,胁下已不感胀痛,饮食增加,今日仅感腰部微微酸痛,舌常,脉缓和有力。予上方加熟地黄20g,枸杞20g,3剂,水煎服。

2011年3月9日四诊:患者1周来性生活已较畅顺,未出现阳痿、早泄现象,心情愉悦,精神饱满,已不感腰酸痛,饮食睡眠可,舌淡红、苔薄白,脉缓和有力,守上方3剂,水煎服,以巩固疗效。

【按语】

肝主疏泄藏血,《临证指南医案·肝风》有肝"体阴而用阳"之说。肝的生理特性是主升主动,喜条达而恶抑郁,故称之为"刚脏"。

肝之疏泄失常,必致脾运不畅,渐而气血亏虚,后天运化无力,日久化源不足,心肾失养,肾精肾气俱亏,气血不足,肝血失藏,难以合理调节血量,升发阳气之功能受抑制,且足厥阴肝经之脉又络于阴器,从而导致阳痿、早泄,所以疏肝涵木是治疗本病之关键,老师治疗该病时以疏肝为核心,足见其用意深远。

16. 慢性胆囊炎(chronic cholecystitis) 慢性胆囊炎多由胆石刺激囊壁或细菌感染等引起,或急性炎症迁延而致。主要表现为反复发作之上腹部疼痛,多见于上腹或中上腹,并可向右肩胛下区放射。通常发生于晚上和饱餐之后,一般持续 1~6 小时后可自行缓解。疼痛发作时或伴有恶心,呕吐等症状,于发作间歇期可觉上腹部饱胀不适或胃部灼热、嗳气、反酸、厌油腻食品、胃纳呆滞等,此等症状一般虽不严重但经久不愈,且于进食多脂饮食后加重。

【中医病机】

多属肝气犯胃,气机郁滞、胃失和降之证。

【治法方药】

疏调气机,疏肝和胃,消胀降逆等法治疗。方用疏调汤加乌药、延胡索、厚朴、紫苏梗等,伴有胆囊结石者加金钱草、鸡内金等。

【医案举例】

杨某,女,56 岁。就诊时间:2011 年 3 月 5 日。

主诉:右上腹胀痛 10 余年,加剧 2 日。病史:患者经常右上腹胀痛,时轻时重,有时伴右肩胛区疼痛,已 10 余年。发病前一日,因多食油腻,便感右上腹胀痛加剧,伴嗳气、反酸、恶心欲呕,后背右肩胛下区疼痛,食少纳呆、厌油腻、口苦。曾用过"熊去氧胆酸片""消炎利胆片""氨苄西林""先锋霉素"等,病情不减,右上腹疼痛仍较剧,特别是进食后,症状更加明显。今来求治,患者一般情况可,平素性格内向,未患过严重的急、慢性疾病。望闻切诊:患者神志清楚,反应灵敏,检查合作,动作协调,面色如常,呼吸均匀,右上腹轻度压痛,右胁下胆囊区亦有压痛,腹肌柔软无反跳痛,肝脾未触及,皮肤黏膜无黄染,二便如常,睡眠好,舌边略红苔薄黄,脉弦数。实验室检查无异常;彩色 B 超检查报告:胆囊缩小,胆囊壁增厚毛糙。

辨证分析:右上腹及右胁下胀痛,病在肝胆,胀为气滞,痛乃不通。口苦、厌油腻为肝胆郁热、疏泄失常;其气上逆,嗳气、反酸、恶心欲呕、纳呆少食,是胃失和降,脾失健运使然。舌脉所见,亦是肝胆气郁化热之象,故本案病例证属肝胆郁热,乘脾犯胃,治宜疏调气机,清胆和胃。

诊断:中医病名诊断:胁痛(肝胆郁热,犯胃碍脾);西医病名诊断:慢性胆囊炎。

治则:调理气机,实则泻之。

治法:疏调气机,清热利胆,和胃醒脾。

方药:柴胡 10g,白芍 12g,枳实 15g,陈皮 10g,法半夏 10g,竹茹 1 团,龙胆 10g,夏枯草 10g,白豆蔻 10g,金钱草 15g,延胡索 10g,郁金 15g,木香 6g,紫苏梗 10g,乌药 10g,厚朴 12g,薄荷 6g,茯苓 15g,香附 20g,茵陈 15g,生甘草 6g。
3 剂水煎服。

调护:①舒扬情志,保持乐观;②调饮食,戒烟酒,食富于营养易于消化的食物,避免油腻、辛辣刺激性食品;③慎起居,适劳逸。

【按语】

肝居胁下,胆附于肝,肝胆有经脉络属互为表里,肝主疏泄,其性刚强,喜条达而恶抑郁,肝主藏血,其余气化为胆汁,胆气下降,入肠,可促进饮食水谷的消化吸收。若肝之疏泄失常,气机阻滞,郁而化火,胆气不降,木郁乘土,故而右上腹及右胁下胀痛,口苦,恶心嗳气,所以治宜疏肝利胆兼以清热和中之法。

(八)小结

以上共治疗 16 个病种之病例 795 人,其中近期临床治愈者 315 例;好转者 341 例;未愈者 139 例,总有效率82.5%。这仅是对张老部分学术思想之传承和诊疗经验的如实整理和记录,挂漏之处在所难免。关于各组病例的效应观察,也只限于门诊患者治疗前后自身对照的近期临床疗效,未能达到我国药物临床试验质量管理规范之研究要求。但从这些初步的有限样本的统计数据,亦可在一定程度上从折射出中医药内服对于某些有关的常见慢性功能性疾病的治疗优势,和器质性病变缓解症状方面的效应,既有利于临床实践,又可为今后的深入研究和有关中药新成药的开发研制提供先导或依据。

(九)讨论

气机郁滞或郁结之证,自明代虞抟著《医学正传》始统称之为"郁证"。"郁"字本有忧郁积聚不得发泄之意,《黄帝内经》有五气之郁说,如《素问·六元正纪大论》云:"郁之甚者治之奈何?"答曰:"木郁达之"等。《灵枢·本神》指出:"愁忧者,气闭塞而不行"。《素问·举痛论》又说:"思则心有所存,神有所归,正气留而不行,故气结矣。"隋代巢元方则明确指出:"结气病者,忧思所生也"(《诸病源候论·气病诸候》)。金元时期朱震亨认为"人身诸病多生于郁"(《丹溪心法·六郁》)。明代王履也认为"凡病之起,多由乎郁。郁者滞而不通之义"(《医经溯洄集·五郁论》);徐春甫在认识上推进了一步,指出:"郁为七情不舒,遂成郁结,即郁之久,变病多端"(《古今医统大全·郁证门》);孙一奎则进一步阐述了郁证的症状及治疗原则,他说:"有素虚之人,一旦事不如意,头目眩晕,精神短少,筋痿气急,有似虚证,先当开郁顺气,其病自愈"。至清代叶桂门人华岫云编集《临证指南医案·郁》则有进一步的认识,谓:"情志之郁,由于隐情曲意不伸,故气之升降开阖枢机不利""气本无形,郁则气聚,聚则似有形而实无形","郁则气滞,气滞久则必化热,热郁则津液耗而不流,升降之机失度,初伤气分,久延血分"等。

据以上前人诸论,可见我国往昔医家对于郁证的病因、病机演变规律以及临床表现等方面的认识是逐步趋于深化的。

然而《黄帝内经》虽有木、火、土、金、水五郁之论,朱震亨纵有气、血、火、食、湿、痰六郁之说,但始终未见肝郁具体之名,至清代末叶王泰林著《西溪书屋夜话录》方载有"如肝气自郁于本经,两胁气胀或痛者,宜疏肝等"。安东人石寿棠在《医原·内伤大要》中提到:"更有心情伤神之辈,为害尤甚。尝见情志怫郁,悲忧思虑过度,心阳和结,而肝、脾、肺之气亦因之郁结。肝叶撑张,则为胀为痛,多怒多烦"等。其实《黄帝内经》谓五郁早已将木郁列于首位,又指出:"肝者,将军之官,谋虑出焉","在志为怒","肝主语",《难经·七十四难》曰:"喜呼者肝也"等。而人之谋虑必思,思虑过度则气为之结,这都在一定程度上提示肝郁致其疏泄失司,乃是气机郁滞或郁结之证的主要根源和病机的核心。

近年来不少学者对肝郁证的现代病理学机制从不同角度做了大量的研究,取得的成果虽然是初步的,但对肝郁证的临床诊疗仍有一定的参考价值。

张老曾对肝郁证患者的自主神经功能状态做过较系统的观测,结果发现该证病例中 69.8% 的患者具有植物精神紊乱,其中以交感神经偏亢者较为多见,占 47.6%,其次为迷走神经异常与双向紊乱,结论认为肝失疏泄与自主神经功能失调有关,而肝主疏泄实质上包括了自主神经系统的部分功能。李家邦等亦采用多指标综合分析对肝郁脾虚证患者患者自主神经功能检查,结果发现该证患者中自主神经功能异常者非常显著地高于健康人组,其特征是交感、副交感均偏亢,其次是副交感偏亢。黄炳山等认为肝郁气滞证与大脑皮质的兴奋与抑制及自主神经(特别是交感神经)的功能等多种因素有密切关系。多数研究支持肝郁证与神经-内分泌网络有明显的相关性,患者存在外周及中枢的神经内分泌调控紊乱。陈泽奇等发现肝气郁结证患者血浆中亮氨酸-脑啡肽(L-ENK)及心钠肽(ANP)之含量显著低于健康人($P<0.01$),而精氨酸加压素(AVP)则显著高于健康人($P<0.01$)。严灿等研究发现肝郁证患者细胞免疫功能低下。文哲双等用放射免疫法测定肝郁患者血清雄激素(T)及雌二醇(E_2),发现此两者水平升高与该证有相关性。柴丽娜等检测肝郁型月经病患者,发现该病者不仅盆腔局部血流不畅,同时存在全身性血行受阻。王希浩等亦发现肝郁证月经病患者存在血黏度增高的病理改变等。至于实验室研究报道颇多,所选指标亦不少,但因肝郁之实验动物造模方法尚未获得公认,故从略。

关于肝气郁结之中药内服治疗,首推清代王泰林(字旭高)治肝三十法中的疏肝理气、通络、柔肝、缓肝等法最具有代表性,于《西溪书屋夜话录》中有这样的论述:"疏肝理气……宜用香附、郁金、苏梗、青皮、橘叶之属……如疏肝不应,营气痹窒,络脉瘀阻,兼通血络……如肝气胀甚,疏之更甚者,当柔肝,当归、杞子、柏子仁、牛膝"。在其所推荐的药物中并无治肝之"要药"柴胡。这可能与"肝为刚脏,体阴用阳"的特点,而自元、明以来,部分医家持"柴胡升散,有妄动肝阳,劫夺肝阴之弊"的议论有关。如张寿颐《本草正义》云:"阴虚肝旺之体,误用柴胡以致痛彻顶巅,胀塞胸膈,助其昏愦,甚至发狂而逾垣上屋,亦可使逆经倒行,变为吐衄"等。而《医学入门》则更谓:"元气下绝,阴火多汗者,误服必死",过分夸大了柴胡的"副作用"。

然而回顾有关柴胡的本草学文献,《神农本草经》认为本品"主心腹肠胃中结气……推陈致新",《名医别录》谓其"除……胸中邪逆,五脏间游气",《药性论》言其"宣畅气血",《日华子诸家本草》曰:"除烦止惊,益气力……消胸胁气满、健忘",《滇南本草》载:"行肝经逆结之气,止左胁肝气疼痛……能调月经"。《本草纲目》指出柴胡能"平肝、胆、三焦、包络相火。"纵观诸家所言,柴胡苦辛微寒,辛可散郁,寒可制热,质轻气薄,可升阳举陷,疏肝解郁,理气和血,至于柴胡劫阴与否,主要取决于所拟之方药是否切中病情,配伍是否合理,剂量是否得当等。张老以疏调气机之法为首治疗多种病症,其基础方药又以柴胡为君,用量一般均为10g,治疗妇女黄褐斑最多用至12g,经临床观察均未见"劫阴,动阳"之不良反应。

(十)体会

通过上述内容的记录与整理,进一步认识到中医药学理论和临床诊疗技术的特色和优势,体会到中医学的博大精深和张老卓越的学术造诣,以疏调气机为首治疗多种疾病的实绩,反映了张老从不同的角度和层面对这些疾病的精心诊疗和潜心研究,经过长期的实践与探索后获得的规律性的认识成果。其成果体现了整体观念辨证论治的中医临床思维特点和融合了矛盾普遍性与特殊性于一炉的个体化治疗技术和方法,是确保提高中医药对有关疾病疗效的主要措施和技能之一。

在张老的具体指导下深刻体会,系统整理,如实表述其学术思想与诊疗经验,是重温师训、开阔眼界、接受启迪、引导创新的科学活动式的传承措施。通过这样的举措,可以更加鼓舞学生继承创新中医学的信心。

【注】本节内容是由张震学术继承人田春洪、田原、张莹洁在张老的具体指导下进行诊疗观察记录整理而成。

第二节 扶正祛邪法与中药复方制剂治疗艾滋病

一、扶正祛邪治疗艾滋病

在随师应诊过程中,深感张老治疗艾滋病的见解独到,收效显著,现仅将他运用扶正祛邪理论治疗艾滋病的特色经验,初步整理报告如下:

　　艾滋病是新发疾病,临床症状复杂,中医学中未见对该病的具体记载,其症状散见于"疫毒""疫病""伏气温病""虚劳"等范畴中。张老亲自到红河、昆明等地调查云南省 HIV/AIDS 患者的发病特点,认为艾滋病整个发展过程贯穿着邪正抗争的动态变化,因此,根据其自身病理演变规律,在确定分期基础上,运用扶正祛邪理论进行辨证论治。现总结如下:

　　1. 审病求因,治病求本 《素问·至真要大论》首先教导我们治病必须"伏其所主,而先其所因"。《素问·标本病传论》云:"知标本者,万举万当,不知标本,是谓妄行。"《素问·汤液醪醴论》言:"病为本,工为标,标本不得,邪气不服"。艾滋病发病初期,由于正气未虚,艾滋病病毒侵入人体为外邪(温疫之邪)致病,辨证多属于邪实,故治疗上重在祛邪,即以祛邪为主。此期临床上没有明显的正气虚衰之象,但就其发展规律来看,日后逐步形成正气虚弱,因此,在辨证时应予祛邪以扶正。此时虽或"无证可辨",但病因既明,用药上自当针对抑制人类免疫缺陷病毒(HIV),以免日后出现气虚、血虚、阴损、阳弱等损正现象。

　　2. 缓则治本,重在扶正 艾滋病潜伏期无明显特征性艾滋病临床表现,从邪正虚实辨证着眼为邪实正亦未虚,即邪毒(HIV)侵入损害人体,人体正气尚盛,还能支持机体正常生命活动,病情进展缓慢。但此期正气已处于逐步削弱之境地,治疗原则多采用扶正培本,以扶正(提高免疫)药物组成的固定方进行治疗,提高机体免疫力,从而延缓发病和延长患者生命。

　　张老根据"形不足者,温之以气;精不足者,补之以味"之古训,拟定"扶正抗毒方",药物组成以人参、黄芪、灵芝、黄精、白术、女贞子、淫羊藿、菟丝子、甘草等具有益气养阴、滋肾健脾之品,制成丸剂或胶囊,治疗 429 例艾滋潜伏期患者,疗程 6 个月,以治疗前后症状、体征积分评定,有效 252 例,占 58.7%,稳定 50 例,占 11.7%,无效 127 例,占 29.6%,总有效 302 例,总有效率 70.4%。对乏力、自汗、头痛的情况症状改善比较明显,治疗前后积分经统计学比较有显著性差异($P<0.01$);对咳嗽、盗汗、恶心、腹痛、胸痛亦有明显改善($P<0.05$)。可见临床治疗中运用扶正培本能改善临床症状、提高机体免疫功能,从而提高生活质量、延缓发病时间、达到延长生命的治疗目的。

　　3. 扶正祛邪,攻补兼施 AIDS 相关综合征期、艾滋病期出现艾滋病特征性临床症状、体征,如淋巴结病、发热、腹泻、乏力、盗汗等。张老认为此期属虚实夹杂,正邪交争。正虚以气虚、阴虚或气阴两虚为多见,涉及脏腑主要在肺脾肾。邪实情况比较复杂,可见气滞血瘀、湿热壅盛、痰浊内盛、热盛痰蒙等证;有许多临床表现,如皮肤黏膜表现,神经系统表现,呼吸系统表现,消化系统表现等,病情复杂,呈现病原体(HIV)对多系统多器官的复合损害。治疗原则为扶正与祛邪兼顾,攻补兼施。张老根据临床实践,拟定康爱保生方,药物组成以紫花地丁、黄芩、桑白皮、人参、白术、茯苓、女贞子、墨旱莲、姜黄、夏枯草、紫草、甘草等。具有清热解毒活血，益气健脾养阴之功，治疗446例艾滋病期患者6个月，以治疗前后症状、体征积分评定，有效288例，占64.6%，稳定74例，占16.6%，无效84例，占18.8%。单项症状发热、咳嗽、乏力、腹泻、气短、盗汗、恶心、脱发、头痛、胸痛、腹痛、关节痛、腰痛等均有明显好转，治疗前后积分经统计学比较有显著性差异（$P<0.01$）。治疗前后患者CD4$^+$T细胞计数增加有显著性，治疗后增加率统计有明显差异（$P<0.01$）。

张老强调此期临床症状复杂，表现多样，治疗时可灵活多样地针对不同病情进行辨证论治，处方用药。

4. 诊病辨证，综合施治 随着抗艾滋病病毒化学药物的不断涌现，接受化学治疗的患者越来越多，大多数化疗药物有较大的毒性和不良反应，摄入体内后往往敌我不分。张老经过多年临床实践，对中医药治疗肿瘤化疗毒副作用反应积累了一定的治疗经验，亦可用于已接受服用抗病毒药物的AIDS患者的治疗。治疗原则为辨证辨病相结合，综合施治。对化疗后消化道反应，多采用化湿健脾和胃等法；对长期使用齐多夫定（AZT）所致骨髓抑制，采用气血双补等方法；对神经系统反应，采用养心安神或活血通络法等，一般都取得了较好的疗效。

扶正祛邪是中医治疗免疫性疾病的基本理论和方法，中医认为任何疾病的发生发展是由于正邪相争导致阴阳失衡、气机失常的结果，人所以身体健康是由于"正气存内，邪不可干"，人所以生病是由于"邪之所凑，其气必虚"。张老强调邪气致病，必在正气不足的情况下，才能侵扰人体发生疾病，可以说致病的原因虽在于邪，发病的关键却在于正，而且人体在既病之后的发展变化和转归预后，正气的盛衰起着决定性的作用，邪胜正则病进，正胜邪则病退。因此张老运用扶正祛邪法治疗艾滋病，根据临床辨证，扶助正气，驱除邪气，促使疾病向痊愈方向转化，以达到目前治疗该病的初步目的。

5. 任重道远，潜心探索 张老认为HIV/AIDS是人类疾病谱中新出现的病种之一，对人类健康威胁很大。西医学对其病原体及发病机制的研究已相当深入，达到了分子水平，但至今仍无满意的治疗方法，所用化疗药物毒副作用较大，虽可在一定程度上抑制HIV，但对人体有损伤，这是西医的短处。中医复方用药，旨在全面调节人体之气血阴阳，扶正祛邪较为全面，此为中医之所长。但仍有不少问题尚待我们通过大量的长期的临床实践去发现并逐步加以解决。所以他不断勉励我们要戒骄戒躁，应潜心研究深入探索，永无止境，须知对于该病之治疗任重道远，认识尚待深入，不可满足于目前所获得的点滴成绩，这使我铭记在心。

二、中药复方制剂对艾滋病的治疗作用

云南之德宏、红河、大理、文山、临沧五个州市已成为艾滋病病的高发区，且传播方式已从高危人群向普通人群扩散，防治任务艰巨，而现行国际通用的"Cocktail HAART"（高效逆转录治疗）等虽有一定的疗效，但问题尚多，不尽如人意，因此研制既有治疗针对性而又安全可靠的中药制剂实属必要。2005 年 5 月张老受云南省中医药治疗艾滋病项目组领导委托提供治疗该病的适用配方，于是通过精心设计亲手制定了康爱保生与扶正抗毒两个中药复方，经省艾滋病项目专家组充分论证通过，继由省食品药品监督局批准进行临床试验，至 2010 年 11 月已治疗该病患者 1 980 例。现将处方设计理念、药学实验及临床试验情况综合报道如下。

1. **治疗对象**　康爱保生与扶正抗毒二方的治疗对象均为 HIV/AIDS，该病是人类疾病谱中新增的病种之一，从中医学角度看，大体上属于一种散发性的，可"互相染易"及具有"伏邪晚发"等特征的"疫病"。其病原体为人类免疫缺陷病毒（human immunodeficiency virus）即 HIV，发病之后称获得性免疫缺陷综合征（acquired immune deficiency syndrome）即 AIDS。HIV 侵入人体后为害广泛而剧烈，主要攻击和毁坏体内的 CD4+T 细胞，致使其免疫功能丧失乃至完全崩溃。受病之初一般仅可见类似感冒或血清病样症状，其后转入较长期的潜伏期，继而发展为 AIDS，终于因各种机会性感染或肿瘤致死。因此曾被称为"超级癌症"。然而亦非如此，若适时获得正确的扶持正气与抗病毒等治疗援助，则亦可相应延年。

2. **病机特点**　若从中医学理论互相融合的方面加以表述：该病之病机变化轨迹便是"邪气"HIV 经触染而侵入人体之后，为了其自身的生存发展必通过损毁宿主体内之靶细胞而不断增殖复制其病毒颗粒，而作为人体"正气"的适应性免疫反应则起而与之抗争，欲尽力驱逐并清除滞留于体内之病毒，于是正邪之间交争互斗，不断博弈，持续较量。当正邪尚处于势均力敌之际，邪气每日约可孵出病毒颗粒 10^9 之巨，而机体的免疫正气亦能及时清除 $10^7 \sim 10^9$ 之病毒颗粒，从而使两者之间大体保持平衡，因此患者便可一如常人而无明显症状。但是处于此期之患者若未能及时获得应有的医药干预或治疗援助，则时移势异，随着病情的不断发展，病毒可通过其基因之变异而毒力增强，复制加速，免疫逃逸等而更加猖獗。再者 HIV 侵袭人体，除了重点攻击毁损 CD4+T 细胞外，对于巨噬细胞、单核细胞、树突状细胞等均有特殊的亲嗜性，并以它们作为庇护所或贮存仓库，为其扩散提供条件；同时人体的脑内小胶质细胞、肠上皮细胞、心肌细胞、皮肤的朗汉斯细胞（Langhans cells）以及女性的子宫颈上皮细胞等均易受其侵袭损伤。罹病日久可致体内阴精暗耗，元气衰颓，免疫系

统中最重要的免疫调节细胞 CD4$^+$T 细胞数量日渐减少终至耗竭,于是正气衰而邪气盛,体内气血阴阳俱损,生命之根基动摇;邪气炽盛,瘀血痰浊湿热火毒弥漫三焦,壅遏脏腑,逆乱气机,终至正不敌邪,整个免疫系统崩溃,各种机会感染或肿瘤接踵而至,一般数年或十数年即令患者死亡。此即从中医学宏观层面提出的对该病机制之诠释。染此毒邪致病者,罹病之后其体内必然正邪交争,阴阳失衡,气血逆乱,最终则是由正邪之盛衰决定患者之存亡,此传统理论与当今的分子生物学、病毒学、医学免疫学等微观层面的研究所知亦有相通之处。

3. 处方设计

(1)组方的主要依据:根据张老于20世纪90年代中期研制"扶正抗衰膏"治疗艾滋病相关综合征(AIDS-related complex,ARC)的实践体验及50多年来运用中医药治疗各种疾病的具体经验,后来又对 HIV/AIDS 患者进行的中医证候学临床调研所得,结合近 10 多年来国内外同道用中药治疗该病的有关信息,参阅了中药调节免疫作用于抗 HIV 活性筛选的药效学资料等,通过直接经验与间接知识的相互融合的思维过程,从而拟定了康爱保生与扶正抗毒中药制剂的具体处方。

(2)拟方的思路原则:按中医学原理,疾病一般都是体内正邪交争、气机失常、阴阳失衡等异常过程。因此拟定治 HIV/AIDS 的中药复方皆遵此理论,通过古今知识互参,病证结合,而以病为主、证型为辅,既祛邪又扶正,标本兼治而又从实际出发有所侧重,以强化治疗之针对性。具体之法当优选既可抗病毒以祛邪又能调护免疫而扶正,具有此双向作用之中药,依法有序配伍,组成正规复方,必俾能利用其中多种有效成分发挥多层次、多靶点、多环节的整体综合调节效应,"谨守病机,各司其属""杂合以治,各得所宜",从而通过扶正培本,攻病逐邪,调理和解等作用,尽可能消除病变缓解病情。总的治则理念是凡染毒而尚未发病者,则予扶正以抑毒;已发病者则宜御毒而保生。

(3)功能主治与用法:康爱保生丸具有清热解毒、活血散瘀结、益气健脾、补益肝肾、抗 HIV 及调护免疫功能等综合效用。

扶正抗毒丸具有益气养阴、滋肾健脾、清热解毒、抗 HIV 及调摄免疫功能等综合效用。

上述制剂自 2005 年开始用于相应病程阶段之 HIV/AIDS 的患者。康爱保生丸一般用于 ARC、AIDS 发病期,证见邪毒炽盛、瘀血痰浊湿浊壅遏、气阴两虚、脾肾不足之患者,按现行国家标准属于成人组Ⅲ期 C 组之患者。扶正抗毒丸则用于 HIV 感染潜伏期,证见气阴两虚、肝肾不足、邪毒内蕴者,按上述标准属于成人Ⅱ B 期 B 组的患者,必要时亦可适当灵活运用于各期组之相应患者。

以上制剂均为口服,每日 3 次,每次服用相当生药 41.28g 之丸剂,连服 6 个月为一疗程。

4. 药学研究

(1) 制剂学研究:本着提高制剂的疗效、稳定质量、便于生产的原则,要求达到有效部分含量高、生物利用度好、治疗剂量精、质量稳定性好、质量可控性强、安全度高、使用方便之目的,首先确定了提取工艺、半成品的质量要求,工艺成型、收集了中试和放大数据,增加了方中关键药物的含量之测定标准,考察了工艺的稳定性,对成品进行了加速或常温留样的稳定性试验。先后制成三种剂型即胶囊、散剂与丸剂,最后定型为丸剂。

(2) 药效学及毒性试验:在符合规范要求的实验室,利用国家规定的等级动物,确保实验设计合理、结果判断准确,总结资料可靠的前提下,根据上述制剂的主治病证特点,选择进行了有关免疫功能及体外抗 HIV 等实验研究,急性毒性与长期毒性试验,完成了多项考核指标,结果表明上述制剂安全有效,符合设计要求。

5. 疗效观察 从未经过任何西药治疗的 HIV/AIDS 患者中选取病例,在依从性较好的条件下,进行临床疗效观察。自 2005 年起到 2010 年末单纯服用上述制剂已满一个疗程以上者总计 1 980 例。

其中单纯服用康爱保生制剂者共 1 038 人,有 $CD4^+T$ 细胞计数资料者 822 例($CD4^+T$ 细胞少于 200 个 /μl 者 264 例,少于 350 个 /μl 者 285 例),经 VL(virl Load)检测者 35 例。于治疗后发热、疼痛、无力、多汗、皮疹、腹泻、皮肤瘙痒、黏膜溃疡等症状均有不同程度之改善;患者体重上升,每月感冒次数明显减少,生存质量有所提升。$CD4^+T$ 细胞低于 350 个 /μl 之患者均明显上升,VL 无明显变化。但 $CD4^+T$ 细胞大于 350 个 /μl 之患者则治疗后反而略有所下降。

单纯服用扶正抗毒丸者计 942 例,$CD4^+T$ 细胞检测数据完整者 752 例,经 VL 检测者 58 例。服本品后乏力、多汗、纳呆、脱发、咳嗽等症状均好转或消失;体重上升,生存质量提高。凡 $CD4^+T$ 细胞低于 350 个 /μl 者治疗后均有明显提高,VL 未见明显变化。

在上述制剂之整个治疗过程中未发现明显之不良反应。

6. 讨论 中药复方制剂处方的拟定不可避免地涉及对"病"还是对"证"的问题。辨证论治固然是中医学的显著特色,但并非诊疗的唯一模式。清代著名医家徐大椿曾明确指出:"欲治病者必先识病之名,能识病名而后求其病之始由生;知其所由生,又当辨其生之因各不同,病状之所由异,然后考其治之法。一病必有主方,一方必有主药……千变万化之中,必有一定不移之法"(《兰台轨范·原序》),若偏执辨证论治而将其绝对化,则无专病专方可言。其实,辨病与辨证本是矛盾的共性与个性的关系问题,两者不可偏废,必须正确结合。所以上述处方的设计即本着治 HIV/AIDS 之 "病" 为主,兼顾相应的 "证",仅是对扶正与祛邪之药物配伍有所侧重而已。

至于治疗本病的中药疗效与评价,至今尚无统一标准。西方及国际通用的 "金标准"(VL 与 CD4$^+$T 细胞计数)按循证医学(EBM)原理仅只是替代终点(surrogate end point,SEP)标准而已,并不能完全取代全面反映患者情况的 end point(EP)标准。上述临床试验已是大样本,且在一定范围内提示了 EP。然而由于具体操作未完全按照现今的 RCT、EBM、DME 等有关要求进行,因此论证强度尚待提高。另据云南省艾滋病防治局 2010 年 11 月提供的信息:现有在治之艾滋病患者,其病死率已从 2004 年的 13.2%(人 / 年)下降至 2009 年的 1.3%(人 / 年),这除了所染 HIV 之毒力性质,患者体质及免疫功能状况,HAART 之正确运用等因素外,上述制剂似乎也起到了部分作用。

人体是一个极其复杂而又完整的有机体,处于与周围利害因素交织的生存环境中,仅凭着自身的神经-体液-免疫网络的调节和各组织器官的协调活动而维持健康,若其中任何一个环节异常则导致疾病或死亡。其中免疫系统的功能十分复杂而重要,并非淋巴细胞亚群这一子系统中的 CD4$^+$T 细胞所能单独完成。在众多的免疫活动中,有一组重要的功能称为适应性免疫(sdaptive immunity 或 specific immunity),此中与 HIV/AIDS 关系密切者则是由 T 细胞介导免疫(celluler immunity)功能。因此 CD4$^+$T 细胞作为一种标志物,其数值便成为监测 AIDS 患者是否容易出现机会性感染和死亡的重要参数。上述临床实验中 CD4$^+$T 细胞高于 350 个 /μl 的患者药后其计数反而有一定幅度的下降是 "免疫重建" 中的特殊现象。其实能够引起 CD4 下降的因素是比较多的,如 HIV 毒株的变异加速、毒力增加,血浆中 VL 升高,CD4 毁坏加剧,产生减少等;其他的夹杂感染如结核杆菌(TB)、李斯特菌(Listeria)、真菌、原虫等均可致此。再者,在免疫应答(immune response)反应中细胞因子(cytokines)亦具有介导和调节各类免疫细胞的作用。因此欲解开此谜,必须扩大观测范围。

从当前对 HIV/AIDS 的治疗认识的进展情况看,经过近 20 年来 HAART 等抗病毒的实践,似乎已经由完全消灭患者体内 HIV,重建免疫的唯一目标逐渐转向缓解或消除临床症状,提高生存质量,维护其免疫功能,俾人毒共处,带毒生存,以延其天年的努力。这也是 EBM 所要求的 end point evaluation,值得赞赏。因为,这将为中医药固有优势的充分发挥提供有利的平台。

【注】本节第一部分由张老学术继承人王莉整理写成。第二部分是张老为艾滋病学术讨论会议所写的发言提纲。

第三节 自主神经功能紊乱之检测与中医治疗

一、自主神经功能紊乱

1. 自主神经功能的概念 自主神经系统或称自律神经、自主神经、内脏神经系统。其主要功能在于维持机体之生命活动,保证体内环境之相对稳定与平衡,同时对正常精神状态之保持、内分泌之调节、各器官活动之协调等,均有重要的作用。体内很多内脏器官同时接受交感神经和副交感神经的双重支配,在功能上体现着明显的互相对立而又互相依赖的矛盾统一规律,当其中一组神经加强某器官之活动时,则另一对应之神经即起抑制作用,从而可免该器官活动之失常。这与中医学关于人体阴阳及脏腑气机之动态平衡等观念颇有暗合之处。

2. 检测方法与衡量标准

(1)皮肤划痕试验:在温室宜人之条件下,用钝圆光滑之骨针、分别用慢而有力和轻而快速两种手法,在受试者前臂内侧划三道 5~8cm 长之纵线,观察并记录划痕纹反应。凡划后 10 秒内出现明显之红色或白色条纹者为阳性。其中红纹超过 15 分钟或白纹持续在 5 分钟以上者即可考虑其自主神经功能异常。

(2)瞳孔光反应试验:先记录受试者瞳孔之大小,然后以五官科聚光镜之光源断续照射,仔细观测虹膜瞬动幅度和频率。若波动幅度大而且频率高,或于收缩后随即变散大且超过原来直径者,即为阳性,表示稳定性能差。

(3)脉搏差试验:先测得受试者站立时 1 分钟之脉搏数,然后令其从容地转入自然之仰卧位立即再测 1 分钟之脉搏数。凡前后两次之差在 10 次以上者则为阳性。

(4)压差试验:先测取坐立时之血压,然后使之转入卧位,静息三分钟后测其卧位血压。凡两者之差分别超过 15/10mmHg 者,则为阳性。

(5)Aschner 试验(即眼心反射,oculocardiac reflex):令受试者安静平卧,测取一分钟之脉搏为基数,然后闭目,检者以示指及中指直接按压其角膜两侧(以不感疼痛为度),按压 5 秒钟后,再测 1 分钟之脉搏数,与基数相比,凡压迫眼球后脉搏减慢 10 次以上者为阳性。出现逆反射(inverted reflex)者,亦属异常表现。

二、自主神经功能紊乱的具体表现

能引起自主神经功能紊乱之病因甚多,从中医学角度看三因(内因、外因和不内外因)几乎都可以引起。如:躯体和内脏疾病、内分泌改变、剧烈之情绪波动、房室劳倦、外伤等,均有可能使自主神经之功能陷于紊乱。

自主神经功能紊乱并不是一个独立的病种或病类,它是一组复杂多变的"证候群",此种紊乱之临床表现,一般以主观症状为多,其病理特点多属于功能性改变,且一般都具有可逆性。

1. **全身症状** 可表现疲乏、倦怠、四肢无力、流涎、多泪、自汗、盗汗、情绪不稳、焦躁不安、健忘、胸部胀满或压迫感、发冷或发热等,或有失眠、头晕、头痛、头部不适、沉重感、耳鸣、眼睑震颤、感觉过敏等。心系症状:如心悸、心律不齐、血压不稳、胸部压迫或绞轧扼感,心电图 S-T 段及 T 波改变,四肢远端循环不良,出现厥冷、发绀等。肺系症状:可见呼吸急促、呼吸困难、气喘、喉头异物感等。脾胃症状:有食欲不振、恶心或呕吐、腹部胀满疼痛、腹泻等。肾系症状:可出现尿频、多尿、夜尿、月经失调、性功能障碍等。皮肤症状:可见多汗、少汗或无汗、阵发性皮肤潮红,常伴有皮肤瘙痒或荨麻疹等。

2. **中医证型** 通过四诊检查及对机体有关症状的认真观察,如根据脉搏、体温、血压、呼吸及基础代谢等有关检测,大体上可区分其病型与常见的中医证型。

(1)交感神经偏亢型,常具有以下表现:心悸易惊,心动过速,脉数,易受惊吓等,此与中医的心气虚证等有关;畏热,低热,对外界气温升高之耐受力降低,或有自身之畏热感觉,如烘热升火,甚至可出现长期低热等,此与中医的"阴虚内热证"等有关;头晕、眩晕、手颤、目赤易怒等,此与中医的"肝阳上亢"或"肝火上炎"等证有关。

(2)副交感神经偏亢者:可见头昏、眩晕、昏厥倾向等表现,此与中医的"肾精亏耗""肝风内动"等证有关。或出现恶心呕吐、胃肠蠕动增加等症状则与"胃气上逆"等证有关。

(3)下丘脑功能紊乱:下丘脑功能紊乱是一种较特殊的综合征,其临床表现一般具有神经性多食、肥胖;或神经性厌食、消瘦;精神性多饮、多尿,特发性水肿等,此又与中医的"胃热脾虚证"和"三消之证"等有关。

以上不过是人为的划分,实际上并不是绝对的,因为自主神经系统自身的功能活动本难以截然分割,临床上亦常见交感神经与副交感神经之双向紊乱,所谓"自主神经功能不稳者",多半指此。今用中医辨证,在一定范围内正好弥补于西医诊断的不足,中医具体证型的确定则能真正实现个体化的临床诊断。

三、自主神经功能紊乱证治举隅

自主神经功能紊乱是西医学的一种笼统的称呼,临床上通过中医辨证可使其诊断具体化和个体化,有利于中药运用之选择,并增加治疗之针对性。

（一）从中医"肝病"患者之自主神经功能状态看"疏泄"的实质

临证记录 53 例中医肝病患者,经临床检测有 42 例存在着不同程度之自主神经功能失调现象,占观察数 79.2%。具体辨证,以肝郁者为多(37 例,占 69.8%);自主神经紊乱型则以交感神经偏亢者较为常见(20 例,占失调者 47.6%)初步提示:"肝失疏泄"与自主神经功能失调有一定的关系;而"肝主疏泄"实质上已包括了自主神经系统部分功能。

自主神经功能失调,是临床常见的证候群之一。就疗效而言,中药一般优于西药,而中医治此多从疏理肝气着手。因此,中医学之肝病与自主神经功能失调之间似有一定联系。进一步弄清两者关系,不仅可为临床诊疗提供相应的依据,且有助于"肝主疏泄"这一根本概念之相应阐明。

张老据其在基层工作期间收集到的一些临床资料,对"肝病"患者之自主神经功能状态和"疏泄"功能之实质等问题做了如下初步探讨:

1. **中医肝病之诊断依据与辨证标准**　根据中医藏象理论和临床实际,凡具有胁肋不适(胁肋或胁下疼痛或痞满),情绪不稳(抑郁不乐或暴躁易怒),头目不适(眩晕、眼球异常感觉),运动障碍(肢体震颤、抽搐、痉挛、屈伸不利),脉弦者,即为肝病(或病位在肝)之表现。其中,前三项为一般肝病之确征,是诊断的主要依据。

若在上述主要依据的基础上再加胁肋胀痛,眼球发胀,喜出长气等,则为肝郁之证;出现目睛干涩,巅顶隐痛,指甲不荣,以及其他阴分不足症状者,为肝阴虚证;出现目赤口苦,头痛剧烈,及其他火热症状者,为肝火之证;出现眩晕,猝然昏仆,口舌㖞斜,并以上述运动障碍表现为主者,即为肝风之证。

2. **临床资料**　按上述标准选择的 53 例患者,男性 21 例,女性 32 例;病程长短不一,最长者 10 年以上,最短者 4 个月,平均为 4.5 年;临床症状,均有时发时辍或时轻时重之可逆性变化。属于肝郁者较多,计 37 例(占观察总数 69.8%);自主神经功能失调之阳性率为 79.2%,其中近半数之患者为交感神经偏亢。

肝郁患者中,兼见心阴虚者 10 例,兼肾阴虚者 7 例,继发肝气犯胃者 9 例。其中继发肝气犯胃者,系以恶心、呕吐、嗳气等"胃失和降"之症状为主;肝气犯脾者,则以腹泻、食欲不振等现象最为突出。

根据观测所得,按照上述各项标准对每例患者之自主神经功能状况做了具体分析,结果确诊为自主神经功能失调者共 42 例,其中交感神经功能偏亢 20 例(占 47.6%),副交感神经功能偏亢 13 例(占 31.0%),双相紊乱 9 例(占 21.4%)。

3. **讨论**　上述资料初步表明:在中医学之肝病过程中,约有 2/3 的患者,存在着不同程度或类型的自主神经功能失调,这与"肝失疏泄"病机之产生和发展不无关系。

关于肝脏之生理病理概念,中医学一向持有不同于西医学的见解。前人谓其"体阴而用阳",系指肝为藏血之脏,具有疏泄、升发等作用,能舒展人体气机,调畅一系列重要的生理活动,如舒畅情志、疏利气机(特别是中焦脾胃气机)、疏调月经、疏泄胆汁等。其特点是"喜条达而恶抑郁",忧思郁怒、情志不舒可使肝之正常疏泄功能受到抑制,或由于其他原因而破坏了肝脏自身之阴阳平衡,则可出现一系列复杂而广泛的"肝失疏泄"之病理变化,而且往往还会影响到其他脏腑之功能。因此,前人又有"肝病如邪"和"肝为五脏之贼"等譬喻。

西医学的自主神经,是人体内完整的神经系统的一个有机的组成部分。它和大脑皮质的功能息息相关,支配着平滑肌和腺体,调节着内脏器官的活动,对于生命状态的维持和体内环境的相对稳定,发挥着重要作用。机体正常精神状态之保持以及内分泌活动之调节等,都离不开自主神经系统。健康人对于内外环境的变化或刺激之所以能够做出适当的反应,并进行必要的自动调节,均有赖于自主神经系之正常功能。再如人体处于安静时,副交感神经能够促进胃肠之活动、增进消化腺之分、协调大小便之排泄等,皆有助于消化、吸收等整个营养过程之顺利进行。此与中医学所说的之"疏泄"功能颇有相近之处。前人云"木能克土,亦能疏土"是有一定道理的。肝属于木,脾胃属于土,两者关系极密。本组病例继发"肝气犯胃"者占 20.7%,也反映了这方面的一些问题。至于自主神经功能紊乱日久所致之指甲变脆、失去光泽或起条纹等,则与中医藏象学说中肝脏"其华在爪"之认识不谋而合。这种惊人的雷同,很值得进一步追索。

本文根据下丘脑-自主神经功能紊乱,自主神经功能不稳,自主神经张力不全(vegetative dystonia)等病证之临床表现所提出的上述关于自主神经功能失调之诊断和分类标准,仅只是在基层条件下徒手检查的粗糙指征,其局限性是显而易见的。加之,病例不多,难以作进一步之对照分析。但是,综观上述初步资料,我们仍有理由设想中医学"肝主疏泄"的传统概念,实际上已经包括了自主神经的某些功能和作用;而"肝之疏泄"的许多病理变化,则与自主神经功能失调很难分割。同时,这些资料还提示我们,从中医辨证的角度去进一步测定、分析和探索自主神经功能状态与中医证型的关系,对于中西医结合与整个临床医学的进展都有重要意义。

当然,自主神经功能失调或紊乱,并非中医肝病所特有。其在脾虚、痰热犯肺等情况下亦可出现。且如脾肾阳虚之证,其症状表现颇似副交感神经功能亢进现象;而心肾阴虚等证则又很像交感神经功能亢进者,可是各种证型中自主神经功能失调之发病率和两者之相互关系如何,则有待继续研究。

（二）原发性肺癌患者之自主神经功能状态

近年来,关于肺脏与体液调节之关系已逐步获得阐明,特别是支气管肺癌过程中出现的异位内分泌综合征(ectopic endocrine syndrome)已引起医界之注意。但是,对于该患者之神经调节情况,特别是自主神经功能状况方面的资料,则尚未见报道。为此张老曾对 34 例原发性肺癌之自主神经功能状况做了一些初步的临床观测,现摘要汇报如下。

1. **观察对象** 本文所观察之原发性肺癌 34 例,均系云南锡业职工医院肿瘤科住院患者及云锡公司所属各厂矿之现症肺癌和部分隐性肺癌。这些病例全部都是经过胸部 X 光摄片(包括断层摄影)、痰液脱落细胞学检查、纤维支气管内窥镜或活体组织切片等检查而确诊之原发性肺癌患者。

本组病例全为新近入院或普查发现、未经施行手术等治疗之中年男性矿工。计有现症肺癌 26 例,隐性肺癌 8 例。病理分类:鳞癌 24 例,腺癌 5 例,未分化癌 2 例,其他 3 例。病灶部位:中心型者 16 例,周围型者 9 例,余为尚未定位之隐性患者。病程属于 I 期者 2 例,II 期者 5 例,III 期者 10 例,IV 期者 9 例。

2. **临床资料** ①体征所见:皮肤症状:面色苍白者 7 例,发红者 2 例,大理石纹状皮肤者 1 例。划痕试验阳性者 26 例,其中红色划痕者 17 例,白色划痕者 8 例,隆起性者 1 例。消退时间超过正常时限者 5 例。脉搏增快者 7 例,减慢者 4 例,15 例脉率正常。脉搏差试验阳性者 7 例。眼心反射试验阳性者 4 例,出现明显倒错之逆反射现象者 2 例。血压偏低者 3 例,偏高者 7 例;压差试验阳性者 4 例。瞳孔不稳定者 6 例,膝腱反射增强者 2 例。②症状方面:多汗者 14 例,目涩少泪者 10 例,唾液分泌减少者 10 例;尿液难禁者 9 例,遗精 3 例,阳痿 9 例;怯冷者 10 例,觉热者 2 例,手足心有灼热感 7 例,掌心湿冷者 3 例;心悸者 13 例,易惊者 7 例,阵发性眩晕者 14 例(已除外真性眩晕);易恶心呕吐者 8 例(已排除化疗反应)。

3. **综合评定** 根据检查所得,参照上述标准,从每例患者实际情况出发,具体分析,综合评定其自主神经功能状况。断为自主神经功能异常者 16 例(占受检人数 47.2%),其中属于交感神经偏亢者 5 例,副交感神经偏亢者 4 例,双相紊乱者 7 例。

4. **讨论** 近年来,国内外肺癌发病率及死亡率急剧上升,其严重之危害性已引起全世界的重视。根据对肺癌癌变原理和肺癌本质等问题的深入研究,现已追溯到 DNA 与二醇环氧化物结合引起碱基配对错乱等因素。许多研究事实早已表明癌肿之发生和发展与机体免疫功能缺陷密切相关。由于现代免疫学的巨大进展,神经系统的调节装置与机体免疫的相互关系亦已逐步得到阐明。

自主神经,是神经系统的中枢部和周围部调节内脏活动的部分。它可以直接影响或支配内脏、腺体、血管及其平滑肌等功能活动,以调节机体内环境中不断进行着的一切主要的生命过程,在病理条件下亦有调节作用。肺癌患者,有相当比例存在着不同程度的自主神经功能异常,这很可能成为促进病情恶化发展的因素之一,故应在治疗措施方面给予适当的考虑和调节。

总之自主神经功能紊乱其症状表现异常复杂,可以涉及中医的许多证候,临证治疗必须根据患者的具体症状具体分析,从实际出发进行辨证,没有必要拘泥于西医的交感神经或副交感神经的偏亢等病型,应坚持因时因地因人因病制宜的辨证论治原则进行诊疗。

(三)辨证论治

中医学向无自主神经之说,更无自主神经功能紊乱之病名。临诊辨证论治,在确定具体证型时不论对于何种疾病,均着眼于整体功能状态与局部病变等之全面分析,治疗之主要目的总在于促使被扰乱的各种功能重新归于协调与平衡等。这似乎表明前人已经在一定程度上巧妙地利用了人体自身固有的调节功能来促进健康的恢复,因此,中医药治疗自主神经功能紊乱之疗效较高,是可以理解的。

自主神经功能紊乱是临床常见的神经官能性疾病之一,中医辨证论治之效果通常优于西医西药,张老在诊治本病方面有独到的见解和经验,疗效亦较满意,他认为,自主神经功能紊乱之患者,大概以虚证居多,其次为虚实互见之证,而纯实之证较少。受病范围常较广泛,五脏六腑几乎都可以波及,但最多见者仍为心、肝、脾、肾之病证。不少病例均有不同程度之"气阴两虚"症状,如神疲乏力、肢软倦怠、自觉短气、颧红面白、自汗盗汗、五心烦热、潮热低热、眠差多梦等,这是自主神经功能紊乱时较易出现的证候。在气阴两虚的基础上又可合并或继发他证,从而以各种复合证候的姿态表现出来。

一般来说:副交感神经偏亢型之自主神经功能紊乱,也有近似"脾肾阳虚,胃失和降"等证;而交感神经偏亢者,也可见到"心肾阴虚,内风旋动"等证;治疗原则:当以调理为主,虚象显著者可则重予调补等。具体病案举例如下:

1. 具体病案举例

(1)脾肾阳虚,胃失和降:此证多见于副交感神经偏亢之患者,治宜温补脾肾,和胃降逆,方用附子理中汤等加减。

医案一:杨某,男,56岁,工人。诉上腹疼痛2个月余,经治未见好转。现感胃脘持续性隐痛并向肩背部放射,常发恶心,不思饮食,唾泪俱多,有时自闻腹内振水音,大便稀溏,小便清长,但尿液难禁,一有便意则需迅速登厕。脉沉迟,两尺无力,舌质淡,苔白腻多津。西医诊断:慢性浅表性胃炎,自主神经功能紊乱,副交感神经偏亢。中医属胃脘痛病,辨证:脾肾阳虚,胃失和降。法当温补脾肾,和胃降逆。方予附桂理中汤加味,川附片30g,炒白术12g,潞党参

12g,上肉桂 5g,吴茱萸 6g,香附 10g,天台乌药 10g,砂仁 6g,炙甘草 6g,法半夏 9g。服 3 剂后,脘痛迅速减轻,食欲增加,唾液及泪液明显减少,已无恶心现象,唯小便尚难控制,前方去香附、吴茱萸,加巴戟天 10g,桑螵蛸 6g,续服四剂,诸症消失,正常工作生活。

（2）心肾阴虚,肝阳不潜:该证常见于交感神经偏亢型之自主神经功能紊乱者。治法可予滋养心肾,平肝潜阳,方可选补心丹等加味。

医案二:杨某,男,41 岁,工人。遗精频作已年余,夜梦特多,且梦境中常处于焦虑、紧张状态。每逢惊梦则精液自出,日间觉醒状态下倘若情绪紧张则亦有遗精现象。易感心悸、头晕,两手轻微颤抖,心情紧张时则手抖尤为明显。夜间常出盗汗。舌尖略红,脉细数。诊断:中医属于遗精病,西法检查为自主神经功能紊乱,交感神经偏亢为主。辨证:心肾阴虚,肝阳不潜,玉关不固。拟滋养心肾,潜镇固涩。方用熟地黄 15g,当归 12g,白芍 10g,杜仲 15g,菟丝子 10g,麦冬 12g,龙齿 20g,茯神 12g,钩藤 12g,金樱子 12g,莲须 10g,生甘草 6g。服 4 剂后,称病好转,遗精次数显著减少,心悸盗汗尚较突出。上方加五味子 6g,续服 6 剂后遗精现象消失,梦亦减少,唯夜间偶尔尚有惊梦,但已无泄精现象。头晕、心悸、盗汗均显著减轻,仅于心情紧张时手尚颤抖,守上方续服 3 剂,便未再来复诊,后来随访,谓上症药后痊愈。

（3）气阴两虚:程度不等之气阴两虚之证,亦常见于自主神经功能紊乱的患者。通常表现为声怯形槁,神疲气短,肢软无力,颧红面白,自汗盗汗,口燥咽干,五心烦热,潮热低热,食纳欠佳,动则气促,干咳少痰,眠差多梦。舌嫩红少津,苔薄或花剥,脉细无力,或有数象等。治宜益气育阴。方用生脉散加味。

医案三:邓某,男,45 岁,干部。诉长期低热持续已半年多,久治未愈。曾住某大医院做全面体检,结论仍为发热待诊。现觉头晕肢软,两胁隐痛发胀。每当集中精力看书或阅读文件时,则易昏昏入睡。尿短黄,大便干结,饮食睡眠无明显改变,舌质淡红,苔薄白少津。脉濡细,两尺弱。西医诊断为:发热待查;植物自主神经功能紊乱。辨证:按肢软无力,嗜睡,乃罹病日久神气不足之候;溺黄便结,舌上津少,显系阴液匮乏,热自内生使然。气液既亏,阴火失其戢敛,故低热持续难已。迭经中西药物长期治疗而不应,情志势难舒展,肝气焉能不郁,因觉两胁不适。证属气阴两虚,肝失疏泄。法当益气育阴,疏肝除热。方用黄芪 20g,太子参 15g,生地黄 15g,地骨皮 12g,柴胡 9g,淡竹叶 3g,枣皮 10g,佛手 9g,大枣 4 枚,生甘草 6g。连服六剂后,体温恢复正常,腋温读数未超过 37℃,仅觉胁肋尚隐痛,工作时神气稍差。上方去淡竹叶,加黄精 15g,生枣仁 10g,续服 4 剂遂愈。

（4）肝肾阴亏,虚热内扰:此证常见于妇女更年期综合征之患者,因体内性腺（卵巢）功能衰退,"任脉虚,太冲脉衰少,天癸竭",下丘脑儿茶酚胺活性减弱,五羟色胺活性增加,作为自主神经中枢之一的纹状体对体温和汗腺的调节失常,因而出现一系列的自主神经功能紊乱症状。

医案四:李某,女,48岁,机关工作人员。平素身体健康,家庭和谐。近数月月经周期紊乱,经量稀少,现已闭经3个月。近来时觉心烦易怒,潮热出汗,汗后又觉皮肤发凉,手足心热,胸闷胁胀,腰膝酸软,夜间咽干,偶有耳鸣。经西医予"谷维素""多虑平"等治疗未见改善,因此要求改服中药。诊视之:六脉弦数而细,舌红少津少苔。按上述表现,乃是肝肾阴亏,虚热内扰之证。因肝藏血,肾藏精,肝肾同源,精血互生,盛则同盛,衰则同衰。今患者年逾不惑,肾阴已亏,水不涵木,阴虚阳亢,虚火上扰故有如此表现。治宜滋养肝肾之阴,潜降上亢之虚阳。方用杞菊地黄汤加减。生地黄30g,当归15g,白芍12g,枣皮10g,女贞子12g,墨旱莲12g,菊花10g,夏枯草10g,地骨皮15g,郁金15g,焦栀子6g,薄荷6g,生甘草6g,服三剂。复诊称心烦减轻,潮热汗出之次数亦减少,但腰尚酸痛,足心尚觉灼热,舌脉如前。上方去菊花加知母6g,黄柏6g,再服3剂。三诊上述症状均有改善,但胁下胀痛较剧。前方加柴胡10g,枳壳10g,香附15g,连服4剂。四诊称前述各种不适症状基本消失,月经复至,仅偶尔尚有潮热,守方3剂巩固疗效而愈。

2. **继承体会**　单纯的自主神经功能紊乱症,属于西医学所谓的"功能性疾病",不一定都有器质性的病理改变,但作为继发性者则也可见于一些器质性病变过程中。西医治疗用药比较单一,疗效并不理想,而中药复方辨证论治可以发挥多层次、多靶点的综合调整作用,可达到"杂合以治,各得其所宜,故治所以异而病皆愈者,得病之情,知治之大体也"(《素问·异法方宜论》)。中医疗效优于西医药者,其关键即在于"疏气令调,则其道也"(《素问·至真要大论》)。这也就是中医药临床治疗的优势之一,值得深刻领会,加以发扬。

自主神经功能紊乱,症状繁多,患者几乎从头到脚都可感到不适,临床上要准确辨证有一定难度,但根据张老之分析和对中医辨证所用的执简驭繁之法,是首先辨明"基础证候"继而识别"病位指标"或"病位证候"便可获得具体证型,必要时再经过疑似辨析与鉴别,则辨证的准确性可以进一步提高。

总之自主神经紊乱其症状表现异常复杂,可以涉及中医的许多证候,临证治疗必须根据患者的具体症状具体分析,从实际出发进行辨证,没有必要拘泥于西医的交感神经或副交感神经的偏亢等病型,应坚持因时、因地、因人、因病制宜的辨证论治原则进行诊疗。

【注】本节第一、二部分是张老自撰之研究心得之一,第三部分则由张老学术继承人田春洪、张莹洁记录整理而成。

第四节　湿热证之机制与临床诊疗

湿热证是临床常见的证候之一,广泛存在于一些感染性和非感染性疾病的过程中。如在肠伤寒、细菌性痢疾、传染性肝炎等特异性感染病,或胆道感染、尿路感染、妇科炎症等一般感染,以及消化功能紊乱、湿疹等非感染性疾病中,均有可能见到。若按"有此证则立此法,选此方用此药"的原则,给予清热祛湿等方剂进行治疗,确能解决不少问题。因此,深一步探索湿热证之基本理论与诊疗规律,有实际意义。现据笔者历年来之临床体验,结合部分有关文献作如下探讨。

一、湿热概念的形成

湿热一词,首见于《素问·生气通天论》,当时人们虽把筋肉拘痿的原因之一归咎于湿热,指出"湿热不攘,大筋软短,小筋弛长,软短为拘,弛长为痿"。《伤寒论·辨阳明病脉证并治》在讨论发黄的治疗问题时也提到"身黄如橘子色,小便不利,腹微满者,茵陈蒿汤主之"等。其后,历代均有所发展。如金元时期刘完素、张从正都认为妇女白带是"湿热为患"。《兰室秘藏》还注意到湿热引起的阴道流血,指出"湿热下迫,经漏不止"。到了明代,湿热概念已获得广泛应用。《本草纲目·百病主治药上》共列举了112项疾病,其中涉及湿热的便有32种,占总数的28.5%。《医宗必读》论治痢法则说"如因于湿热者,去其湿热"。清代《张氏医通》谓黄疸"始病形神未槁者,尚有湿热可攻"。《时病论》从季节性流行病学的角度对湿热的临床表现作过描述,并把它和湿温病正式区别开来,谓"考湿热见症,身热有汗,苔黄而泽,烦渴溺赤,脉来洪数是也"。

要给湿热证下一个确切的定义,目前还有困难,因为它的实质究竟是什么还不清楚。所以只好暂时笼统地说:湿热证是一个既有较普遍的的临床意义,而又有一定特异性的常见病证。所谓普遍意义,是说它较广泛地存在于一些疾病过程中。而特异性,则指临床上具有一组较特殊的症状和体征,如假渴、脘闷、苔腻、脉濡等作为诊断依据;同时,在治疗方法上也有一定的特点。

二、湿热证之成因

构成湿热证之因素,约有湿郁酿热,外邪入侵,饮食不节等三个方面。

1. **湿郁酿热**　此为内因,常居主导地位,是构成湿热病变的基础。常见者为脾运不健,加以体内素有郁热,或真阴亏耗,阳气偏旺等。脾不健运者水湿往往易于停滞,这是生湿之源,湿郁日久则可酿热。而阴虚阳旺等,亦为产热之因。这些因素,常促使湿邪与热邪互相纠结而致病,是形成湿热证的主要原因。

2. 外邪入侵 自然界炎热而潮湿的气候,如长夏初秋,雨水充沛,暑热下迫,地气上腾,湿热交蒸,人处其中,湿与热邪每易兼感,这是外因。如《医宗必读》云"夫痢起夏秋,湿蒸热郁,本乎天也"。然而湿热之邪进犯人体,未必悉从肤表侵入,自口鼻而入者也不在少数。再如生冷瓜果等经口摄入,直趋中道,也足以使脾运欠旺而里有郁热者罹病。所以前人云"湿热之邪,始虽外受,而终归脾胃也"。实际上内因与外因本难截然分开,故治疗时不可忽视充分调动和调整机体自身运化能力,和抗病功能。

3. 饮食不节 如嗜酒成癖,恣啖辛辣,膏粱厚味,过食肥甘滋腻之物亦可助湿生热,或令湿浊内生,郁而化热,终成湿热。

一般而言,凡属"杂病"范畴之湿热证,多由内因或饮食不节等酿成;而属于"时病"之类者,则常是外因侵袭的结果。

三、湿热证之病机

叶桂云"湿乃重浊之邪,热乃熏蒸之气",热为阳邪,其性炎上;湿为阴邪,其性趋下。湿与热合,便"如油入面"不易清澄透彻地再把它们分离开来,其病理变化确是比较广泛而复杂的,人体无论内外上下均可受到侵袭。简言之,约有:缠绵流连,阻滞困顿,伏郁熏蒸,浸淫四窜,病灶广泛等特点。其病变之发展或演化方式亦有一定规律。

1. 缠绵流连 如湿热之邪留恋于气分,因其性氤氲,不易速已,症见发热汗出而热不解,午后热盛,苔腻脉濡,身发白痦等。病程经过一般较长,这是缠绵流连的表现。

2. 阻滞困顿 如湿热阻中,气机不得宣畅、经络怫郁,症见胸脘闷胀,胃纳呆滞,四肢困顿沉重,清阳不升,浊阴难降,头部如裹,甚则嗜睡等,便是阻滞困顿使然。

3. 伏郁熏蒸 如湿热蕴结脾胃,熏蒸肝胆,或直接郁蒸肝胆,症见通身面目俱黄,其色鲜明如橘,发热、腹满、口苦、恶心等,是湿热伏郁熏蒸的结果。

4. 浸淫四窜 常因湿热所在部位不同而表现各异,但以趋下性较为突出。如下注大肠则见便痢脓血,下注膀胱则淋浊血尿,侵及子脏则带下腥秽,扰乱精宫则遗精早泄,浸淫肌肤则湿疹疮疡,流注经络则肢节肿胀热痛,甚至出现痿躄等现象。总之,湿热病灶波及范围较广,举凡上、中、下三焦,五脏六腑以及所属经络等皆可累及,但临床所见,又以局部之病变为多,且易出现于中下两焦。

湿热病变既成,若未得到及时之制止或清除,则可继续发展或演变,其演化方式似有一定规律。常见者为化腐、化秽、化火,甚至化而为虫,以及寒化等。化腐者易成脓,可发为痈肿脓疡。化秽者可以蒙窍,内蒙心窍则神志不清,上干清窍则耳聋目瞑。化火者亦能伤津耗液,甚而导致湿热未尽而津液已伤等情况。其次湿热蕴积亦是形成虫积的因素之一,故古代乃有"虫为湿热所化"的说法。此外,若湿热久羁,亦可伤阴耗气,致气阴两虚,但其对人体气阴之伤残,又远不如暑热等邪严重。少数病例,由于治疗不当等原因,亦有转化成寒湿之可能。

四、临床表现

湿热证并不是湿证与热证的简单相加或凑合,而是一个具有质的特异性的中医基础"综合证"。从诊断学角度看,典型的湿热证,其体征通常可见舌质发红,舌苔白腻或黄腻,脉濡数、濡缓或滑数,面色油垢微黄或淡黄,以及发热等自觉症状。多表现脘腹闷胀,口渴不欲饮水,大便溏垢、排泄不爽或伴有灼肛感觉,尿短黄混浊滞涩,汗出发黏而酸臭等。这些症状,常是一般湿热证所共有的最基本的临床表现。当然,这些表现不可能、也不必在同一个患者身上全都齐备。

每一种具体的湿热证,都在上述共性症状之基础上有各式各样的个性表现。其个性,常随湿热程度之轻重和所在部位而不同。但在某些不同的具体证型之间又常存在着千丝万缕的联系,有的个性症状甚至是某种湿热证的继发病变的反映,其原发灶可能仍在中焦或其他地方。其次在此型与彼型之间,往往存在着一些中间型,而且夹杂症或并发症也不少。一般来说,具体的湿热证约有以下类型。

1. **湿热浸淫**　湿热侵及肌肤或流溢肤表,可出现皮肤湿疹、痈肿、疮疡疾病等,局部易呈糜烂,创面不断溢出黄色脂水样分泌物,或皮肤水肿发红而有光泽等。

2. **湿热阻络**　湿热阻于经络,或壅塞络道,则见肢体痿软、痹痛、骨骱热疼,关节屈伸不利,或局部发红肿胀等。

3. **湿热郁肝**　湿热郁蒸于肝胆,致胆液疏泄失常,则周身面目发黄,鲜明如橘子色,胁肋闷满,纳呆腹胀等。轻者亦可仅见口苦,目赤多眵,以及女阴湿痒,男性睾丸阴囊红肿灼痛或肤表糜溃等现象。

4. **脾蕴湿热**　致水谷之运化失司,可见脘腹闷胀,食欲不振,肢体困乏,口中发黏、发甜等。

5. **湿热在胃**　胃失和降则恶心呕吐,食纳呆滞。胃中湿热熏蒸于上,轻则牙龈红肿疼痛,口气臭秽;重则熏蒸肝胆,致胆液走泻,侵及肌肤亦可出现黄疸,熏蒸心包则谵语神昏。

6. **湿热扰心**　可出现心憋闷,舌糜赤肿,失眠,神志不安或嗜睡等现象。

若湿热移于小肠,则尿淋痛、色赤或混浊等。

7. **膀胱湿热** 可见尿频、灼热急痛,尿色黄浊,或膏淋,血尿等。

8. **湿热伤肾** 能使腰部钝痛,坠胀感,或伴有灼热感,尿液频急、浑浊、滞涩,以及遗精,白浊。甚或出现阳痿等现象。

9. **湿热壅肺** 肺失宣肃,则可表现胸闷咳嗽,痰液黏稠,或夹脓血而腥臭;轻者或仅见涕浊量多,鼻翼红肿发亮,皮肤痤痱等。

10. **大肠湿热** 湿热搏结于大肠,则可见下痢脓血,便溏灼肛,肛门湿疹疮疡、伴有瘙痒感及分泌物等。

11. **下焦湿热** 多指女性湿热下注,症见带下黏浊腥秽,色赤白或黄臭,阴蚀阴疮,阴挺并溢出黄色分泌物等。

12. **湿热弥漫** 郁闭三焦,则枢机不利,气化无权,可见脘连腹闷,咳逆喘息,水道不通,排尿困难,甚或小便涓滴全无等严重病候。

五、鉴别诊断

湿热证之诊断,在于细询病史,掌握其主要症状与体征,如腻苔、假渴、脘闷、濡脉等。在此共性征状症状之基础上,具体分辨其不同的个性表现,落实其病灶所在。

为了明确诊断,辨清证型,必须和类似的症状、证型,和病证仔细鉴别。

1. **症状鉴别** 本证临床症状甚多,其中较有代表性者为黄腻苔或红赤舌、白腻苔,濡数脉,与渴不欲饮等。为了具体核实这些症状和体征,并准确地判明其临床意义,当注意以下问题。

黄腻苔或红赤舌白腻苔,是湿热证的一项重要体征,有时甚至有决定性意义。但腻苔应与滑苔和腐垢苔相鉴别。因为,有时薄腻似滑,而厚腻则又近于腐垢。此宜从苔之厚薄松紧,苔粒之粗细,以及分布状态等方面去加以鉴别。三者相比,通常腐垢之苔最厚,滑苔最薄,且两者在分布上都较均匀。其中心与周边之平均厚度几乎相等;腻苔则中心较厚,边缘渐薄,其总厚度超过滑苔而逊于垢苔。此外,从组成舌苔之颗粒状物(即苔粒)和舌上之津液状况看,则腐垢苔颗粒松大,密度小,状似疏松的豆渣,其上无津液,或仅被有极少量之稠浊黏液,张口时可以拉成丝状;滑苔颗粒极细且薄,紧贴舌面,特别滑润,似涂了一层极稀薄的米汤;腻苔板实致密,苔粒较小,状似薄薄地撒在舌上的一层半熟的糯米粉,其上多被有黏液,但不甚黏浊。腻苔既经判定,或其色真黄,或舌质红赤,再排除痰饮、食积化热,以及顽痰、老痰等各种可能的因素,则为湿热证之一确征。

在诊得濡脉或濡数脉时,应与不太典型之芤脉和浮脉相鉴别。因为芤脉与浮脉都易兼现数象,而且三者皆属于浮脉类,疑似之际不可不辨。识别要领,除病史和其他症状外,在于仔细衡量脉形之粗细,脉位之浅深,脉体之情状等。一般真濡之脉,其形多较浮,芤者为细,脉位亦较两者略沉,脉体则较两者为柔,无轻取有余重按不足的现象,亦无浮大中空之感。若属湿盛于热者,则亦可毫无数象,或呈濡缓之状。脉象既明,热盛于湿者详审患者有无气血不足、阴精亏耗、骨蒸亡血乃至髓绝精伤等情况。待客观地逐一排除了这些可能性后,方可视为湿热之病征。

渴不欲饮或渴不引饮,亦称假渴,虽为湿热证主要症状之一,但这个症状本身也并不是特异性的。它还可以散见于瘀血内蓄、阳虚、中气匮乏致津液难以上蒸,以及肾阴虚而津液未伤等患者。但临床所见之假渴或漱水不欲咽等现象,仍以湿热证居多,只要全面考察则鉴别自无困难,且临床诊断意义亦较大。

2. **本证鉴别** 为了增强临床治疗的针对性,常要求仔细区分湿热证过程中经常存在的湿偏盛或热偏盛等两类大同小异的证型。为了便于对比,兹列表展示,见表4-1。

表 4-1　湿热鉴别表

表现	热盛型	湿盛型
一般	面色油垢微黄,口气臭秽	面色常淡黄而滞,或微浮或有嗜睡现象
头躯	头身虽痛,但沉重或不突出	头重痛如裹如蒙,身重难以转侧
汗液	多稠黏酸臭	汗出黏冷
胸腹	闷胀感轻,或伴有疼痛	闷胀感较突出
渴饮	口渴欲饮,但所欲不多,或思凉饮,饮后不舒	渴觉不显,或渴不欲饮,漱水而不欲咽
大便	溏垢臭秽,或便秘,或有灼肛感觉	溏薄或水泻,排泄不爽
小便	色深黄,或色赤而短,混浊不清	色浅黄或微浑,或清白
舌象	舌质红赤,苔黄腻少津	苔质微红,苔白厚而黏潮多液
脉象	多现濡数	常濡缓
体温	一般较高	易呈持续低热,午后较高

3. **类证鉴别** 湿热证有时可与湿温、暑温、伏暑,以及痰热等病证混淆,宜注意鉴别。

(1)湿温:湿温病之腻苔、濡脉、身重、脘闷等一系列表现颇似湿热。尤其是属于"时病"范畴之湿热,有的文献干脆把它和湿温划了等号。如章楠注薛雪《湿热条辨》便统拟湿温称湿热。从病理和治疗学方面看,湿温和湿热确有一些共性,但在具体病因和临床经过等方面则存在着一定的差异。前者系感受温邪所致,发病每有明显之季节性,多见于夏末秋初雨湿较盛之时;后者,特别是杂病湿热,作为一个常见证或多发证,可以不受时令限制。其次,湿温病往往具有一个较独立而完整的临床过程,而湿热证因常出现于某些杂病过程中,其自身不一定都具有独立性;同时,在具体的治疗措施方面,两者也不尽相同。所以《时病论》说:"湿体本寒,寒湿可以温散;酝酿成热,湿热可以清通。惟湿温不寒不热,最为难治,断不可混湿温为湿热。"

（2）暑温:单纯之暑温不易与湿热混淆,但是当暑温夹湿,或暑湿弥漫三焦时,往往出现胸脘痞闷,尿短赤,下利稀水,身热多汗等类似症状。但根据季节特点,以及暑温之发病急骤,传变迅速,易伤津耗气,病变易入营血,易陷心包等特点,不难与湿热相鉴别。

（3）伏暑:凡感受暑邪,潜而未作,后为时令之邪诱发的所谓"伏暑晚发",其临床症状本难与湿热混淆。但当伏暑之邪盘踞少阳或阻于胃肠之际,则亦可出现脘痞苔腻,午后身热较剧,或便溏不爽,色黄如酱,苔黄而垢等近似湿热之表现。其鉴别要点,在于伏暑之症总以胸腹灼热如焚为其固有特征,而湿热虽有脘腹闷胀,但无焚灼之感。

六、湿热证之治疗

由于湿热证是湿与热合,好似"油入于面,难分难解",因而也就决定了治疗上遣药立方如"抽茧剥蕉,层出无穷"有它自己的规律。

（一）治疗原则

湿热证一般属于实证,治疗时总以攻病逐邪为主。通常予清化分消之法以孤立并削弱邪势,阴腻柔补之药皆非所宜。如何秀山所云"参术之属,究宜慎用,庶免反助湿热为患之流弊"等确是经验之谈。

整个治疗过程中,关键在于认证精确,立法恰当,用药缓急得宜、刚柔相济。为了增强用药的针对性以提高临床疗效,首先必须分清湿邪与热邪两者孰轻孰重,有无其他兼夹证,以便治疗时统筹兼顾并有所侧重。凡热盛湿微者,用药宜多柔少刚;反之,若属湿盛热微之证,则要多刚少柔。因为阴柔药物虽能削减热势,但易阻扰湿邪之排除;而辛香刚燥之品,虽可以祛湿,但又有助热之弊。所以,要恰当地掌握分寸,做到用药"刚柔相济",宜参照叶桂"以苦辛寒治湿热"的经验,同时并要充分利用药物之间互相依赖与相互拮抗的作用规律,以收治疗上协同之效。

总之,治疗湿热证必须从患者实际出发,针对其具体病机,灵活地综合运用祛湿与清热两法,同时辅以其他相应的治疗措施。

（二）治疗方法

热为无形之阳邪,湿为有形之阴邪,无形者常依附于有形而猖獗肆虐,只要湿邪一去则热无所附,往往势孤易除。因此,对于湿热证之治疗,祛湿法向来颇受重视,只要是热势并不十分炽盛者,立方遣药总以祛湿为先,这体现了一种"分消"的治疗学观点。当然,在祛湿的同时,也不能忽视清热,特别是热盛于湿或热重湿轻者,应伍以足够的清热药物,俾在邪势孤立之际一举清除之。

(三) 药物选择

药物选择须视具体情况而定,通常首选兼有祛湿与清热等双重作用的药物,如茵陈、滑石、黄柏、车前子、石韦等。具体方法如下:

1. **宣湿清热法** 即通过轻开上焦,宣疏肺气以消除在表或郁阻于肺之湿邪或湿热之邪。因肺合皮毛,肺气得宣,则遏郁于表卫之湿热诸邪自易驱散。同时,肺本身具有"通调水道,下输膀胱"的功能,故宣畅肺气便可打开水源,宣泻水湿,使在体之湿邪随水道之通调而排出体外,这就是所谓"气化则湿亦化,气行则湿亦行"的道理。即使是侵袭表卫或在肺之湿热,均可使用本法。

宣湿药物可选杏仁、桔梗、枳壳、白豆蔻、郁金等。清热药可予桑叶、连翘、金银花、竹叶、薄荷等。

代表方剂:如古欢室方、上焦宣痹汤等。

医案:胡某,女,30岁,工人。发热恶寒,咳嗽,体倦头痛,胃纳呆滞已周余,体温38.5℃,经肌注青链霉素及服用中药止咳散、羌活胜湿汤等治疗未见好转。脉濡数,舌红苔腻,根垢。显系湿热郁表,肺失宣降使然。拟宣湿清热,芳化疏表法。方用淡豆豉15g,佩兰叶15g,茯苓12g,淡竹叶5g,藿香15g,杏仁15g,连翘15g,通草8g,金银花15g,薏苡仁15g。服1剂后得微汗,寒热全解,咳减一半。续服2剂,诸症完全消失。

2. **化湿清热法** 《温热赘言》云"湿热伤气",湿热之邪常阻碍气机,易使中焦闭塞,脾胃功能受抑制,导致水谷气化失常,清阳不升,浊阴不降等情况。故宜用芳香走窜药以苏醒脾胃,枢转气机,激活人体自身之运化功能,俾中焦气化恢复常态,蕴积于体内之湿邪或湿浊得以通过透化而消散。同时兼清其热,使势孤之热邪易被清除。

化湿药物可用佩兰、藿香、石菖蒲、郁金等。清热药可选竹茹、黄连、芦根、大青叶等。

代表方剂:如甘露消毒丹等。

医案:王某,男,40岁,锡矿干部。1个月前曾因急性阑尾炎行手术切除,术后创口感染,局部脓肿形成,又经切开引流等外科治疗。现创口已愈合,但低热(38℃左右)持续,旬月未退。四肢无力,胃纳呆滞,稍食即感恶心,尿黄,便溏不爽,脉濡细而数,苔薄腻色白,舌质黯红夹青。证属湿热中阻,气血郁滞;拟化湿清热,理气活血法。方予杏仁10g,豆蔻仁10g,薏苡仁20g,厚朴

10g,法半夏 10g,竹茹 9g,通草 5g,砂仁 10g,红花 6g,广木通 6g,生甘草 3g。服 1 剂后,觉腹中舒适,胃纳增进,恶心减轻,体温降至正常。再服 2 剂,精神食欲继续改善,但夜间兴奋难眠,苔渐净化。上方加茯神 15g,建菖蒲 6g,续服 3 剂,症状消失。

3. 渗湿清热法　即取淡味渗利及清热药物以消除郁阻于体内之湿热。此法祛湿并不以利尿为主要手段或目的,因为湿热内蕴,一般不主张过于通利小便,否则徒伤阴液,热易化燥。最宜芳化淡渗,轻宣湿邪,兼以清热,以分消湿热之邪。故常与化湿等法联合应用。

渗湿药物,可予薏苡仁、通草、茯苓、大豆黄卷、冬瓜皮、扁豆衣等。清热药可选灯心草、桑白皮、白茅根、茵陈等。

代表方剂:如黄芩滑石汤、茯苓皮汤等。

医案:杨某,女,19 岁,本院护士。1 个月前曾患肠伤寒,愈合 2 周再度发热,血培养检出伤寒杆菌。复予氯霉素治疗周余,但高热(40~41℃)持续不退。现症脘闷纳呆,渴不欲饮,多汗,恶心,腹泻水样便每日 3~4 次,鼻衄,尿黄,心悸,失眠,苔白腻心垢,脉濡数,左关略弦。证属气分湿热,秽浊阻中。治从清热渗湿,辟秽畅中。予芳化淡渗清热祛湿之品,方用金银花 15g,佩兰 12g,竹叶 5g,茯苓 20g,薏苡仁 20g,厚朴 10g,豆蔻仁 10g,滑石 12g,炒白茅根 15g。服 1 剂后,体温由 40.3℃降至 38.2℃,腹仍胀闷,上方去金银花、竹叶,加木香 5g、扁豆 12g、炒麦芽 15g,再服 1 剂。此后体温未超 37℃,苔转薄白,脘闷腹胀继续有减轻,胃纳增加,仅大便微溏,四肢无力。改予参苓白术散加减善后,4 剂而愈。

4. 利湿清热法　凡湿热蕴积于下,致小便短赤涩痛;湿热郁蒸肝胆,致黄疸而伴小便不利,或湿热郁闭三焦,因而水肿或无尿者,宜予此法通利清降以逐邪。李杲云"治湿不利小便,非治其邪也",湿既去也,热易随之而解。

利湿药物,宜选茯苓、猪苓、泽泻、车前子、通草、海金沙等。清热药,可选金银花、栀子、竹叶、萹蓄、瞿麦等。

代表方剂:如八正散等。

医案:丁某,男,62 岁,工人。因肾酸痛入院,经治后疼痛缓解,但出现尿闭。4 天来仅涓滴 3 次,每次不满 10ml,经多方治疗仍然无尿。现体温 38℃上下,面肢水肿,腹部胀满,口苦纳呆,恶心欲呕,口咽干燥,渴不欲饮,便秘色黑,脉滑数,左脉弦,舌质黯红,苔黄厚腻。乃湿热郁闭,三焦失宣之候。拟利湿清热,宣畅三焦。方用杏仁 15g,豆蔻 15g,薏苡仁 15g,厚朴 15g,法半夏 15g,通草 6g,滑石 30g,淡竹叶 5g,泽泻 20g,佩兰 15g,广木香 6g,丹参 20g,车前子 20g。次日复诊,大便已行,尿量仍少,腰部胀痛,两下肢及阴囊水肿,口苦恶心,呕吐较频,舌质紫黯,气滞湿阻血瘀之象已更显露,宜加强利湿,理气活血,兼以清热。方用杏仁 12g,薏苡仁 20g,茯苓 30g,猪苓 20g,泽泻 30g,木通 10g,车前子 12g,广木香 10g,红花 15g,赤芍 15g,法半夏 15g,枳实 15g。服 2 剂后,尿量略增,病情渐有好转。服至 7 剂后,尿量增达每日 2 000ml 以上,并自动排除豌豆大砂粒状结石 1 枚,血中 N、P、N(非蛋白氮)亦降至正常范围。持续治疗两周,尿转清长,症状完全消失。

5. **燥湿清热法** 湿热证之湿盛行,或寒湿伤人阻于经络,郁久化热而成湿热者,宜予辛温苦燥之品配合其他清热药物,以燥湿清热。但其中辛燥药物亦不可过度,否则也有伤残人体津液之可能。

燥热药物,可用苍术、厚朴、半夏、草果等。清热药可予黄芩、黄连、黄柏、栀子、金银花等。

代表方剂:如二妙散、香连平胃汤等。

医案:万某,男,31 岁,工人。右小腿条索状痛性硬结已 2 年余。近时加剧,时有红色条结出现,曾诊断为"静脉炎"。两月来,右足背又有静脉炎现象,且呈慢性进行性发展,经治无效。脉沉细而弦,舌质黯红,苔白腻多津。其病乃由寒湿外侵,壅塞脉络,日久郁热,至成湿热阻络,血滞成瘀之证。治以燥湿清热,活血通络法,方予苍术 15g,黄柏 10g,牛膝 10g,生地黄 20g,细辛 3g,薏苡仁 30g,橘络 5g,金银花 15g,丹参 15g,红花 15g,枳壳 15g。连服 8 剂后,局部红色条索状硬结消失,疼痛显著缓解。再予 3 剂,硬结完全消散。

七、湿热证 100 例临床分析

湿热证是中医临床常见病证之一,早在两千多年前便产生了关于湿热的概念。如《素问·生气通天论》曾把筋肉拘痿的原因之一归咎于湿热,指出"湿热不攘,大筋缓短,小筋弛长,缓短为拘,弛长为痿"等。随着历代认识的进展,金元以后,逐渐形成较系统的有关湿热的理论。

为了进一步摸索湿热之辨证论治规律,以提高诊疗质量,并对有关的传统理论加以验证,笔者在临床实践中对该证做了以下初步观察。

1. **医案来源** 全部观察对象都是本院中医门诊和住院各科之典型湿热证患者。选择标准以苔腻、舌红、假渴、脘闷、纳呆、尿黄、脉濡数等作为辨证的主要依据。凡具有上述症状三项以上阳性者,即列为备选对象。其中,苔腻(真黄苔或白腻而干者)为必须具备之条件,然后再结合具体病位等,经过鉴别诊断严格选取。

2. **临床资料** 男性 75 例,女性 25 例,男女之比为 3∶1。年龄最大者 74 岁,最小者 1 岁。病程最长者 4 年,最短者 3 天,其中以病程较长者居多,平均病程 80 天左右。

体态肥硕者 9 例,胖瘦适中 41 例,瘦削者 50 例。皮肤色泽较白者 29 例,肤色偏黑者 53 例,偏红者 18 例。腠理疏松者 31 例,致密者 69 例。

发病前有明显之伤阴史(如长期或大量失血、伤津、损液、频繁遗精等)25例。属于所谓"阳脏""火体"之人,素体偏热者 57 例;属"阴脏之人"平素易现寒象者 15 例,脏腑之阴阳无明显偏胜倾向者 28 例。

平时脾胃功能较差,容易出现消化不良等现象者 32 例,嗜食香燥肥甘者34 例。长期居处之地或作业环境潮湿者 47 例,其中自诉比较潮湿的 40 例,微潮者 7 例。自觉症状繁多,兹按发生率之高低列表,见表 4-2。

表 4-2　自觉症状

症状	渴不欲饮	食欲减退	脘腹闷胀	肢体困重	尿黄	口苦	排便不爽	大便溏	便秘结	夜眠欠佳	口燥	恶心	味觉减退	咳嗽	关节不利	口中发黏	味觉丧失	局部浮肿	头昏头晕	汗多而黏	发热	心胸憋闷	胸痛	排尿增多	白带疼痛	局部红肿
例数	94	80	65	65	64	56	46	36	35	38	31	30	30	27	27	25	18	16	14	12	12	12	10	10	9	9

体征所见以面色淡黄,舌红、苔薄腻少津、脉濡弦,血象以中性粒细胞计数升高者为多(表 4-3、表 4-4)。

表 4-3　体征

体征	神志			面色				舌象									脉象							口腔黏膜	
								舌质			舌苔				津液			脉体				脉态				
	正常	萎靡	嗜睡	正常	淡黄	油垢面黄	黎黑	正常	发红	黯红	白腻	黄腻	厚	薄	正常	黏	减少	濡	弦	滑	湿	弦滑	细	数	湿润	干燥
例数	91	7	2	30	42	26	2	14	73	13	58	42	14	86	28	9	63	42	36	12	1	9	12	21	87	13

表 4-4　血象

项目	白细胞		红细胞	血红蛋白
	10×10^9/L 以上	中性粒细胞 75% 以上	5×10^{12}/L 以上	150g/L 以上
例数	17	45	9	5

3. 辨证所得

(1)具体证型:以湿热中阻脾胃者最多,次为犯肺、蕴于肝胆以及下注膀胱等证。计:湿热扰心 4 例,湿热蕴于肝胆 13 例,湿热中阻脾胃 39 例,湿热犯肺 22 例,湿热伤肾 1 例,湿热下注膀胱 9 例,湿热搏结大肠 4 例,湿热浸淫肌肤 3 例,湿热阻于经络 3 例,湿热流连气分 1 例,湿热弥漫三焦 1 例。

（2）湿热之偏胜:上述病例中,湿盛型 52 例,热盛型 46 例,湿热俱盛者 2 例。

（3）兼夹证:夹阳虚者 5 例,兼气虚者 5 例,血瘀者 6 例,内风者 6 例,外风者 4 例,夹痰浊者 2 例,气滞者 4 例,火毒者 1 例,血虚者 1 例。

（4）西医诊断:湿热证常散见于多种疾病的过程中,因此本组病例之西医诊断或临床印象都比较分散,涉及 40 多个病种。计有:上呼吸道感染 17 例,慢性咽炎 4 例,急、慢性支气管炎 11 例,支气管周围炎 1 例,原发性肺癌 3 例,硅肺病 2 例,肺炎 3 例,慢性胃炎 7 例,溃疡病 2 例,慢性胆囊炎 1 例,慢性肠炎 1 例,消化不良 4 例,牙周炎 1 例,根尖周围炎 1 例,溃疡性口腔炎 1 例,急、慢性肾炎 3 例,肾或输尿管结石 3 例,尿路感染 5 例,慢性前列腺炎 3 例,肩关节周围炎 2 例,坐骨神经痛 1 例,动脉硬化 1 例,冠心病 1 例,内耳眩晕症 2 例,静脉炎 1 例,帕金森病 1 例,湿疹 1 例,甲状腺功能亢进 1 例,神经官能症 4 例,多发性疖疮 3 例。痔疮 5 例,骨髓纤维化症 1 例,骨关节病 2 例,内脏下垂 1 例。

4. **治疗情况** 本组病例,一般均单纯给予中药治疗,部分患者除中药外还接受有关的西药。

中药治疗,系根据每个患者之具体病情,分别给予下述五种祛湿清热疗法。

（1）宣湿清热法:此法多用于湿热袭表或犯肺等证。以古欢室方为基础,加减进退。药物或予杏仁、桔梗、枳壳、白豆蔻、郁金等宣湿;用桑叶、金银花、竹叶、薄荷等清热。

（2）化湿清热法:主用于湿热中阻等证。以三仁汤为主方,灵活化裁。或用佩兰、藿香、石菖蒲、郁金等化湿;再予竹茹、黄连、芦根、大青叶等清热。

（3）渗湿清热法:多用于湿热内蕴或流连等症。以黄芩滑石汤为主方。渗湿或予薏苡仁、通草、茯苓、豆卷、扁豆衣等,清热或用灯心草、桑白皮、茵陈等。

（4）利湿清热法:可用于湿热郁蒸肝胆、湿热下注膀胱、湿热郁闭三焦等证。以八正散为主方,随证加减。或以茯苓、猪苓、泽泻、车前子、海金沙等利湿,用萹蓄、瞿麦、竹叶等清热。

（5）燥湿清热法:用于湿热阻络等证之湿盛型患者。以香砂平胃汤等为基础方。燥湿或用苍术、厚朴、法半夏等,清热可予黄芩、黄连、黄柏、栀子等。

现将严格按照上述方案单纯给予中药治疗,且近期疗效观察记录较完整者 44 例表述如下,见表 4-5。

表 4-5　疗效

治法	例数	疗效（例）			平均疗程（/ 天）
		痊愈	好转	无效	
宣湿清热	8	6	2	1	3
化湿清热	23	15	7	1	7.5
渗湿清热	6	4	2		8
利湿清热	5	4	1		5
燥湿清热	2	1	1		4
总计	44	30	13	1	6.5

凡治疗后湿热症状全部消失,患者完全康复者为痊愈;湿热症状基本消退,而原发性疾病亦有减轻或趋于稳定者为好转;未达前述标准者为无效。治疗过程中,未发现以上方药之常规剂量有任何副作用或毒作用。病案举例见前述。

5. **讨论**　根据上述初步观察,湿热证一般多发于体型中瘦、肤色较黑、腠理致密、平素易现热象的所谓"阳脏"之人。这颇符合"瘦人多火"的传统观念,既然多火自易演成热证;而胖人虽多痰湿,但因本身阳气易亏,故出现湿热证之比例比较瘦人为少。居住或作业环境过于潮湿,是促成本证的一个重要因素,在预防方面具有指导意义。至于平时脾胃功能之好坏,以及饮食嗜好等,在发病论上似不占十分重要的地位。

临床所见,以假渴、纳呆、脘闷、尿黄、肢困、口苦,排便不爽,面色微黄,苔腻,舌红,少津,脉濡或弦等症状之出现率最高。予相应之祛湿清热治疗,收效较快,治疗好转率亦高。不少病例曾用过其他疗法而效果不显,既经诊断为本证,投予祛湿清热方药便能迅速解决问题。所以前述诊断指标,作为辨别湿热证的一组重要临床依据是值得推荐的。

至于湿热证的症状是怎样产生的,它们的病理生理机制和相互关系究竟如何,则有待于继续观察和探索。例如"渴而不欲饮"这一十分矛盾的症状,中医学曾有自己的解释,认为凡口渴而不欲饮水,或虽饮亦不多,或仅喜少量热饮者,常为湿浊或水饮内阻、津液不能上承之假渴。结合湿热证之病机特点,则渴为热像,或为湿阻而津液不升;不思饮,原为体内湿气已盛,饮料又可助邪,故漱水而不欲咽。总之,由于湿遏热伏,因而出现渴不欲饮的现象。可是从西医学角度又当作何解释,若口渴是因水分摄入不足或排泄过多而引起全身缺水、血浆渗透压上升,刺激了下丘脑渗透压感受器而产生的一种特殊感觉;并通过视上核或脑室旁核的兴奋,分泌抗利尿激素(antidiuretic hormone,

Anti-ADH）作用于肾小管的近曲小管或集合管,使水分重吸收加强,于是又出现尿黄等现象。那么,无独有偶,湿热证除了假渴等症状外确也容易见到小便发黄(占65%),似能由此获得部分解释。但是,根据上述粗浅的检验资料,本组病例血红蛋白及红细胞计数增高者为数极少,远不如尿黄那样普遍,况且患者也并无"引水自救"的表现等,又不支持这种解释。若认为口渴不是由于组织缺水或血浆渗透压的上升,而是因口腔黏膜过于干燥而激发的一种反射引起的,则本组病例所提供的42%的口腔黏膜干燥率似乎是有意义的。然而用它去解释94%的假渴现象则又有困难。

上述资料还告诉我们,发生湿热病变之处似以脾胃为多,肺部次之,再次为肝胆、膀胱等处。湿热两邪之偏胜比例不相上下。兼夹症方面未显示出明显之规律。

湿热证广泛存在于多种疾病的过程中,病种过于分散,本组样本又嫌太少,故难与西医诊断作对照性分析。但从白细胞分类计数和病种统计等初步资料看,湿热证与某些感染或炎症之间似乎有着一定的内在联系,有待进一步观察和研究,俾能从各个不同的点上为创新我国医学理论提供素材。

6. **小结**　本文根据100例湿热证患者之一般资料、临床表现和诊疗观察,初步剖析了湿热之辨证论治规律。推荐了一组用于识别该证的宏观的临床诊断指标。介绍了祛湿清热诸法的具体内容和近期疗效。同时并探讨了湿热的发病因素和部分症状的产生机制。

【注】本节所述是张老亲自诊疗检测及治疗观察研究心得之一的自撰稿,曾发表于《云南医药杂志》。

第五节　瘀血证之中医病机与临床诊疗观察

瘀血理论与活血祛瘀法,是中医学宝库中的重要内容之一,今广泛用于临床,为多种疾病的治疗增辟了新的途径,并成为当前中西医结合临床和实验研究的热门课题。但要进一步理清其实质,也离不开对瘀血证本身的研究。目前文献报道颇多,然对瘀血之中医病机和辨证论治规律等问题,尚有研讨之余地。因据所见和笔者临床体会,提出个人看法,供同道参考。

一、瘀血概念之由来

瘀血理论与活血祛瘀疗法是在长期的诊疗实践过程中逐步形成的。它肇始于《黄帝内经》,奠基于《伤寒杂病论》,发展于《医林改错》,创新于当代。

《素问·调经论》云:"寒独留,则血凝泣,凝则脉不通",又说:"孙络外溢,则经有留血"，这是关于瘀血产生机制最早论述。同时还提到有所堕坠，可使"恶血"内留，致胁痛、喘逆等症状，并提出"血实宜决之"等治疗原则。我国第一部药学专著《神农本草经》收载了83种有不同程度活血化瘀作用的中药，约占该书总药味数的四分之一。至汉代，认识上向前迈进了一步，《伤寒论》《金匮要略》总结了前人经验，明确地指出"瘀血"这个概念。较详细地论述了"蓄血""血痹"和产后腹痛等有关瘀血之病症，首创了下瘀血汤、抵当丸等活血祛瘀方剂，奠定了临床诊疗的基础。此后历代都积累了一些经验。如金元时期《儒门事亲》提出"血贵流，不贵滞"的观点，《丹溪心法》认为"气血冲和，万病不生，一有怫郁，诸病生焉"，《十四经发挥》的作者主张在滋补方中加桃仁等疏络活血，可提高疗效。明《普济方》提出"凡病经多日治疗不痊，须当为之调血"。清代有较大发展，《临证指南医案》提出"久病入络"的见解，倡导"通络"疗法，较广泛地采用了一些活血化瘀药物。《医林改错》集其大成，指出"治病之要诀在明白气血"，认为瘀血是导致许多疾病的重要原因，列举了五十多种瘀血症目，强调了活血与理气的相互关系，创立了祛瘀方剂22首，体现了一种新的治疗风格。其代表方如血府逐瘀汤、通窍活血汤、补阳还五汤等疗效都是比较确实。此后《血证论》又阐述了出血和瘀血，祛瘀与生新，止血与消瘀等疗法的辩证关系，在认识上有所提高。晚近《医学衷中参西录》亦创立了活络效灵丹等祛瘀方剂，并在治结核之育珍汤和治怔忡之定心汤中成功地配伍了活血祛瘀药物。

中华人民共和国成立后，在党的中药政策和中西结合方针的光辉指引下，各地医学刊物陆续报道了使用活血化瘀法治疗阑尾脓肿，术后粘连，软组织挫伤，肝脾肿大，肥大性脊椎炎，溃疡病，心绞痛，血栓闭塞性脉管炎，卵巢囊肿，血丝虫病象皮腿等。瘀血基础理论的研究进展很快，活血祛瘀疗法之运用范围不断扩大，从而使一些疑难顽固的"不治之症"有希望向可治方面去转化。

近来不少单位从血流动力学，血液流变学，细胞力学，分子生物学，以及现代免疫学等方面做了大量的实验研究，获得了不少有意义的信息。初步阐明了活血祛瘀疗法有改善人体微循环，增加血流量，软化纤维组织，纠正血液流变异常等作用。同时提示中医的瘀血证大概与微循环障碍，成纤维细胞合成胶原的活跃程度，血液理化性质之改变，易凝性和血栓容易形成等情况有关。并发现活血祛瘀方药具有不同程度的缓解血管痉挛，改变毛细血管之灌流状态和管壁的通透性，降低血脂，减轻动脉管壁内膜脂质浸润，抑制血小板聚集反应，增强纤维蛋白溶解活性和降低纤维蛋白稳定因子活性，提高组织细胞对于缺氧的耐受作用，增强网状内皮系统之吞噬活动，调整人体色素代谢，抑制成纤维细胞活跃的胶原合成作用等。

总之，通过近年来中西结合的临床实践和实验室研究，对于进一步阐明瘀血证及活血化瘀治则的实质问题提供了一些理论依据,在认识上产生了新的飞跃。

二、中医临床基础证之一

瘀血证是中医临床颇为常见的一个基础证。它大体是指某些原因引起的血脉不畅,血行阻滞或闭塞,血液外溢或内凝,致有离经之"死血"蓄留体内,从而导致的一系列病理变化和相应的临床症状。"瘀血"本身,是已不循经且又停积了的血液,也就是死血。

通常所说的"血瘀"则属于血运不畅之病理状态和诊断概念,一般可借理气等方法获得改善,或可自动消散。若此种变化继续发展或恶化,则可形成瘀血。因此,若把血瘀理解为瘀血的先驱,那么瘀血便是血瘀的后继。两者间似有着程度上的不同或阶段上的差异。

三、气机不利是致瘀主因

导致瘀血之原因甚多,但不外气病、外邪与创伤等三个方面。其中以气病最为重要而常见。

1. **气机不利** 中医学认为。正常生理状态下,人体之气与血是相互依存、不可分割的,"气为血帅,血为气母",血的运行全靠气的推动。《血证论》说"载气者血也,而运血者气也。"《仁斋直指方论》云"气行则血行,气止则血止,气滑则血滑,气寒则血凝;气有一息之不通,则血有一息之不行。"气病必然会影响到血,而一切气病几乎都与脏腑功能失调密切相关。无论气实或气虚,都有导致瘀血之可能。

常见之气实证如气郁、气滞、气逆等,皆可不同程度地影响血液之运行。《灵枢·百病始生》云"若内伤于忧怒,则气上逆,气上逆则六上输不通,温气不行,凝血蕴里而不散。"《奇效良方》云"气塞不通,血塞不流"。

气虚则无力帅血,推动及鼓动之作用不足,亦可使血运不畅或不循经而致瘀,如《灵枢·刺节真邪》云:"宗气不下,脉中之血凝而留止"。但气虚之致瘀率毕竟不如气滞者高。

2. **邪气侵扰** 寒热等邪侵入人体,均有可能阻碍血运而导致瘀血。寒邪性主凝闭收引,《素问·举痛论》云"寒气客于经脉之中,与炅气相薄则脉满,满则痛而不可按也。"《诸病源候论》谓"血得冷则结而成瘀也",《医林改错》亦说"血受寒则凝结成块"。除外寒外,阳虚所生之内寒同样亦可致瘀,即前人所说"阳虚者血必滞"。此外,血受火热煎熬,或热迫血溢等皆可致瘀。如温病过程中由于邪热炽盛、灼伤阴血,或津枯液耗,不能载血运行而引起瘀血者亦非少见。举凡热入营血,湿热、痰火、热毒等均能诱发瘀血病变。

3. **各种创伤** 跌仆闪挫等闭合性外伤,若伤及于气,则气滞作痛;伤血则血瘀而肿。实际上常是两者俱伤,气血逆乱,或血不循经溢出脉外,或气机郁闭,终成瘀血。如《刘涓子鬼遗方》曾提到"被打腹中瘀血""金创腹内有瘀血"等,《沈氏尊生书》云"气凝在何处则血亦凝在何处矣,夫气滞血瘀,则作肿作痛,诸病百出",伤后局部青紫肿痛,皆是瘀血征象。开放性创伤,络破血溢者,其离经之血无论积于何处均属瘀血。《血证论》云"既是离经之血,虽清血鲜血亦是瘀血"。《素问·调经论》说"孙络外溢,则经有留血"。其次凡止血不当,专事固涩,收敛过早,过用苦寒凉血之品,皆能令离经之血凝塞不出,未离经者滞而难畅,以至血止瘀留。次如妇女产后恶露不行、经行不畅等俱可成为致瘀之由。此外,久病劳损累及血分者,亦有可能出现"血行滞涩"等现象。

总之,凡气机失常,血脉受损或不通,血液冲和之性发生改变,气、血、脉三者的正常关系遭到破坏,则瘀血便可由此而生。

四、血运阻遏是病机关键

就血液本身而言,瘀血病机不外营血流通障碍,性质改变,功能丧失,以及伴随而来的一系列继发性病理变化。其中流通阻碍、血运阻遏,是瘀血病机变化的关键。《血证论》说"平人之血,畅行脉络,充达肌肤,流通无滞。"血运阻遏一般先是血郁,继而是瘀滞,进而瘀阻,终成瘀结等。《诸病源候论》曾将瘀血之发生和发展过程分为三个阶段,认为凡内伤出血诸症,当其尚未成瘀之时称之为"留血",瘀滞之后即为"瘀血",瘀血久停则谓"内有结血"等。此外历代关于瘀血还有衃血、积血、死血、干血、恶血、败血、胚血、蓄血等性质近似的多种命名。

瘀血的病理发展过程并不是孤立地进行的,它必然引起一联串的连锁反应。一般来说,只要瘀阻形成,则人体相应的区域或脏腑器官便得不到充沛的营血濡养和灌溉,致使该部器官功能失常,出现疼痛,或继发性出血。或发热,口渴而不欲饮,或局部酿脓甚至坏死,女性或见月经不调、痛经、闭经等现象。《刘涓子鬼遗方》云"金疮内有瘀血,未及得出,反成脓。"

由于瘀积之部位不同,则具体病机和临床所见亦有差异。如瘀阻于腠理,血络受阻,营卫失和,则轻缓者可仅见头发脱落;急剧者则可恶寒发热,其状如疟。瘀血留于经络脏腑之间,则可"上则着于背脊胸膈之间,下则着于胁肋少腹之际,着而不和必见疼痛之症,或流注四肢则为肿痛"(《血证论》)。瘀阻于心,或瘀血攻心,则心失所养,神志受扰,症见心痛,心胸闷疼,心悸怔忡,健忘,失眠,意识障碍,癫狂昏迷等。瘀血乘肺,则气道不利,痰水壅遏,症见咳喘气促,鼻如烟煤,或咯血;若瘀血堵塞息道,甚至可使人立毙。

瘀积日久,亦可郁而酿热,热盛又能迫血妄溢;或因瘀血阻遏,血失常道,均可导致程度不等之继发性出血。其中微量血液自孙络渗出者称为络溢肌衄,可成瘀斑瘀点;出血剧者可见明显之流血,其色紫黯,伴有褐黑血块,称为瘀血出血或瘀阻血溢。若瘀积日久,其人阴虚火旺,或素体阳热偏亢,则瘀积可化为干血,表现肌肤甲错,皮起面屑等。尤其是肝肾阴虚之人,若再湿热相扇,则瘀血可"被风气所化"甚至可以变生"痨虫",表现骨蒸劳热等症状,如《血证论》所说"凡有所瘀,莫不壅塞气道,阻滞生机,久则变为骨蒸痨瘵"。

瘀结不散,气血交阻,往往易与痰浊等邪互相纠合,或纯为死血,或痰瘀互结,或瘀血裹水,形成包块。《灵枢·百病始生》云:"卒然外中于寒,若内伤于忧怒……则六输不通,温气不行,凝血蕴里而不散……著而不去,而积成矣。"颇有总括的意味。

至于殴击坠堕,强力负重等所致之跌打闪挫诸伤,皆可内动经络,扰乱气血,致气机壅塞,血行阻遏,瘀滞难散。由"留血"而成"瘀血",最后变为"结血",局部出现漫肿结块、青紫疼痛,甚则酿脓腐溃,或后遗宿伤。如《圣济总录·伤折门》云"脉者血之府,血行脉中贯于内里,环周一身。若因伤折内动经络,血行之道不得宣通,瘀积不散,则为肿之痛。"甚至可如《仙传外科集验方》所说瘀血内蓄"久则如鸡肺之附肋,轻者如苔藓之晕石。年少之时,气血温和,尤且不觉;年老血衰,遇风雨寒湿,其病即发"这就是说,在某些情况下,体内还可能存在"著而未去,留伏于经络之间"的潜隐性瘀血病灶,每逢劳倦太过或气候骤变,便可引发。如《备急千金要方》所说"瘀血在腹内中久不消,时时发动"既属于此。

此外,中医学对于瘀血病机还有一种比较特殊的见解。认为外伤性瘀血一旦形成,每与足厥阴经脉和藏血的肝脏密切相关。因此,曾提出"瘀血归肝"的理论。如《外科大成》云"跌打不分十二经,血必归肝,留于胁下"。《伤科补要》进一步解释说"跌打损伤之证,恶血内留,则不分经络,皆以肝为主。盖肝主血也,败血必归于肝。具痛多在胁肋小腹者,皆肝经之道路也。"这种认识,大概也就是复元活血汤、血府逐瘀汤等著名方剂中伍用柴胡等药的理论依据之一。

五、临床症状

前人认为,任何疾病都是"有诸内必形诸外"的,"既有瘀血,便有瘀血之症"。瘀血病变产生后,可出现多种多样的临床症状。《医林改错》曾记录了五十多种症目,广泛涉及神经精神症状、循环系症状、消化系症状、皮肤症状乃至部分传染性出疹性疾病之症状等。其中有些表现比较稀奇,甚至恰巧是相反的,如像胸不任物与胸任重物这两个"症目",连王清任自己也无法解释,无形中暗示出"怪病多瘀"的论点。《血证论》分析人体各部的瘀较详,也列举了四十多个症状。其他则散见于历代各家著述中。总而言之计有以下表现:

1. **疼痛症状** 发生率最高,凡瘀血阻滞,脉道不通,一般都可出现疼痛,其特点是部位固定,拒按,且多属于局限性疼痛,可反复发作。疼痛程度常较剧烈,或持续而顽固,具体可表现为刺痛,钝痛,或绞痛,亦有夜间痛况加剧者。如瘀血积于胞宫则可见经期或经前小腹疼痛,或产后腹痛,当排出黯褐血液或血块后痛况有所缓解。瘀阻心脉则心胸绞痛。外伤所致之瘀血总有局部肿痛青紫,活动受限等情况。

2. **皮肤黏膜症状** 主要表现为皮膜颜色改变,《脉诀》言望色云"顺看鸡冠色,凶看瘀血凝。"《古今医统大全·翼医通考》谓口唇等处"如马肝之色,死血之状"。《医灯续焰》云"爪甲下肉黑有瘀血",《四诊抉微》谓"瘀血贯眼,初起不过赤肿,渐则紫胀",总之,不外颜色青紫,紫黯,皮肤或黏膜下瘀斑、瘀点、血丝状纹,或蟹爪纹络,青筋显露(静脉曲张)毛发脱落,皮肤色素异常,干燥脱屑,甚则肌肤甲错。其产生机制诚如《灵枢·经脉》所说"脉不通则血不流,血不流则色不泽"等。

3. **神经精神症状** 《诸病源候论·腕伤病诸候》云"夫有瘀血者,其人喜忘妄,不欲闻物声",又说"瘀血于内,喜妄如狂"。其后各家亦认为失眠、健忘、癫狂、昏迷等俱与瘀血有关。此外,若瘀阻经隧,濡养失常,则可见局部发麻,知觉异常,运动障碍,甚至半身不遂等。

4. **发热现象** 瘀血证可出现多种形式的、自觉或他觉的发热。如发热恶寒如疟,翕翕发热,午后四肢微热,潮热至晚尤甚,心里热(俗称灯笼病)。甚或出现脉症分裂的现象,如《金匮要略》所云"病者如热状,烦满,口干燥而渴,其脉反无热,此为阴伏,是瘀血也"。其次如某些小儿跌打伤头部,虽皮肤并未破损,有时亦可发热,甚或稽留不退,夜间惊烦不安,指纹沉而不显,无其他原因可供解释,予一般退热剂无效者,则在某种程度上说亦是瘀血发热的一种表现。

5. **局部包块** 瘀血结聚可以形成包块状物,《通俗伤寒论》云"痛在脐旁小腹,按之有块应手者血瘀",又说"女子块在右胁下属瘀血"。临床多见者如肝脾肿大,腹腔之炎性或非炎性包块,以及某些组织之增生性病变如瘢痕疙瘩、脂肪瘤、皮下囊肿、结节性红斑等。

6. **舌象与脉象** 《诸病源候论·卒被损瘀血候》谓"瘀血,舌青口燥"。《辨舌指南》云"舌边色青者有瘀血郁阻也"。《温热论》说"热传营血,其人素有瘀伤宿血在胸膈中,挟热而搏,其舌必紫而暗,扪之湿"。《通俗伤寒论》所说更为具体,认为"紫而润黯者中脘多瘀""紫而转黑者,络瘀化毒"。总之,瘀血舌象可表现为黯红、青紫、瘀斑、瘀点,或条絮状瘀性斑纹,舌下静脉郁滞等。

关于瘀血之脉象,《脉经》云"弦而紧,胁痛脏伤有瘀血",《濒湖脉学》谓

"瘀血内蓄,却宜牢大;沉小涩微,反成其害"。《察病指南》云"右寸口脉芤,主胸中积血瘀血""促为瘀血发狂""关芤主胁间气痛或腹中瘀血"。《医学入门·脉诊间》谓"滑脉为瘀血兼宿食""涩芤瘀血结成团""促脉里热瘀血发狂斑""腰痛之脉,涩为瘀血"。《景岳全书·五道集·脉神章》云"洪实者血结之瘀"。《四诊抉微》对瘀血证所出现的涩脉作了一个总概括性的解释,认为涩脉"为瘀血积痰"并谓"皆因气机瘀阻,经脉失其畅达,流行艰涩故也"。综前所述,共得瘀血脉象约十五种,其中提到最多的是涩脉,其次是弦脉、芤脉与促脉。

7. 其他症状 如口干燥,渴而不思饮,漱水而不欲咽,心悸,喘咳,自汗盗汗,出血(色紫黯有凝块,大便呈阴沟泥状等),发黄(皮肤黄染,小便自利),妇女月经不调、闭经,经色黯黑有凝块,块下痛减等。外伤所致之瘀血,除局部肿痛难消外,尚可出现胸腹胀痛,腰部或肢体刺痛,或痿顿无力,或转折不灵,以及大便闭结等现象。

六、辨证依据

瘀血证之临床诊断,目前主要依靠以下指征:

1. 病史资料 在现病史中,多有致瘀之因素存在,如外伤史,出血史,寒证或热证史,气郁气滞史,或老年气虚等情况均宜注意。治疗史中则多有病情顽固、它法不应等特点,即曾经使用各种非活血祛瘀疗法而久治无效等。

2. 临床表现 临床症状是诊断瘀血的主要依据,典型的瘀血证一般均有"三瘀"表现,即瘀痛、瘀块与瘀斑。

(1)瘀痛:多具有痛区固定,拒按,痛况顽烈,夜间增剧等特点。

(2)瘀块:质地较硬,且较固定。

(3)瘀斑:出现于皮肤或黏膜,色紫黯或青紫。

其次则为涩脉或弦脉,甚至还有各式各样的难以解释的离奇复杂的表现,即所谓"怪病"症状,这就要根据病史,结合西医诊断及病理知识等全面考虑,有时还要通过试探性治疗,才能做出最后判断。

严格地讲,关于瘀血证之确切辨证诊断指标,尚需继续探求并进一步加以核实。如上述"三瘀"指征和另一些与瘀血有关的临床症状,其诊断学价值究竟如何,都是值得研讨的。再说,王清任虽然"治瘀血最长"可为什么在他的《医林改错》一书中只列举了许多瘀血症目而独不言舌脉?唐宗海"论瘀血亦详",但《血证论》基本上也未提到瘀脉或瘀舌,为此笔者曾对舌上有明显瘀状斑点之110例患者,做过比较细致的临床观察。结果,根据病史、症状,和活血祛瘀疗效等全面考验,确诊为瘀血证或夹瘀者共71例。初步表明舌上具有明显瘀状斑点之患者,其瘀血之诊断阳性率为64.5%,并不像一般材料所讲的那样肯定和绝对。至于瘀血脉象,据笔者所见,绝大多数为实脉,脉形一般较细,脉博脉搏体态以弦象居多,涩象次之,再次为滑脉、濡脉等,瘀块在临床上并不多见。瘀痛虽较普遍,但性质似以钝痛居多,刺痛和夜间疼痛增剧等现象也不是瘀痛必有的特征。

七、治疗原则与方法

活血祛瘀法是针对瘀血证而设的治法。此法系用疏畅血脉、蠲除瘀阻之方药,以通调血运,消散瘀血,所以又称活血化瘀法。目前对于某些血管系疾病、血液病、神经精神病、结缔组织病以及自身免疫性疾病等,均有一定疗效。

1. 治疗原理 根据《素问·阴阳应象大论》"血实宜决之"《素问·至真要大论》"结者散之,留者攻之" 等治则,通过活血消瘀以攻逐病邪,属于"消" 法范畴。就现今所知,活血祛瘀疗法似有改善机体微循环状态和血液流变性,调整毛细血管之通透性,减少渗出,促进炎性分泌物之吸收,抑制炎性肉芽肿,减少血栓形成,降低成纤维细胞活跃的胶原合成过程,以及改善机体免疫缺陷等多种作用。

2. 药物选择 活血祛瘀之药甚多。《黄帝内经》首先记载了蓝茹(即茜草),《伤寒论》倡用大黄、桃仁,水蛭、虻虫、蟅虫等。后世续有增加,目前计有活血祛瘀药物约 130 多种,其中较常用者亦在 40 种左右。

熟悉药物性能,是合理用药的关键,就内服而言,常用之活血祛瘀药,都不同程度地、直接或间接地兼有止痛、通络、散结、止血、调经、疗伤、消痈、生新等作用。兹据各药之共性与个性特点,大体分为三类。

(1)养血祛瘀药:或称养血活血药。此类药物具有活血与补虚等双重作用,祛瘀而不致伤正。在一定程度上还可用于拮抗其他祛瘀药物可能导致之伤正现象。适用于血瘀而兼血虚之患者。常用药物有当归、丹参、鸡血藤等。

(2)活血祛瘀药:或称活血行瘀(消瘀、化瘀)药,以祛瘀见长,但作用比较和缓,具有流畅血脉、消除瘀阻之共性。宜用于一般瘀血轻症。如用于月经不调、痛经、闭经等则有调经等作用,常用药物有红花、赤芍、川芎、泽兰、王不留行、益母草、生山楂、月季花、五灵脂、蒲黄、茜草、牛膝、郁金等。

(3)破血祛瘀药:或称破血逐瘀药,作用较峻猛,多数尚有攻坚破血等功效,可用于瘀血重症已形成肿块者。常用药物有桃仁、穿山甲、水蛭、虻虫、蟅虫、三棱、莪术、干漆、大黄、刘寄奴、血竭、自然铜、凌霄花、麝香、蜣螂等。

此外,如乳香、没药、延胡索、蒲黄、五灵脂、姜黄、郁金、三七、血竭、自然铜、夜明砂、苏木、降香、刘寄奴等除有活血祛瘀作用外,还有不同程度之镇痛作用,可用于疼痛现象较突出之瘀血患者,如外伤后疼痛、痛经、炎性疼痛、瘀血性疼痛、闭塞性血管病等所致之躯体或内脏疼痛。

茜草、蒲黄、三七、花蕊石、藕节、血余炭、小蓟等则尚有止血作用,具有止血而不留瘀之特点,可用于瘀血所致之出血症。

穿山甲片、皂角刺、蟾酥、败酱草、老鹿角等则除有一定的活血作用外,尤以消肿溃坚见长,宜于外科瘀积疮疡、脓已成熟者等。

鸡血藤、地龙、当归尾、土牛膝、丝瓜络等则有通经活络作用,善于疏络蠲痹,宜用于络瘀痹痛等症。

3. 方剂举隅 活血化瘀之基础方,以元戎四物汤较为理想,在此基础上灵活化裁加减,可以衍化出许多各具特长的活血祛瘀方剂,如《医林改错》著名之祛瘀方剂,便常以此作为核心加减变化而成。唐宗海评王清任云《医林改错》"论多粗舛,惟治瘀血最长,所立三方,乃治瘀之活套方也"。其治胸中血瘀之"血府逐瘀汤"即上述基础方加疏肝理气趋上达下之柴胡、枳壳、桔梗、牛膝、甘草而成,而治腹部血瘀之"膈下逐瘀汤"即上述基础方去地黄加活血理气止痛之延胡索、五灵脂、香附、乌药、枳壳、牡丹皮、甘草组成。用治头部四肢周身血管血瘀之"通窍活血汤"系上述基础方去当归、地黄,加行气宣窍之麝香、葱、姜、大枣而成。又如《医学发明》"复元活血汤"即上述基础方去地黄、芍药、川芎;加柴胡、瓜蒌根、大黄、穿山甲、甘草而成。

4. 运用规律 要使活血祛瘀法获得应有的疗效,必须从患者实际出发,灵活地与其他疗法联合运用。而且每味药物之剂量也要尽可能地恰到好处,李时珍指出活血化瘀药"少用则活血,多用则破血"这是值得注意的。

大多数瘀血证均与气滞有关,因此治疗时结合理气法,配合必要的行气疏郁药很有必要。可选用香附、佛手、枳壳、乌药、小茴香、木香、香橼等行气之品,必要时再加柴胡、青皮、川楝子等疏理肝气以提高疗效。唐宗海说"凡治血者,必调气"确是经验之谈。

客观事物总是复杂的,瘀血常与某些原发性或继发性病证同时并存,所以治疗时应从整体情况出发,分清虚实寒热,判明瘀血所在部位,再按标本缓急原则,使活血祛瘀与其他有关治法有机地结合起来,发挥协同作用。由于瘀血之成因各有不同,瘀积之部位各异,一般情况下多以病因为本,瘀血为标,故治法之联合运用甚为必要。如清热祛瘀,益气祛瘀,散寒祛瘀,养血祛瘀,泻下祛瘀,解毒祛瘀,补肾祛瘀,以及其他治法之联合运用等,俱随具体情况而定,不可单纯执一祛瘀之法而治复杂多变之病证。

至于祛瘀之具体步骤与方法,每因瘀血之性质不同而有一定的差异,外科瘀血有主张逐邪、调理、扶正"三步论"者。如《伤科补要》云"瘀血停滞或积于脏腑者,宜攻利之,先逐其瘀而后和营止痛",《外科大成·不分部位小疵》亦说"先逐恶血,通经络,次和血止痛,然后调养气血",实际运用自当灵活。内科瘀血《类证治裁》提出上中下"三部论"谓"吐衄停瘀属上部,必漱水不欲咽,犀角地黄汤;血结胸膈属中部,必烦躁渴谵语,桃仁承气汤;少腹硬满,大便黑,属下部,必发狂善忘,抵当汤"亦可资参考。

其次,对于创伤性瘀血,有的医家还提出要给它一条出路的主张,因此外伤祛瘀中每伍以大黄等药。

最后还须注意,不可将活血化瘀疗法的作用绝对化或过分夸大。若无瘀血见症,从西医病理看亦无血循障碍等有关病变者,亦不可滥用此法。孕妇原则上不用,妊娠初三月内或有习惯性流产史者禁用。

八、医案举例

(一)外伤史本有指导辨证论治的意义

韩某,男,45岁,干部。1972年5月27日初诊。4日前因交通事故,翻车受伤,当时曾有短暂昏迷,不省人事10分钟,复苏后即感头昏头晕,难以举首,四肢及腰部活动不灵。现觉头昏疼,腰痛不能转折,夜间失眠,记忆力明显减退,唯胃纳尚可,二便自调。舌质黯红,脉沉略弦。

该例因翻车跌仆,轻度脑震荡,腰部软组织挫伤。由于突受外伤,气血逆乱,心肾受扰,故头昏、失眠,记忆力锐减;瘀血阻遏,则腰痛、四肢不灵,证属瘀血郁阻,神志受扰。治宜活血化瘀,理气安神为主;方用当归15g,生地黄15g,川芎15g,白芍药12g,桃仁15g,红花10g,苏木15g,荷叶顶3个,首乌藤20g,生甘草10g。3剂。

二诊:脉微数,舌质红,苔薄黄,眠仍差。上方去川芎、苏木、桃仁。加茯神15g,川连2g。2剂。

三诊:睡眠好转,食纳增进,精神转旺,四肢灵活,腰痛亦缓。

按:脑震荡一症,易留顽固之头痛头昏等后遗现象,腰部软组织挫伤也易成为宿伤。但若及时给予活血化瘀、理气调血,则可减少或避免后遗症。该例虽无明显之瘀血症状,但外伤史便是致瘀的根由,因此上方获效且至今并无后遗现象。

(二)认证准确,甚至可收一箭双雕之效

黄某,女,32岁,干部。1975年10月3日初诊。谓患过敏性鼻炎已数年,经治未愈,此次发作特剧,头闷疼。鼻塞而痒,喷嚏连连,清涕长流,苔薄白。舌质略紫黯,脉弦,便干尿黄。

该例鼻炎反复,它法不应,久治未愈,殆风邪伏肺,久郁致瘀使然,故舌质亦现紫黯。证属伏风夹瘀,肺窍失宣。治予宣肺祛风,活血化瘀。方用杏仁15g,防风15g,苍耳子10g,白芷15g,川芎15g,红花10g,连翘15g,蝉蜕5g,丹参15g,桔梗10g,甘草10g。

服上方四剂后,鼻炎即愈,半年未发。且称原有之月经不调,经期提前推

后、经量特少色黑有块等现象亦随之消失。治一病而两病皆瘳,颇为高兴。

按:此例因过敏性鼻炎来诊,并未提到月经异常等问题,但上方却收一箭双雕之效。体征仅舌质微紫黯。其夹瘀之证乃从病情顽固,它法不应等考虑而得。

(三)活血化瘀宜紧密结合理气通络

李某,女,36岁,工人,1975年7月11日初诊。因背负水泥,劳力过度,致椎间盘脱出。现腰痛月余,痛引左腿并向足跟放射,行走不便,入夜剧痛难眠,辗转呻吟不已。近日右腿亦感麻木,步态不稳。脉涩,舌质紫黯。

该例劳力伤气,气伤血瘀,经络阻遏,故腰腿皆痛。右腿麻木亦是营血艰涩失溉之象。证属经络瘀阻,营血失溉,治予活血化瘀,理气通络法。方用当归15g,赤芍15g,丹参15g,川芎15g,鸡血藤25g,桃仁15g,红花15g,郁金12g,地龙8g,香附15g,姜黄15g。

二诊:局部痛况略减,但夜仍失眠,上方加首乌藤20g。

三诊:痛况略定,但四肢无力,腰膝酸软,脉仍细涩,舌青。虚象已现,宜加益气补肾以扶正祛邪。方用黄芪20g,潞党参15g,当归15g,鸡血藤20g,怀牛膝10g,羊藿12g,地龙5g,红花15g,杜仲15g,川芎15g。

四诊:疼痛明显减轻,步态转稳,已可下床活动,但觉少腹发胀,舌渐转常,脉象亦有改善。上方加木香10g,乌药15g。

五诊:腰腿痛完全消失,少腹亦已舒缓。

按:该例瘀血症状较典型,治后椎间盘虽仍脱出,但自觉症状得以消除。这与初诊之理气活血和后来之益气补肾等法的联合运用有关。

(四)寒凝成瘀者宜伍以温经散寒通络

梁某,女,14岁,学生。1976年1月27日初,因气温骤降,忽于保暖,致手背、耳郭及足趾等处严重冻疮。局部呈硬节斑块状,边缘发红中心紫黯,手背可见大水泡,皮色灰白紫黯兼杂,胀痛难忍,部分水泡溃糜烂形成溃疡,持续不愈。舌脉如常,面略㿠白。

该例冻疮特剧,殆因平素气血不足,复遇严寒客于肌肤,孙络凝闭,营卫不行,气血瘀阻。证属寒郁肌肤,气血瘀滞治予温经散寒,活血化瘀。方用当归20g,桂枝15g,赤芍15g,细辛6g,丹参15g,红花10g,橘络5g,金银花15g,甘草10g。

服2剂后,局部肿胀疼痛明显减轻,皮肤色泽渐转红活,水泡变小,疡面渐缩小,连服4剂后,手足耳郭之冻疮遂愈。

按:冻疮一症,系寒凝致瘀,先是局部血管痉挛,继而血行郁滞,管壁渗透性增加等。故予活血化瘀温经通络得效。

（五）闭塞性脑血管病宜配合清肝益气等法

杨某,女,56 岁。1975 年 8 月 1 日初诊。患高血压已 10 余年。5 天前突觉头昏晕,视力模糊,次日即感左侧上下肢运动失灵,不能举动。脉沉弦,舌黯红,苔薄黄。

该例头晕目眩,系肝阳化风之象,突发半身不遂,乃内风旋动,营卫俱虚,风中于经,脉络瘀阻所致。证属肝阳化风,气虚血瘀。拟予镇肝息风,益气祛瘀法,方用生黄芪 30g,当归尾 12g,川芎 15g,广地龙 10g,桃仁 15g,钩藤 30g,石决明 30g,夏枯草 10g。

二诊:服上方 6 剂后,左上下肢渐听使唤。在旁人扶持下稍能坐起,头晕亦减,但觉口燥,舌边发红。上方加麦冬 15g,杭白芍 15g。

三诊:肢体自主活动续有改善,并欲移步下床,但腹仍痛,药后每感腹部绞痛。上方去地龙、夏枯草,加香附 15g,木香 10g。

四诊:已能自行下床活动,步履已稳,头晕亦减。腹痛缓解,唯失眠。上方加首乌藤 15g。

五诊:夜眠转佳,行动如常,病情稳定。

按:此例是高血压并脑血栓形成。一般闭塞性脑血管病,无论从中医或西医角度看,均应考虑瘀血问题,故诊断一经确定,即使瘀象不显,也可在全面辨证的基础上使用活血化瘀疗法,并适当配伍益气清肝药物。

（六）乳房良性包块宜结合疏肝理气

公孙某,女,26 岁。1974 年 3 月 23 日初诊。左乳房下缘条索状包块已 2 个月余,局部轻压痛。舌常,脉略弦。

一般中年妇女,乳房结块,按之能移,皮色不变者,古称"乳癖",皆由肝郁不舒,气滞血凝,痰瘀互结而成。证属肝气郁结,瘀血癖积。治予疏肝理气,活血软坚法,方用柴胡 15g,白芍 12g,枳壳 15g,香橼 12g,薤白 12g,丹参 15g,川芎 15g,红花 10g,三棱 10g,莪术 10g,夏枯草 15g,生甘草 10g。

二诊:服上方 4 剂后,痛感消失,癖块缩小 2/3 以上。

三诊:已服药 8 剂,乳下包块完全消失。

九、瘀血体征之临床观察

1. 瘀血症状观测（舌上瘀状斑点 110 例之临床分析） 从临床视角进一步摸清瘀血之各种具体表现,核实其体征,对于确定该证候的辨证标准具有现实意义。为此对中医学有关瘀血之部分体征及舌上瘀斑作一初步考察。

（1）舌象状态:临证察舌,只要有青斑紫点,便易使人联想到该患者是否有瘀血情况。不少文献也说舌有青紫斑点是瘀血之象。如《通俗伤寒论》所说更为具体,认为舌色"紫而润黯者,中脘多瘀""紫而转黑者,络瘀化毒"。当然,也有不同的意见,如《四诊抉微》云"舌见紫斑者,此酒毒也",且另列紫舌数条,均谓酒毒所致。但若追询酒毒何以会引发紫斑,答案又与瘀血或血瘀有关。

笔者近一年多来接诊患者约 16 800 余人次,其中舌上有明显瘀斑状斑点者 110 例,占诊疗总数 0.7%。年龄均为成人,男女之比为 3∶1。据初步观察,有以下情况。

1)瘀斑特点:将舌面纵横等分(即井字形划分)模拟象限命名,相当于 1、3 象限处为舌前部两边,4、8 象限为舌中部两边,5、7 象限为舌后部两边,第 2 象限为舌尖,第 6 象限为舌根中部,井心为舌心。则见瘀斑常散在于舌前边或中边,色多呈浅蓝或淡紫;瘀点则多呈褐色簇状分布于舌尖或前边。直径最小者略小于帽针头,最大者约 0.8cm × 2cm,详见表 4-6。

表 4-6 舌象瘀斑一览表

瘀斑	形态					颜色				分布					数量	
	点状	斑状	条状	片状	絮状	紫兰	淡紫	浅兰	褐色	舌尖	前边	中边	后边	舌心	单一	多发
例数	20	76	1	7	6	21	30	43	16	7	43	54	3	3	15	95

2)其他舌征:舌形坚敛呈 V 形者 6 例,呈 U 形者 104 例。舌质色淡者 14 例,舌质淡红者 26 例,红赤者 22 例,色黯红者 31 例,夹青者 17 例。白苔 63 例,黄苔 47 例;苔腻者 30 例,苔干者 16 例,苔厚腻者 7 例。

舌下静脉充盈或怒张者 28 例。另有 2 例于舌边可见扩张之小静脉呈束状排列,状颇规则。

(2)伴随症状:于舌上瘀斑之同时,伴有他处固定性持续性局部疼痛者 76 例,其中刺痛者 11 例,钝痛者 37 例,酸痛者 8 例,剧痛、胀痛、掣痛者各 1 例。

女性月经紊乱,经期腰腹痛,经色黑有块者 18 例,其中 2 例于血块排出后痛况减轻。

(3)病史分析:近 1~3 年有明显外伤史者 27 例,有手术史者 22 例,曾患过某种炎症者 34 例(所患炎症以肝胆系统、妇科、泌尿系、呼吸系之炎症较多),有大出血史者 13 例,平素嗜酒且饮量较多者 9 例。

(4)辨证所见:按八纲辨证,除 2 例有表证现象外,余皆里证。其中热证或证偏于热者 74 例(实热 42 例,虚热 32 例),其余 36 例均为寒证或证型偏寒者。

根据脏腑病候加以辨析,舌上瘀状斑点既可见于单一脏腑受病者,也可见于多脏受病者。前者以肝、肾、肺病居多;后者多为肝肾同病、肝气犯脾、肝胃不和、心肾不交等,此外,心、肝、肾等三脏俱病者亦可见及。总计病在肝或兼及肝者48例,病在肾或涉及肾者37例,病在心或与心有关者33例,病在脾、肺或涉及此两脏者各28例。

其他多以兼夹方式出现,以夹湿者最多,计33例,夹风者12例,夹痰者10例;气滞者19例,气逆者3例。

总而言之,以肝胆湿热,肝肾阴虚,肝气犯脾,肝胃不和,痰湿犯肺等较常见,其次为肾虚,肝郁,肺热,肝风等。

(5)瘀血阳性率:本组患者,经结合病史、症状、体征,以及给予活血祛瘀等疗法后所得疗效全面考虑,确诊为瘀血症或夹瘀血者共71例。故舌上瘀斑之瘀血阳性率为64.5%。

2. 脉象表现 瘀血通常是人体某部血循障碍的一种病理状态,而局部血循情况往往与全身营血循环有关。因此体内瘀血便有可能在寸口脉上获得一定程度的反映。一些中医教材和参考读物皆谓瘀血脉涩(涩实、细涩)或有促、结等歇止现象。

回顾历代文献,瘀血脉象散见于各家。若撇开衃血、蓄血、积血、败血、死血、干血、恶血、肧血、血结、血痹等有关论述不谈,仅辑录其明言瘀血之部分,则就笔者所见,有以下记载:

《脉经》:"弦而紧,胁痛,脏伤有瘀血";《濒湖脉学》:"瘀血内蓄,却宜牢大;沉小涩微,反成其害";《察病指南》:"右寸口脉芤主胸中积血瘀血";《三因极一病证方论》:"弦者为积,随左右上下为瘀血";《诊家枢要》:"弦紧为疝瘕瘀血""促为瘀血发狂","关芤主胁间气痛或腹中瘀血";《医学入门·脉诊》:"滑脉为瘀血宿食","涩芤瘀血结成团","促脉里热瘀血发狂斑","腰痛之脉,涩为瘀血";《景岳全书》:"洪实者血结之瘀";《四诊抉微》云涩脉"为瘀血积痰",并谓:"皆因气机瘀阻,经脉失其畅达,流行艰涩故也"。

综上所述,得瘀血脉象约15种,其中提到最多的是涩脉,其次是弦脉、芤脉与促脉。

按本组确诊为瘀血或夹瘀者71例中,绝大多数为实脉,脉形较细,体态特征以弦脉常见,涩脉次之,再次为滑脉、濡脉等,详见表4-7。

表4-7 脉象一览表

脉象	弦	濡	涩	滑	缓	芤	细	大	实	虚	数	迟	沉	浮
例数	28	8	22	9	3	1	33	1	66	5	10	3	16	2

3. 其他体征 我国历代医家对于瘀血之认识是随着社会实践的推移而

逐步加深的,关于瘀血症状的描述,也是从片面而到较多的方面。《灵枢·经脉》开始提到"脉不通则血不流,血不流则色不泽",其后《金匮要略》首创"下瘀血汤",并指出"内有干血,肌肤甲错,两目黯黑",《脉诀》言望色云:"顺看鸡冠色,凶看瘀血凝",《古今医统大全·翼医通考》谓口唇等处"马肝之色,死血之状",《医灯续焰》云:"爪甲下肉黑有瘀血",《四诊抉微》云:"瘀血贯眼,初起不过赤肿,渐则紫胀",《血证论》言瘀血甚详,曾提到"口目黑色","皮起面屑","大便黑色","癥瘕,大腹","翕翕发热"等,《通俗伤寒论》云:"痛在脐旁小腹,按之有块应手者血瘀","女子块在右胁下属瘀血"。

本组瘀血或夹瘀患者中,面色紫黯者 18 例,面部有淡褐色素沉着斑者 19 例,眼眶青黯者 26 例,唇周发青者 19 例,唇有瘀斑者 2 例,甲床紫黑者 3 例,柏油状大便者 2 例,持续低热者 5 例,皮肤干燥粗涩者 2 例,局部青筋显露、皮肤血丝状纹及网状紫斑者各 1 例,腹部触及包块拒按者 4 例,体表其他部位有包块者 2 例。

4. **讨论** 瘀血是人体某部血循障碍和由此引起的一系列病理改变。它常是各种强烈因素作用的结果。有时某处受损,可在其他地方出现瘀血。据上述观察,外伤(包括手术)确是导致舌上瘀状斑点之主要原因之一。其次,各科炎症,尽管病灶远离口腔,似乎也易引起舌上瘀斑。

本组之舌上瘀斑大都属于黏膜下色素沉着,而瘀点则系蕈状乳头色素沉着与不同程度之增生。皮肤黏膜之颜色,常取决于血液灌流之充盈度、血红蛋白之质与量、组织中色素含量,以及局部构造之厚薄等因素。黏膜之颜色紫黯或色素沉着,有的属内因,是全身性色素沉着的一种表现,有的则与外因有关;甚至可能是陈旧性黏膜下出血之残痕。由于舌上青斑多隐见于黏膜下层,其上有乳白色黏膜覆盖,故裂隙灯下难以看清详细结构,但活体组织检查,亦可发现其舌乳头消失,固有层中有吞噬褐色素颗粒之组织细胞及淋巴细胞浸润等。

至于舌上瘀状斑点之临床意义,从中医角度看,本组所见以里证、热证,病在肝肾肺且夹湿者居多。西医方面,有人认为用此诊断原发肝癌、阳性率达 77.68%,并将其命名为"肝瘿线",慢性肝病患者舌上青紫斑之发生率为 10.2%;原发性肝癌为 39.3%,并有与病情平行之动态变化;继发性肝癌达 100%。另谓舌两侧边缘有青色条纹或不规则之斑块者,肝癌之诊断符合率为 85.7%,急性心肌梗死患者舌质紫黯或瘀斑之发生率亦在 80% 以上。据本组 110 例之临床诊断,计急性传染性肝炎 2 例,慢性迁延型肝炎 6 例,慢性胆囊炎或胆石症共 9 例,肺癌 3 例,心血管系疾病 5 例,其余 83 例,皆非肝胆、心血管系统疾病或癌症。

对于传统的各种瘀血证候之诊断学评价,应取科学态度,不可形而上学地看待。据笔者粗浅体会，即使舌上有明显之瘀状斑点，也并不一定就象征着体内必有瘀血；即使辨证确定为瘀血或夹瘀者，其脉也不一定都涩，或有节律不整现象。要全面地、有联系地、用发展的眼光看待这些体征。如本组之舌上瘀斑与一般舌征虽无明显瓜葛，但舌下望诊却有 26% 伴有舌下静脉充盈或怒张。另在自觉症状中疼痛甚为普遍，但性质以钝痛居多；刺痛及夜间痛剧等现象也不是瘀血的必有特征，有人观察若干典型舌象，发现舌边有青紫色斑点者 3 例，其中 2 例尚伴有下肢瘀斑及皮肤粗糙等现象，但辨证均未涉及瘀血；治疗中仅 1 例配伍用了活血祛瘀药，而疗效同样满意。有的甚至略去中医有关体征而诊断瘀血，并使用活血祛瘀法治疗非化脓性肋软骨炎而获得疗效。另有认为慢性肾炎之水肿等亦属瘀血范畴。

总之，对长期以来据以诊断瘀血之中医体征等，既要给予重视和进一步的整理研究，但决不能囿于中医圈子而固步自封，应认真探索"瘀血综合征"的临床表现以确定新的、更加可靠的瘀血诊断标准。

【注】本节之全部论述及检测均是张老本人完成并亲自撰写，曾发表于《云南医药》杂志。

第六节 参贝肃肺汤治疗咽源性咳嗽

"参贝肃肺汤"是张老行医 50 多年的经验效方之一。用于治疗由喉咙或胸骨后发痒而引起的咳嗽或顽固性咽痒咳嗽，收效快捷，服用安全，颇受患者青睐。兹据张老用该方治疗本病患者 323 例之临床观察资料报告如下：

一、处方简介

"参贝止咳汤"由北沙参、杏仁、陈皮、法半夏、前胡、款冬花等组成，具有清肺化痰、宁喉止咳等功能，主治风热犯肺、痰热蕴肺等证之喉咙或胸骨后发痒而引起之咳嗽。

方中各药皆依"君、臣、佐、使"及"七情合和"之原则配伍组成，不含毒性药材，亦无"反""畏"等配伍禁忌。

二、治疗对象

（一）一般情况

所治 323 例咳嗽患者中，计男性 88 例，女性 235 例；年龄最小者 7 岁，最长者 83 岁，其中以壮年患者为最多（占总例数之 86%）。咳嗽程度最长者 20 年，最短者 4 天，其中咳嗽历时以 1~4 周最多（计 181 例，占全部病例之 56%）。

（二）病例选择

1. **中医诊断、辨证标准** 按照国家中医药管理局正式颁布之《中华人民共和国中医药行业标准:中医内科病证诊断疗效标准》咳嗽之诊断标准:①咳逆有声或伴咽痒咳嗽;②外感咳嗽,起病急,可伴有寒热等表证;③内伤咳嗽每因外感而反复发作,病程较长,可咳而伴喘。

辨证标准:按上述中医药行业标准,咳嗽之中医辨证共分8型:①风寒袭肺证:咳声重,咳痰稀薄色白,恶寒,或有发热,无汗,舌苔薄白,脉浮紧;②风热犯肺证:咳嗽气粗,咳痰黏白或黄,咽痛或咳声嘶哑,或有发热,微恶风寒,口微渴,舌尖红,苔薄白或黄,脉浮数;③燥邪伤肺:干咳少痰,咳痰不爽,鼻咽干燥,口干,舌尖红,苔薄黄少津,脉细数;④痰热壅肺:咳嗽气粗,痰多稠黄,烦热口干,舌质红,苔黄腻,脉滑数;⑤肝火犯肺:咳呛气逆阵咳,咳时胸胁引痛,甚至咯血,舌红,苔薄黄少津,脉弦数;⑥痰湿蕴肺:咳声重浊,痰多色白,晨起为甚,胸脘痞闷,纳少,舌苔白腻,脉滑;⑦肺阴虚亏:咳久痰少,咯吐不爽,痰黏或夹血丝,咽干口燥,手足心热,舌红,少苔,脉细数;⑧肺气亏虚:病久咳声低微,咳而伴喘,咳痰清稀色白,食少,气短胸闷,神倦乏力,自汗畏寒,舌质淡嫩,苔白脉弱。

此外,凡咽痒咳嗽痰液色白、质地清稀似水,祛寒背冷、肢体困重、面目水肿、大便溏薄、舌质淡胖多津、舌苔白腻,脉濡缓者,笔者将其归入寒湿痰饮证中。

2. **西医诊断标准** 本组全部治疗对象均系急性支气管炎及单纯性慢性支气管炎急性发作之患者。其诊断标准均系根据原卫生部制定发布之《中药新药临床研究指导原则》有关支气管炎之诊断标准,结合原上海医科大学所编《实用内科学》第8版有关内容以及全国慢性支气管炎临床专业会议1979年会议制定之诊断标准拟定。

（1）急性支气管炎:起病常先有上呼吸道感染的症状（如鼻塞、喷嚏、咽痛、声嘶等）。全身症状轻微（仅有轻度畏寒、发热、头痛及全身酸痛等）。咳嗽初呈刺激性而痰少,胸骨后有刺痒或闷痛感觉,1~2日后转为黏液脓痰,咳呈阵发性或终日咳嗽。

（2）单纯性慢性支气管炎急性发作:有慢性或反复咳嗽、咳痰,每年发作持续3个月,并连续发作2年以上;近1周内咳嗽咳痰显著加重,出现脓性或黏液性痰,或伴有发热现象者。

3. **入选条件** 纳入治疗观察之对象,必须是:①符合上述中西医诊断标准与中医辨证标准者;②咳嗽症状出现前有喉咙或胸骨后发痒之自觉症状。

4. **排除条件** 凡经检查证实为肺炎、支气管扩张、喘息型慢性支气管炎、肺结核、支气管内膜结核、肺脓肿、支气管肺癌、百日咳、尘肺、硅肺病、慢性鼻咽部疾患者,均不纳入观察对象。合并心血管系统、造血系统、肝肾等严重原发性疾病、精神病患者皆予排除。未按医嘱服药、住址不详无法随访或资料不全无法进行统计者一律剔除。

（三）纳入病例之病种与证型结构

1. **病种构成**　本组 323 例患者中属于急性气管、支气管炎者 147 例（占 45.5%）,属于慢性单纯型支气管炎急性发作者 176 例（占总数 54.5%）。

2. **中医证型统计**　见表 4-8。

表 4-8　中医证型统计

证型	风热犯肺	痰热壅肺	燥邪伤肺	痰湿蕴肺	风寒袭肺	肺阴虚亏	肺气虚亏	肝火犯肺	寒湿痰饮
例数	97	115	33	41	5	16	5	9	2
%	30	35.6	10.2	12.7	1.5	5	1.5	2.8	0.6

三、治疗方法

在尽量控制有关可变因素的前提下,成人每一受试对象每次给予参贝止咳汤饮片 2 剂,每剂服 2 日,每日早、中、晚餐后各服一次,每次服此汤剂 100ml。嘱煎药前用温水浸泡饮片 1 小时,再以先武后文之火煎煮 1 小时,倒出头煎 200ml,然后分别加适量开水煎煮 2 次,每次 50 分钟,收集 3 次滤液共 600ml,供 2 日服用。以连服 2 剂（4 日）为一疗程。儿童用量减半,疗程不变。

服药期间忌食香燥辛辣及刺激性食物,避免有害气体的吸入,同时禁止服用任何消炎、止咳的中西药物;禁用其他止咳方法或措施。

四、观察指标

治疗期间,重点观察患者喉咙或胸骨后发痒之程度,咳嗽程度及咳痰情况,并按以下标准判断并记录。

（1）喉痒或胸骨后发痒:①轻度(+):略感发痒,稍咳即止;②中度(++):喉部或胸骨后明显发痒,须连咳数声或咯出痰液方可暂止;③重度(+++):痒感特剧且发作频繁,非用力剧咳而不能暂止。

（2）咳嗽:①轻度(+):白天间断性或偶发咳嗽,不影响正常工作或生活;②中度(++):咳嗽程度介于轻度与重度之间;③重度(+++):昼夜咳嗽频繁或呈阵发性剧咳,影响工作、休息和睡眠。

（3）咳痰:①轻度(+):一昼夜咳痰 10~50ml 或夜间及清晨咳痰 5~25ml;②中度(++):昼夜咳痰 50~100ml,或夜间及清晨咯痰咳痰 25~50ml。③重度

（+++）：昼夜咳痰 100ml 以上或夜间及清晨咯痰咳痰 50ml 以上。同时记录痰液、颜色及性状。

（4）肺部特征：（听诊）呼吸音粗糙，干性啰音（鼾音、哮鸣音）、粗湿啰音等。

五、治疗结果

（一）临床疗效判定标准

根据原卫生部制定发布的《中药新药临床研究指导原则》的有关内容，结合《中华人民共和国中医药行业标准：中医内科病证诊断疗效标准》将急性支气管炎之"治愈"与慢性支气管炎急性发作之"临床控制"或"近期治愈"互相合并，从咳嗽症状出发，将两者同归于"痊愈"项下，按下述四级疗效标准进行判断。

（1）痊愈：喉或胸骨后发痒及咳嗽完全消失，肺部体征消失，持续 2 周以上未再发作。

（2）显效：喉痒、咳嗽、咳痰症状明显好转（由 +++ 转为 ++，或 ++ 转为 +），肺部体征明显减轻。

（3）有效：喉痒、咳嗽、咳痰好转（由 +++ 转为 ++，或 ++ 转为 +），肺部体征减轻。

（4）无效：喉痒咳嗽症状、咳痰情况及肺部体征无改变，或减轻不明显，甚或加重。

（二）疗效分析

（1）总体疗效：显效以上 262 例，占 81.1%（表 4-9）。

表 4-9　疗效分析

总例数	痊愈	显效	有效	无效
323	199	63	47	14
%	61.6	19.5	14.6	4.3

（2）证型疗效：见表 4-10。

表 4-10　证型疗效

证型	例数	治疗效果结果			
		痊愈	显效	有效	无效
风热犯肺	97	91	3	1	2
痰热壅肺	115	81	30	2	2

续表

证型	例数	治疗效果结果			
		痊愈	显效	有效	无效
燥邪伤肺	33	15	11	6	1
痰湿蕴肺	41	7	16	16	2
风寒袭肺	5	—	—	4	1
肺阴虚亏	16	3	3	9	1
肺气亏虚	5	1	—	4	—
肝火犯肺	9	1	—	4	4
寒湿痰饮	2	—	—	1	1
合计	323	199	63	47	14

（3）疗程统计：73%的患者仅服药一个疗程（即2剂）便已获效（表4-11）。

表4-11　疗程统计

疗程数	1	2	3	4
病例数	237	79	5	2
%	73.4	24.5	1.5	0.6

六、医案举例

【医案一】

李某,女,18岁。1997年8月16日初诊,诉:感冒头痛,咽痛喉痒,咳嗽、痰黏白已4日,声音略嘶哑,微觉畏风。舌质微红、苔薄白、脉微数、右寸脉浮。证属风热犯肺,法宜疏风清热肃肺。予参贝止咳汤2剂。8月20日随访,称服药1剂后诸症明显减轻,再服1剂则喉痒咳嗽完全消失,其他症状亦随之缓解。

【医案二】

余某,男,37岁,昆明铁路局工程处职工。1995年2月16日初诊。诉:咽痒咳嗽已4个月余,晨起咳剧,痰多而黄稠,口干尿黄。舌微红,苔黄心腻,脉滑数。辨证为痰热壅肺,治当清肺祛痰,予参贝止咳汤2剂。2月27日复诊云:服后咽痒咳嗽咳痰已完全消失,昨因饮食不慎,今晨腹痛腹泻水样大便3次,予加味平胃汤,1剂而愈。

【医案三】

卢某,男,51岁。1996年11月16日初诊。称感冒后继发咳嗽已20多日,每当咽喉部及胸骨后发痒即咳嗽,干呛无痰,鼻喉干燥,舌质色常,苔薄黄少津,脉常。证属燥邪伤肺,治宜清燥肃肺法,予参贝止咳汤。11 月 23 日复诊称:服后咳嗽大为减轻,再服喉及胸骨后发痒及咳嗽已完全消失。因昨夜吹风受凉,今觉头痛眼疼,予另方治疗而愈。

七、讨论

中医学认为肺主气,居于高位,为五脏六腑之华盖,外合皮毛,上连喉咙,开窍于鼻,职司呼吸,乃气机出入升降之道,主清浊宣化;性属"娇脏"不耐邪气之侵扰,一旦受扰,则肺气壅遏,失其清肃之令气逆而咳。

咳嗽是肺系疾病的一个重要症状,无论外感内伤导致肺之宣发肃降功能失常,皆可引发咳嗽,而咽痒或胸骨后觉痒而引发的咳嗽尤为常见,且缠绵难愈。

回顾中医学理论,《黄帝内经》对于咳嗽已给予了较多的关注,并有《素问·咳论》专篇对其病因、病机、临床表现等做了不少论述。其后历代医家多有阐发,如《医宗必读·咳嗽》认为咳嗽"总其纲领不过内伤外感而已",并提出治疗原则"大抵治表者,药不宜静,静则流连不解,变生他病,故忌寒凉收敛……治内者,药不宜动,动则虚火不宁,燥痒愈甚,故忌辛香燥热等"。由于急性气管、支气管炎多与外感有关,而单纯性慢性支气管炎急性发作又与"内伤"不无关系。因此参贝止咳汤方中诸药遂取动静结合,不寒不热,互相协调,成为治疗咽痒咳嗽之专方,临床治咳虽以风热犯肺与痰热壅肺者最为适应,但同时又可泛治多种不同证型之咽痒咳嗽,是一个用于中成药开发的理想处方,已获国家批准文号。

八、结语

本文记录 323 例喉痒咳嗽患者,经用张老验方参贝止咳汤治疗效果,获显效以上者占 81.1%,其中 73% 的患者仅服用药 2 剂(4 日)即可得效。临床服药过程中未见不良反应。所治对象以风热犯肺证与痰热壅肺证居多(占总数 65.6%),其次为燥邪犯肺,痰湿蕴肺等证。表明该方确有肃肺宁喉止咳之功效且疗效迅速使用安全,可视为咽痒咳嗽的专病专方。

【注】本节所述内容由张老学术继承人田春洪、张莹洁协助观察、记录、整理而成,并曾发表于《云南中医中药杂志》。

第七节 血栓闭塞性脉管炎之中医药治疗

血栓闭塞性脉管炎是一种缠绵难治之疾患,云南锡业各矿地处高寒,此病颇多,往昔予西医法治疗效果多不甚满意。近年来经笔者采用中医疗法治疗该病,效果尚佳。现仅就其中资料完整者 16 例分析于下。

一、病例来源

本组病例均系门诊确诊后收入中医病房之住院患者。

诊断标准有三:

(1)排除糖尿病、高血压及动脉硬化。

(2)具有局部血管及血液循环功能不全现象,如间歇性跛行、手足出现原因不明之疼痛、发凉或肤色改变,或呈现迁徙性表层静脉炎。

(3)动脉管腔器质性闭塞现象,如一个或数个指(趾)持续发凉或出现与肢体位置不相适应之肤色改变(苍白或青紫),患肢脉搏细弱或消失,无冻伤及其他外伤史,一个或数个指(趾)发生干性坏疽者。

二、病史资料

(1)一般情况:全为男性,其中工人 10 例(矿井下作业者与地面作业者各占 5 例),干部 6 例。年龄在 20~30 岁者 8 例,31~40 岁者 6 例;41~50 岁者 2 例。罹病在 1 年以内者 6 例;1~2 年者 3 例,2~3 年者 2 例,3~4 年者 2 例,5 年以上者 3 例。发病前有受寒湿侵袭之既往史者 3 例,慢性职业损伤(风钻震荡两手)者 1 例,嗜烟者 8 人例,另 4 例既往不详。

(2)病变部位:以受病肢体为单位进行统计,共 22 个肢体,计:上肢 3 例、左下肢 10 例、右下肢 9 例。

(3)主要症状:临床以疼痛、间歇性跛行、肢端发凉及肤色改变等为最多见,详见表 4-12。

表 4-12 主要症状统计(以受病肢体为单位)

症状	麻木感	疼痛	间歇跛行	肤色			肿胀	坏死	溃疡	感染	移行性静脉炎
				褐黑	苍白	赤紫					
病例数	5	22	11	10	4	8	6	7	9	2	3

(4)病情分期:采三期分类法,按病程发展之阶段性分别属于第一期 5 例,系以局部贫血现象为主要表现,如患肢指(趾)端呈现冰冷、麻木、变色或肿胀、局部脉搏减弱或消失、间歇性跛行、对寒冷特别敏感等各种血管及血液循环功能不全现象,或伴有迁延性浅层静脉炎,然尚能借侧支循环以发挥代偿作用。第二期 5 例,概以局部营养障碍为主要表现,因侧支循环代偿不全而疼痛

变为持续性,夜间加重,患肢颜色苍白或紫赤,皮肤粗糙,指(趾)甲变形、脱毛或继发贫血性神经炎。第三期 6 例,以溃疡或坏死为主要表现,其中亦有始时疼痛特烈,而坏疽脱落后残遗溃疡面长期不愈合者。

(5)中药治疗前情况:入院后未曾用过西药者计 7 例,其余 9 例均于中药治前接受疗程不等之硫酸镁静脉注射,腰交感神经封闭,及小腿皮下氧气注射等西医治疗而收效欠佳,始转中医施治。

三、治疗方法

根据对病机的分析,遵循辨证论治的原则,大体上将所治病例分为三型:

(1)寒湿阻络型:一般患肢多现苍白色,喜暖畏寒,遇冷则拘急作痛,脉多沉细无力,舌淡苔白腻而润。治以温阳化湿通络为主,方用四逆汤加桂枝、黄芪、细辛、苡米、通草等。或予归芪桂枝汤加味。

(2)气滞血瘀型:局部皮色常青紫或伴有肿胀现象,动则痛增,有时可见明显之静脉郁滞现象,脉多沉弦有力,舌边有时可见青斑或紫块,治以理气活血行瘀为主,方用元戎四物汤,加丹参、乳香、延胡索、泽兰、牡丹皮、木香等。

(3)湿热火毒型:局部可见红赤嫩痛,或肢端变黑腐臭,剧痛难忍,常通夜不眠,小便短赤,大便秘结,脉多洪大而数。治以清利湿热泻火解毒为主,方用四妙勇安汤加土茯苓、赤芍、紫花地丁、蒲公英等。

同时按照"病久则入络"的观点和中医用药之传统经验,方中又常配伍入橘络、丝瓜络及通草等物以疏通脉络。凡病在上者加桂枝,在下者加牛膝,病虽在上,但热势盛者则以姜黄代桂枝。

此外部分患者尚佐以活络丸、养阴丸、舒络酊(院内制剂,由野三七、沙参、红花、草乌适量配成)等中药以辅助治疗。

又若罹病日久气血两亏,症见形容憔悴,神疲体倦,舌淡脉弱等则兼予八珍之类以顾护其正。

四、疗效观察

(1)疗效统计:以治愈、好转、未愈,作为衡量疗效之标准。所谓治愈系指临床症状消失,局部情况恢复常态而言(但动脉搏动恢复与否不作唯一指标)。好转则指原有主要症状消失,局部情况有明显改善或接近正常,如间歇跛行消失,局部创面愈合,皮温接近正常,侧支循环基本建立,末梢血循良好者。未愈即指持续治疗达 3 个月以上而病情稳固不动,无好转亦未恶化者。按此标准划分,本组 16 例中计治愈者 4 例,好转者 10 例,未愈者 2 例。

(2)与同期西法治疗 10 例之比较(表 4-13):

表 4-13 疗效比较

疗法	例数	病期			治疗日数			疗效				
		第一期	第二期	第三期	最短	最长	平均	治愈	好转	未愈	高位截肢	死亡
西药	10	2	5	3	6	128	39	1	6	2	0	1
中药	16	5	5	6	11	210	66	4	10	2	0	0

五、病案举例

【医案一】

张某,男,28 岁,干部。1963 年 11 月 4 日入院。主诉足部疼痛呈现渐进性加剧 1 年余。步行时掌心麻木疼痛,每走 100~200m 则有一阵短暂而剧烈之疼痛,须休息片刻方可继续前进。局部得暖则疼痛缓解,遇冷则痛如刀割。同时并觉趾背色泽多变,略举足趾立显苍白,微下垂则色转粉红。入院前 1 个月病情迅速增恶,左足亦出现类似情况。唯纳食、二便如常,嗜烟,但每日吸量不多,1960 年曾有久居湿地史。

体检:一般情况佳,头颈心肺腹部脊柱及神经系统俱无异常发现,血压 120/70mmHg,尿检阴性,两下肢外形正常,未见明显之肌肉萎缩现象,足背前 1/2 皮色苍白,足趾略带紫红,触之湿润,肤表温度均较踝关节以上为低,足背动脉右侧较左侧更为微弱,股动脉无明显改变。

西医诊断:双下肢血栓闭塞性脉管炎(第一期)。

入院后予局部保暖,皮下注射氧气,腰交感神经封闭,硫酸镁静脉注射各一疗程,而局部痛感不减,肤色亦无明显改善,乃予中医治疗。经诊得脉沉细,舌淡胖嫩,苔薄白而润,口中和,溺清长,再结合病史所述,显系寒湿阻络使然。法当温阳化湿通络,方用四逆汤加味,予附片 50g,干姜 10g,桂枝 12g,黄芪 20g,茯苓 15g,吴茱萸 6g,牛膝 6g,细辛 3g,通草 6g,生甘草 6g。连服 15 剂后,自觉两足转温,午夜后足部发热,阴下微汗、痛况略减,行动较前有力。原方再进 7 剂,左足小趾疼痛已止,身汗津津,此佳象也,予建中汤加吴茱萸、秦当归、牛膝、黄芪、通草,又服 10 剂,两足痛感完全消失,上午局部色泽已转正常,下午仍略觉发紫,步履已不觉吃力,能散步至工人俱乐部来回往返亦未见出现间歇性跛行等病象,脉搏有力略带涩象,夜间微感口干,原方去吴茱萸加生地黄 15g、红花 6g,续服至 1964 年 2 月 24 日显著好转而出院。

出院检查:疼痛及间歇性跛行均消失,两下肢活动正常,足背动脉已能明显触及,皮肤温度较之踝上已无明显差异,局部色泽正常,仅姆趾略遗角化现象。

【医案二】

佘某,男,26岁,采矿工人。1960年2月16日入院,主诉右足姆趾发红疼痛半年余,加重10余天。自述于1959年8月起即觉右足变色、姆趾疼痛,有时于行走中突觉触电样之疼痛及麻木感,需停步数分钟方得缓解。继而痛况与日俱增,休息则疼痛略减,行动则痛如锥刺,渐至步履艰难,虽经该矿医院多次封闭治疗而痛况仍烈,小腿发胀,自觉肌肉跳痛,右足发红,姆趾发紫,不能着地,因而入院。既往史无特殊,但称嗜烟已7年,每日吸20余支。

体检:发育营养俱佳,神清合作,呈痛楚面容、体温呼吸脉搏均正常,血压亦在正常范围,头面五官上肢胸腹俱无异常发现,尿检阴性、左下肢正常、右足皮肤温度较低,足背动脉较左侧明显减弱、姆趾红肿、趾端略现紫黑色。小腿略肿胀,可见轻度之静脉郁滞现象。

西医诊断:右下肢血栓闭塞性脉管炎(第二期)。

入院后除给维生素 B_1 及临时止痛剂外未给其他西药。四诊检查,六脉沉紧,舌质略赤,边有青斑数点、苔白腻微干,食纳二便如常,右侧腿肚略肿,皮下青筋隐现,姆趾状如上述,断为气滞血瘀,予调气止痛活血行瘀为主,方用元戎四物汤加味,秦当归20g,生地黄15g,白芍12g,桃仁10g,红花6g,川芎6g,丹参15g,延胡索15g,木香10g,牛膝6g,生甘草6g服药12剂,自觉症状显著减轻,局部坏死现象已趋向好转,前方白芍易赤芍,加乳香、没药各6g,又服10剂,疼痛大减,局部情况明显改善,此时药房因故不能煎药,遂改用四妙勇安汤饮片为末,水泛为丸,每次15g,每日3次。服丸1个月余,右足姆趾疼痛已止,局部脱皮,色转红润,已能下床行动,然多行走仍感小腿酸痛,尤以午后为然,再服上丸1个月,局部情况继续改善,肤色已接近正常,但痛况渐有上移趋势,晨起甚佳,午后或多行动时仍觉小腿发红酸痛,诊得脉沉微涩,舌边青斑已退,予秦当归20g,金银花15g,赤芍10g,牡丹皮6g,玄参15g,桂枝15g,牛膝6g,乳没各6g,橘络9g,木香6g,生甘草6g,守方继服,其间少有增减,于是小腿痛日减,行动亦日渐有力,局部情况渐复常态,终于同年9月22日治愈出院。

【医案三】

杨某,男,26岁,建筑工人。1962年2月8日入院。主诉左足大趾疼痛2年余。据称1960年初由于行走过多,且常淋雨受凉,因而渐觉左下肢疼痛,足部发凉,有时猝然而痛,则行动不灵,每逢气候转变则疼痛特剧,甚至通宵不能眠,足趾时而苍白时而青紫,近2~3个月来疼痛变为持续性,入夜痛剧,局部红肿热痛,行动不便,经门诊多次腰交感神经封闭无效而入院。

体检:一般状况佳,体温及两上肢脉搏均正常,血压120/80mmHg,头颈心肺胸腹俱未发现异常,血常规亦在正常范围,尿检阴性。右下肢外观正常,足背动脉搏动正常,肤色亦无异常改变,左下肢足背动脉消失,足部前2/3略显肿胀,色紫赤,蹞趾色黑微干呈轻度坏死现象,近甲缘处有一蚕豆大之陈旧性溃疡伴有少许脓性分泌物。

诊断:左下肢血栓闭塞性脉管炎(第三期)。

入院后经西法常规治疗月余疗效不显,乃改用中药治疗。患者体格壮实,面色微青,脉来洪大有力,左略弦滑,舌赤青紫,苔白根黄,口干但不思饮水,小便短赤,大便秘结,患部色赤而趾发黑,喜露置于被外。考其病变之由乃寒湿入络,郁久化热,热盛则为火为毒,法当清利湿热凉血解毒,方用四妙勇安汤加味,秦当归20g,玄参15g,金银花15g,生地黄12g,牡丹皮6g,连翘10g,全蝎6g,土茯苓15g,牛膝6g,青皮6g,薏苡仁15g,生甘草6g。连服25剂后,痛况已逐渐减轻,夜间已能熟睡数小时,局部肿胀已消,坏死现象明显好转,溃疡面缩小,分泌物亦减。守原方再服15剂,疼痛大减,晚间已能安静入睡,尿色转清、大便干结现象亦好转。局部炎症全消,蹞趾色转紫红明润、溃疡已接近愈合,分泌物已无,前方去全蝎、青皮,加丝瓜络6g,续服20剂,脉平舌常,二便自调,局部疼痛消失,溃疡愈合,肤表温度色泽均转正常,左足跗阳脉再现,步履矫健如常,乃于同年5月9日治愈出院。经追访2年无复发。

六、讨论

(1)本病常侵犯青壮年男性,发病率与地区特点有明显关系:从全国范围看,北方多于南方,而个旧海拔较高,云南锡业各矿均处于海拔2 000~2 500m以上,常年平均气温在11.5℃左右,相对湿度均处在80%以上(坑内略高于地面),这可能是促使本市发病率略高于省内各地之原因之一。

(2)认为血栓闭塞性脉管炎即中医学所谓"脱疽"的提法是值得商榷的:《灵枢·痈疽》有"脱疽"之记载,并曾明确指出"其状赤黑,死不治",并主张"不衰,急斩之",此外不少医籍如《证治准绳·疡医》称:"足趾生疗重者溃而自脱为脱疽",《华佗神医秘传》提到本病症状"先痒而后痛"。《外科正宗》谓:"脱疽者外腐而内败也"。《薛氏医案·脱疽》云:"脱疽谓疗生足趾或足溃而自脱故名脱疽,亦有发于手指者名曰蛀节疗"。由此可见中医所谓"脱疽"非专指西医学血栓闭塞性脉管炎而言。综观该病之临床表现,其初期似可归属于"寒湿痹痛"的范畴,继续病情发展至一定阶段则在某些地方与"脱疽"相近似。

(3)从病因及发展机制上看:本组医案虽少,但均未寻得明显之"膏粱厚味""房劳丹药"及精神内伤等病史。绝大多数患者均在不同程度上反映出正虚邪凑,寒湿自下而入,遏郁日久,或酿热化火,或障碍荣卫之运行,从而导致气滞血凝络道闭阻的情况。其病程多绵缠难愈,一如陈士铎所言:"脚乃人之下流,水湿之气一犯则停蓄不肯去"(《石室秘录》)。因"寒气客于脉中则气不通,故卒然而痛"(《素问·举痛论》),故临床每以疼痛现象最为突出。本组16

个案例（22个肢体）均有轻重不等之疼痛，其中14例药后均能减轻疼痛，而伴随痛感之消失，局部症状亦有相应之改善。

（4）关于病期和临床证型的任何划分都不是一成不变的：其间既互相转化，又可彼此渗透，故施治时，不能偏执一方，需细审病情，脉证合参，方称全面。而上述中医分型与西法分期之间似有一定联系，唯限于案例尚少，有待于今后继续探索。

七、小结

本文记录血栓闭塞性脉管炎16例之中药疗效初步观察所得，其中简略地分析了病因和临床表现并与同期西法治疗组作了简单的对比，试探性的划分了证型，在论治方面提出一管之见，对于该病之临床意义、地区特点、病名、病机等有关问题也提出了一些不成熟的看法。

【注】本文是张老在基层医院工作时自选临床研究课题之一的小结材料，由他亲自撰写而成。曾发表于《云南医药》杂志。

第八节 临证医案与医话举例

一、医案十三例

（一）益气养血、调补肝肾法治长期低热

邓某，男，45岁。

病史：长期发热持续不退半年余，迭经治疗而腋下体温仍处于37.4~38℃之间。现觉头昏肢软，两胁隐痛微胀。每当集中精力看书或阅读文件之际则易昏昏然进入梦乡。食纳二便无明显改变。

诊查：舌质淡，苔薄白而润，脉濡细，两尺不足。

辨证：气阴匮乏，肝肾不足，疏泄失司。

治法：益气养阴，调补肝肾，兼清虚热，并疏其郁。

处方：黄芪20g，太子参15g，生地黄15g，地骨皮12g，佛手9g，柴胡9g，枣皮10g，淡竹叶3g，桂圆肉10g，大枣4枚，生甘草6g。

二诊：7月6日。连服上方药6剂后，体温逐渐恢复正常，但觉日间工作时精神尚差，胁部仍感隐痛。上方去淡竹叶，加黄精15g、生枣仁10g，继进药4剂。

药后诸症消失，体温正常，精神转旺，日间已无思睡现象。

【按语】《证治汇补》云："无表证而身热者，内伤里热也。"盖内伤之慢性

发热,一般多属于虚证范畴,常因精气亏耗、水不制火、虚阳外浮使然,临证所见每以持续低热者居多,且病程缠绵难以速已。大凡低热久羁而身不耐寒者,阳虚有之;但热而不寒者,当思其阴虚血少;寒热交错而又俱不突出者,常为阴阳俱虚、营卫失调、血虚气郁所致。龚廷贤云:"饮食劳倦伤脾,则不能生血,故血虚发热,热则气散血耗而无力。"乃言血虚发热与气虚发热之互有关联。至于气虚何以酿热,历来争议殊多。有谓脾胃气虚,阴火上冲,或心火内炽使然者;有谓内伤脾胃,脾虚胃热,升降失常,浊气上腾而致者;有主脾运失健,气血生化无源,血虚而生内热者。近人则多倾向于气虚阳越之说。本案治法亦以益气之品为君,辅以养血、滋肾、疏肝、清虚热,故而药后获效。

(二)益气养血、滋肾柔肝法治右眉独落

李某,男,43岁。

病史:右眼眉无故脱落,已2年余。先是逐渐脱落,1年多时间掉去3/4,仅余内端少许。近数月来右眉脱落殆尽。左眉依旧。经中西药物治疗均未见效。

诊查:舌质微淡,脉小濡,两尺略差。头顶光秃,右眉全无。余无明显异状可见。

辨证:肝肾不足,气血失养。

治法:益气养血,滋肾柔肝。方予黄芪五物汤加味。

处方:黄芪20g,当归15g,熟地黄18g,何首乌12g,陈皮10g,川芎6g,白芍12g,女贞子12g,枸杞12g,生甘草6g。

服上方药4剂后,右眉毛逐渐复生。2个月后完全恢复原貌,与左眉相齐。

【按语】发乃血之余,而眉亦然,全赖气煦血濡方得荣润繁茂。今其人舌淡脉濡,气血不充,毛发失养,故眉脱而发秃。眉际乃足太少两阳经循行之所,而太阳与少阴、少阳与厥阴相为表里,关系殊密,"脏之气行于腑,腑之精归于脏",病涉肝肾,其眉遂脱。方取黄芪五物汤加味,益气养血、滋肾柔肝,俾精血复充而毛发重生。

(三)疏调气血、理脾益肾法治跌仆痿躄

何某,男,40岁。

病史:患者素性嗜酒。2个月前曾因酒后跌仆,自2m高的台阶上跌下,随即出现肢体活动障碍,继而卧床不起,翻身进食全需旁人扶持。经用西药治疗月余,未见改善。

诊查:现两手手指无法屈伸,上肢麻木胀硬,两脚痿软无力,右腿不能活动。胃纳不振,溺黄便干,口淡无味,夜眠欠佳,右半身无汗。脉沉弦、左尺不足,舌边尖略红,苔薄白,苔心微腻。

辨证:证系酒后跌仆、气血逆乱,肝失柔养,脾运不健。

治法:治宜首先疏调气血,柔肝理脾。至若益肾之法,缓图亦可。

处方:当归 15g,生地黄 12g,白芍 10g,茯苓 15g,青皮 10g,怀山药 15g,钩藤 10g,党参 12g,川芎 10g,丝瓜络 3g,生甘草 6g。

停用一切西药,每日进此方药 1 剂,分 3 次温服。

二诊:服上方药 2 剂后,觉左手较前有力,已能握烟斗吸烟。

三诊:续服药 4 剂,两手麻胀感减轻,手指已略可屈伸,唯左手较差。右腿略能活动,胃纳亦有改善。

四诊:守用上方药 1 周后,手指屈伸更为灵活,右下肢亦较前有力,已能抬举,扶杖下床行走,自握餐具进食。溺色变清,舌质转淡,苔薄白而润、已无腻象,脉左尺仍弱。此是脾运渐复,湿邪已退,露出本虚。改予温养气血,调和营卫,补益脾肾之法。

处方:黄芪 15g,太子参 18g,桂枝 10g,当归 12g,淫羊藿 15g,白芍 10g,白术 12g,怀山药 12g,杜仲 15g,炙甘草 6g。

连服药月余,诸症日渐轻释。终于弃杖自行,肢体伸屈自若,食眠二便俱转正常,治愈出院。

【按语】跌仆损伤,纯属意外,酗酒之人,尤易发生。凡受创较剧者,每有相应之证候可见,其证又与其人之禀赋体质及内脏功能密切相关。

人身之皮、肉、筋、骨、脉"五体",本为五脏所主。筋骨损伤者,易在一定程度上影响及于肝肾,故虽平素肝肾康健者,此时亦每现不足之状。若肝肾之精血不充,则筋骨必失其养,此对创伤之修复极为不利。故外伤内治之法,急则活血理伤,缓则滋养肝肾。然四肢百骸欲获得足够之荣养与濡润,实又有赖于脾胃功能之健旺,水谷精微运化布输之正常,故调理脾胃乃是外伤内治之重要环节之一。上案得效,其理亦本乎此。

(四)滋肾养心、宁神固精法治惊梦自遗

杨某,男,41 岁。

病史:遗精频作已 2 年余。夜梦特多,非恶梦、色梦,而大都属于情绪焦虑、心情紧张者,如常临异乡探亲访友而超假未归,或私自外出玩忽职守将受处分等。每逢惊梦,则精液随即自遗。近数月来,虽在日间觉醒之际,一旦因某事而情绪紧张,精液亦自遗泄不已。因觉体力不支,有行将待毙之虑。

诊查:舌形坚敛,尖赤津少,六脉沉细略数。

辨证:证属心肾阴虚,神不守舍,玉关失固。

治法:拟滋肾养心,宁神固精法治之。

处方:熟地黄 15g,秦当归 12g,杜仲 15g,朱茯神 15g,菟丝子 10g,麦冬 12g,龙齿 20g,双钩藤 15g,金樱子 12g,莲须 10g,生甘草 6g。

二诊:服上方药 4 剂后,遗精次数显著减少,唯夜梦尚多。前方加五味子 6g。

三诊:进上方药 6 剂,遗精已止,梦亦大减,日间情绪已能自控。夜间虽偶有惊梦,但已无精液自遗现象。再守原方 3 剂,以资巩固

三年后,因他病来诊,谓上症痊愈之后,迄今未再复发。

【按语】夜梦纷纭而神思焦虑,乃心阴不足之候。《金匮要略》云:"心虚者,其人多畏,合目欲眠,梦远行而精神离散",此之谓欤。心阴虚而阳独亢,坎离失济,水亏火旺,扰动精室,逼启玉关,故精液滑脱不禁、暗自遗泄。欧阳文忠公有"百忧感其心,万事劳其形,有动乎中,必摇其精"之名句,虽非指此,然其理一也。前贤谓"有梦遗精乃心病,无梦自遗为肾疾",由是观之,信然。

(五)宣清湿热法治风温

胡某,女,30 岁。

病史:发热恶寒,咳嗽,体倦头痛,胃纳呆滞 1 周余,经肌注青霉素、链霉素及口服中药止嗽散、羌活胜湿汤等未见好转而来院就诊。

诊查:体温 38.5℃。脉濡数,舌红苔腻,根垢。

辨证:系风温夹湿,肺失宣降之证。

治法:治拟清热宣湿、芳化疏表之法。

处方:淡豆豉 10g,佩兰叶 10g,茯苓 15g,淡竹叶 3g,藿香 10g,杏仁 10g,连翘 10g,通草 5g,金银花 5g,薏苡仁 20g。

服药 1 剂后微汗出,寒热全解,咳减一半。继服药 2 剂,诸症完全消失。

【按语】此虽为风温郁表夹湿之证,但已有入里碍中之苗头,故宜清湿热并疏达之法,通过轻开上焦,宣发肺气,以消除在卫或在肺之湿热邪气。因肺合皮毛,肺气得宣,则遏郁于表卫之邪自易驱散。且肺为水之上源,宣畅肺气,又可使在体之湿邪随水道之通畅而排除,从而达到"分消"之目的。此即"气化则湿亦化,气行则湿亦行","湿邪既去,则热无所附,势孤易除"之理。宣清湿热法若用之得当,则可顿挫病势,阻止其向纵深发展。宣湿之品,通常可选杏仁、桔梗、白豆蔻、郁金等;清热之药,可予桑叶、连翘、金银花、竹叶、薄荷等。

(六)清热祛湿法治湿热证

王某,男,40 岁。

病史:1 个月前因急性阑尾炎行手术切除,术后创口感染。局部脓肿形成,又经切开引流等外科治疗。现腹部创口已愈合,但低热(38℃左右)持续旬月不退。

诊查:自诉四肢无力,胃纳呆滞,稍食即感恶心、尿黄,便溏泻,排泄不爽。脉濡细而数,苔薄腻色白,舌质黯红夹青。

辨证:证属湿热中阻,气血郁滞。

治法:拟化湿清热,理气活血治之。

处方:杏仁 10g,白豆蔻 10g,薏苡仁 20g,厚朴 10g,红花 5g,法半夏 10g,竹茹 1 团,通草 5g,砂仁 10g,广木香 5g,生甘草 3g。

服药 1 剂后,觉腹中舒适,胃纳增进,恶心感减轻,体温降至正常。再服上方药 2 剂,精神食欲继续改善,但夜间兴奋难眠,苔渐净化。上方加茯神 10g、建菖蒲 6g,继服 2 剂,症状全消。

【按语】湿热之邪常阻滞人体气机,因而易使中焦闭塞,脾胃功能受抑制,导致水谷气化失常,清阳不升,浊阴不降。治宜芳香走窜之品以苏醒脾胃,枢转气机,激活人体自身之运化功能,俾中焦气机复其常态,从而使蕴积于体内之湿邪或湿浊得以通过渗化而消散。在此基础上兼以清热活血,故收事半功倍之效。笔者临床运用化湿清热之法,常以佩兰、藿香、石菖蒲、郁金等化湿;以竹茹、黄连、芦根、大青叶等清热。

万某,男,31 岁。

病史:右小腿条索状痛性硬结已 2 年余,近时加剧,时有红色条结出现,曾诊断为静脉炎。近 2 个月来,右足背又有静脉炎现象,且呈慢性进行性发展,经治无效。

诊查:脉沉细而弦,舌质黯红,苔白腻多津。

辨证:其病殆由寒湿外侵,壅塞脉络,日久郁热,致湿热阻络、血滞成积之证。

治法:治以燥湿清热,活血通络法。

处方:苍术 20g,黄柏 6g,牛膝 6g,生地黄 21g,细辛 1g,薏苡仁 30g,橘络 3g,金银花 15g,延胡索 10g,红花 10g,枳壳 10g。

连服药 8 剂后,局部红色条索状硬结消失,疼痛显著缓解。再服药 3 剂,硬结完全消失。

【按语】凡寒湿之邪入侵人体,阻滞于经络之间,郁久化热而成湿热,或属于湿盛型者,宜予辛温苦燥之品配合其他清热药物,以燥湿清热。但辛燥药物亦不可过度,否则有伤津液之弊。燥湿药物一般可选苍术、厚朴、法半夏、草果等;清热之品可选黄芩、黄连、黄柏、栀子、金银花等。

总之,湿热证一般属于实证,治疗总以攻病逐邪为主。通常予清化分消之法以孤立并削弱邪势,阴柔腻补之药则非所宜。如何秀山所云"参术之属,究宜慎用,庶免反助湿热为患之流弊"。

治疗本证,须从患者实际出发,针对具体情况,灵活地综合运用祛湿与清热两法,同时辅以其他相应的治疗措施。关键在于认证精确,立法恰当,用药缓急得宜、刚柔相济。凡热盛湿微者,用药宜多柔少刚;若属湿盛热微者,则要多刚少柔。因为阴柔之药虽能削减热势,但易阻扰湿邪之排出;而辛香刚燥之品,虽可祛湿,但又有助热之弊。所以,用药宜"刚柔相济"。叶桂主张"以苦辛寒治湿热",确是经验之谈。

(七) 渗湿清热法治湿温

杨某,女,19岁。

病史:1个月前曾患肠伤寒,愈后2周再度发热,血培养检出伤寒杆菌。复经西医治疗周余,但高热(40~41℃)持续不退。

诊查:现症脘闷纳呆,渴不欲饮,多汗,恶心;腹泻水样便,每日3~4次;鼻衄,尿黄,心悸,失眠;苔白腻心垢,脉濡数,左关略强。

辨证:证属气分湿热,秽浊阻中。

治法:治拟清热渗湿,辟秽畅中,予芳化淡渗、清热祛湿之品。

处方:金银花15g,佩兰叶12g,竹叶5g,茯苓20g,通草6g,薏苡仁18g,厚朴10g,白豆蔻10g,滑石12g,炒白茅根16g。

服药1剂后,体温由40.3℃降至38℃,但腹仍闷胀,上方去金银花、竹叶,加木香5g、白扁豆12g、炒麦芽15g,再服药1剂。此后体温未超过37℃,苔转薄白,脘闷腹胀减轻,胃纳增加,仅大便微溏,四肢无力。改予参苓白术散善后,4剂痊愈。

【按语】本例以渗湿清热法取效。所谓渗湿清热,即予淡味渗利及清热药以消除郁阻于体内之湿热。此法祛湿并不以利尿为主要手段。因湿热内蕴,过于通利小便会徒伤阴液,热易化燥,故只宜芳化淡渗,轻宣湿邪,兼以清热,分消邪势。故常与化湿畅中等法合用而增强疗效。渗湿一般可选薏苡仁、通草、茯苓、大豆黄卷、冬瓜皮、扁豆衣等,清热可用灯心草、桑白皮、茵陈、白茅根等。

(八) 利湿清热法治癃闭

丁某,男,62岁。

病史:因肾绞痛入院,经治后疼痛缓解,但出现尿闭。4天来仅涓滴3次,每次不满10ml,经多方治疗仍然无尿。

诊查:体温38℃左右,面肢水肿,腹部胀满,口苦纳呆,恶心欲呕,口咽干燥,渴不欲饮,便秘色黑。脉滑数,左脉弦,舌质黯红,苔黄厚腻。

辨证:乃湿热郁闭,三焦失宣之证。

治法:拟利湿清热,宣畅三焦治之。

处方:杏仁10g,白豆蔻10g,薏苡仁16g,厚朴10g,泽泻12g,法半夏10g,通草5g,滑石20g,淡竹叶3g。

二诊:次日大便已行,尿量仍少,腰部胀痛,两下肢及阴囊水肿,口苦恶心,呕吐较频,舌质紫黯,气滞湿阻血瘀之象已更加显露,当加强除湿、理气活血、兼以清热。

处方:杏仁12g,薏苡仁20g,茯苓30g,猪苓20g,红花10g,泽泻18g,木通

6g,车前子 12g,广木香 5g,赤芍 10g,法半夏 10g,枳实 10g。

三诊:服上方药 2 剂后,尿量略增,病情渐有好转。服至 7 剂后,尿量每日达 2 000ml 以上,并自动排出豌豆大之砂粒状结石 1 枚,血中 NPN(非蛋白氮)亦降至正常范围。持续治疗 2 周,尿转清长,症状完全消失。

【按语】凡湿热郁闭三焦,致决渎失司,症见水肿少尿或无尿等,宜用利湿清热之法通利清降以逐邪。李杲云"治湿不利小便,非其治也",湿既去,热易随之而解,对于小便涓滴全无之患者更为合拍。推而广之,若湿热蕴积于下,致小便短赤涩痛者,或湿热郁蒸肝胆,致身黄而小便不利者,皆可予利湿清热之法,可选用茯苓、猪苓、泽泻、车前子、通草、海金沙以利湿,金银花、栀子、竹叶、萹蓄、瞿麦以清热。

(九)宣肺祛风、活血化瘀法治鼻渊

黄某,女,32 岁。

病史:患过敏性鼻炎已数年,屡治未愈。此次发作特剧,头闷疼,鼻塞而痒,喷嚏连连,清涕常流,殊觉不适。

诊查:苔薄白,舌质略紫黯,脉弦,便干尿黄。

辨证:证属伏风夹瘀,肺窍失宣。

治法:治予宣肺祛风,活血化瘀。

处方:杏仁 10g,防风 10g,苍耳子 6g,白芷 10g,蝉蜕 5g,辛夷花 10g,川芎 10g,红花 8g,连翘 10g,丹参 15g,桔梗 6g,甘草 5g。

服上方药 4 剂后,鼻炎即愈,半年未再发。

【按话】本例鼻炎反复,久治未愈,常法用之无效,殆风邪伏肺不时发作,久郁致瘀使然,故舌质已有紫黯现象。除宣肺祛风外,再予活血化瘀之品,遵"久病入络"之意以治。

(十)活血化瘀、理气通络法治腰腿痛

李某,女,36 岁。

病史:因背负重物,劳力过度,至椎间盘脱出。现腰痛月余,痛引左腿并向足跟放射,行走不便,入夜剧痛难眠,辗转呻吟不已。近日左腿亦感麻木,步态不稳。

诊查:脉涩,舌质紫黯。

辨证:证属经络瘀阻,营血失溉。

治法:治用活血化瘀,理气通络之法。

处方:当归 15g,赤芍 10g,丹参 15g,川芎 10g,地龙 3g,鸡血藤 20g,桃仁 10g,红花 10g,郁金 12g,香附 10g,姜黄 10g。

二诊:局部痛况略减,夜仍失眠。上方加首乌藤 20g。

三诊:病况略定,但四肢无力,腰膝痠软,脉仍细涩,舌青。虚象已露,加益

气补肾之品以扶正祛邪。

处方:黄芪 20g,潞党参 15g,当归 15g,鸡血藤 20g,杜仲 15g,川芎 10g,怀牛膝 6g,淫羊藿 12g,地龙 3g,红花 10g。

四诊:疼痛明显减轻,步态转稳,已可下床活动。舌渐转常,脉象亦有改善。但觉少腹发胀。上方加木香 6g,天台乌药 10g。

药后腰腿痛完全消失,少腹亦已舒缓。

【按语】"气行则血行",血之运行全赖气之推动,故活血化瘀宜紧密结合理气通络。本例瘀血症状比较典型,具有痛区固定、入夜疼剧、舌质紫黯、脉涩等症。治后椎间盘仍然脱出,但自觉症状得以消除。

(十一)活血理气安神法治外伤头痛

韩某,男,45 岁。

病史:日前因翻车受伤,当时曾昏迷约 10 分钟;复苏后即感头昏头晕,难以举首,四肢及腰部活动不灵。

诊查:现觉头昏痛,腰痛不能转折,夜间失眠,记忆力明显减退。唯胃纳尚可,二便自调。舌质黯红,脉沉略弦。

辨证:证属瘀血郁阻,神志受扰。

治法:予活血化瘀、理气安神为主。

处方:当归 15g,生地黄 15g,川芎 10g,白芍 12g,首乌藤 20g,桃仁 10g,红花 10g,苏木 10g,荷顶 3 个,生甘草 5g。

二诊:脉微数,舌质红,苔薄黄,眠仍差。上方去川芎、苏木、桃仁,加茯神 15g,酸枣仁 15g。

三诊:睡眠好转,食纳增进,精神转旺,四肢灵活,腰痛亦缓解。

【按语】外伤史亦有指导辨证论治之意义,瘀血之证尤其如是。脑震荡一症,每易留下顽固性头痛头昏等后遗症;腰部软组织挫伤也易成为宿伤。但若及时施予活血化瘀、理气调血之法,则可减少或避免后遗症的发生。本例虽无明显之瘀血症状,而外伤便是致瘀之由,因此上方获效。

(十二)温阳通脉、养血化瘀法治痿躄

高某,女,27 岁。

病史:1 个月前分娩,娩后 2 周突觉两下肢痿软无力,不能任地,无法站立及行走。头昏背凉,溺清便溏。近日来病情增剧,双上肢亦感无力,起坐均需人扶持,生活完全不能自理。

诊查:面色㿠白,爪甲色淡,舌淡润而色黯,苔薄白,六脉濡细,两尺微涩。

辨征:证属血虚阳弱,督脉瘀阻。

治法:治拟温阳通督、养血化瘀之法。

处方:川附片 30g,黄芪 24g,当归 15g,杭白芍 12g,桂枝 10g,丹参 15g,鸡

血藤 15g,巴戟天 12g,鹿角霜 20g,锁阳 12g,生姜 3 片,大枣 4 枚,炙甘草 6g。

上方药连服 8 剂后,诸症渐解,两手活动自如,步履如常。

【按语】此例产后痿躄,西医诊为急性感染性多发性神经根炎,然按中医病机分析,则因新产血虚,卫阳不敷,故面白爪淡、肢体痿软无力;舌质青黯,尺脉涩,背冷,乃是督脉瘀阻之故。所以本案既非"肺热叶焦",亦非"湿热不攘"等使然,因此治疗也未"独取阳明",而是以养血化瘀、补肾通督收功。兹可见辨证论治必须从患者之实际出发,决不可墨守成规。

【编者评注】本病西医诊断为"急性感染性多发性神经根炎"。临床表现以肢体痿软无力为主,严重时可有呼吸和吞咽困难,甚至危及生命,属中医的痿证范畴,以下肢痿软无力为主的又称为痿躄。辨证以脾肾两虚为主。本例为一新产产妇,产后血虚阳微、瘀血内停,以致筋肉失养,治疗以温阳通督,养血化瘀为主,仅 8 剂药即获全效,辨证精当,疗效甚捷,堪称范例。

(十三)益气、养血、补肾治再生障碍贫血

胡某,男,21 岁。

病史:头晕、目眩、心悸、腰腿酸软,周身无力,经西医药治疗无好转。自述 1 年前新婚,伉俪甚谐,其后数月,间有耳鸣及轻度头昏等并未介意。近数月来时觉眼花四肢无力,稍事活动即感心悸气促、疲惫不堪,且食眠俱差,时有鼻衄。经西医检查及骨髓穿刺诊断为原发性再生障碍性贫血,予一般西药常规治疗 4 个月未见明显改善,因转中医治疗。

诊查:患者精神委顿,面㿠白带黄,微见水肿,唇色苍白无华,声低息短、少气懒言,舌质胖嫩、色淡面润,苔薄白,脉沉细无力尺部不足。血常规:Hb 40g/L,RBC 1.6×10^{12}/L,WBC 3.5×10^9/L(N25%,L72%),PLT 7×10^9/L,RTC 0.15%。骨髓法显示:造血红细胞几乎消失,绝大多数为髓细胞,可见较多的大淋巴细胞及大杆状细胞。

辨证:气血两虚,肾精亏耗。

治法:益气养血,补肾填精。

处方:黄芪 30g,潞党参 15g,白术 10g,当归 15g,熟地黄 20g,白芍 12g,阿胶 15g,茯苓 10g,淫羊藿 15g,女贞子 12g,补骨脂 10g,菟丝子 2g,枸杞子 15g,鸡血藤 15g,丹参 15g,炒麦芽 30g,佛手 10g,生甘草 6g。

以上方为基础每 2 日服一剂。其间随病情变化而有所加减:衄血加炒侧柏叶、炒藕节、炒白茅根;胃纳呆滞加怀山药、砂仁、去熟地黄、阿胶;失眠加酸枣仁、首乌藤、莲子。

服上方加减 20 剂后患者胃纳增加,睡眠好转,鼻衄亦止,手掌心略显红润,脉来较前有力,Hb 63g/L,RBC 2×10^{12}/L,WBC 5.2×10^9/L,PLT 80×10^9/L,此后曾有血象数值少许反复。继续坚持治疗再予上方加减 30 剂,Hb 63g/L,

RBC $2.42 \times 10^{12}/L$，WBC $5.2 \times 10^9/L$，PLT $180 \times 10^9/L$。继续以中药治疗 3 个月，出院时 Hb 91g/L，RBC $3.5 \times 10^{12}/L$，WBC $5.9 \times 10^9/L$，PLT $100 \times 10^9/L$，已能恢复工作。

【按语】再生障碍性贫血，属于中医学"虚劳"病范畴。向来是中医四大难症之一，多由肾精耗损，元气与真阴亏损所致。本例亦属肾虚气血两虚之证，治予益气养血，滋阴补肾，治疗具有明显之针对性而逐渐获效，不无道理。

【编者评注】本病曾被称为难治性贫血（refractory anemia）其中属于 VSAA 型者几乎是不治之症。本例属 CAA 型，西医可予雄激素、免疫抑制剂、造血干细胞、骨髓移植等治疗。但前者对青年女性不利，后者预处理用药毒副作用较大，移植则材料难求且有排异反应等。中医药之补肾法对患者的造血干细胞有一定的促作用；益气养血活血法对骨髓造血微环境亦有一定之改善作用，故对该病之治疗有所助益。

二、医话七则

1. **医亦如庖** 庖（音 páo），古之厨师也。为人庖者，善调食味；为人医者，巧以制方。制方之妙，难以尽言，唯对证之方，又系适口之剂者，则不但患者乐于接受，且用之每获佳效。

某些尚属轻浅之疾，其中部分患者鼻之嗅觉、舌之味觉以及上消化道黏膜对所摄诸药产生之"即刻反应"（多在服药后半小时内出现，且以呕吐等最为常见）皆宜注意。因患者服药后胃中舒适否，是否愿意再接受此种汤剂等，有时亦可在一定程度上提示医者考虑其"药"之与"病"是否相投；"方"之与"证"是否合拍等。刘完素尝云"方不对证，非方也；剂不蠲疾，非剂也"。然，方虽对证，剂亦足以蠲疾。倘若病体不能受纳，则亦是枉然。故为医者也不宜忽视矫味之术。

因外来之各种刺激因素（包括中药等剂经口摄入等）所引起之人体反应，其强度与性质皆与大脑皮质之功能状态息息相关。通常借助于鼻腔和口腔化学分析器和胃肠道感受器之非条件反射活动，常可对某些不利于人体之外来因素做出回避反应或拒绝性反应，故每见恶心呕吐等自卫反射现象。凡于人体有利、分析感受器无法识别或无法诱起拒受反应之物，则易于接纳。此事虽非绝对，且受多种因素或条件之制约，但亦可为医者临证之参考，以便适当调配药味，俾减少治疗过程中之一分盲目性。

2. **察色揽要** 望为四诊之首，凡精于此道者，古谓之神医。而神之所存，一在医者之分寸，一在病家之气色。林之翰云"夫气由脏发，色随气华"，又谓人身诸色"内含则气藏，外露则气泄"。可见前人察色乃气色并重，且认为其色调总以含蓄柔润为佳。

察色之法,总不外细审患者之面色、舌色、苔色、小儿指纹之色、二便之色,以及各种分泌物(如痰、涕、白带、脓液等)之色泽而已。中医传统之色诊,内容宏富,项目繁多。《素问·至真要大论》言"知其要者,一言而终,不知其要,流散无穷"。故归结之,成一诀、得一表,庶可以简驭繁,便于习诵及掌握。诀曰:

鲜明在表,沉晦入里;

浓干多实,淡润常虚;

红赤属热,浅白为寒。

此为色辨六纲之一般规律,以四言廿四字概之。其中所谓色泽"鲜明",并非"真脏色现"之"外露";而"沉晦"亦非"含蓄"。因两者之预后,佳劣各别,故当注意区分。表解见表4-14。

表4-14　色辨六纲

色别 \ 性质 \ 部位	颜面	舌部		指纹	病性总括
		舌质	舌苔		
白	虚,寒	寒,虚	常,表,寒	疳积	虚,寒,常
黄	湿(滞) 虚(㿠) 热(鲜)		微热(淡) 热剧(深) 热极(焦)		热,湿
红	热	热盛(绛) 血热(深绛) 阴虚(少津)		寒(淡) 表(鲜)	热
青	风寒痛			风,惊,痛	风,痛
紫		血热极 瘀血(淡润) 寒		热(暗) 虚热(淡)	热
灰			血热(干) 虚热(淡)		
黑	寒,痨,痛		热炽(干) 阴寒盛(润) 垂危	瘀血	危

3. 持脉之道 脉诊是中医临证重要诊查手段之一。通过正确的切脉所得到之诊断资料,常能提供辨证线索、揭示病机,并在一定程度上作为判断预后或决定治则的一种依据。然而,此法毕竟是难度较大的徒手诊查技术,只有

在正确可靠的理论指导下,通过较长时间的认真实践,才能逐步掌握。

《素问·脉要精微论》云:"持脉有道,虚静为保",其中虚静二字殊有深意。首言"虚"字。张志聪谓"当虚静其心志,守而勿失焉"。实则凡胸无成见,不迷信于脉,目睛未为一叶所障者,亦是虚其心志之属。如此则李时珍所言极是,他说"世之医病之家,咸以脉为首务。不知脉乃四诊之末,谓之巧者尔。上工欲会其全,非备四诊不可。"

再论"静"字,兰茂倡"静审潜寻"之说。喻昌则具体指出:"有志于切脉者,必先凝神不分,如学射者,先学不瞬,自为深造,庶乎得心应手。"

故持脉之道,在于彻底弄通脉诊之基本理论,对各种脉象之体态特征与病理生理机制、临床意义等均有所了解。诊脉之际,应掌握原则。以极端负责之精神,集中注意力,凝神细审,精详辨认。那么,即使在诊察某些伏脉或极为沉细难寻之脉象时,才不至把医者自己指端小动脉之搏动等误为患者脉象,或犯与此类似之其他错误,如忽略反关脉者。

4. **舌象要略** 舌象是中医用予识别病情、判断预后、决定治疗之一项重要指证。某些疾病,当其全身症状尚不十分明显时,舌象已开始出现一定程度之变化。其中尤以舌质之反应更为灵敏。如体内津液耗损或水饮停蓄之初,虽体表或其他部分尚未出现明显之燥象或湿象,而舌上津液便可见增减变化之苗头。同时,依据舌形状态、质色浅深、苔之消长转化等,便可窥测病情之进退,发展之趋势,脏腑之寒热,气血之盛衰,以及胃气之存亡等。诚为申拱宸所云"诸经之气,皆上注于舌,是以望舌可知脏腑经脉虚实寒热"。吴贞谓"病之经络、脏腑、营卫、气血、表里、阴阳、虚实、寒热、必形于舌,"故辨证以舌为主。

因舌质之组织颇近似人体内脏,所以甚至可把它看成是一种裸露在外的"半内脏"器官,或是体内脏器的"驻外代表",从而通过舌诊便可实现《灵枢·本脏》所言"视其外应,以知其内脏"之揣度诊此法。

舌头虽是患者体内各种代偿功能的一个集中反映点,然而舌质与舌苔等各组成部分之间,却又有其自身之变化规律和内在联系,而且它们各自所提示的病理生理和诊断学意义也不是绝对的。因此,欲评价某一舌象之具体意义,应从整体情况出发,结合其所患疾病之种类、名称、病情、证候,以及病程阶段等全面判定,若按病种总类而言,首先应分清内伤与外感。盖内伤舌象一般谓质重于苔;外感者,则苔重于质或质苔并重。

大凡内伤诸病,若偏于阴虚者,初起之际舌质多半稍红而少津。罹病日久,津伤较甚,则色变深红,或绛而干燥;舌形一般易见坚敛瘦狭,甚而光剥无苔,形似镜面或状若猪腰等。偏于阳虚者,开始常见质色转淡,苔薄白而润。阳虚不运,水湿停聚,则舌形可变胖嫩,质淡白多津,苔似透明状;若体内阴寒特盛,则可于淡白之中微露青色,少数患者苔色亦可转黑,但苔较薄而湿润,且着色不浓,状似国画中轻描淡写之山水云烟。此是内伤疾病之舌象梗概,亦即"内伤多虚"之舌象。

至于外感病,如风邪等在表则舌质大多如常,苔仍薄白。邪渐入里,病势增剧,则苔渐变厚,夹湿则腻。进而化热,则舌质转赤,苔色渐黄;内有积滞或夹湿浊者,则苔黄腻而垢;湿热郁蒸较剧者,苔色可能变灰或发黑。邪入于营,则舌质深红或绛。此乃外感辨舌之要领。

5. **丝丝入扣** 前人云:中医治病"机圆法活"妙在"病无定证,证无定法,法无定方,方无定药"。此言虽夸张,然寓意深长。若一味强调变化无定、玄妙莫测,则"医者意也"迹近不可知论。实际上,任何事物在其运动、变化、发展之长河中,必有相对静止或相对稳定的一面。医道亦然,否则吾人将无从认识病证,亦无由采取相应之针对性治疗措施。

上述"四无定"之说,未可视为绝对,中医诊病疗疾,并非变幻莫测,实际上是有规律可循的。所谓"无定"者,旨在示人知常达变,治疗措施必须因人、因病制宜,既有原则性,又有灵活性。理、法、方、药四者应当丝丝入扣,充分体现其固有的逻辑联系。

具体而言,理从实来,概括成证。只有充分析理,方可明辨证型。证型既明,则论治宜先议治而后立法。据法始选方或自拟新方,遣药亦当丝丝入扣,恰到好处,才能药到病除。

故"四无定"中之"定"与"不定",皆随患者之具体情况和有关条件而转移,贵在灵活运用。

6. **缓急之宜** 古之名医,有医和、医缓者。和倡病非鬼神所为,乃六气使然;缓谓病入膏肓者,其疾不可为。然则"和缓"二字,殊堪玩味,此无异是用来医治临证工作中庸妄作风之一剂良药。

一般慢性疾患,估计其非短期可愈者,则用药不可孟浪鲁莽,必须掌握分寸,量人而行,总宜和缓,俾因势利导,促使患者康复。有时,尚应辅以必要之治疗性语言,宽慰排解。若须说明其病之成,犹冰凌三尺,已非一日之事,欲求得好转或痊愈亦须有一过程等,以增强其与疾病做斗争之信心,或能因此而更好地配合治疗。

反之,对于某些急性病患者,实有赖一二剂便可收功者,则用药又不可过轻过缓,更不能犹豫观望以至坐失有利的治疗时机。正确之法,当从患者之年龄、体质、证候以及所处季节等实际情况出发,明辨证候,惬当议法选方,及时投予足够之剂量,速祛其邪或急扶其正。否则每因药力不逮,反足以滋惑。

所以,对于中医治疗学之标本缓急以及药剂轻重之理解,亦当力求广泛深入,则临证之际方可左右逢源,得心应手。

7. **持重逐机** 辨证论治,须熟谙病机变化之一般规律与特殊情况,通晓治法上"逐机"与"持重"之辩证关系。

凡证情有变或已显露变化之苗头,则应立即抓住时机,调整治法,更方换药,俾能因势利导地协助受病之体战胜疾患,此谓逐机。至若审证确切,治法不缪,而投药数剂仍无效验者,则当细析原委,摒除药力不足或显效时间未到等因素所造成之假象,判明真情,从而守方不变,专心治疗,是为持重。

具体而言,持重之法多施用于病根深痼或病程较长,估计非短期所能奏效者,因而在一段时间内坚持既定的治疗方针,不轻易改弦易辙,以冀通过量的积累而求得质变,最后战而胜之,这是治法之坚定性与专一性的表现。逐机之法,旨在捕捉有利之治疗时机,及时采取灵活机动、短暂有力之一助或一击,以影响或改变体内正邪双方之力量对比,使之有利于病体之康复。若正邪交争而正已不支者,当急扶其正,使之转弱为强;邪势特盛者,则可猛攻其邪,令邪势由优转劣,俾正能胜之。故逐机亦非全为权宜之计,而是治法上主动灵活之表现。故持重与逐机两者不可偏废,贵在医者之权衡揆度与准确判断。

【注】以上张老医案,除最后一例外,均见于董建华主编之《中国现代名中医医案精华》第2 163~2 174页,由张老亲自撰写;以上医话曾以《仰盂斋医话稿》发表于云南中医药杂志1982年第2期及1983年第3期,由张老亲自撰写。

第五章 科研刍议

第一节 中医药科研应关注的几个问题

中医药学是中华民族灿烂文化成果之一,是在我国古典朴素唯物论与思辨哲学和有关自然科学知识的指引下,通过长期的医疗实践,对人体生理病理及康复规律不断进行探索和认识的基础上逐步建立起来的一门应用科学。是我国人民数千年来和疾病进行斗争的经验结晶,其中精华是人类医学的瑰宝和珍品,是阿育吠陀医学和犹那尼医学等传统医学所无与伦比的。

中医学在漫长的实践岁月中不断取得徐缓的进展,在一定范围内和一定程度上独到地揭示了人体健康与疾病相互转化的一般规律,反映了历代医家丰富的实践经验和认识成就。如辨病与辨证相结合的独特而全面的临床诊断模式,理、法、方、药高度统一的诊疗程序和思维方法,较全面的病因学和发病论观点等,至今仍有力地指导着中医的诊疗实践,为人民的健康服务。其中有的认识是西方医学尚未完全知晓或长期忽略的客观事实。

中医学的形成,凝集着中华民族丰富的创造能力和非凡的智慧,蕴含着中华民族长期以来形成的独具东方特色的思维方式,并由宝贵的临床诊疗实践经验与独到的理论体系充分反映出中医学固有的特色。但由于历史条件的限制,中医学往昔的成长过程中,未曾经历系统的比较周密的实验研究阶段,因此在有关理论的某些具体细节上还缺乏深入细致的精确阐述,在不少方面都有待于向更加深广的认识领域去发展。如怎样才能在现有基础上进一步提高中医的临床诊断和治疗水平,使常见病证和疑难疾病的疗效更加满意;如何从更高的角度去全面总结前人的诊疗经验和认识成果,通过相应的实验研究手段去探求治疗过程中的具体机制,如"疏其血气,令其调达,而至和平"等;系统掌握不同病证的具体诊疗规律,彻底弄清各式各样的"病之所由起""疾之所由瘥"和"防患之所未然"的道理,阐明其所以然等,从而由根本上提高中医的学术理论水平和业务能力,这就是中医药科学研究的目的所在。只要把现代科学技术和中医研究工作正确地结合起来,必定能够使中医学的特色更加鲜明,使中医学的优势获得充分发挥,对人类做出更大贡献。因此自觉学习和掌握马克思主义哲学原理,正确运用先进的自然科学研究方法,逐步实现中医学的现代化,是广大中医工作者义不容辞的责任。

本文作者长期从事于中医和中西医结合的诊断治疗工作,在完成繁重诊疗任务的同时,尽力做了一些中医临床科研和理论研究课题,在五十多年的医疗实践与科研活动中获得一些粗浅体会和认识,现结合所见国内外有关资料,围绕发扬中医特色和优势,综合讨论中医药科研方法及其要领。

一、中医药科研的基本概念

在人类和自然进行斗争的过程中,凡是凭借已有的体系化了的实证知识、运用特定的程序或手段对未知领域或尚未全知的事物进行有计划、有步骤、有目的的探索,从而获得新的发现或取得深一步认识的活动,便属于科学研究的范畴。中医药科研则是在人类现有医学和药学知识和自然科学知识的基础上,运用传统的或现代的研究方法或实验手段,对人体健康与疾病相互转化过程中尚未深知或尚未全知的领域进行有计划、有目的的探索活动。此项活动,是富于创造性的工作,对于祖国医药学的发展关系极大。其现实意义是可以更有效地从根本上提高中医的医疗和教学质量;其深远意义则在于继承创新提高中医学术理论水平,开发出更多的有效药物制剂,使古老的中华民族自己的医药学焕发青春,发挥其无穷的生命力,更有效地造福于民。

然而,中医药科研涉及面广,综合性强,大多数课题皆是"前无古人"者。因此,整个工作要求较高,难度较大,必须开拓前进。

二、中医药科研的大体内容

科学研究的目的既然是揭示未知,或为了弄清尚未全知的事物本质及其与周围事物的联系规律,因此内容极为丰富。由于中医学本身范围较宽,特色鲜明,所以中医科研的内容也非常广泛。

从具体的研究内容看,中医药科研包括医学和药学基础理论研究、文献学研究、临床应用研究、流行病学的调查研究、中药开发研究等。

1. 基础理论研究 中医基础理论研究:如对阴阳五行学说、藏象学说、经络学说、气化学说、运气学说、证候理论、中医疾病学、中医病因学理论、病机理论、诊断学、治疗学、护理学、保健学等有关基础理论的整理研究或实验研究。

中医医学史和文献资料的整理研究,民族医药文献的发掘、整理、研究等。

中药本草学理论的整理研究,如四气五味理论、法象药理、归经学说、升降浮沉学说、七情和合原理的研究等。

中医有效方药的基础研究,单味药药理学、药效学研究、有效部位或单体的药代动力学研究、中药方剂实验药理学和临床药理学的研究等。

2. **临床应用研究** 常见病多发病辨证论治规律的研究,中医辨病诊断与专方、专药的研究等;中药(包括中、草、民族药)的临床试验或验证研究,中医药治疗具有特色和优势的病种研究等。

急症和疑难病辨证论治规律和中医药疗效研究等。

名老中医诊疗经验的继承、总结和整理研究。民族医或民间医有效方药和诊疗技术的发掘整理研究。

中医针灸、推拿、按摩、气功、正骨等治疗手法、治疗方式与临床治疗效果的观察研究。经络辨证的研究,经穴与经外奇穴、新穴的治疗研究;灸法的研究,温针研究;头针研究,鼻针研究,耳针研究,足针研究等。

3. **中药开发研究** 中药新药的开发研究。中药老药作用的再评价性研究。中药炮制原理、方法、效果的研究。中药新剂型研究,新的给药途径和方法的研究。中医方剂的药物配伍规律及临床治疗适应范围的研究。中、草、民族医药及其有效方剂的开发研究,试验用药的研制等。中、草、民族医药资源的调查研究。习用有效单方、秘方、验方的开发应用研究等。中医复方药理药效学系统研究。

4. **其他研究** 中医学与其他学科之间互相渗透的研究,如中医医学心理学,中医医疗气象学,中医医学地理学,中医时间医学,中医系统工程学,中医学控制论,中医未来学与发展战略的研究,中医教育学,中医人才学的研究等。

中医学方法论的研究,如中医临床思维方法的研究,中医辨证法研究,中医科研方法的研究,中医医疗、教学、科研管理方法的研究等。

从中医科研内容的性质看:则又有不同的层次,不同的目标,不同的范围与不同的方式。例如研究的层次,可有深有浅。层次较浅的研究多属于"描记性研究"。此类研究,一般只侧重于观测记录和确定某一病证或某些病证的临床症状或特征,旨在解决疾病现象的外部联系问题。这样的研究,可为临床诊断提供依据,或为进一步研究症状产生的机制及其内在联系提供线索,或为阐明病证本质创造条件。深层次的研究,可称之为"阐释性研究",一般是在描记性研究提供事实的基础上,以阐明现象或过程之间内在规律或本质联系为目的而进行的研究。

从研究之目的方面看:则有近期性与远期性的不同。如关于人体生理病理过程中某些带根本性和普遍性的规律的研究,即属于后者。此种研究,通常不是以直接解决当前临床诊疗具体问题为目的的,但对中医学的现代化或对中医理论的发展却有重要的意义及深远影响,因而又称为基础性研究或基础理论研究,例如有关人体"气"的研究等,便是远期性的或基础性的研究。反之,凡是为了在短期内便可供实际应用,为解决临床诊断或治疗过程中,某一具体问题而进行的研究,即属于近期性的研究,或称应用研究,如某药治疗某种病证的研究,某法诊断某种病证的研究等。近期与远期、理论与运用的研究是辩证统一的。远期研究所阐明的规律,可以不同程度地指导更深一步的近期研究,使之更好地解决实际问题;而近期研究又往往为远期研究提供线索或依据。按照一般情况,若在近期研究取得成果的基础上提出问题(如某种现象的机制等)进行远期性的理论研究,则比较恰当。这样,可以由根本上改变医学理论跟不上临床诊疗实践发展的局面,同时也可使基础理论的研究获得更强的针对性和更加坚实的基础。

研究的范围,也有宽有狭。狭窄性研究一般仅属于某一专科范围内的某一病种治疗研究,其研究的对象比较专一,目的也比较单纯。因此又称为专科性研究或单一性研究。如改变某种药物剂型的研究,一般便仅只属于药剂学的专科研究。而广泛性的研究,通常都是跨学科或多学科性的综合性研究。此类研究,由于难度大、影响因素多、技术条件要求高,非某一二门学科的知识和手段所能满足,如关于气功的"外气"实质的研究便是一例。纵观现代自然科学发展的趋势,多学科的广泛性研究日趋重要,因为这样的方法可以更有效地发挥集思广益和取长补短的作用,因而也较易获得突破性的进展。

三、中医药科研的基本方法

方法是人类认识自然改造自然的根本手段。17世纪英国著名哲学家Francis Becon便曾经把正确的方法比喻为给黑暗中行走的旅客照亮道路的灯笼。法国著名的生理学家Claude Bernard也说:"良好的方法能使我们更好地发挥天赋才能,而拙劣的方法则可阻碍才能的发挥……在生物科学中,由于现象复杂,谬误的来源极多,方法的作用较之其他科学更加重要。"因此,要顺利地进行中医研究,并使研究的起步水平尽可能地高一些,必须熟练掌握正确的方法。

中医科研涉及面广,综合性强,研究方法颇多,但总不外思维方法与工作方法两个基本方面。

1. **思维方法** 思维方法与工作方法,都是进行中医学术研究时必须掌握运用的实际方法。中医科研的思维方法,是指导我们认识人体病理生理和诊断治疗规律的根本方法,中医科研的工作方法则是帮助我们具体探索这些规律的重要手段。思维方法与工作方法本是一致的,但它们的表现形式却又有不同。

中医科研所必须遵循的思维方法,就是马克思主义哲学的唯物辩证法。唯物辩证法的精髓是实事求是、具体问题具体分析,从而达到主观和客观、认识与实践的高度统一,而坚持一切从实际出发是实事求是的先决条件。所以必须具体问题具体分析,按照客观事物的本来面目及其内在条件去观察和认识事物,并从有关事物的相互联系和发展变化中去把握事物,尽可能地避免主观成分的掺入,这是中医科研思维方法的总纲。

要在纷繁复杂的人体病理生理和诊断治疗的过程中正确认识某一问题的特殊本质,只有将所欲认识的问题或对象加以分解,对其各个组成部分、各方面、各种特殊性分别进行具体的研究,从中发现本质的东西。然后,再把各项反映本质的材料,按事物的内在联系有机地组合起来,使认识对象重新作为一个统一的整体重现于研究者的思维之中。这是正确认识客观事物的重要方法之一,也就是分析与综合的科研思维方法。

分析与综合的科研思维方法,在制定中医药科研实验设计方案,及对研究所获资料进行加工整理都十分重要。因为要仔细地认识人体内部的各种奥秘,一般须从研究对象的某一局部入手,按自然的层次结构把人体区分为若干组成部分,通过研究顺序收集有关每一部分的材料。如从五脏六腑中提出心脏,再把注意力集中到"心阴"或"心阳"方面,用恰当的方法着重观测其生理状态、病理表现和治疗反应等,则比较容易观测和收集到有关心脏病证的各种具体材料,这属于分析性的思维方法。但是假若只搞分析,不从完整的人体出发,不去揭示和概括各个局部和各个细节之间的相互联系和整体统一性,不"把相互联系的要素合为一个统一体",那么所得到的材料或认识仍将停留于片面、孤立的局部,所得到的仅只是一些支离破碎的认识。综合的思维方法,其作用即在于揭示事物的整体联系,而整体观念正是中医学术理论的主要特色之一。

中医科研所用的另一组重要的思维方法是归纳与演绎,这是根据已取得的科研资料或研究成果,通过推理等思维过程而获得新的理论认识的主要途径。归纳的思维方法是从个别到一般的推理思维形式;演绎则是从一般到个别的推理形式。归纳与演绎两者紧密联系,互为前提、相反相成,缺一不可。

进行中医理论研究,除了正确地运用中医传统的思维方式,如采用收敛式演绎等方法之外,还要尽可能地优先使用发散式的归纳方法,这样才能开拓更广阔的研究思路和研究领域。因为思维的开阔性和创新性在很大程度上体现于发散式的归纳方法中。

最后,还应知道自觉发挥研究者本身主观能动性的重要意义,马克思主义唯物辩证法在肯定物质决定精神这个前提的同时,又承认意识对于存在还具有能动的反作用。但这种能动作用又是受客观的物质条件制约的,所以从事中医科研,必须根据客观条件、尊重客观规律,因势利导地去进行,才能使研究者的主观能动性得到充分的发挥。在实际工作中,只要客观条件已经基本具备(不必等待条件完全齐备),则科研工作者自身的主观能动性便大有可为。

为此中医的科研实践,既要保持严格的实事求是,一切从实际出发的科学态度;也要有勇于探索和不断革新的开拓精神。若研究者的想法脱离了实际,则无法正确地发挥其主观能动作用;同理,若不彻底消除无所作为的懦夫懒汉思想,则谈不到发挥人的主观能动作用。

2. **工作方法**　要使中医的科研工作更富有成效,既能最大限度地节约人力、物力、时间,又能保质保量地完成复杂的研究任务,则除了正确掌握运用上述思想方法外,还应该灵活地使用下列各种行之有效的具体工作方法。

常用的中医药科研工作方法,大体上可以分为传统方法与现代方法两个部分,传统式的研究方法,主要有校雠学方法与训诂学方法等,前者又包括版本选择法、目录使用法、具体校勘法等,大都属于文献学的研究范畴,适用于对中医药古籍的整理研究。现代化研究方法,则无论是流行病学研究、临床研究、实验研究等,其前提均需正确运用科研选题法、立题法、准备法、设计法、实施法、总结法等一系列具体的工作方法。

(1)选题方法:科研课题的选择,具有重要的战略意义,在一定程度上决定着科研工作的成败与科研成果的价值。要准确地选好一个中医科研课题,必须从实际出发,认真进行调查,尽可能充分地收集利用国内外的有关信息,深入思考、全面剖析、准确判断和决策。

选题的指导思想,应是面向社会主义经济建设,为发展生产力,贯彻执行党的卫生工作方针和中医政策,从发展和振兴创新中医学术的角度出发,提高中医药防治疾病的能力,保障人民健康。为此,既要重视中医基础理论的研究,也不能轻视中医药的开发应用研究,要处理好继承与发扬、目前与长远的相互关系。一方面要重视当前临床诊疗实际问题的解决而以应用研究为主;另一方面又应考虑到中医学术的发展远景和今后的需要而不放松基础理论的研究。因此一般宜优先选择社会效益和经济效益都比较明显的课题,在整理发掘的同时,注意中医理论的发展和创新。总之,当力求选题之新颖、先进、实用、科学、可行。要遵循中医理论体系,发扬中医的优势和特色,既体现发掘、整理、继承,又体现发展创新。

应把握好选题的具体方向,在积极完成上级下达的科研课题或中标课题的同时,应着眼于本地区、本部门、本单位乃至个人的学术和技术优势、特点和特长,充分发挥现有或潜在的各种优势,尽可能地扬己之长,避己之短。

具体选题一定要从实际出发,量力而行。在条件仅属于一般化的情况下,欲搞课题的大中小结合,则宜以中小课题为先;从研究周期看,可长短结合而以近期有望能收实效的课题为主;从社会需求看,欲搞急需与缓图相结合,则宜以急需者为先。

中医临床科研课题,是具有较强的"实践性"的课题,它们往往来自日常的诊疗实践。临床医生只要在履行本职工作的同时,留心观察,勤于思考,善于从诊疗过程中发现问题,不断向自己提几个为什么,那么便不难找到既有理论意义又有实践价值的科研课题。反之若只单纯地完成例行的诊疗任务而不留心思考,则难以找到有意义的研究课题。

(2) 立题方法:课题既已初步选出,便应进行开题论证,以落实立题的依据,丰富和完善研究者提出的设想或假说,从而确立所选的科研课题。

自我论证,须在正确理论的指导下,根据所掌握的知识和信息,运用前述思维方法,对所欲研究和解决的问题做出合乎逻辑的推理和判断,写出开题报告。报告内容包括简明扼要的研究背景、课题来源、研究目的、意义、前景,说明国内外有关研究动态及已达到的水平,本课题的大体设计与实施要点,预期进度,可行性分析,效益估计以及科研经费概算等,供领导审核和专家论证评议。必要时还应提供预初试验的材料并邀请同行专家进行严肃认真的开题论证,通过集体咨询而收集思广益之效。从而更进一步核实所选课题的科学性、先进性、理论意义与实践价值,以利于科研课题之确立,并获得必要的支持与资助。

(3) 准备方法:中医科研的准备,一般包括物质准备、技术准备、理论准备等。除了必要的科研经费和其他物质条件外,还应有目的有计划地熟悉和掌握各种必要的操作技术,充实和完善仪器设备。收集查阅有关文献资料,写出该课题的文献综述或评述,方可深化对于所选课题的认识,进一步明确实践价值与理论意义,才便于选择研究的突破口,撷取更为敏感和客观的测试指标,避免同水平或低水平的重复劳动。必要时还应委托医学情报研究部门进行国内或国际联网终端文献检索,以确保所选课题的先进性和独创性。

(4) 设计方法:中医药科研设计,一般有试验设计、实验设计、调查设计、考察设计、整理设计等。设计方法是依靠雄厚的专业知识和统计学知识等,从实际出发制定一个能保证科研课题得以按计划要求顺利进行,并获得预期结果的实施方案。中医药科研的具体设计宜充分运用揭露、排除、对比等基本方法,使欲解决的问题的本质能够尽可能充分地显露出来。临床试验研究设计方法,必须注意样本的代表性和处理因素的统一性、稳定性及测量指标的客观性、敏感性与先进性以及试验操作的规范性等。实验研究应模拟出能够反映中医学特色的比较理想的实验动物模型。调查或考察研究宜以前瞻性调研设计为主。古籍文献的整理研究设计应遵循校雠学与训诂学等文献学方法和原则。关于中药新药之实验或临床试验设计,应按《新药审批办法》之有关规定和要求进行。

(5) 实施方法:设计方案的具体实施,应充分注意技巧和方法。要通过充分的考虑和构思,使设计方案进一步地具体化,如严格确定调查、观测、实验的具体步骤和细节,选定合理的检测指标等,进而制订一份相应的紧密围绕所欲阐明的问题、统筹兼顾、主次分明、简洁扼要的科研记录表(CRF)。明确各种记录方式和方法,统一记录步调和符号,所有记录栏目及内容均应保持准确无误和完整无缺。

(6)总结方法:总结是科研活动的最后一道工序。在全部科研工作完成之后,研究者还必须运用正确的逻辑思维和数理统计方法,对观察、调查和实验获得的资料与数据进行数理分析和专业分析,就此提炼出与材料一致的观点和看法,用简洁得体的科研学术论文和专著的形式充分表达或反映出来。而表达反映水平的高低,则又与科研论文的撰写者的表述方法和写作技巧有关。

四、中医学科研的基本原则

(一)树立正确观念,培养研究兴趣

(1)明确科研目的:从事中医科研,只有树立了振兴和创新中药,提高防治疾病的水平,保障人民健康,为社会主义精神文明建设和社会主义经济建设服务的观点,明确科学研究的社会主义方向,才能增强科研工作的政治责任感与义务自觉性,克服单纯追求个人名利的错误思想,做到知难而进,百折不挠。

中医科研既然是在人类实证知识基础上对中医学的理论和诊疗技术进行有计划有步骤的探索,其目的就是要在此一领域内有所发明发现,创新和前进,发展中医学术,丰富人类医学内容,为社会主义精神文明和物质文明建设服务。

具体而言,临床研究的目的,主要在于进一步阐明辨证论治与辨病治疗的规律,深化对于病证的认识,更新治疗技术,改进治疗方法,确切提高诊断水平和治疗效果。老中医经验的整理研究,目的在于如实反映老医生的独特专长、学术思想与实践经验,具体介绍老医生的诊疗技术与效果,使朴素的经验和认识系统化、条理化,便于继承,更好地指导中医的临床实践,并丰富中医理论。理论研究的目的,如对于中医文献典籍的研究,应突出具有实践价值的高水平的学术见解或特色观念;实验研究应建立较理想的中医实验动物模型,采用新的、更加客观、敏感、可靠的检测指标和手段,在出成果的同时体现中国式的、可充分反映中医特色的实验手段和方法。

(2)增强群体意识:中医科研要有群众观点,自觉树立集体观念。尽管一些重大的科研成果在一定程度上说确是个人认真实践,艰苦奋斗和思维劳动的产物,但也不能因此便把杰出的科学活动家们都看作科研"单干户"。实际上,近代的科学研究工作,越来越要求科学家们要"合群",孤家寡人的个体手工业式的研究方法已经逐渐成为历史了,不依靠群体的力量,不借助前人的认识成果,一般已难以获得重大的成就。当今世界科研工作者的群体已成为现

代化科研的主体力量,协作式的研究已成为目前重大科研活动的主流和趋势。据美国科学史家朱克曼的统计,75 年来(自 1901—1975 年)计有 286 个科学家获得诺贝尔奖,而其中有 2/3 的科研成果都是协作产物。其中第一个 25 年间通过集体研究而获奖者只占全部获奖项目的 41%,第二个 25 年间则上升为 65%,第三个 25 年间则已达到 79%,说明协作研究是科研发展的客观趋势,科学家的群体已成为现代科研的主导力量(西方国家有的学者称此种力量为"智力的放大",intelligence amplification)。所以中医的现代化研究,也要群策群力,才易获得高水平的成果或取得重大突破。

(3)讲究科研道德:社会主义的科研道德是中医科研工作者应当自觉遵守的行为准则。马克思曾经指出"有幸致力于科学研究的人,首先应该拿出自己的学识为人类服务",这是由科学本身的特点决定的。因为科学具有"公有性",因此科研工作者必须认识到自己所承担的社会责任,要有为人民造福的精神,开诚布公地表达自己的学术见解,随时准备承认自身不足和修正自己做法和看法的偏差或错误,并把这提到道德的高度来认识。

由于科学本身是客观规律的真实写照,因此科研工作者必须具有诚实的态度,正如毛泽东同志所说"科学是老老实实的学问,科学家是老实人"。中医科研决不可有意无意地掺假或失真,不能任意修改观测或实验所得的资料,更不可自欺欺人编造数据,也不可随波逐流,人云亦云,赶时髦或凑热闹,要有独立思考和独立见解,在学术问题上同样不搞趋炎附势或看风使舵。要敢于坚持正确的学术观点,要实事求是地承认和肯定前人或他人的认识功绩,决不可掠人之美,凡引用他人文章、观点或数据等,一定要注明出处,交代来源,点出原作者姓名等。要理直气壮地反对那些盗窃别人的科研思路,或巧取豪夺他人科研原始资料、实验材料、科研半成品等丑恶行径,在科研实践中自觉加强社会主义精神文明建设。

(4)培养科研兴趣:兴趣具有不容低估的力量和作用,浓厚的兴趣能使人们主动克服困难,千方百计地去实现或达到预定的目的。科研工作者的业务兴趣则是促使他们积极完成研究任务的一种重要的内在动力。

科研工作者对于研究的"兴趣"实质上就是力求弄清或探明某些事物的内在联系,或旨在揭露某一过程中奥秘内幕的强烈愿望或意识倾向。这种意识倾向的特点是在需要的基础上形成的,它随着实践进程而发展,并可引起一系列连锁反应。例如开始时仅只是研究某一个问题,但在解决一问题的过程中或解决了这一问题以后又有新的问题发现或提出,于是必须接着进行新的研究,便是连锁反应的表现。在持续不断的科研实践中,科研工作者每每可以经历到一些积极的情感体验,久之便可自然地形成浓厚而稳定的研究兴趣,甚至被相对地固定下来,成为研究者个人所有的一种心理特征,具体表现为坚强的事业心和探索习性。

中医科研工作者所要培养的兴趣，即在正确思想的指导下，逐渐形成的积极、稳定、持续的研究意志或百折不挠的科研事业心。

（二）博采众家之长，体现中医特色

要真正从学术上使中医特色得到发扬光大，除了政策、管理及物质保证等条件外，重要的是通过扎扎实实的科研实践逐步实现中医的现代化。

中医科研，必须博采众家之长，开拓研究方法，既吸取我国传统研究方法之长处，也采用国外学者行之有效的先进技术。因为保持和发扬中医特色并不排斥学习借鉴和利用现代先进的技术和研究方法，包括西方医学的某些方法和技术，如临床试验，实验室研究等。然而，引入西方技术和方法的目的只能是为中医所用，必须从中医学术的特点出发，紧密联系中医的实际，围绕发扬中医特色和优势来选择应用这些方法或技术。对于某些现成方法，必须加以适当的改造，俾能创造性地用于中医科研，从中摸索出一套能够体现中医特色的新的研究方法和研究技术。

凡借助西方研究方法以判定中医疗效之高低、衡量中医理论之是非、鉴定辨证的准确率时，应持正确的态度。须知西方先进技术也不可避免地存在着短处和固有的局限性。如关于"证"的动物实验模型与患者之间的差异就很大，即使采用最严密的对照试验，也不可能百分之百地绝对避免误差。由于世界上没有绝对完善的天衣无缝的实验方法，因而对于任何方法既不可求全责备，也不可盲目照搬。即使是现代最新的研究方法或技术，也不可迷信和一味盲从。应有批判鉴别能力。

我们研究中医的目的，主要在于使中医学沿着自已固有的特色和方向发展下去，并不断地完善起来，促使中医学术理论体系获得长足的进步与创新，这当是中医现代化的核心所在。采用现代研究手段和技术，固然有助于中医病理或中药药理某些具体机制的阐明，但是仅仅依靠引进的技术和方法移植远远不能满足中医理论体系自身全面发展的需要。所以研究工作者要敢于扬弃那些确已陈腐的东西以及有关理论和技术，冲破传统习惯的禁锢，更新观念，改进方法，构思或探求新的实验设计方案和研究方法。在自己力量的基点上，群策群力，创造一个求实、求新、团结、和谐的学术研究环境，使中医科研的英才能够尽快地脱颖而出，而且形成人才群体。

关于什么是中医特色，目前意见虽未完全统一，但"整体观念""动态平衡"的医学思想，"辨证论治"的临床诊疗方法等则是人所共知的中医特色。研究工作自当紧密围绕这些环节进行。

（三）提高业务能力，发挥创造思维

中医科研工作涉及面广，综合性强，其课题多半又具有开拓性质，现成的经验不多,因此对于研究人员的素质要求较高。一般要求具备坚实的理论基础,广博的学识和丰富的临床经验和实验工作能力,同时还要掌握足够的有关信息,了解国内外学术动态和技术进展情况。所以,有志或有幸从事中医科学研究的人员,应使自己像海绵吸水一样地去吸收一切有用的知识,努力提高自己的业务技术和认识能力,增强信息观念,充分掌握和利用有关信息为科研决策服务。

当今世界医学领域里的一切发展和竞争,归根结底都是人才的竞争,是人才智力的竞争,特别是科研技术指导者和课题负责人智力的最佳发挥和在时间利用上的有效竞争。因此,要善于把最佳时间用来处理和解决科研过程中关键性环节和重要问题,提高自身的业务工作效率。

中医科研人才最宝贵的智力素质是丰富而活跃的创造性思维能力。所谓创造性思维通常是指能够开拓人类新的认识领域的思维活动。科学研究工作者的创造性思维,一般是在广博精深的学识、触类旁通的认识能力和勤于思考善于思考的基础上形成的。这种思维具有许多重要的特征,如独创性、多维性、突发性等。

创造性思维的"独创性"即能够通过新颖独特的实验,依靠敏锐的观察和联想能力,冲破常规或惯例,革新传统观念;"多维性"即能从不同的侧面或不同的角度去思考问题,有时甚至采取逆向思维等特殊的推理方式从一般认为天经地义的理论中找出问题来;"突发性"即说创造性思维经常是由于受到某种启示而突然地涌现出来的,颇似诗人的"灵感",科学家称之为"机遇",实则是冰冻三尺,非一日之寒。只有思想和注意力长期集中于所欲解决之关键问题上,才有可能抓住"灵感"或"机遇"。

中医科研工作者欲增强或充分发挥自己的创造性思维能力,必须刻苦学习,认真实践,获取广泛而丰富的知识和经验,并使之融会贯通,拓宽自己思维能力和跨度,同时要自觉克服保守思想,摒弃因循习惯,锻炼想象能力,善于捕捉科研灵感,大胆提出科学假说。总之,只有具备了早有准备的宽松的科研头脑,足够的思维跨度,再碰上机遇来临等,那么创造性思维的火花才会以科研工作者的"顿悟"或"灵感"的方式闪现出来。假若把整个科研课题比作一包炸药,则创造性思维便是一支具有起爆作用的"雷管",对于科研实践起着重要的触发作用。

第二节 正确运用传统的理论与经验整理研究方法

此处所述传统整理研究方法,主要是指用于中医学领域内的、我国往昔整理研究文献古籍和科技经验的一些常用方法。前者如校雠、训诂等文献学方法,后者如案例记述、方技杂俎等。

用以整理研究中医学术的传统方法,对于中医学理论的继承与进展,发挥过不容忽视的作用。但由于历史原因,今天使用这些方法,一定要坚持唯物辩证法的原则,自觉清除"遵经复古"盲目膜拜古圣先贤的因袭思想,摒弃无休止地重复考证、诠释、训解、义疏等儒家经学式的整研方法,正确吸取传统研究方法中的"合理内核"和"科学部分",做到古为今用,推陈出新,发展中医学术理论。中医经验的整理研究则要防止渲染、附会等不正的文风。总之,要有分析地、创造性地正确运用传统的整理研究方法,发掘中医理论的精华,以利继承。

一、中医文献的整理研究

中医文献是有关中医学术知识的文字记载材料,属于间接经验的范畴。这些材料有古今之分。一般常以"五四"运动作为分界线,在此之前成书者,称为古代文献;撰成于"五四"以后者,则属近代文献。中医文献数量十分可观,其中古典医学著作,约占我国古代全部文献总数的 10% 左右,若自帛书医简,迄线装医籍及今之平装、精装医书则已逾万种。按文献形成的性质不同,一般有著作、编述、钞纂之分。前人谓:凡属"先知以教人者"曰著作,简称为"作";经后人加工"损益之,阐明先贤之作以诲人者"便是编述,简称为"述";根据前贤的著作或编述,"整理归类而成"者,谓之"钞";仅属"某类记载之汇集"者则为"纂"。

以继承发扬中华民族优秀文化遗产为目的而整理研究中医药文献,同样是发展中医学术,保障群众健康,造福人民的重要工作之一。陈云同志曾说:"整理古籍是继承发扬中华民族优秀文化的千秋大业,是上对古人、下对子孙后代的大事"。从中共中央发出的《关于整理我国古籍的指示》,国务院制定的1982—1990 年古籍整理出版规划,原卫生部提出的中医古籍整理出版规划等均已在实施,不难理解和认识文献研究的重要性。

中医文献研究,一般不外整理、校勘、注释、考证、汇集、编纂等。要搞好这些工作,必须熟悉和掌握目录使用法、版本选择法、具体校勘法等有关校雠学技术和基本的训诂学方法。

(一) 重视"书海导航塔"——目录学

目录一词,首见于《汉书·叙传》。本是介绍有关各种书籍的篇目、卷名,以及作者、版本、校勘情况、内容提要、综合评价等"叙录"材料的合称。所以,"目录"又叫"书目"。后来,目录概念在实际运用中有了发展,它既指一些专门介绍各种图书梗概的提要式的资料,或指引研读方向的专著工具书;也指图书馆为读者提供的有关书名、作者、出版单位、时间、页码及馆藏情况等的检索卡片;同时,还指现今任何一本书的具体内容标题及页码排列顺序表,此又称"目次"。因之,"目录"一般可以分为专著、检索卡片及目次等三种不同的形式、内容与用途。以下介绍的是"专著"式目录的使用方法。

作为专门著作或特殊工具书的"目录",一般称为"书目提要""医籍录""医籍考"等。这些目录是进行中医文献研究工作的向导,对于整理研究中医古籍,特别是选题方面颇有帮助。因为这类工具书,一般都是本着"辨彰学术,考镜源流"的宗旨而编写的,通常均能从各书的学术源流之简介入手,综述其梗概,揭示其主要的思想内容和学术成就,可以指引研读古书的门径,俾读者能循此而登堂入室,从中获益。因此,清代王鸣盛曾总结说"目录明,方可读书;不明,终是乱读。"

中医科研,无论是企求对中医理论的提高、发展或创新,或欲探索其中的精华或特色,首先都必须掌握足够的学术资料,弄清前人在这方面的认识究竟已达到何种程度,才能做到心中有数,有助于落实自己的选题和整理研究计划。例如要研究《医学源流论》中有关徐大椿卓越的学术见解和他的中医辨证思想成果,那么比较权威的目录学专著《四库全书总目提要》便告诉我们说:该书是清朝"徐大椿撰,其大纲七:曰经络脏腑、曰脉、曰病、曰药、曰治法、曰书论、曰古今,分子目九十有三。持论多精确有据。如谓病之名有万,而脉之象不过数十种,是以必望闻问三者参之。又如病同人异之辨,兼证兼病之别,亡阴亡阳之分……其说皆可取。而人参论篇,涉猎医书论一篇,尤深切著明"便提示我们这是一部立论精确有据,叙述深切透彻,看问题比较全面的好书,是值得精读和研究的中医重要文献之一。

中医目录工具书,除了丁福保、周云青合编的搜罗比较广泛的《四部总录医药编》外,值得参阅和选用的目录专著还有《宋以前医籍考》《三百种医籍录》《中国医籍考》《历代医学书目提要》。其中《宋以前医籍考》为日本冈西为人所撰,共汇集赵宋王朝以前存轶医书共 1 860 种,分类说明。《中国医籍考》亦为日人丹波元胤所撰,成书于1819 年,共收录清代中叶以前存轶及未见医书3 000 余种,考证广博,颇有参考价值。《三百种医籍录》为近人贾维成所撰,共收录自先秦迄清末的主要医籍 344 种,逐一介绍了各书的内容提要、作者简况、历代存目情况、现有主要版本等,颇具实用价值。现今的大型目录为《中医图书联合目录》系中国中医研究院(现中国中医科学院)与北京图书馆合编,共收载古今中医书籍 7 661 种,依年代先后排列,据此可了解20 世纪60 年代以前中医书籍的收藏情况。最近出版之目录学专著,尚有 1984 年吉林出版的《中国医籍提要》和同年天津出版的《中国分省医籍考》等,均有参阅价值,可供整理研究者选用。使用时,可按不同目录学专著对所载书籍之具体分类,按图索骥,便可寻得所需书籍之叙录而了解其梗概。

（二）注意版本选择，以"善本"书为依据

版本一般是书籍出版时代、式样以及质量特征等的综合概括。书籍与版本的关系，自古以来便十分密切。"版"字，起源于古代的"简牍"版片；"本"字，则来自古时帛书"卷轴"两端的轴本。在尚未发明和使用纸张以前，古人用来书写和记录文字的载体不外是竹片、木片与缣帛等。当时，常用一些比较狭窄的薄竹片供书写之用，叫作"简"；略为宽阔、近似长方形的块状木片称为"牍"或"版牍"；呈正方形的书写用木片则曰"策"。凡用竹片或木片写成之书，合称为"简牍""简策"或"文牍"，串联许多简片或牍片的绳子叫作"编"，包装简策的布帛套子或竹帘称为"帙"。若以较长的一段缣帛供书写之用，并在帛之一端装上一根轴，可以卷成筒状者，叫作"卷轴"；文字写在较短的缣上而无木轴者则称"帛书"。卷轴露出的轴头称为"本"或"根"，可以用来标写书籍卷次以便取阅。因此，自汉代沿袭至今仍以"本"或"册"作为书籍的计量单位，而具体的书籍的式样特点等则称为"版本"。在广泛使用纸张抄写及印刷书籍以后，宋朝初年凡刻版印刷之书都叫作"版"，而经手直接抄写而成者则称为"本"，于是"版本"一词，便成为泛指各式各样书籍及其内容质量等的代号。

中医文献古籍，迭经历代辗转传抄，往往字体不一，版面长短阔狭不等，印刷装帧粗精有别，内容脱漏讹误不同，校勘详略各异等，因而形成不少式样或内容均不尽相同的版本。约言之，大体有以下各种版本。

（1）若从成书的时代划分：古本一般有汉本，唐刻本，五代刻本，宋版，元版，明版，清刻本（或石印本）等。今本，即现代本。

（2）从成书的地点看：昔有浙本，蜀本，闽本等。其中浙本质量较佳，蜀本次之，闽本更次。今则依出版之地区及出版社之级别不同而略有差异。

（3）从成书的方式看：有写本（即手抄本，或称钞本，其中又可细分为影抄本，原稿本，清稿本等），拓本（通常皆由碑刻拓片集成），印本（古有"官刻本"，如监本，殿本，经厂本，局刻本等；"民刻本"如坊刻本，家刻本、即私刻本；道藏本，释藏本等）。今则有捡排本（即铅印本），影印本，照排本等。

（4）从书籍的内容价值和存佚情况看：则可分为珍本、善本、劣本、孤本、副本、完本（即足本、全本）、残本，百衲本等。

中医文献古籍，由于年移代迁，版本糅杂，其中不免"鱼鲁亥豕混淆，菁芜真伪难辨"，因此整理研究古代文献，欲通过补缺订讹，考订校雠而令古为今用者，必须认真地选择版本。否则，每因版本欠佳，而以讹传讹，轻则授人笑柄，甚则误己误人。

选择古籍版本，应掌握必要的版本学知识，熟悉书籍的版匡及装帧情况，才便于判断成书的时代，知道版本类别，才能识别珍本与善本，精刻本与通行

本等;运用具体的鉴别方法,才能根据书籍的封面牌记,刊印方式,刻工刀法,纸质墨色,序跋识语,行款版面,避讳文字等综合线索,认真考察,选取珍本进行研究,择取善本以供校勘注释或语译。

供整理研究用的理想版本——"善本"书,通常是指无阙卷、无删削,且经前人精校精注,已无讹误或极少错简之书,其母本或兰本,应是旧刻或旧钞中之范本。因此,清代张之洞曾说"善本非纸白版新之谓,谓其前辈人用古刻数本,精校细勘,不讹不阙之本也。"珍本则是学术价值极高且又十分罕见的本子。善本中医古籍是当今据以进行校勘、训诂等整理研究和注释语译以供众览的依据或基础。所以必须借助目录学专著的介绍或指引,广求异本,依次遴选,或溯源探流,类比鉴别,从而求得善本。

具体的版本选择方法:一是先以一两种比较公认的较佳的通行本作为"准善本",再广泛收集或搜寻其前后各代之旧本、足本、精刊本,然后依次遴选,以求得真正的善本。另是可自弄清版本之源流入手,上下求索,对比鉴别,抓住其直传系统,从中寻取底本善本。若按张之洞的"简易法"选择善本,则"但看序跋是本朝(指清朝)校刻,卷尾附有校勘记,而密行细字,写刻精工者即佳"。

(三) 广贮异本,综合运用校勘方法

"校"字本有比较订正之意,"勘"字原是探测审定之谓。作为整理研究文献的手段之一的校勘法,一般是指依靠不同的古籍版本或资料(即所谓"异本")对所欲整理的中医书籍(即"底本")进行比较核对,查勘,以订正其中讹误,或予补缺、辨伪、条理篇目等。

中医古籍,流传至今,有的由于年代久远,反复抄刻,或辑失再版等,致使书中文字易生讹误。若听任其整句乃至整段文字因"错简"而误列它处;或因书写脱漏而成"夺文";或偶然误加毫不相干的"衍文";或由于形音相近,或原版缺损而成错字"讹文";或任文理不顺之"倒文"等疵谬充斥书内,则不但将存疑于古人,且易滋惑于来者。所以,必须通过具体的校勘工作,辨伪求真,正其讹误,釐定是非,从而才有可能恢复或保持古籍的原貌,以利撷取其中精华。整理文献古籍,比勘文字,是一项重要的科研工作,因而一直受到往昔医家的重视。

校勘的意义:按段玉裁和戴震的看法,校勘的目的主要在于"定底本之是非"与"断立说之是非",即通过严肃认真的校勘工作,可以具体澄清事实,弄清真相,判明是非,从而获得比较确切的概念或正确的论点与论据;同时经过文字的理顺,达到词义明而文义自通的境地。最终目的是为了嘉惠于后学,使读者能"得精校精注本,学之而收事半功倍之效"。作为严肃认真的校勘工作者,正如王鸣盛所说,应该其有"以予任其劳而使后人受其逸;予居其难而使后人乐其易"的奉献胸怀和责任感。

校勘的内容:按梁启超的看法校勘内容"或是正其文字,或釐定其句读,或疏证其义例"等。总言之,在于勘其同异,定其是非。具体地说:凡是与底本(兰本)互异之处或脱漏、错简、衍文、倒置、讹字、疑义等,均须逐一加以校勘和订正。

校勘的原则:必须在广贮异本,博览群籍,熟谙勘比技术的基础上细校精勘,除非是理明义确,证据翔实者,否则不可对原文妄加改易或增删,庶免重蹈宋代人校勘时多改易之覆辙。所以从事中医古籍之校勘,应该通晓基本的文献学知识,如有关文字学(特别是古汉字的通假、字体的衍化、派生等)以及音韵学知识等。校勘时宜谨守"无据莫能校,无理不可勘"的基本原则。

校勘的方式:一般的校勘,常采用形校、自勘、旁证、理校等四种方式。

(1)形校法:又称"对校"或"死校"。即用底本与异本互相对照、比较,遇有相异之处,辄录于旁,使正误并存,不参己见,只校异同,不论是非。这是一种单纯的、机械式的校对,可以看作是校勘工作的第一步,实质上只是收集校勘材料而已。

(2)自勘法:或称"本校""内证"等。凡是未获得异本者,或已经过形校而未见有何差异者,则不仅就原著或底本通观全书,仔细认真地循览上下,对比前后,校勘其有关内容之异同,推断其间可能存在之讹误或阙漏——予以订正。此种方式属于"活校"的范畴,虽然比形校进了一步,但局限性较大,只可供参考,不足以为依凭。

(3)旁证法:或称"外证""他校"。即广泛寻求于底本成书前后或与其同时代之其他有关书籍中收载的类似论述或相同的引证等,以此作为底本之旁证材料,据以查勘异同,釐定是非。此法较为客观,一般也较准确可靠,然而费时费力,且须具有泛览群籍,博闻强记的基础,方能胜任。此种方式属于活校之上乘,理校之先声,有时非此法莫能正讹误,断是非,校雠家安能舍此。但运用旁证必须实事求是,不可穿凿附会,更不可捕风捉影,曲解原意。

(4)理校法:全称应为"推理校勘"。凡无古本可据,或数本互异,众说纷纭无所适从者,或底本疑有讹误,而又无供对校之异本时,则可用此法"以理衡之"。即遵循逻辑推理思维方法,从文理与医理两方面去分析推敲,通过析理而定其是非。文理主要为汉语之词法、句法、章法、体例、训诂等;医理即已融会贯通于校勘者脑海中的中医理论。此法难度较大,在校勘诸方式中居于最高层次,只有既精于医理又熟谙文理者,方可释疑察讹,直匡中医古籍中的谬误。稍有不慎则可能以正为误,或指瑜为瑕而令纠葛愈甚。故采用理校方式时必须审谛覃思,谨慎从事。

校勘的要求:校勘往昔的中医典籍,要求对其内容做到不漏、不误,使之通过本次校勘后成为一个较理想的版本。单纯的古籍校勘,不要求注释,也不搞语释,也不搞汇纂,对原文一般不作更动或增删,尽量保持原貌;对原有之序跋等亦概予保留。其中若有封建迷信或荒诞不经之说,可在校勘前言或后记中予以必要之批判或说明。

校勘的具体方法:

①首先选定出公认之善本书籍作为校勘之底本,再由古今各种不同的版本中选出若干作为主校本和参校本。②灵活运用形校、自勘、旁证、理校诸种方法,或综合运用,或分别运用,俱从实际出发。通常宜以形校、旁证为本,适当辅以自勘与理校等法。③凡底本与校本于某些文字均有残缺时,则可用虚缺号("□")填补,每缺一字用一虚缺号,并加注脚码以资说明。缺字甚多者也可用删节号代表之,亦加注脚码说明:"以下原文缺,各本均同"或"以下原文缺,但某本有如下记述……"等。④底本中明显之错别字,可以迳改,但应加注脚码,说明"此处原作某字"以供复核审查。明显之倒文、衍文、脱漏等,亦可据各校本加以增删或改正,同样加注脚码说明"原作某某……今据某本某卷某篇作如是改动、如是增加、如是删节"等。⑤若底本与校本在某处大不一样,且异文杂陈,是非难辨者,则原文不动,但在文末加注脚码,然后列举各种异文互相对照。以供参考。⑥凡底本与校本互异而显系校本讹误者,可不予理会。

(四)注疏训诂须精当确切,做到言而有据

由于古今文字的字形,读音和词义随着历史的进程逐渐演化而产生了一定的差异,所以整理研究中医古典文献必须借助训诂学的方法以消除文词的隔阂,缩短时代差距,做到"使古今如旦暮",从而准确掌握古典医学文献的真谛。

《说文解字》云"训,说教也""诂,训故言也"。用现代语言加以解释,则所谓"训诂"即以当代文字或通俗语言,去说明或解释古代文献中晦涩难懂的词义或方言。

训诂的方法较多,这里所介绍的一般训诂主要指训诂学中随文释义的"注疏法"。此法与笺证法、考订法等或大同而小异,或名异而实同。其内容不外注字音,释通假,正字形,诠词义,明句读,析语法,注出处,述文义,阐医理等。即凡属于冷僻字,难读字,异读字均须注音;凡可以相互通假之字均宜注明;凡属古体字,异体字,以及封建王朝的避讳字等均予说明;凡属专用名词之费解者,或易有歧义、僻意之术语,以及古药名,古病名等均予诠释;凡成语典故等均宜指明出处;凡句读不明,疑窦丛生之处,均须给予明辨;凡医理含混叙述不清处,均予阐明之。

一般训诂之具体方法,可分为义训、音训、形训三类。

(1)义训法:这是最基本的,运用最广泛的训诂学方法之一。即由诠释词义入手,或推求本义,或适当引申,旨在确定欲释词在句中之本来面目和特定含义,然后用恰当的现代语言去解释这些晦涩难懂的古奥词语。其方式是"以字释字",其内容则是"以今释古,以通释僻,以易释难,以具体释抽象"。其中凡采用同义词互相训释者称曰"互训"法(如"巨,大也""微,细小也"等即是)。但应注意,对于多义词的训解不能以偏概全。若一连使用数个意义相近的词辗转训释,冀明其词义者,则称为"递训法"或"连训法"。递训法虽能通过连环方式训解词义,但始训词与终训词之间的词义距离往往拉得太大,甚至会流于牵强,一般也不必如此转弯抹角,故不足取。此外,尚有所谓"反训法",此法仅于原文所遗之词其义特僻时偶尔用之,是为训诂之变法而非常法。常用之义训法仍为互训,互训之关键应是义界务必明晰,引证必须确切,忌泛引浮词,更不可使词义多歧而模棱两可。

(2)音训法:或称声训法,即"以音求义,以声相训"之法,前人曾称此"真正之训诂"。汉文中不少互相通假之字,皆因其读音相同或相近而得以通假,故音训在一定范围内可用以解释两字间之通假。但运用此法时必须有音韵学方面的依据,且欲训词与训解词两者之间亦须有相互通假之先例可循。同时,用此法训解之词义必须在医理方面亦能通畅解释者,方属确切可靠。切忌主观臆断,更忌附会穿凿。如"痹者,闭也,乃气血闭阻之谓"即是一成功的例子。

(3)形训法:所谓"形训"乃是透过文字的外部结构形式的分析以解释字义的一种训诂方法。因汉字绝大多数均为形声合一字,一般都由"形旁"与"声旁"相互结合而成。形旁或称"意符",为该字的意义或归属的代表;声旁亦称"音符",常表示该字之读音。所以根据汉字的外部结构形式,有时也可在一定程度上探求词义和辨别疑似,但必须是形义确切者方可以训释,运用时既不可拘执,又不可随便望文生义。由于汉字的演化和发展往往是义速于形,所以使用形训法亦当审慎。

整理研究中医古典文献,欲对某些内容加以准确训解,必须拥有足够的工具书。如《说文解字》《说文解字注》《尔雅》《广雅》《大宋重修广韵》《康熙字典》《中华大字典》《辞源》《辞海》等通用工具书,《中国医学大辞典》《中国药学大辞典》《中药大辞典》《中医大辞典》《简明中医辞典》等专业工具书,均为必备的常用工具书。

具体训诂,宜综合运用"从形求义,因声求义,据理求义,引申本义"等原理,并以公认的权威性的训诂学专书如《说文解字》《广雅》等作为主要依据。注音一般可用直音法,即除汉语拼音外,尚可加注一个同音字以便于不懂拼音方案的人员阅读(在同音字前可加"读如某""读若某"等字样)。若被训词与训词之间为互训,或词义间有引申,或可假借,或可用相同之读音字去沟通词义时,则表达方式可用"某,某也"。若被训词与训词之间字面不同而词义相通者,则两者之间可用"犹"字表示,如"某,犹某也",或"某,言某也""某,谓某也"。若欲说明被训词为某种性能或状态时,可用"貌"字表示,如"某,某之貌""某,某之貌也""某某,某某之貌"等。此外尚可颠倒被训词与训词之间的前后秩序,而用"某,曰某""某,谓之某",或"某为某"等形式表达。凡予训诂之处,均须加注脚码以说明。

总之,运用训诂学方法训解词义,当力求精当、明确、有考据,忌烦琐,忌引申过多等。

二、中医经验的整理与基础理理研究

自然科学领域里的经验,一般是通过与自然界密切相关的实践活动而获得的某方面的初步认识成果。无论是直接经验或间接经验,都是人类自然科学理论的源泉和基础。离开了经验,人们便无从认识世界。中医学的基本理论,是历代医家从临床实践体验中不断概括或引申出来的、关于人体生理、病理、诊断、治疗等方面更深刻也更普遍的经验总结。所以,对此进行认真的整理研究十分必要。

目前不少的中医经验,例如以医案形式表达的经验,有的尚处于感性或半理性认识阶段,很可能还带有不同程度的局限性或片面性,只有通过认真地去芜存菁,"去粗取精,由此及彼,由表及里"的整理研究,使之上升为具有普遍意义的、正确的医学概念或理论,才能充分揭示问题的本质,成为比经验更深刻、更正确也更完整的认识,从而更有效地去指导临床实践,进一步去丰富和完善中医的理论体系。

(一)直接经验应以实际体验为主

整理研究中医的直接经验是一项紧迫而艰巨的重要任务,应趁老中医们精力还比较充沛的时候有计划有步骤地抓紧进行,若有经验获得者本人亲自参加整理研究,则更能保证质量。

从事整理研究工作的人员,要有坚实的中医理论基础,受过严格的临床实践的锻炼,具备敏锐的观察能力、较强的分析综合能力、理解能力和相应的文字表达功夫,而且要虚心好学,不耻下问。对于一些名气虽不很大,但确有一定经验和专长的老中医,也应给予考虑。无论属于"世医"性质的,或是出于名师之门,或自学成才的名老中医,均须具体分析,客观对待,不可求全责备,更不应该评头论足,妄议是非,轻率否定。尽管其经验比较散碎,且瑕瑜互见,也要看到他们运用宝贵经验确为一些患者解除了病痛,其中必有值得整理研究的内容。

对于整理研究的对象,应有一个客观全面的认识,具体问题要做具体分析。为了摸清情况,可以直接邀请老中医做学术报告或交流经验,同时广泛听取群众意见;也可由长期跟随老中医的学徒或助手介绍他们跟师学习的体会心得和感想等,以了解其学术渊源、独到见解、专业特长等,从而有的放矢,认真地去规划整理研究的步骤与重点。

真正经受得住实证的经验,都不是人的脑子里主观派生的东西,而是客观存在的反映,其特点是具有客观性和外源性。因此,整理研究中医的直接经验必须以一定数量和质量的客观素材(如专题学术报告音像资料、原始病案记录、论文手稿等)为依据,不可仅凭几则病案的间接分析或只听旁人的陈述和介绍,便轻率结论。对于目前健在的老中医,应着重搜集研究他们长期临证的切身体验。因为中医的许多宝贵经验往往是通过个人长期的诊疗实践体验而逐渐形成的,所以每因人而异,各有独到之处,或发前人之所未发,或补前人之所未备,或在诊断治疗某种病证方面有所创新等。整理研究者最好是专门抽出一段时间连续跟随老中医具体地诊治患者,这样做不但可以得到比较客观实在的第一手材料,而且还有可能和老中医一起经历同样的或近似的感受与体验。深一步去理解和融会贯通这些体验,方能令其实质明晰化,再经重复验证,总结整理研究,使之升华为正确的理论,便可提供中医临床的普遍应用。

老中医的医案或医话,有时与其切身体验尚有一定距离。因为善于写作的临床医生不多,虽有实际体验常常难以用明白晓畅的文字表达出来。由他人代笔或追记而成者,则往往相去更远,甚或失真。具体跟随老中医进行临床诊疗者,只要敏于观察,勤于询问,长于理解,善于搭记,则不难逐步摸清其临床思路,领悟其治学方法,医德医风,学术见解,诊病依据,立法特点,制方法度,遣药技巧,用药规律,治疗效果等,从而获得大量的整理研究素材。对于关键性问题,务要寻根究底地询问清楚。例如有的问题在老中医本人已经习以为常,司空见惯了,但旁人却不一定能完全洞悉其中奥妙,故应打破砂锅问到底,争取弄懂弄通,达到理解的程度,然后认真整理研究,予以阐明。同时,对于失败的经验也要整理研究,才能揭示医者的某些认识与患者实际情况之间存在着的矛盾或差距,从而用正反两方面的经验,共同合成较全面而完整的认识。

直接经验整理研究成果,一般可用医案、医话与医论等多种传统的形式加以表述。若能恰当选材,将三者巧妙结合,夹叙夹议,分门别类,完整系统地加以阐述,自然更为上乘。行文原则,总宜实事求是,重点突出,明彻准确,不落俗套。忌用过誉之词,反对粉饰敷衍,言之无物;避免老僧常谈,流于一般化;不机械拼凑,不偷天换日,不与他书他文或他人之经验发生不必要的重复。

(二)间接经验要科学地加以抽象

间接经验,一般是指已由他人用文字记载下来的经验材料,最常见者有

"医论""医话""医案"等三种形式。医论是已经不同程度地条理化和系统化了的间接经验,这些经验已趋近于或属于理性的认识,对于认识、探索作者的学术思想很有帮助。长篇巨著的宏伟医论,如专著,便是作者系统总结自己的经验或认识成果并参阅有关文献资料融会而成者,是最完整最系统的间接经验材料。其整理研究方法参见前述中医文献的整理研究部分。

医话,是中医学所特有的、用以表述人体生理、病理、药理、诊断、治疗和预防等学术问题的"杂文",一般都是经验丰富的医家在其临床实践过程中"有感而发"的"随笔"之作。高水平的医话集,大都内容广泛,具有较强的逻辑说服力和形象感染力,是中医文献里的珍品。"它立命于议论,却与大块文章不同,它以短取胜"(臧克家《也谈杂文》,见1985年8月22日《人民日报》)往往在生动活泼的趣谈之中蕴藏着寓意深长的诊疗规律或医学见解。正如鲁迅先生所说"有时确很像一种小小的显微镜的工作",能够一针见血地剖析医学问题,鞭挞中医界的时弊。一则好的、有水平的医话常是巧妙地寓观点于材料的分析之中,置材料于观点的统率之下,达到了材料与观点的高度统一,是作者对于具体的临床经验材料进行艰苦研究,尽力概括升华的结果。因此,医话常能醒人耳目,开人思路,促使医者去深入思考一些易于忽略或误解的诊疗问题,颇有整理研究的价值。

中医医话的整理研究方法,应随具体的整理研究计划和目的而定。通常宜与该医家的医案医论等有关资料结合进行。其基本原则是使前人的医话尽可能地达到"科学抽象"的高度,以增强其指导临床实践的普遍性。列宁曾经指出"一切科学的(正确的,郑重的,非瞎说的)抽象,都更深刻、更正确、更完全地反映着自然"(《黑格尔《逻辑学》》)。要使经过整理研究的医话都变得短而实,抽象而科学,说理更加精辟透彻,主题也更为鲜明,从而为广大的中医临床工作者提供一般书本上见不到,而又特别容易阅读和接受的实用中医知识。

中医医案,是临床诊疗情况的朴实记录,是整理研究和总结前人辨证论治规律的一项重要的原始资料。假若只凭借少数几则医案,当然不足以反映作者的学术思想的全貌和业务专长。但根据大量医案,尤其是同一类病证的完整而确实的医案进行客观分析和全面整理,则可以从中找出前人关于该类疾病的辨证论治思路和规律。

整理研究前人医案,或采纵向方法,或用横向方法,俱视具体的整理研究设计而定,无论采用何种方法,首先均宜根据文献学原理进行辨伪与正讹,剔除各种不实之词。横向的整理研究,可从诸家医案中撷取同一病证的案例,使之相对集中,以利于统计整理和对比各家诊疗之异同,识别其特色与独到之处等。另一个必须注意的问题是对医案所述的辨证依据与治疗效果的衡量和评价应持严谨的科学态度。辨证的依据或中医的病名诊断在理法方药四环节中属于析"理"的部分,整理研究时不可忽视,因为这是确立治法的根据。即使是从疗效反证而得出的诊断或辨证概念,也要联系患者的主诉及有限的症状全面分析,以阐明道理。对于近人或今人医案治疗效果的评价,更应客观全面,不宜轻率地赞同或否定。凡有自愈趋势或病程本身具有自限性的疾病,如百日咳、耳源性眩晕等,应看其接受中医药治疗时已处于病程中的哪一个阶段;服药后病程是否已明显缩短;常见的并发症是否已显著减少等。对恶性疾病的疗效或近期效果,要考察其西医学诊断根据是否充分,疗效标准是否客观,能否排除该病过程中可能出现的自然缓解期,是否单纯中医药治疗,五年存活率如何等,将各种已知因素客观地一并加以考虑,给予科学的实事求是的评价。同时,对以辨病施治或以辨证论治为主的风格不同的医案,在分析疗效时也应给予一定的区别,不能笼统对待。

总之,整理研究中医经验的目的,在于阐发独创的或新的见解和认识,以指导中医的医疗、教学与科研,提高临床诊疗及教学质量,丰富中医学术体系。至于整理研究成果是否真正反映了相应的客观规律,则要经受社会实践的检验。

(三)中医基础理论的研究

中医学的基础理论至少应包括:

(1)人体自身的统一性与动态平衡:如"形气相得",脏腑,经络,气血等之自动调节与控制等。

(2)人与周围环境的关系:人类有机体与自然环境和社会环境的相互关系,如五运六气,六淫邪气,强烈的情绪因素等对人体的作用与机体的反应规律和反应类型等。

(3)发病论,病机变化与临床症状间的联系规律:如"正气""证"等。

(4)疾病的痊愈机制与治疗原理:如平衡与统一的恢复,"四气""五味"等中药药理概念等。

其中关于"气"和"证"的实质,藏象和经络的实质,以及中医学的思维方法特点等内容,应是整理研究的重点。

中医学基础理论,吸收了我国古代朴素唯物论和思辨哲学的成果,并用这些成果极大地丰富了自己的内容。如阴阳学说等思想渗入中医学领域后,便帮助医家们从古代哲学的高度将分析与综合融为一体,既概括了一般又照顾到个别,从而使中医学的认识论与方法论、辨证与论治,有机地统一起来,减少或避免了机械唯物论和形而上学成分。然而医学与哲学的关系毕竟是特殊与一般的关系,不可将古代的纯哲学范畴和中医基础理论混为一谈。至于那些早已具体化或物化了的医学概念,如阴虚证、阳虚证等,则应进一步阐明其实质。

与临床诊疗实践紧密结合（几乎无法分割），是中医学基础理论的一大特征。但由于两者间的界限不甚清楚，中医基础理论本身与哲学"分化不完全"，临床上往往直接凭借着基础理论去进行判断和指导治疗，因而易使人怀疑中医学是否拥有完整的、独立的具有自然科学属性的基础理论。由于历史条件的限制，中医理论的研究工作长期处于分散的个体手工业状态，未能利用近代自然科学成果，更没有跟其他有关的学科发生远缘杂交，因此未获得完全分化与充分发展的客观条件，致使部分理论仍处于一种"科学前的阶段"（prescientific period）。所以，当前不仅要整理研究现有成果和文献资料，而且要致力于中医理论的发展创新。

发展中医理论的有效途径之一，是从阐明现有规范的研究中去获得新的启示或论据。自然科学发展史告诉我们，人类的医学知识是从史前时期逐渐积累起来的，东西方之间由于具体条件有异，发展的速度也不一样，加之影响医学基础理论发展的因素甚多，因此要形成新的概念或产生新的理论诚非易事。事实上，目前中医临床诊疗时所碰到的各种现象或问题，几乎都毫不例外地被现有的各种现成规范概括殆尽了，至于它们的细节或具体机制，则正是中医基础理论所要研究的对象。如像"不通则痛""痛随利减""气至而有效"等病理生理和治疗观念，其中气血是怎样发生梗阻并引起疼痛的，药物的通利作用是怎样产生的，针刺时的循经感传现象是怎样出现的等，它们的细节或具体机制都很值得深入研究。大力提倡和鼓励对现有理念的细节和机制开展研究，对发展中医理论是有战略意义的。

同时还必须看到：中医理论的研究和发展，假若没有正确的继承和借鉴，就不可能出现重大突破；若缺乏广泛的综合或与其他边缘科学的杂交，则不会产生质的飞跃。

要顺利地开展中医理论的研究工作，并且使科研的起步水平尽量提高一些，就必须解决好整理研究的方法问题。

中医理论研究工作具有一定的特殊性，要狠抓计划的制订和组织实施。对于重大的科研课题，应该设置相应的技术咨询机构和指挥中心，聘请具有广博学识、足智多谋、富有科学想象力，且早已在该领域内积极从事研究活动的人才担任主要的指挥员。

中医理论的整理研究，是一项极其浩繁的、难度较大的工作，因此应力求获得"多助"。要尽量争取有识之士中出类拔萃的人才都来关心中医理论的研究和进展。要从实际情况出发，逐步建立一支以中医专家为主体，包括学有专长，热爱中医事业，醉心于中医理论研究的西学中人员，并得到边缘学科专家广泛协助的中医理论整理研究的队伍。

研究课题的选择具有很强的战略意义，在一定程度上决定着科研的成败。

要选准一个题目必须认真地做调查研究,仔细地综合分析和判断决策。带关键性、实质性的选题一经提出,其重要性又为具体工作人员所认识,便会吸引大家的注意力,从而使科研活动获得迅速的进展。

通常选择一般性的题目需要一定的学识和经验,而提出开拓性的课题则需要更高的水平和丰富想象能力。所以,承担选题任务的科研工作者必须时刻倾听医疗实践的呼声,而且要虚心谨慎。同时,也须明确科研课题规划也并不排斥或否定科学研究的某些自发性或科学发现过程中的某些偶然性。要提高有关中医理论研究的实验设计水平,必须加强情报工作,打破闭塞状态,广集信息,严格按照科研规律办事。

当代自然科学的研究工作已不断向宏观与微观两个方面发展,新的知识,新的学科不断涌现,以至有人把这种情况叫作"知识的爆炸"。因此,运用现代科学方法整理研究中医理论,已是十分自然的事情了,问题在于是否善于运用这些方法。中医理论研究的进展速度或成果大小,在很大程度上取决于新方法新技术的合理运用。即以中医文献的整理而言,沿袭老方法提供的成果,一般只能起到资料汇编的作用,难以从实质上超过《古今图书集成·医部全录》等。所以,要善于引进现代科学手段,如"系统方法"等科研新技术,对中医理论进行整理和研究。

在选题方面要善于运用"层析法",认清前缘领域,了解分支情况等。实验研究或临证观察要充分运用现代数理统计学原理,俾能通过较小的样本收到最大的实验效益,对于试验性的研究则必须有坚实的临床观察作为依据,且宜从特定的研究任务或项目入手,才能收到事半功倍之效。

关于多学科协同作战的课题,则要选准结合点找准突破口,通常宜从具有坚实可靠的科研立足点,且有希望获得预期成果的项目开始。哪怕该项课题难度再大,只要确有重大的理论意义和实践价值,便应立即着手进行准备和研究。

(四) 对传统研究方法的再认识

上述传统的中医研究方法,是中华民族世代相传并不断发展着的具有自身风貌和特色的研究方法在医学领域中的具体表现。这些方法与现代科研方法虽有很大不同,但可互为补益,两者的关系是辩证的关系,要发展中医学术事业,缺一不可。因为没有良好的继承,不可能有真正的创新。

中医学传统研究方法内容丰富,决不仅只局限于以上所述内容,尚有过一些粗浅的实地观察、动物试验等研究方法,惜未获得应有的发扬与继续完善。如明代著名医药学家李时珍便曾经成功地运用观察研究方法,取得了对鲮鲤(穿山甲)"诱蚁而食"和辨蕲蛇真伪的认识成果。《宋史·曹克明》曾记载了溪峒药解箭毒的动物试验,即先使鸡犬中箭毒,然后再用此解毒药给实验动物内服或外敷以观察疗效等。

　　传统研究方法虽不是中医学研究的唯一方法,但也不是无足轻重的。历代医家运用传统的研究方法,曾对中医学的发展做出过巨大贡献,当前和今后正确地发展运用这些方法,必将对中医学的继承继续做出贡献。因此,我们应对传统研究方法的作用和意义给予实事求是的分析和客观的评价。

　　近来有人提出"传统"是流动于过去,现在和将来的整个时间链条中的一个环节式过程,而不是在往昔便已凝固成型的僵死封闭的东西。因此,中医科研工作者的使命之一应该是进一步去正确认识传统方法,创造性地运用这些方法,置身于传统研究方法的发展与创新之中,让中华民族传统优良文化的精华伴随着当代人们的贡献,大踏步地走向人类医学的未来。

第三节　灵活借鉴现代研究方法与技术

　　现代科学研究,按联合国教科文组织的分类,不外基础研究,发展研究与应用研究等三个部分。现代医学研究,一般分为基础理论实验研究、流行病学调查研究、临床试验研究等。在这些习用的科研方法中,包含着不少可资借鉴和利用的具体方法与技术。为了发扬中医学术,若能适当地借鉴或有选择地灵活运用现代科学研究的新思路、新方法、新技术,则不仅有利于进一步阐明中医临床诊疗的具体规律,且有助于发掘中医学术的精华,发扬中医学术特色,达到继承创新的目的。

　　中医药现代化研究,因类别不同而各具特征。现列表比较,见表5-1。

表5-1　中医药现代研究之类别与特征

特征＼类别	基础研究	应用研究	发展研究
研究目的	阐明人体病理生理及康复规律,或药物作用机制,建立或发展现代化的中医药理论体系	提高使用理论的技术能力,从临床应用的角度拓宽理论,或给予新的发展或创新	运用左述知识为指导,开发新药,确立新的辨证技术和新的治疗方法等
科研计划	内容广泛,富有伸缩性,目的性可以确定或不确定	可宽可窄,有一定弹性,目的性比较明确	范围较窄,内容确定,目的清楚,较少伸缩性
成果形式	学术论文或专著	学术论文或专利项目	新药样品,新仪器图纸,或专利项目

续表

特征 ＼ 类别		基础研究	应用研究	发展研究
成果特点	意义	对中医药学术发展影响深远,能开拓诊断治疗或预防新领域。但无直接经济利益	在中医药学某一特定范围内或对诊疗技术有较广泛的影响,能为基础研究提供新课题。具有潜在效益	能影响相应的诊疗或预防领域。有直接的经济效益和社会效益
	应用	转化周期长,具体效益难以预测	周期较短,一般可以大体预测其应用效益	经主管部门批准投产后,便能提供应用并产生明显效益
科研队伍	组成	少数科技人员	科技群体,人员多少不等	大小各异之科技群体
	结构	科学家,技术员等	科学家、医师、药师与各级科技人员	医师、药师、技术员、工人等
	素质	理论基础深厚,具有探索及创新能力,带头人必须学识渊博,富于创造性思维等	主要人员应有创造性思维,并具有解决实际问题之能力	有丰富之专业知识和实际工作经验,操作熟练,实践能力强
成功把握		较小	较大	大
具体例子		如中医气血学说的实验研究等	如气虚证之临床诊疗研究,活血化瘀法的临床应用研究等	如加味补中益气丸治疗子宫脱出的研究,血府逐瘀丸制备工艺的研究等

一、中医临床研究的现代方法

当前,国内外都很重视临床医学研究方法,并已获得了不少新进展,不同程度地增强了临床试验设计的能力,提高了检测衡量标准和资料评价的水平。如加拿大 Mcmaster 大学提出的关于临床研究的“DME”方法,便是现代流行病学、医用数理统计学、卫生经济学等原理和方法的互相渗透和优化运用,是一组新的综合方法,反映了国外临床科研方法学的进步,其目的在于使临床科研工作获得更加全面的观点,看问题更加深透和准确。

当今世界科技发展的步伐明显加快,进入 21 世纪,随着人类基因测序的完成,人类医学已跨入后基因组时代(post genome era)。由于基因芯片与蛋白质芯片等最新技术的日趋成熟,结构基因组学和高通量细胞筛选研究的进展和实际应用,Leroy Hood 创立的系统生物学(systems biology)的诞生,将使生命科学继续从还原论走向综合论理念,从而为揭示人体奥秘和疾病的诊治进一步提供前所未有的认识和帮助。正如美国学者 Ray Kurzwell 所言:目前已是"非凡事物临近"(the singularity is near)的时代。现今国际通用的医学研究的新方法新技术主要是在 EBM 原理指导下的 RCBT。EBM 是 20 世纪 80 年代英国 David L.Sackett 教授与加拿大 Mc Master 大学 DME 工作组合作创立的"循证医学"(evidence-based medicine)缩写为 EBM。RCBT 是随机对照盲法试验,原文是 randomized controlled blinded trial。EBM 曾被视为"21 世纪的临床医学",它主张任何医疗干预均应建立在新近最佳科研获得的确切证据的基础之上。在临床治疗研究方面,强调对拟研之问题必须明确具体,对已有证据之收集要全面,应拿出当前之最佳证据(current best evidence),要对结果进行最严格的评价(critical appraisal),不但要考查反应疗效的替代终点(surrogate end point),更要追踪作为疗效的终点(end point)去进行评定,从而用具有最佳证据的研究成果指导临床实践。RCBT 则是源自"动物实验不能代替人体试验"的理性认识而产生的合理的研究方法。为了提高临床研究的科学性,增强其真实性,因而又形成了临床试验质量管理规范 GCP(good clinical practice)。这是国际公认的临床试验标准,凡是以人体为试验对象的研究课题都必须按GCP 之要求进行设计、实施、总结以确保研究的科学性与伦理道德要求和维护受试者权益的有机统一。

具体而言,接受治疗研究的患者人数必须是足以代表其总体的"大样本";应有多家医疗机构共同参与试验,形成"多中心"(multi-center);接受试验的病例应有明确的入选标准,其分组必须按"随机化"(randomization)原则,以保持组间不可控的各种非处理因素尽可能一致;要有合理的"对照"(control)以使试验组与对照组之间的非研究性措施处于相同和相等的状态,使它们之间的基线特征具有可比性;为了避免试验观察过程中发生人为的偏见(bias),必须采用"盲法"(blind method)尤以双盲法可较好地保证观测的客观性,可防止偏倚的产生与干扰。同时要根据试验设计的具体要求,做好 CRF 即病例报告表(case report form)制定出 sop,即试验的标准操作规程(standard operation program),而且在实际试验研究工作中使之不断修订和完善,俾各参试单位的试验操作有章法可循,有据可依,避免随意性,确保临床试验所获数据的准确性。最后须对各参试单位提供的试验报告做全面、系统的质量评估,符合条件的报告宜进行 meta 分析(荟萃分析),做出研究质量与试验工作总体水平的评估与结论。

上述国际通用的临床试验研究方法,也不是金科玉律和绝对无懈可击的规程,实际运用时宜具体灵活地从实际出发的优选利用,这就取决于试验主持人与试验方案的设计者。

总之，在一般情况下，从事中医药临床试验研究的中医科研工作者，只要本着洋为中用，发扬中医学特色的原则，正确借鉴、灵活地选择应用西方医学行之有效的临床课题选立方法、试验设计原理和方法、研究技术、资料分析与总结等方法，则可提高中医临床研究工作的效率与质量。

（一）正确选立中医的临床科研课题

人类医学领域里的科研课题，一般都来自医学实践的要求。中医科研课题，无论是调查研究、考察研究、实验观察、临床试验、文献整理或资料分析等，其来源总不外上级招标或指令下达与单位科室或个人自选两种形式。

中医临床研究有其自身的规律和特点，故课题的自选或投标，均应以研究者长期的临床实践，认真的看书学习，掌握足够的有关信息，勤于思考及相应的工作条件为前提；自选课题还要有一个清晰的"初始意念"和必要的调查研究为基础。

选题的要领是：着眼于发扬中医特色，目的在于提高中医学术理论水平和临床诊断治疗效果。所选课题要具备较强的科学性、创新性和实用价值，主攻方向应该明确而具体。同时，还必须拥有能完成该项课题的技术骨干力量和相应的试验研究手段。

选题的思路是多方面的，可以从中医学固有的诊疗特点出发，如舌诊内容的研究；可由中医学独具的特色出发，如对某一种病证的诊断或治疗研究，从中西疗效的比较入手，如某病的中医辨证论治与西医常规治疗效果的对比等；或根据有关信息的分析，从国内外同类课题和成果中发现其薄弱环节或不清楚之处等，都可成为自选课题的依据或来源。

人类在认识自然和改造自然的实践过程中，凡是凭借着已有的体系化了的实证知识，遵循着合理的逻辑程序，利用现有的可靠的手段或方法，对未知领域或尚未全知的领域或事物进行有计划有步骤、有目的的探索，从而获得新的发现或取得新的或深一步的认识的自觉活动，便属于科学研究的范畴。人类医药学领域内的科研工作亦即属于此种活动，中医药学科研也不例外。

按目前国际上比较一致的看法，医药学的现代研究程序大致包括 P、D、M、E、C 等五个方面的内容，即 problem、design、measurement、evaluation、conclusions etc. 中医药学的现代科学研究也是如此，至于传统研究则另当别论，但亦非与此毫无联系。

正确的选题，实质上是十分重要的科学决策活动。课题的选定具有较强的战略意义，决策的正确与否影响巨大，因有"选题正确成功一半"之说法。

从本质上看：中医药研究课题也就是对本学科领域内至今尚未被认识（或未完全认识）和仍未圆满解决的理论或技术问题的继续探寻。正确的科研课题是一项即将付诸实践，具有创新性的探索活动的前提或指南，是推动中医药学科向前发展的动力和起点,其意义重大而深远。

成熟的科研课题不会凭空产生,有价值的课题往往来自"有心人"在日常工作中从中医药理论与技术的现状与当今社会的需要之间、理论与现实之间,理论或技术内部的各种矛盾当中发现并抓住的有意义的问题之苗头而逐步形成。即使已有上级主管部门定期发布的课题申报项目指标指南,也不过是划了个资助的重点和范围,而构题的自然规律仍不可漠视。

至于构题的客观程序一般都是从有关问题苗头的"初始意念"(original idea)起,首继而进行有关"文献的回顾和评述"(critical review of literature)然后"形成假说"(formulation of a hypothesis)最终"确立课题"(establishment of the problem)即:"OI → RL → FH → EP"的程序。

纵观一些选题成功的经验,其所用的方法和技巧大致为下:①从两门学科交叉的边缘地带寻找中医药学领域待开垦的"处女地";②中医药学理论用于新领域的探索,扩大其应用范围;③解决现有理论与事实之间的矛盾;④对已有的(别人的)假说进行验证;⑤对已有理论进行协调,消除其内在逻辑联系方面的不完备性;⑥将某一学科中的新实验检测技术向中医药学领域转移;⑦在已有的研究基础上进行跟踪追击;⑧受哲学原理的启示而选择合适的课题等。

总之,正确运用选题的方法与技巧的水平是中医药学研究工作者见识与才能的综合体现。在选题过程中要了解决定课题质量的各种因素和要点,把个人的经验和有助于激发创造性思维的因素有机地结合起来,审时度势,灵活运用。

当然,选题方法也有其规律可循或捷径可走,那就是从自己的科研能力、研究基础和现有设备条件,样本资源等实际出发,吃透上级主管部门发布的有关课题申报指南,围绕具体项目选题以获得经费资助,但是中标的概率则与前期准备工作的程度成正相关。

以上仅只论及中医现代研究的选题方法与技巧,至于传统研究课题的选择则另有特点,已见前述。又如尽人皆知但又未彻底阐明的问题则是介于现代与传统研究之间的课题。

课题的基点必须务实。立足点要高一点,眼光要深远一点,思路要宽一点;应充分体现中医药的特色和优势,适应社会实践的需要。应具有科学性(选之有理,持之有据)、创新性(能促进本学科的发展)、循序性(有基础、分阶段)、适度性(研究范围适中)、可行性(现有条件下能够完成)、效益性(投入不多,成果较大)、展延性(成果易推广,可深一步追踪研究)。

课题所欲击中的靶点必须准确,研究目标定要明确、集中。

对课题进行中的难点要有充分的估计,并有具体的应对措施。

此外,在进行科研选题时,对于上级主管部门定期发布的研究课题申报指南应充分重视和利用。例如国家自然科学基金委员会本年度项目申报指南提出的关于选题的"核心":如 2006 年证候学方面:证候特征、证与病机、证候与疾病、证候与方剂的相关性研究,证候量化诊断标准、证候分类方法等;方剂学方面的中药配伍研究,量效关系研究,效应物质的研究,药效机制的研究,疗效评价标准的研究;针灸学方面配穴机制的研究,不同刺法效应机制的研究等。国家中医药管理局 2006—2007 年度课题申报指南其选题内容要求解决中医药临床,生产和科学研究中的实际问题进行课题申报。其基础研究主要是传统方法的课题,临床研究则属一般性的课题,中药研究亦然。但也不失为选题的重要信息之一,值得关注和利用。

课题既经选出,必须广泛查阅有关文献资料,写出该课题的"文献评述",完善研究者自己提出的假说,然后进行开题论证,以确立具体的研究课题。邀请有关专家共同参与的开题论证会议,要围绕研究之目的性、科学性、先进性、可行性与合理性等方面认真给予评议,以利决策者参考。

关于科研课题"目的性"的论证,应衡量该课题之研究目标是否明确,所要解决的问题是否清楚,该问题之解决对于经济建设和中医学术之发展有何意义,其实践价值、理论意义、社会效益及经济效益如何等。对所选课题"科学性"的论证,首先要看其科学性是否较强,立题依据是否充分,思想是否清晰,研究者提出之假说是否真有道理;其理论依据如何,实践依据如何,这些依据是否都确实可靠。必要时,还要了解课题负责人涉猎文献之广度和深度,实际经验是否丰富,有无预初试验数据等。关于"先进性"的论证,应着重考察选题者的学术思想及该课题的研究设计构思是否新颖,有无独到之处;此课题与国内或国外其他单位的同类研究课题是否重复,有无创新性或开拓精神。因为,科研课题的灵魂即在于开创和前进,在于开拓新的认识领域,所以确立课题必须具有先进性,而且尽量追求"开放型的先进",避免满足于本地区范围内的"封闭型的先进"。选题者要详悉国内外有关课题的研究现状,掌握动态及信息,要立足全国而放眼世界,不搞低水平的重复劳动。关于"可行性"的论证,要衡量其科研方案是否合理,研究步骤是否协调,研究的技术途径是否清晰和可行,是否已具有一定的研究条件(如技术队伍,人员素质,设备状况,以往的工作成绩等),所在单位领导是否支持该项科研活动,能否为之创造应有的工作条件;该课题组是否已拥有相应的研究实力,估计通过努力能否取得预期的科研成果等。最后还要从"合理性"方面给予论证,审查选题者所提出之科研经费概算、设备购置等条件要求是否合理。只有经过认真的论证,才能准确判断所欲选立的中医临床科研课题的正确程度,保证科研工作的正常进行和质量。

(二)做出周密严谨的试验设计

中医临床科研试验设计,实际上就是关于已经确立了的临床科研课题实施方案的具体规划。一份从实际出发的、深谋远虑、完善周密的试验设计,可以在很大程度上帮助研究者用较少的人力物力和较短的时间去获得必要的精确可靠的试验数据和资料,从而提高科研成果的价值和意义。试验设计的基本途径和最终目的应是通过比较、排除、揭露等手法,避开一切可以避免的干扰因素,使所欲解决的问题的实质得以充分暴露。所以,试验设计在整个科研活动过程中占有十分重要的"战术"地位,它集中地反映了研究者关于该项研究工作的内容、思路、方法等的具体设想和打算,是决定科研成败的关键性环节之一。

试验设计的内容一般分为专业设计与统计学设计两个方面。搞好专业设计(包括试验样本的设计与具体实施方法的设计等)可以保证科研成果具有先进性与实用性;完善的统计学设计则能促使试验所获数据更加准确可靠,并能保证整个试验研究的经济性,因此,两者不可偏废,不宜在取得全部试验数据之后方考虑统计学处理问题,应经过深思熟虑,通盘考虑而于事前便提出包括统计方法在内的、全面而完整的临床试验设计。具体应注意以下原则。

1. **实用性、科学性与创新性的统一** 中医临床科研课题的专业设计,是根据中医专业知识和中医临床诊疗原则,安排受试对象,确定处理因素,选择观测方法及衡量指标等科研项目的具体行动方案。按方案付诸实践后,应能充分回答所欲解决的问题,并可验证研究者所提出的假说。

专业设计的水平直接关系到科研成果的质量,若设计失误,则不但会浪费人力物力和时间,而且有可能因造成假象而产生误判。所以,要搞好中医临床科研的专业设计,首先必须充分掌握有关受试对象的有关知识,做好科研样本的设计,继而再从处理因素、观测指标、减除偏倚等方面做好科研的实施设计。要体现设计的先进性和独创性,除了高深广博的专业知识和丰富的实践经验外,还应当在实施设计中灵活地借鉴现代科学(包括医学)研究方面真正可靠的最新理论知识和技术成就,根据笔者经验:样本设计的重点应放在严格的对照方面;实施设计的核心则应摆在观测指标的精选上。

(1)受试对象的选择:受试对象应有足够的代表性、均匀性和一定数量。作为科研"样本"的受试对象必须在质与量两个方面都足以反映或代表总体。所选样本病例应能代表总体:因为试验研究的最终目的在于从样本的情况而推知总体,或将样本的结论普遍地应用于总体。所以,必须严格按照总体的"质"的规定性选取样本,使样本除数量外均与总体一致。在临床科研试验设计中,必须按照所欲研究的病证的特征,确定选择受试对象的统一标准,划定选择病例的明确范围,测算所需病例的具体数量(若为新药药效之临床研究,则应按卫生部门《新药审批办法》的具体要求决定受试例数）。病例的选择应严格按照疾病诊断标准或中医辨证规范进行,无论是纳入选择或属于排除的对象,均须有明确的规定。凡有全国性统一标准者,可遵照执行,若无统一标准,则应认真制定,凡自订或委托学术团体代订之诊断标准或辨证标准,均须有充分的科学依据,所选定之特异性诊断指标,须具有权威性,即应是众所公认或能为大多数同行接受者。受试对象要绝对避开似是而非的情况,最好选取无并发病证或合并症的患者,因为如合并西医肝肾疾病便会丧失其对总体病证的代表性。若所选病证非单纯之妇科病或男科病,则受试对象最好是男女各占一半;发病具有年龄特色者,则应在相近的年龄层次中选取病例;慢性病患者,则所选病例之病程必须长短皆有;属于自限性疾病或有自动缓解趋势之病种,则应从病程发展阶段方面选择处于最有治疗意义的患者作为受试对象。总之,要尽可能地排除来自样本的、各种可变因素,或难以做出疗效评价的各种干扰因素。

每一病例都应有被分配到任何一组的同等机会:要使受试对象各组群之间(如试验组,对照组等)都保持客观自然的分布均匀性,避免主观因素造成的分配偏差。必须采取随机抽样的办法分配病例,分配的方式一般可用抽签法或查表法(查随机数字表),但以分层随机分配法更为合理。尤其是当某些因素对药物疗效影响较大时,宜用分层随机抽样法进行分配。即在患者入院时,根据实际情况(如病情轻重,病程长短等)先行归类分层,然后再按随机法分入各组,这样方能保持样本在组群间分布的均匀性,使各种非处理因素或次要处理因素尽可能的保持一致,以增强各组之间的可比性。

要使样本在数量方面也能基本上代表总体,应区别在不同情况下所需之病例数。如以中药新药临床疗效试验研究为例,即按国家食品药品监督管理局之有关规定执行。

(2)对照试验的方法:要减少误差如实反映处理效应必须认真对照。自然界的各种事物和现象,大都是互相联系和彼此制约的。在医学领域内,可以影响疾病治疗效果的因素甚多,且临床医学研究的受试对象又是具有一定的个体差异性的患者,这就增加了试验研究的复杂程度与不易控制性。要减少或消除各种干扰,中医临床治疗科学研究必须通过严格的对比性试验才能达到。因此,只有认真搞好对照性试验设计,方可保证科研工作获得正确的结论。如有人用中药"一贯煎"加减治疗内耳眩晕症(梅尼埃病)数十例,10天后治愈率达92%,结论认为该方疗效十分优越。这样的结论便缺乏充分的说服力,原因为:第一,该项疗效试验观察未设对照,无法鉴别和判断其结论的正确程度;第二,许多美尼埃病患者,即使不给任何药物治疗,只要卧床静息,则一般最迟在两周后也会症状消失而自动缓解。所以,凡欲准确评价新药、新方、新疗法的效果是否真正优越,须与现行的常规疗法或与习用方法的疗效进行客观对照,而且要排除某些自限性疾病的自愈或自动缓解现象。

对照的方法,通常是按统计学要求将受试对象分为对照组、试验组等不同的组群。分组的原则是"随机抽样"与"齐同均衡对比",各组之间除了处理因素(即具体使用的治疗方法与药物方剂等)不相同外,其他可能影响疗效的因素(如患者的年龄,性别,罹病季节,病情,病程等)都应尽可能地保持一致性,以强化组群之间的可比性。

中医临床科研工作中,可供选用的简易对照设计方式有:分组对照,配对对照,自身对照等,均各具特点。试验者必须对各组患者的切身利益高度负责,对于危重病证的对照更应慎重,不允许设置空白对照组或轻易使用"安慰剂"。仅在某些情况下,如抗老延寿方药,抗近视眼内服方药等试验时可考虑适当使用安慰或空白对照。值得提倡的、较为理想的对照设计是设置已知药物的标准对照组与新药试验组的互相对照。标准对照组最好是采用同类的确有疗效的传统药物或已知有效药物作为处理因素。根据《新药审批办法·有关中药问题的补充规定和说明》的要求:标准对照药可按病种、证候,选用1985年《中华人民共和国药典》或"部颁标准"所载的同类药物。不可任意选药充作标准对照,若临床试验是以西医病名为主体时,则可用已知有效西药或中药进行对照。在分组对照有困难时,或属特殊病种而例数较少,或病情较重者,也可采用受试对象的自身对照,即就用药前后的系统观察结果进行对比。自身对照既可用于内服药物之疗效考察,也适用于局部用药的临床试验。但试验之前必须有2周的停药期,若为降糖药等,则应停用2个月方能进行自身对照。若属中西医结合治疗疑难重症的疗效观察或试验研究,则试验治疗组除加用试验用的中药以外,其他一切处理应与对照组完全相同,此为"复合处理对照"。关于贵重或稀缺中药代用品的临床疗效研究,则在所用复方制剂中除代用品(如水牛角代犀角,人工牛黄代替天然牛黄等)外,其他药物应完全一致,即试验治疗组用代用品制剂,对照组则用原标准制剂,此为"复方(取代)对照"。对照组的病例数宜根据统计学的要求而定,原则上应与试验组相等或相近,最少不可低于试验组病例数的1/3。一般约需30~50例,最低不得少于30例,特殊病种和病例可根据实际情况而定。

若从对照的角度比较不同的设计方案的论证强度,将有助于正确判断药物的治疗效应。一般若根据论证的强度顺序排列,则全随机化对照试验最强,其次分别为半随机化对照,自身前后对照,同期非随机临床对照,历史性对照,最弱者是无对照的临床试验研究。

(3)处理因素的标准化:作为试验核心的特定处理因素要依据充分,使用合理、针对性强而且标准化。试验研究所追求的"处理因素",一般是根据科研的具体目的和要求而确定的、专门施加于受试对象的某种特定的外部因素,因此又称特定"施加因素""被试因素"或"试验因素"。中医临床试验研究,尤其是治疗研究,疗效观察等,主要也就在于通过处理与观察而弄清某种特定的处理因素(如药物或手法等)作用于受试对象后所产生的实际效应。

在临床科研活动中,能够从不同角度程度不等地发挥"处理"作用的因素常常不止一种。除了专门供试验用的特定的处理因素而外,往往还有一些非特定的处理因素同时掺入试验过程,并且产生一定的影响和作用,甚至还可以在某种程度上干扰或歪曲特定处理因素的治疗效应。为此,试验研究主持者和参与研究工作的人员都必须明确若干的处理因素实际上客观地存在着,并且自动地掺入了试验过程。"自觉的特定处理因素"与"不自觉的次要的非特定处理因素"等两类因素往往难以绝对分割开来。前者是试验研究中要求起决定作用的因素,也就是整个研究工作所欲探明和弄清的事实;后者则是指同时自然地掺入的一些无法回避的作用和因素。如医护人员的服务态度,医院的建筑格调和规模,病房的具体陈设状况和整洁与舒适程度,以及患者膳食供应情况和质量等,可称之为实验客观环境条件或无法避免的"非实验因素"。这些条件或因素都能作用于对周围事物比较敏感的患者而产生一定的治疗效应。所以,科学严谨的试验研究设计必须使这些非特定的处理因素无论在对照组或试验组中都尽可能地保持一致或"齐同"。这就要求参与试验研究的全体人员(包括辅助人员)都应当自觉地以优质服务和认真负责的精神去共同完成整个临床试验任务。

特定地理因素一般又有"单一"与"复合"之分:单一的特定处理因素,其优点是简练鲜明,但所能说明之情况较少,而且事实上也难以达到纯粹完全的"单一";采用适度的特定复合处理因素,固然可以强化试验内容的广度,所阐明的问题也多一些,但试验的难度也随之增加。所以处理因素的设计要分清主次,并充分估计到各种不同的因素施加于受试对象后可能产生的效应。其次,还应知道处理与效应之间客观存在着的质与量的相互关系,处理与效应强度在量的方面不会永远呈正相关的状态,通常总是有一个量效阈限的。当处理量低于阈限时,一般不会引起机体的反应;同理,若处理量高于阈限,则受试机体的反应也不会无限地增加。这提示我们:必须注意量效关系,当特定处理因素的"质"既经确定时,则要选定一个最优的处理量。

主要的特定处理因素的具体设计,必须紧密围绕试验研究的最终目的去进行。要以充足的有关的直接经验和间接经验为依据,选定针对性特强的方药或治疗手法等作为施加于受试对象的处理因素。应当保证特定处理因素的标准化,即在整个试验研究过程中使其始终保持恒定状态,并严格地按一定的标准和方法制备,而后施用于受试对象。如方剂的组成,药味剂量,原料药的规格品种、药物剂的制备工艺、质量检验标准、给药方法、临床疗程等都不得中途更改。试验组的特定处理因素与对照组的对照处理因素，应尽可能在外观方面近似，以利盲法的实施。如在药物剂型特点、投药方法、疗程等方面都要力求一致，则组群之间才能具有更强的可比性。

（4）观测指标的精选：主要观测指标须实用、合理、特异、灵敏而先进。中医临床试验研究，既然是以通过特定的处理因素施加于受试对象后所产生的效应来验证研究者的假说和阐明问题，那么必须要有能令人感知的足以反映处理效应的具体指标。这些指标能直接或间接地被观测到，是反映事物现象的具体标志，称为观测指标或观察指标。研究者凭借观测指标所提供的具体数据，可推知所欲阐明的某一特定情况，并做出合乎逻辑的推论。由于观测指标直接关系到科研结论的依据是否准确可靠，所以，合理地选择这些指标便是中医临床科研试验设计的重要环节之一。

就各类观测指标的具体情况分析，从它们的来源看：一般有"自创性指标"与"袭用性指标"两类。自创指标，是研究主持者渊博的专业学识、正确的科研课题假说和创造性思维劳动的产物；袭用指标则来自文献信息的广泛收集和利用。其次，尚有"传统指标"与"现代指标"之分。如中医的四诊所得，就是传统指标；通过现代化检测手段如各种科学仪器取得的精确指标或量化指标，即属现代指标。实际上传统与现代之间并不存在着无法逾越的鸿沟。逐步实现中医传统指标的现代化、定量化并提高其客观化程度，乃是促使传统指标转化为现代指标的重要途径。

从指标的具体情况看：又可分为"主观指标"与"客观指标"。凡是受试者的自身感觉或诉说的各种症状，即主观指标或称为"软指标"；由试验者通过检测手段从受试者身上获取的各种精确的现象或数据，便属于客观指标，又称为"硬指标"。

由于自然界任何事物都是质量与数量的统一体，因此试验观测指标也可以从性质上再分为"定性指标"与"定量指标"。定性指标是反映事物的"质"的指标，又称质反应指标或效应指标、计数指标等，此类指标常以各种"率"或"比"的方式加以表述；定量指标则是反映事物的"量"方面的指标或称量反应指标；计量指标、详况指标等，一般皆以"均数"的方式表达。若进一步联系受试机体的固有特征加以划分，则又有"功能指标"与"形态指标"等。前者如各种生化指标、生理指标等；后者如各种组织学指标、局部解剖、影像学指标等。

从指标的数量看，则有"单一指标"与"综合指标"之分。中医临床试验研究的观察指标。一般宜选综合指标，即必要的主客观指标、中西医学指标、功能与形态指标等的恰当协调联合运用，这样则更能阐明问题和发挥中医特色。但在综合运用的众多的指标之中，应分清主次，重视关键性指标（即特异性的观测指标)的精选。且无论选用何种指标,都要对它们各自的优缺点有一个全面的了解,才能准确掌握和组合运用。

要从实际出发真正选准选好中医临床试验的观测指标并不容易,这第一要靠设计者渊博的专业学识和丰富的科研实践经验;二要靠关于该课题的较成熟的科学假说指引;三要靠足够的文献和技术资料,充分掌握利用有关的新信息;四要认真贯彻以下选择指标的基本原则和要求。

第一,鲜明的目的性,体现中医特色与现代化。要紧紧扣住该项试验研究的最终目的和要求,选用能够如实反映客观效应、足以检验课题假说并富有中医特色的现代化观测指标。如肾虚证研究课题所用的尿 17-羟皮质类固醇等,研究脾虚证时所选用的木糖排泄率测定等指标便是例子。

第二,灵敏、客观、精确、稳定,且具有特异性:所选指标,对于效应质量的反映要快速、明显而有较高的分辨能力。应尽量避免或减少那些在检测过程中易受患者或研究者的感觉和思想意识左右的指标。宜从实际出发,选用较细致的、重现性较好、偏性较少的量化指标,以便他人易于重复验证。反映处理效应的主要指标,应着重选用最能反映被研究事物之本质的指标。

第三,应选择精炼、合理、标准、易行而且属于"无创性"者:要针对试验研究的目的,确保所选指标的质量。关于指标项目的质量与其数量,切忌好高骛远和盲目贪多,否则易脱离实际,甚至画蛇添足或自相矛盾。一切指标都要有明确统一的检测和计量方法与测定衡量的准则,而且最好是不难操作和掌握。但是即使是最好的直接客观的特异性极强的指标,也决不允许对受试者的身体造成任何得不偿失的创伤和损害。

最后,还必须明白上述各方面的选标原则并不是孤立的和绝对的,科研工作者应当从实际出发,具体问题具体分析,灵活运用。决不可只顾其一而不顾及其他,如只是一味地去追求指标的先进性和客观化而采用了许多利用现代仪器检测的指标,如分子生物学指标、相关性不强的细胞因子(cytokine)等。但是对所欲研究的中医证候并无明显的针对性和特异性,则仍然是徒劳无益的。假若的确找不到理想的特异性客观指标,则也可采用几个密切相关的其他指标来共同反映处理效应,即用"综合指标"。合理的综合指标也能不同程度地体现出相应的特异性,并揭示治疗效应。

(5) 偏因的控制与消除:尽量控制或消除偏因,确保试验研究质量。中医临床试验研究过程中的"偏因"或"偏倚(bias)",是导致对结果的观察和评价产生误差的直接原因。"偏差"则是指在偏因的作用下,试验者自受试对象身上收集到的现象或数据与总体的真实现象或真正数值之间存在的差异。简言之,凡试验观测值与实际值之间的异常距离,即是偏差。

能够影响中医临床试验研究质量的因素甚多,其中可导致偏差的因素从总的方面可分为"天然偏因"与"人为偏因"两大类。天然偏因是客观上自然存在的产生偏差的因素,但只要被人们所认识,便可将其作用控制到最低限度。如受试对象自身固有的个体差异性便是一种天然偏因,它在一定条件下可导致某些检测结果的差异,若按照一般办法去分组对比则会产生抽样误差。又如仅凭医生们的指端感觉去直接检测受试对象的脉搏情况,则难免出现感觉器官方面的天然误差等,这些误差都是由天然的偏因造成的、比较显而易见的个体偏因。抽样(或称选样)偏因、观察偏因,则应当通过随机化的抽样分组法,严格的齐同均衡对比的原则和四诊客观化、定量化等办法,去尽量控制和予以消除。

另一类比较隐蔽的偏因常常是由人们的心理状态或行为因素构成的,称为"人为偏因"。如试验者迫切追求试验成功的主观愿望过于强烈,以至只看到处理效应的阳性表现,或只重视阳性数据和资料的收集,搞"一厢情愿"而不顾及其他。此种情绪,一旦传给了受试对象,则还可能得到更多的虚假的主观指标资料,无形中加深和扩大了试验误差,这是临床试验研究工作中较多见的一种人为偏因。由此种偏因导致的观察误差,常常可以按照试验者的意志在主观指标项下反复出现,再加客观的量化指标不足或欠缺时,则可造成"试验无误"的假象,且难以从试验资料中发现和校正。欲消除此种偏因,只有靠周密的试验设计,强化观测指标,严格执行双盲或多盲试验法。一般实施对照试验的客观有效的方法,是使受试对象与试验观测者双方都不知晓所用药物之真实内容的"双盲法",但使用时必须做到真盲,决不可泄密,也不可滥用或乱用盲法,否则易产生逆反心理和抵触情绪。若临床试验所用的特定处理因素是针灸治疗,这必须通过术者的具体针刺手法才能获得处理效应,那么药物试验时的双盲法便不适用,此时处理对照的受试者有人主张刺而不入,或仅在皮肤上摩擦或黏着,其余一切均按针刺的常规程序进行;此外,也有用针刺非穴位之处作为对照以实现单盲法者;欲用双盲则有人主张有意识地隐去真实意图,采取"指东杀西"的办法等。但必须时刻记住:无论使用何种方法,都不得使患者的利益受到侵犯和损害,否则便会混淆了科学与"欺骗"的界限。

此外,还有一种能够通过患者的心态和行为变化而导致偏倚的因素,叫作"霍桑效应"(Hawthorne effect),这通常是因受试对象某方面的情况引起了研究者的浓厚兴趣,致使其一跃而成为组群中的重点观察人物,受到医护人员的特殊关注,于是便有可能在一定范围内改变了这些受重视的对象们自身的心理和行为状态,致使特定之处理效应受到程度不等的歪曲,一般往往会从正面夸大了反映处理效应的阳性主观指标。要避免霍桑效应式的偏因,参与试验的医护人员对待所有受试对象都必须一视同仁,不许厚此薄彼,以便严格保持组群间每一受试对象的非特定的次要处理因素之齐同与均衡。

2. 精确性与经济性的统计学保证 统计学设计,在于使试验具有精确性和经济性。随着现代自然科学的发展,自 20 世纪 70 年代以来,生物统计学发生了显著变化,其研究的焦点已经相对地集中于人类医学领域,从而为医学研究提供了不少新的途径和有效的实验数据分析处理方法,对现代医学及科研的发展起到了明显的促进作用。马克思曾经指出,"一切科学只有成功地运用数学时,才算真正达到完善的地步。"因此,在中医临床试验研究中正确运用数理统计原理和方法对课题进行更加全面的设计,乃是中医现代化的迫切需要。

统计学设计与专业设计是既有联系而又有一定区别的,在拟定中医临床试验专业设计之时便应同步制定统计学设计。如试验组与对照组各自应选多少病例,怎样分组,获得的数据将采用些什么方法进行分析处理等,都需要统计学设计来给予回答。因为统计学主要是通过研究事物的过程和数量变化,以科研获得的原始资料为基础去进行运算和分析,从而以概率的形式表达研究成果。经过统计学设计和构思,可以使研究者对于资料的数量、内容和收集整理方法以及分析运用等提出更为严谨的要求;根据统计学关于样本的测算规律去认真地确定试验所需的病例数;严格控制系统误差,尽可能地降低抽样误差;通过各种统计分析去揭示有关因素的内在联系和相互关系,从而使整个试验设计更加优化,也更加周全。否则,往往在取得许多资料和数据之后却难以找到恰当的统计分析和处理方法。

中医临床研究的统计学设计,是从医用数理统计学的原理和技术出发,为科研提供合理的试验和对照组群,确定观察指标的性质和显著性检验方法,制定资料复核分类等处理原则以及频数分布图表的制作方案等。依靠这样一个设计方案结合前述专业设计去付诸实践,便可保证对试验研究所取得的结果进行有效的统计分析与整理,使整个试验通过最少的病例和观察次数而获得比较圆满的结论。

由此可见,统计学设计的有无和优劣直接关系到试验资料的质量,同时还涉及科研工作的效率和经费开支,以及最终结论的科学性等。所以,中医临床现代化试验研究,决不可轻视或忽视统计学设计。

中医临床试验统计学设计,一般应包括以下四个方面的内容。

(1)测出受试对象的例数:认真测出受试对象各组的最少需要数。

试验对象各组所需例数的科学测算,是中医临床科研课题统计学设计的一项重要内容。此项内容,称为"样本含量"或"样本最小需要量"。样本具体需要的估计与测算,通常取决于一项客观资料与研究者的三个主观要求:即首先根据可靠文献、经验或预初试验资料了解到的观察指标的变异程度,具体为"标准差"(standard deviation,简写为SD)和"变异系数"(coefficient variation,缩写为 CV）。其次是研究者对该项试验的精密度高低的要求，如允许误差与辨别能力大小的具体要求。再就是对于显著性概率（即 P 值）水平的要求，如希望 P 值应小于 0.01 或 0.05 等。最后是对于把握度（百分率）的主观企求，如要求阳性率应达到 80% 或 90% 等。在一般情况下，凡主观要求愈高，则所需样本数也愈大；反之，亦然。

对中医临床疗效试验所需之样本病例数进行认真测算，也就是要在保证试验结论相当可靠的基础上求得一定数量的受试人数。否则若样本过少，应有的差别无法显示出来，试验结果没有说服力；样本过大则徒然增加工作量，造成人力物力的浪费，且因规模太大而试验条件也不易控制，所得结果可靠性亦差。通常，若专业设计已十分科学而周详时，则一般每组所选受试对象 30~50 例便可收到比较满意的结果。当然，所获得的试验成果若打算上报新药审评中心申请批准作为新药投产销售者，则应按《新药审批办法》所规定的试验例数执行。

样本含量之具体计算比较复杂，用于运算之统计公式亦多，但一般也可通过查表的办法代替复杂的运算程序。例如欲根据一初步的计数资料（"率"或百分比）测算样本数，只要掌握了已知对照组反应率之百分数，同时又拟定出即将进行的试验组所期望达到的效应率（%）和两组差别的概率，并提出希望获得成功的把握度（%），则迅速求得样本数的简便办法乃是查表法（如侯灿《医学科学研究入门》第 295 页所引"单双向试验计数资料样本大小简查表"，或郭祖超《医用数理统计方法》第 505 页"两组百分比相差显著时所需例数表"等均可供查阅）。若根据计量资料（各种均数）测算样本含量，则先掌握已知材料对照组均数及其标准差，自拟试验组之均数，规定两组作显著性比较时之概率水平（P 等于 0.05 或 0.01）及试验成功之把握度百分数，则亦可由表中直接查得所需样本数（如《医学科学研究入门》第 299 页所引简表等）。此外也可根据各有关公式自行算出两组或两组以上之试验样本数。

（2）观察指标的质量控制：分析观察指标的性质，掌握其质量与数量。

从统计学角度选择确定能如实反映特定处理效应的观测指标，是十分重要的。一切拟选用指标，除了必须符合专业设计的要求外，还应该通过统计学的考察使之能充分发挥出"效应尺度"的作用。这首先应分清指标的性质，凡是只能回答"是"或"否"，"有"或"无"，"阳性"或"阴性"等反应情况和例数的定性指标属于统计学的"计数指标"；可以测出各种不同程度的变化状况或变动幅度的具体数量的指标，如生化检测指标等，即是"计量指标"。由计量指标提供的试验信息量一般都较计数指标为多，且较精确。所以，在中医临床试验研究的统计学设计中，除了必要的计数指标外，应着重保证必须的计量指标。

指标项目的具体需要量，应随试验目的和难度而定，既不可贪多，也不能过少,总以能充分说明问题为原则。至于指标的有效性和实用性问题,也是统计学设计所应考虑的,这可以通过预初试验或标准阳性对照试验等办法来加以检查和核定。

同时,还要在统计学设计中提出关于保证指标精确度的具体观测和记录要求,规定各种必要的措施,尽可能地提高主观指标的客观性。如制定双盲观察法、在允许条件下的安慰剂对照、集体盲法分层分段判定效应结果等具体的统计学设计方案,以增加指标的客观化程度。

对于药物治疗效应观测指标的设计,严格地说还应考虑包括有空间因素和时间因素在内的二维标准。因为,一个精确而全面的量化指标,不仅要有反映效应质量的"空间"标志,还要有反映见效时间和持续幅度的标志。这就需要在进行设计时结合临床药理和药物代谢动力学等基础实验资料去进一步考虑了。

(3)资料之归纳与整理:按照统计学要求认真归纳整理资料。

中医临床科研统计学设计还应拟定关于试验观测数据或资料的复核、分组、归纳、列表等具体的整理原则与方法。为了控制和减少误差,宜从原始记录表、卡的填写是否正确和完整等方面就各项试验资料进行认真的审核。

核查试验研究资料的正确程度、完整性与准确性的方法,可以总分为逻辑性检查与计算检查两个方面。逻辑性检查应细审记录卡或记录表中各栏目之内容,审核其填写有无文不对题或互相矛盾之处等;计算检查宜根据所列表格,分别从纵横两栏核算其绝对数之和是否与总数相等,其次对于个别比较突出而可疑的观测数值,应根据其均值求得极差,并求出此可疑值与均值差数之绝对值,然后除以极差,算出 t_1 值,再查对 t_1 值表以定取舍(如中国医大编《医学科学研究基本方法》第 136 页的 t_1 值表等均可供查阅使用)。凡所求得之值大于表中数值者,可以舍弃不用;小于表中数值者,应保留而一并纳入运算处理。

资料的分组应按所研究问题的性质特征去进行,如按不同的年龄档次,不同的有关证候,不同的病理类型等特征具体分组。这样归纳而成的资料,有利于揭示研究对象的成分和结构,并提供规律性的资料。

统计学归纳必须在"同质"的基础上进行,并订出统一归纳标准,以免发生"非同质集合"的差错。具体的归纳统计技术,最简单者可在整理表格内直接划正字以便累计,也可以利用卡片分栏集中累计后将总数填入整理表内,供换算相对数之用。

统计表格的编制,要求表名的标题应简明扼要;主要统计项目之名称(叫作"主项")应列入表左第一纵行内,"宾项"则列入表上第一横行中;主宾两项垂直交织处为"表体",用以记录有关的绝对数与相对数。最简单的统计表称为"一览表",内容只宜包括一个主项和一个宾项。凡宾项超过一栏,且各栏之间互不联系者,叫作"分组表"。各宾项之间互有联系者,称为"组合表"。表格项目切忌庞杂,主项宾项定要纵横分述,不可混杂。绘表时左右两边宜采开放式,不加封边线,则更为大方而规范。

(4)显著性测验的要领:显著性检验应视资料性质和样本数量而灵活应用。

观察和认识任何事物,都只有和有关的其他事物互相比较才能解决。中医临床试验研究,通过随机抽样法设立试验组与对照组,即在于比较两组的结果,考察有无由特定处理因素引起的有意义的差别。用以比较组间差异的性质与程度的统计学方法便称为"显著性测验"(test of significance)。

经显著性检验处理后。凡属于无显著差异($P>0.05$)者,即使组间的绝对数或相对数有一定的不同,但一般也是由抽样误差较大而引起的非本质差异;有显著差异($P<0.05$ 或 0.01)者,通常才是比较有意义的由特定处理因素造成的本质差异。当然,这种差异也不是绝对的。

检查显著性方法较多,具体选用时要根据资料性质,样本大小、组别多寡而定。临床试验研究数据的显著性测验,应选择精当而简便的方法。大凡属于"质反应资料,"即"计数资料"(enumeration data),其资料中的每个观察对象一般皆按处理效应的不同性质或类别分为有效与无效两类(它们之间无等级关系),或分为痊愈、显效 / 有效、无效等四级(相互间有等级关系)。此时进行统计学处理常用阳性率作显著性测验。根据资料有无配对关系,有无等级关系选择恰当的统计分析方法。例如两组某阳性率对比,无配对关系,构成比相同,数据中无 0 或 1,可选用 ×2(2×2)法;数据中有 0 或 1,则应选用简化直接几率法;多率对比;有等级关系时,则采用等级序值法作 μ 检验等。

若为"量反应资料,即"计量资料"(measurement date),其资料中的每个观察对象均测量某项指标之数值大小,如血压值、血细胞数、血中某种生化物质之浓度或含量等。对这些计量资料进行处理之前,应先考察其数据的性质和分布是否"偏态",是否有异常数据,是否需要对数据进行转换等,方能正确地选择适宜的方法去进行统计学处理和分析。此类资料之统计分析方法一般有"参数统计"与"非参数统计"两大类。参数统计学利用测量值本身(x_i)及其均数($\bar{x}$),标准差(s),标准误($s\bar{x}$)等参数进行分析的方法,也是最为常用的方法。例如:两组间的对比资料,无配对关系,数据亦符合常态分布,方差齐同,则可用 t 检验法进行显著性测验。若方差不齐同者,宜采用校正 t 检验法(即 t' 检验法)。多组或多因素对比分析时,常用 F 值法(即方差分析法,也叫变异数分析法 analysis of variance)。组内实验或观察对象用药前后之自身对比,可选用 t 值法等。非参数统计(nonparametric test)不用测量值及其均数、标准差、标准误等参数,而是以各测量值的排列顺序或排列特点进行统计分析的方法。其中,记序法(包括序值法、Ridit法、等级序值法等)较为多用。例如:两组对比,无配对关系,数据直接或按等级记序,则选等级序值法作 μ 检验较为恰当。

总之,关于统计学处理的设计,应有专业人士参与或指导。因为统计分析是中医药临床试验研究的主要环节。统计方法的选择是否恰当及其结论如何直接影响着疗效评价的客观性。一般常用之统计学分析方法:对于计量资料之统计学描述可用均数,标准误 $s_{\bar{x}}$,标准差 s,均数之间的比较则可选择"t检验",方差分析或非参数统计之秩和检验等方法。如属于单因素设计的两个样本之比较,可用 t 检验;多个样本间的比较则宜用方差分析。若方差不齐,应经过变量转换满足方差整齐后再做方差分析或用秩和检验。对于计数资料可采用卡方检验或 $2 \times K$ 表之卡方检验。对于等级资料,因属于有序变量,等级之间无严格的数量差别,如疗效评价之治愈、显效、有效、无效等四级标准之统计分析无法满足 t 检验和方差分析者则常用秩和检验法。

此外,亦可使用当今国际通用之统计软件 SAS 与 SPSS 等。SAS 为统计分析系统(全称为 statistics analysis system),此为组合软件,共由50个左右功能模块组成,同时还可增加其他模块以扩大其不同的功能。SPSS 统计软件(全称为 statistical product and service solutions)即统计产品与服务解决方案,其与 SAS 并称当今最权威的两大统计软件。后者中 Spss Bass 模块是最基本之模块,Spss 的整个框架,基本数据的获取,数据准备等基本功能都集中在 Spss Base 模块上,使用时必须知晓。

(三)认真贯彻试验设计,全面总结试验资料

一个临床课题的研究,好似一项复杂的系统工程。尽管有了良好的设计,还必须组织好整个"施工"活动和总结验收。通常于试验正式开始前,应当根据预初试验结果和已有经验拟制出收集资料的专用记录表格或 CRF(case report form)病例报告表。表内所列栏目,要精练、明晰、具体,并用简明的文字严格指出填写原则和方法。

按照观察指标收集数据资料,要制定标准操作规程 SOP(standard operation program)详细具体地规定检查方法、仪器型号、操作和保养规程,以保证检测手段和所获读数的稳定性,尤其是研究周期较长的课题,更应严格要求。最好是定期使用标准元件,信号发生器或标准品等进行校准。无论中外任何名牌仪器都不可盲目地相信而不作校准。同时,操作人员之技术必须熟练,操作方法既经获得确认后,不得中途更改,否则可由于某些细节上的变动而导致读数的偏差。为了摸清指标和操作时可能出现的变异等情况,于正式检测前应连续测试两次以上。

采集试验资料时,应有均衡适宜的条件,如充足的自然光线,安静的检查环境,比较合适的室温,受试者的情绪处于比较安定的状态等。为了增强指标资料的客观性,如中医脉象、舌象等临床指标的检测,可以同时由一名以上有经验的高年资中医师共同观察收集。对于主观资料的采集,决不可掺入任何诱导暗示或强迫的成分,并要尽量避开患者自身思想情绪的影响。

对于试验资料的总结整理,一定要坚持全面观点,应仔细排除资料中可能存在的偏差。因为,偏差还可以发生于最后整理试验资料和集中评价处理的阶段,此时最常见的偏因首先是对于原定的观测指标不够理想,所得之数据不精确,如由于主要指标的特异性不强,难以排除假阳性资料;或因指标之灵敏度不高,可能存在着一些假阴性数据等,从而使分析评价发生偏差,影响到结论的准确度。其次是对资料的分析欠客观全面,可以产生人为的评价偏差,如对某些重要指标和数据采取"有用则留,不利则弃"的实用主义做法等,必然会得出虚假的处理效应,形成人为偏差。又如同体自身前后对照试验,当评价后来所用疗法的实际效应时,应仔细排除某些疾病自然进程中的自动向愈趋势与前后疗效的偶合或重叠等可能性。而且还要知道有的病例于入院时在某些客观量化检测方面所呈现出的"极端值"者(如血压数值特高,体温表数值呈超高热状态等),当其机体自身调节能力尚未完全衰竭时,则随后的测量值一般均会有所下降,这叫作"自然地向均数回归"(natural regression to the mean),此种现象若不给予应有的考虑,则也能成为一种影响准确评价处理效应的自然偏因,尤其是自身对照试验更易如此。

然而,在总结资料、进行终审评价时较易出现的偏倚是统计学意义与临床实际未能很好结合,甚至完全脱节,以至简单地用统计学结论去代替专业结论。如对概率(P 值)的理解不够深透和全面,或教条主义地对待等均易导致偏倚。须知,最有说服力的论据是足够的临床实际情况,统计学资料必须与临床实况密切结合,才能得出比较全面的结论。如当 $P>0.05$ 而又 <0.1 时,能武断地说试验组与对照组之间就毫无差异吗?这就需要全面分析了。因为导致 $P>0.05$ 的原因并不单纯,而且"$P>0.05$"这个概念本身也没有绝对地表明组间情况就完全一致,也可能由于组间差异很小,而无法从统计学处理的角度明显地反映出它们之间所存在的差异;同样也可能是因为样本数尚嫌不足,或因观测指标灵敏度欠佳而缺乏应有的读数变化幅度等,都有可能使概率大于 0.05。实质上 P 值仅代表可能发生的抽样误差的概率,反映其显著性的程度,而不能说明试验与对照组之间的有效率或均数差别的大小,更不能认为 P 值越小则试验组所显示的疗效就越好、就更优于对照组,否则便易忽视绝对数和均值的临床意义而导致结论不全面,甚至产生严重偏差。所以,科研结果的统计分析与评价同样是一个关键性的环节,其重要性并不亚于试验设计,此时要着重解决的问题是观点与材料的矛盾统一。

二、中医现代的实验研究方法

现代实验研究,即实验性研究(experimental research),也就是在实证知识体系的基础上根据某种人为的条件去模拟、考察、揭示、验证事物发生发展规律及其内部联系的一种特殊的认识方法,与临床试验(clinical trial)有所不同。由于实验研究的活动是在可控条件下进行的,因此可以从实验对象的某一部分进行深入细致的分析性研究或观察而后做出结论。事实证明,这是一条完全可行的人类特有的认识途径,通过此途径能获得如恩格斯所说的"严格的科学实验为依据的研究结果"(《自然辩证法》)。

自16世纪至18世纪的三百多年间,由于社会生产力的迅速发展,物理学和机械力学出现的飞跃,建立了牛顿力学理论体系,使自然哲学的创立找到了科学依据,从而为医学研究提供了思想基础,使研究工作由古代粗糙笼统的综合方法转为分门别类的分析方法,并取得了不少具有划时代意义的科研成就。

近代医学科学研究方法,大体上产生于提倡客观化、标准化的世界技术革命"第二次浪潮"时期,因此曾被视为"最科学""最完善"的研究方法而广泛应用于医学的各个领域。

在加速实现中医现代化的进程中,实验研究占有重要地位,有关中医基础理论的许多问题,正如恩格斯在《自然辩证法》中所指出的"要尽可能地用实验方法去证明"。由于中医基本理论是前人长期医疗实践经验的升华和结晶,要从实质上逐步阐明这些理论,必须合理应用科学试验方法,正确处理分解割裂式的"分析性实验研究"与整体观系统论的"综合性研究"两者之间的辩证关系;在强调实验研究的作用时,也决不低估在自然条件下系统观察研究的重要意义。当代的系统生物学(systems biology)理念,正好弥补了这一缺陷。

中医基本理论的实验研究,应当充分体现整体性原则。由于基础理论研究对于中医学今后的发展具有着导向性作用,因此其研究方法应与中医学基本理论的固有特点互相适应,在研究过程中充分体现中医的整体恒动观念和方法论的特色。这就要求在不割裂人体各部分的固有联系和原则上不干扰人体生命活动进程的前提下,对人体生理病理各层次和各发展阶段进行综合性系统性的实验研究。否则,难以从根本上揭示中医的脏腑、经络、气血、阴阳和证候理论的实质。例如,在尸体上进行宏观或微观的解剖学研究是找不到经络组织的。当然,强调整体性综合实验研究原则,也并不排斥在中医基础理论研究中适当借鉴或使用必要的形态学方面的和分析性的研究方法。

要在正确的思维方法指导下,建立能够反映中医理论特色的实验研究体系,重视整体功能的模拟实验设计,如中药性味归经的实验研究等。应时刻关心和注意国内外实验技术的最新成就和成熟程度。因为,当有关的自然科学和技术的发展尚未成熟之前,科研工作者即使付出最大的努力,也往往无法攻克面对的科学难关。反之,若科技发展已经成熟,则可能在同一时期内出现一个以上的相似的突破。现代科学技术的发展已在许多方面日趋成熟,这就为中医学的实验研究提供了一些可资借鉴和移植的手段或方法,如当代实验心理学研究的一些最新技术和方法,便有值得中医实验研究借鉴之处;又如应用现代生物工程技术进行实验研究,可以获得人工培育的药用植物自主细胞和具有特殊作用的某些药物成分等,都是例证。

中医基础理论的实验研究,是实现中医学术现代化的重要途径之一,但由于此项工作汇集了东西方文化价值观念上的分歧和差异,成为中医研究工作中争论的焦点。因此,首先要妥善解决实验动物的病理模型与人类病证尽可能地近似的问题,在动物实验方法上充分体现出中医学特色。正确展开中医理论的实验研究,须针对中医辨证论治的特色,合理地模拟复制中医"证"的动物模型。动物造模,要力求减少或避免人为造型因素的不利影响,尽量缩短模型与自然之间的差距,而且凡是已制成之"证候"动物模型还必须使用针对性特强的中药方剂从疗效等方面加以反证。因为,实验动物"证候"模型的制作是极其复杂的,困难特多,如人和动物的微观辨证指标尚处于摸索阶段,传统的望面色和舌象、问病情、诊脉象等检查方法在实验动物身上均难实现。而且目前常用的造型方法,如"干扰造型"法,"耗竭造型"法,"损伤造型"法等无论在原理或技术方面缺点都还不少,有待于进一步改进和完善。

至于实验对象和范围,也不宜完全局限于一般实验动物。在实验技术比较理想且对人体毫无损害或不利影响的情况下,也可在人体上进行道德和法律都完全允许的实验研究或观察。如红外热成像技术、人体辐射场摄影、声发射技术、超微冷光探测技术,均属无创性体表物理信息测量检定的新方法。还有,如同位素示踪法等先进技术,都曾经用于人体经络活性的研究而获得一些新的发现。

目前处于生命科学前沿的,行之有效的分子生物学方法,居于主导地位的系统生物学方法,基因组学、蛋白质组学、代谢组学方法等,更是进行中医学现代实验研究必须尽量优先合理选用的新方法与新技术。

实验研究的具体设计,仍要紧密围绕课题目标,严格遵循医学科研设计原理,突出中医特色,把专业设计与统计学设计有机地结合起来。

三、中医现代流行病学调研方法

现代流行病学调查研究方法,是以患者和健康人群作为研究对象、以人群中的个体为基础,了解疾病的自然状况,掌握疾病的共性特征,阐明致病因素,研究其预防规律的一组医学及卫生学科研方法。

近20年来新兴的"临床流行病学",是西方医界在应用现代流行病学知识、生物统计原理、电子计算机技术等研究非传染性疾病的实践过程中逐步形成的一门新学科。此门学科所包涵的内容,如对于疾病的原因、诊断、治疗、预防等问题的调查研究方案的设计法;调查或检测标准的制定法;调研成果和经济投入的评价等方法,均有助于解决医疗卫生及科研工作中存在的一些实际问题。中医学的现代化研究,若能从实际需要出发,灵活借鉴临床流行病学的原理和方法,则对中医科研的有关课题亦有很大的实际意义,可以增强科研方法本身和所获成果的论证强度。

如像中医学领域内的不少病证(指某种具体的中医疾病或中医的"证"——证候)向来都认为是由"复合性病因"导致的,事实也确是如此,但要进一步去分清具体病因的主次关系和诸病源因素之间的复杂联系(如有关因素之间的连锁式反应等具体规律),则可以借鉴或采用现代临床流行病学所提供的"对比分析调研法"以确定因素与疾病之间的"相关性"(association)。具体方法,可用"病例对照研究法"(case control study),或"因素对照研究法"(factor control study)等,灵活的参照以指导设计和实施。但又须知道:病例对照调研法,属于回顾性的研究范畴,因为通过此种方法查询和收集到的某病症的患者组与非此种病症的对照组之间,作为被调研之对象间的基本情况常有不同,故所获结果由于"可比性"不强而使调查成果的说服力减弱。因素对照调研法,或列队(cohort)调查法,则既可用于回顾性调研,也可设计成前瞻性(prospective design)者,而应用之妙,则全在于灵活的借鉴与研究者的创造性思维。

四、对现代研究方法与技术的再认识

(1)传统的经验总结性的研究方法与现代化的实验研究方法,都不可避免地存在着一定的局限性,因此,只有把两者有机地结合起来,才能获得全面的认识。那种认为中医学术的科学实质唯一只有依靠现代科学的实验研究来阐明,进而把西方现代技术的优越性绝对化的看法是不正确的。须知任何先进的科学仪器都是人创造的,是人类"手""脑"的延伸,在探索自然奥秘中只有相对优越的意义。因此,对于现代实验研究的原理、方法、技术均不应盲目崇拜或迷信,假若这些方法过去已完美无缺,那么如20世纪的"化学药物公害"便不会因为发现不了其"远期迟发性毒副作用"而肆虐了。当然,我们不是怀疑主义者,对于西方先进科研方法和技术不应排斥和拒绝。但是,当借鉴或引进这些方法来研究中医药理论或评价中医辨证论治的效果时,必须深思熟虑,客观全面,对这些方法加以适当活用,才能真正达到"洋为中用,推陈出

新"的目的。

（2）现代化临床试验的一般原理，与中医辨证论治的诊疗方法之间存在着一定的矛盾，有时甚至是尖锐的对立。如中医急症临床疗效的试验研究过程中，现代化"原则"与中医"实际"的矛盾便比较突出而典型，其中关于特定处理因素的标准化问题，中西医看法就很不一致。因为，辨证论治强调"圆机活法"，一切因时因地因人因病制宜，认为"病无定证，医无定法，法无定方，方无定药"，处理因素标准化之后岂不成了"执死方以治活病"，疗效必然受到影响而且难以"重复"，于是在某些情况下，西方认为的"非标准化"却又在一定程度上是中医的"标准化"。但是不可由此便得出中西医双方科研方法水火不相容的结论，更不可为科研而只顾追求形式，搞东施效颦，"削中足以适西履"。实际上中医辨治方面的"机圆法活"也不是漫无边际而毫无规律可循的。不妨在中医辨证论治原理的指导下，辨证与辨病相结合，确定出基本的辨治大法，在辨证分析的基础上相对地固定基本方剂及随证加减药物的原则与方法，这样便可将辨证论治的灵活性与现代化临床试验中处理因素的标准化比较融洽地统一起来，从而便于做出既不违背现代实验统计学原理又能体现中医特色的临床实验设计。

（3）临床实验研究是当代人类医学发展的重要途径之一，是基础理论与临床实践的"中介"或桥梁，具有承上启下的作用，但目前中医临床研究绝大多数停留在老中医经验的总结整理与验证上，现代化试验研究还不够。新方法、新技术的 RCBT 应用较少，这既不利于有关概念的进一步清晰化，更不利于中医学术的创新和突破。中医界长期以来重视临床经验的总结整理和继承是无可厚非的，可是当提到现代化试验研究时，又往往只强调现代化技术设备，而忽视现代科研思维方法所具有的潜在作用和重要意义。

（4）对于医学统计方法也有再认识的必要。此法属于生物数理统计学范畴，最初由 Fisher 用于农艺学的田间试验，20 世纪 40 年代末英国首先用来试验并评价链霉素治疗肺结核的疗效，后经英美大事宣传而普遍应用于临床试验研究，促进了西方医学的发展，应当引起中医研究工作者的重视。但在统计学原理中，如"随机化"（randomize）原则，虽属重要原则，然而也不一定非把它看成一切临床试验都必须无条件遵从的神圣准则，否则便有可能走到另一个极端。因为，有些试验是难以完全做到随机化的；有些随机化的试验方法还可能损害受试者的利益和健康。当试验者事前已知道某些外来处理因素可能对人体造成损害时，则应立即停止使用这种方法，可以改用非随机的自然的"对比观察"（observational comparative studies）等适宜的方法。最后还须知道：现代科研的统计学模式也正处于不断发展深化和完善之中，这种动态可以从数理统计学模式的演化和 SAS 与 SPSS 的使用中看出。

第四节　中药研究要从实际出发集古今之长

人类的疾病谱,总是随着时代的推移而不断变化的,现有的药物始终不可能完全满足临床治疗的需求。因此,人们对于新药的追求和探索永无止境。在不同的历史时期,由于物质条件和认识的差异,形成了各种不同的研究方法。我国往昔,由于未能及时获得并充分应用现代自然科学的实验手段,致使中药研究长期囿于传统的、宏观的人体五官所能直接感知的形、色、气、味特征和临床治疗经验的回顾性总结与概括。这样的研究方法,虽曾帮助我们的祖先认识三千多种中药,留下了大量的本草学专著,然而单纯使用传统研究方法,显然已不能适应当前和今后中药理论的进一步提高和临床实践的需求。现代化的中药研究,大约起步于 20 世纪 20 年代,自陈克恢研究麻黄的化学成分和药理作用开始,迄今已有 80 多年历史,但在实际工作中大多脱离了中医学理论的指导,纯用西方的办法去研究中药,走了不少弯路。因此,中药研究的思路仍需继续拨正和拓宽,研究的方法还应不断改善。只有集古今中外之长,继承发扬,不断加以提炼和拔高,才能逐渐形成一套更加适用而科学的、完整的中医药研究方法。

对于中药科学研究的理论思维也决不可轻视或低估,只有客观全面地回顾总结我国传统的本草学研究的固有特点,仔细分析近半个多世纪来西方药学研究方式的具体变迁和演进情况,认真考察国外药学研究如何从简单的逻辑推理发展到高层次理论思维的转变过程,才有助于中药学科研理论思维水平的提高,从而促使研究工作更加富有成效。

一、中药研究的指导思想与技术路线

真正从中医药学理论体系的特色出发去进行中药研究,无疑给研究工作提出了更高的要求。这要求研究者不断更新观念、拓宽思路、明确指导思想、规划技术路线,逐步探索出一套适合于中医药自身特点和发展规律的科学研究方法,促使整个研究工作走向最优化和规范化。

传统的文献研究,应博采众家之长,发扬"纠谬正讹"的优良学风,从临床应用的角度系统地、历史地考察每味中药,并结合当前的新认识和广大中医的临床治疗经验,给予客观全面的准确评价和新的概括,以利古为今用。

现代实验研究,必须在中医药理论体系的指导下,紧密联系辨证论治的临床诊疗实际,以中药复方为主,充分利用现代自然科学(尤其是相当于近邻的现代医药学)的认识成果和先进手段,多途径地进行深入系统的方剂药理学综合研究。

在整个研究过程中,宜集传统医学与现代医学两者之长;要力求继承、借鉴与创新三结合,而以创新为主;应当将基础研究、应用研究、发展研究三者正确结合起来,而以中药复方现代药理及化学研究为基础,以临床应用研究为重点,因为只有在提高疗效的基础上去阐明机制与改进剂型,才能增强中医药防治疾病的作用。

至于研究活动的技术路线,应该据实合理地选定。一般凡属正规中药及其方剂的研究,均可以采取从临床疗效观察到基础实验研究的技术总路线,即首先严格而客观地肯定疗效,然后再做应用基础研究以阐明其机制,这与国外的有关做法恰恰相反,但符合中药研究的实际。具体的技术路线,可在突出中医药特色的前提下,从实际出发自行选定。目前比较常用的途径如:从复方到单味药,再到有效成分的提取和研究,像靛玉红的成功便是一例;从有效复方入手,进行科学的精简,构成新方,再进行临床试验和药理学研究。例如速效救心丸等。

现代化中药研究的对象,应该是中药方剂、单味药物、有效成分或有效部位三者并重。具体课题的选择,则视不同地区、单位、任务和研究者的实际情况而有所偏重,但最终仍应使上述三个方面的研究尽可能地结合起来,不可厚此薄彼或有所偏废。其中,单味药物与有效成分的研究固然是一个重要领域,是开发中药的重要途径之一,此一途径,研究的条件较易控制,干扰因素也较少,通过单味有效成分的提取,既可缩减用量而奏速效或高效,又可使中药的品种质量鉴定获得客观指标等;既有利于开辟新药药源或进行人工合成,同时还可能为解释传统的中药疗效理论提供某些药物化学方面的科学依据。可是,这样的工作,跟国外关于天然药物的研究并没有本质上的区别,难以体现中医药的特色。

应重视中医复方药理学的研究,因为复方用药是中医采用中药进行内治疗法的主要方式,是中医治则治法临床应用的集中体现。用现代科学方法系统准确地阐明中药复方的药理作用机制,摸清其药效的物质基础与机体相互之间的作用关系及在人体内的代谢情况,关注复方制备过程中可能产生的新成分,从血清或其他体液中寻找活性成分或有效部位,进而阐明中药复方制剂多组分、多层次、多靶点综合调节作用的原理,则有助于中医药治疗理论之创新,更好地发挥我国传统药物资源的优势。为此必须对中药方剂药理学的研究给予高度重视,使之成为中药药理研究的主流。应在现代系统生物学思想方法的基础上灵活应用有关技术,如现代化学分离分析技术,分子药理学技术,基因组学、蛋白组学、代谢组学、血液药理、脑脊液药理等方法技术进行深入研究。认定目标,持之以恒,则既可发掘中医药的潜在优势,又可进一步发挥中医药之特色,成为我国传统医药学继承创新的有力基石和支柱。

实践告诉我们,一个严格遵循中医学辨证论治规律、精心拟定的、理法方药都丝丝入扣的高水平中药方剂,一般都具有统筹兼顾、重点突出、配伍合理、疗效确切、毒副作用降低等优点,其制方法度中包容着丰富的理论知识,是中医药独有的实践成果。当今药理学实验研究也曾揭示某些中药方剂,其中药物组成配伍之妙确实令人惊讶。所以,中药复方的研究不但意义重大,而且特色突出,不可等闲视之,更不应因其研究难度较大便因噎废食或回避。正确的态度是积极创造条件,集思广益,知难而进,努力探索,才能保持和发扬我国中医药学的特长和优势。

由于天然药物本身绝大多数均无毒性,或毒副作用较轻微,常规剂量在临床上或不显毒性,且经复方配伍之后,药物之间互相影响而使某些毒副作用进一步降低或消除,从而容易使部分中医临床医师产生"中药治病,绝对安全"的错觉,以至看不见古代医药学家早已意识到的、关于药物入体之后总是"救一经,损一经"的事实,淡化了客观事物都是"有利必有弊"的辨证观念。因此有关中药毒理学的研究也应提上中药科研的议事日程,以进一步从根本上全面认识中药,减少临床治疗中的盲目性。

二、中药文献的整理研究方法

现今的中药学理论,是在历代本草学所载前人认识成就的基础上概括而成的,因此对浩瀚的中药学文献必须继续给予深入系统的整理研究。据《中国图书联合目录》所提供的信息,我国现存本草类的书籍尚有700多种,在这些文献中汇集着历代医药学家们宝贵的经验和认识成果,是研究中药的重要依据。通过传统的研究方法去进一步认识和继承本草学的丰硕成果,是一项十分重要的工作。深入系统地研究历代本草学文献典籍,详尽地阐明中药学的发展史,对已亡佚的本草学给予可能范围内的辑复与整理,对历代医学家的重要成就进行专题研究等,既可以丰富祖国医药宝库、又有利于对宝藏的发掘。然而整理研究工作不应孤立地进行,宜在考证药物品种及其临床应用的同时,尽可能地与该药的现代药理学和药物化学等研究成果结合起来;在对传统药用品种进行正本清源的考证研究的同时,要尽量地与现代生药学和药用植物自主学的研究成果结合起来,这样才能拓宽并加深认识。

中药品类十分丰富,历代本草书籍中明文收载的药物约有3 000多种,然而为当今医者所常用的"显药"不过400种左右,被搁置、半淘汰或淘汰的"隐药"竟占80%以上。这也就是药学大师李时珍所说的"古今药物兴废不同"和药物的"隐显亦异"的状况。因此,当前中药文献的整理研究,应适当回顾和考察具体药物在临床应用方面的兴衰史,以利发掘我国丰富的中药资源,做到物尽其用。特别是在热门"显药"趋于紧缺的状况下,对于长期被贬入冷宫里的"隐药"应给予一定的关注。若粗略的回顾我国不同时代的用药情况,则不难看出:反映在唐代以前的处方中,所用热药较多,宋代芳香药物的使用占有优势,金元时期喜用寒凉和滋润之品,清代则常用平淡柔润清凉药物,当今则活血、益气、补肾等药较为风行。因此,某一历史时期被冷落的药物也非完全无用之品,实际上这与当时占统治或主导地位的医学思想、用药风尚、社会环境等因素的影响分不开。某种或某些药物随着时代而走红的现象屡见不鲜,同时也有一些有效药物被人们遗忘而处于闲置状态。所以,对具体药物进行历史的考察是有意义的,例如青蒿抗疟作用的再发掘,便是一千多年前"青蒿绞汁服之截疟"的本草学药效作用记述的实证和飞跃性提高。又如五加皮,古代早已认识到它具有"补气益精"的功用,但后来却只被当做单纯祛风湿的药物使用,近年来经现代药理学研究又再次证实其对人体的补益作用,或可作为人参的代用品,这都是明显的例子。此外,对于具体药物的入药部位的历史性变迁和品种的更替等,都应给予必要的考察和研究,方有助于对众多的药物做出更为全面的评价。

目前值得注意的问题是,新编的本草或中药学著作收载的中药、草药、民族药品种激增,而在中医药基本理论、生药学、药材学等描述上存在着不同程度的理论概括不全面、不确切,对传统的药物作用机制阐述不清,性味归经标记不同,性味与主治功用脱节,品种规格的混乱未能完全澄清,有药物命名尚欠妥帖等。因此,有计划有步骤地开展"绳谬正讹"的科研工作势在必行。纵观历代本草学著作的重修或重订工作,其整理研究无不从"正误"开始,而后人为前人所著之本草文献"辨疑,正误"乃是义不容辞的责任,也是文献整理研究的重点内容。

具体的"绳谬正讹"工作,是从实际出发正确应用文献学的有关方法,及现代研究成果在依据极其充分的条件下,具体的订正药名、形态、采收、炮制、性味、归经、主治、功能,纠正文字、注释或传抄之误。其目的是如实地解释其药理作用,确切的反映其治疗效应,准确地标定其性味归经,指出主流品种及其基源,剔除混同的药名,以冀最大限度地减少或消除"承谬袭讹"的不良影响。总之,只要现存的古典本草学文献尚未彻底整理研究完毕且又有新编的中药学著作问世,则始终存在着"绳谬正讹"这样一项派生性的文献研究任务。

整个中药文献的整理研究,可分纵横两方面进行,纵向的全面整理如《中药大词典》和《中华本草》等的编写即是,横向的整理研究更是海阔天空。除以上所述外,如某些迹近混乱的药性术语的规范化问题也值得注意,例如不少标有"性凉"或"性微寒"的药物,究竟能否统一起来使之规范化。又如传统的药物"归经"学说,本是解释药物效应的理论基础,但关于药物入体后具体归于何经、何脏、何腑，能否与现代药理学研究所得结果进行系统的比较研究。例如主入足厥阴肝经的药物是否可与现代药理实验列为抗惊厥之中药进行全面比较；主入手阳明大肠经之药物可否与泻药等相比较；入手太阴肺经的药物与镇咳平喘药比较等，以便获得古今有关药物作用规律方面的近似认识。

其次，有关中药炮制方面的文献资料也应当大量收集和认真整理，以便掌握历代加工的工艺特点、炮制经验、炮制后的效果变迁等，以供比较研究和深入研究之用。

三、中药的现代化研究方法

中药的现代化研究，通常系指对中药进行有关现代药理学实验、临床试验及药物学等方面的研究而言。从防治疾病的实际需要看，药理学和临床研究的目的均在于比较客观准确地对中药的效应做出具体评价；药物学研究，则是为了保证药物及某制剂的质量和性能都符合实际使用的要求。

（一）中药现代药理学实验研究应洋为中用

现代药理学（pharmacology）是研究药物与机体之间相互关系的学科。随着认识的发展和深化，药理学又分化出两个主要的分支学科，即药效学（pharmacodynamics）与药物代谢动力学（pharmacokinetics），前者是研究药物进入体内后的各种效应，如药物作用于机体的具体机制、构效关系（SAR）以及药理效应与剂量和血药浓度之间的关系等；后者简称"药动学"，是研究机体对于在体药物的生理处置过程，如活性药物的吸收和体内分布状况，代谢过程和排泄途径等，从而揭示机体与药物之间相互作用的规律与机制，为制备理想的剂型和制定合理的给药方案等工作提供科学依据。

除上述研究外，加上属于毒理学研究范畴的急、慢性的定性、定量、全身或局部的试验，对机体生殖功能毒性的试验，如母体胚胎毒性试验、三代生殖试验，以及围产期观察研究等，再加上致突变试验，致癌试验等，西方和国内学者多将这些试验研究项目统称之为"临床前的评价性研究"。然而，对于传统的正规中药与方剂，则似乎已属于长期临床应用后的理论性研究了（当然，这对于现代化的正规的中药临床试验研究而言，仍不失"临床前药理毒理研究"的味道）。由于中药本身具有一定特点，不可与西药或国外新发现的天然药物同等对待。自20世纪到21世纪初，由于各种新兴"组学"研究的进展，如基因组学、蛋白组学、代谢组学、表型组学、转录组学、相互作用组学等，各门组学研究活动之进展，积累了大量的实验数据与事实。从而使人们认识到染色体上核苷酸修饰与基因表达及其功能的关系，生物体内蛋白质分子之结构、分布与功能，体液成分所反映的机体代谢指纹图谱与动能调节，活体细胞间的信息传递、时空状态、内环境与外环境之平衡与适应机制，以及体内蛋白核酸等物质网络的作用途径等人体奥秘均已逐渐破解。于是在 21 世纪之初催生了 Leroy Hood 创立的系统生物学（systems biology）。此学说便是建立在后基因时代（post genome age）的能够"定量描述和预测生物功能、表型和行为的科学"，且具有明显的"整体观"和"动态观"的理念，与旧有的还原论不同，而与中医学固有的核心思想却有不谋而合之处。这就是今后应该广为借鉴和引进的"洋为中用"的现代化研究方法和技术。

中药的现代化药理、毒理等实验研究完全是在供实验用的动物身上进行的，而且所应获得的实验研究资料项目及内容之多寡又取决于被试中药或方剂的具体性质、拟治病证的种类、给药方式及疗程长短等不少因素。因此，对于实验动物的选择应有严格要求，要特别仔细地进行严密观察，对所取得的实验资料和动物情况要给予客观全面而准确的评价与判断。

长期以来，对于中医药学的实验研究大多沿袭西方医药学的研究模式，如有关药效学方面的研究，采用西医的病理动物实验模型等，因而容易导致临床疗效与实验室结果的分歧。所以，集中精力研制专供中医科研用的、能够充分反映中医学特色的实验动物模型，是中药药理学等现代化实验研究的迫切需要，也是中医病理生理学等基础理论研究的需要。

科研实验模型，是使临床诊疗所获得的经验和认识通向理论的桥梁，是人类深化认识的一种特殊手段。供中医现代药理学或病理生理学研究用的实验动物模型，通常是用人为的方法模拟复制而成的，能够在一定程度上反映中医的某一病证、并可供实验使用的具体动物。获得比较理想的中医药学实验动物模型，可为中医药机制等研究提供具有可控性和分析性的实验研究手段，从而能够促进中药的开发利用和中医基础理论的现代化。因此，不应囿于目前的造模方法还不够理想便贬低或否定中医药学实验动物模型的意义和作用。若在正确借鉴西方造型经验的同时充分结合中医学特点，复制出比较理想的模型，则可以在一定范围内或相当程度上通过实验研究而获得可靠的结果。

目前所用的中医药实验动物模型，大体上是通过寻求动物与人之间在某些方面的基本相同和"化异为同"的途径塑造而成的。具体而言，计有据因造型法，求果造型法，数值造型法等，都是根据"变换法则"进行的。尽管严格遵守此法则，但人与一般动物之间的本质差异是无法消除的。所以，属于临床药理学研究范畴的人体试验和观察，作为最终的权威性的综合研究仍是不可缺少的。

造型的主要关键或难点在于着手模拟或复制动物模型前首先要合理地科学地对已知的各种有关的造型技术和经验进行分析、简化或改进。同时要防止过分的简化或简化的不足，还要避免盲目乱改，否则都将使实验者对客体的认识发生偏差，从而影响或降低造型的成功率。创制供中医药实验研究用的动物模型,应尽量采用符合中医理论和临床实际且更接近于自然的综合因素去造成能够在一定程度上代表中医病证的模型。若无必要,则应尽可能地避免使用与中医病因毫不相干的单纯西药或手术损伤性等造模方法。在实验动物的选择上,若能适当选取较大一些牲畜进行中医病证的模拟造型,则可能更接近人体的某些情况。

中医临床诊疗固然是以辨证论治为特色,但在辨证的同时也不排斥必要的病名诊断,因此在复制实验动物模型时还应考虑实现疾病的动物模型的证候化,使中医证候模型与有关的疾病模型巧妙地结合起来,这将更有利缩短中药实验药理学研究与临床药理学研究的差距。

(二)临床试验设计衡量与评价要规范化

随着《中华人民共和国药品管理法》的颁布和《新药审批办法》的实施,已把中药的开发工作纳入研究科学化、要求严格化、质量标准化、审批制度化的轨道,这就给中药的临床试验研究提出了新的规范化的要求。

中药临床试验,属于临床药理学研究的范畴,是一项十分严肃的科研工作。此项工作,系以人体为对象,研究药物进入体后的作用规律,阐明药物与人体的相互关系,实质上是某些现代化中药药理学研究的最后综合阶段。其目的在于进一步弄清疗效,考察有无毒副反应以及反应的性质与程度,拟定合理的给药方案,指导医生安全有效地使用药物;同时,根据临床试验研究的结果,对新药做出更为全面的科学评价,为药政管理提供凭据。

中药新药的临床研究,应从中医理论体系和临床疗效出发,充分注意辨证论治与辨病治疗的特点;注意观察中药复方制剂中药物之间的相互作用;对于一般病证在试验期间要尽量避免同时使用其他药物等。所以实际工作的难度较大,但难点一般都相对集中在试验设计、衡量和评价的方法等问题上。关于设计与衡量问题已见前述《中医临床研究的现代方法》,评价问题亦已简略提及。现再参照《新药审批办法》及有关中药问题 GCP 的技术要求和国内成功的经验作一综合介绍。

(1)病例的选择应有严格标准:作为临床试验对象的病例,应该具有明确的"质"的标准和"量"的标准。在中药现代化临床研究中,由于存在着辨证论治与辨病治疗等复杂情况,因此关于受试对象的选择当制定出严格的病名和证候诊断标准。凡是有全国性统一标准者,必须遵照执行,若无统一标准,则应认真制定,无论自身或委托有关的学术团体代定,都应有充分依据。凡以中医证候或病名为主体者,可参照高等中医院校统编教材的有关内容结合临床实际认真制定,且在标准中应尽可能地选择一些特异性检测指标,以便参试医生掌握使用。以西医病名为主体者,应参照西医标准制定,并对其中涉及的有关中医证候按上述原则定出辨证标准。

在制定"纳入选例"的条件,和入选标准之同时,还要订出明确而具体"不纳入选例"的"排除"条件,以保证受试对象的纯洁性和代表性,从而利于严格控制各种足以干扰试验结果的可变因素。

试验病例,原则上都应从住院患者中选取,若因某种需要而采用门诊病例时,须严格控制各种可变因素,确保试验结果少受或不受非处理因素之干扰。即要保证单纯使用试验药物而不附加任何其他治疗措施。

至于临床试验研究所需之病例数,Ⅰ期临床试验可在30例左右,对象可以选择正常成年人之自愿受试者,Ⅱ期临床试验一般应不少于200例(其中主要病证不少于60例)。试验组与对照组各半数,此外所需病例数或可根据专业和统计学要求而定,少见病种所需例数可视实际情况而定。若所研究之药物属于只改变剂型而不改变给药途径之中成药,或是只增加适应证的中成药,则属于"验证设计"对照组,其所需之病例数根据专业和统计学要求而定或按规定执行。

(2)尊重受试者的权益保障:在药物临床试验过程中,应对受试者的个人权益给予充分的保障。在确保试验的科学性和可靠性的同时,保证受试者的安全高于一切。伦理委员会的审核批准和受试者的知情同意书(informed consent)的签署是必不可少的重要环节。应向受试者明白告知该项试验的各方面情况,受试者确认自愿参加后并亲自签名同意参试,并注明日期,作为文件证明。

(3)不得随意判定疗效:临床试验结果中关于疗效的判定不能随心所欲,凡有全国统一标准者,应按标准执行,若无统一标准,应分别制定合理的疗效评定标准,标准之档次按规定为:临床痊愈(或控制)、显效、有效、无效四级。在具体评价疗效时,一般均强调其显效以上的结果;特殊病种或疑难病症,亦可观察其有效以上的结果。对于每一个受试病例,都应按照四级疗效标准严格判定,在任何情况下都不得任意提高或降低标准,也不能任意删弃"受试病例"或增加"非受试病例",以免影响治疗效率的总评。为了避免医生和患者对于试验药物的偏见或偏爱,应尽量采用盲法(双盲)进行观察和记录。结束后,亦沿用盲法集体讨论判定疗效等级,谜底于最后方能破盲揭晓,反映疗效的各项数据均应进行统计学处理。

(4)对照组的设置要联系中医药实际:设置必要的对照组进行有比较的试验观察,是保证中药临床研究质量、增强科学性并提高论证强度的又一关键。凡进行分组对照的试验研究,宜用已知有效药物作为标准对照组,与试验药物观测组进行对照。标准对照药物不能随便决定,应根据不同的病证选用1985年《中华人民共和国药典》或"部颁标准"所收载的同类作用之药物。以西医病名为主体时之分组对照,可用已知有效之西药或中药作为对照。一般不采用空白对照或安慰剂对照,危急重症则绝对禁用。在分组对照有困难时,也可采用自身对照,即在同一个患者身上将用药前后的系统观察结果进行对比。此法也同样适用于局部用药的临床对照试验。但在自身对照试验开始前必须停止使用一切药物2周以上,原用长效药物者,其停药时间应该延长。若所试验之药物系用于中西医结合治疗危急、疑难病症者,则在有机地组合中西药物时,试验组除加用试验的中药外,其他处理办法与治疗条件应与对照组完全一致,此为"复合处理"对照试验法。关于贵重或稀缺中药代用品的临床试验研究,在所研究之复方制剂除使用此代用品外,其他药物均应完全相同。试验治疗组用代用品制剂,对照组用原来的标准制剂,此为"复方取代"对照试验。

总之,中医临床研究最常采用的对照办法,应以分组随机对照为主;若属特殊病种或例数较少等情况,可酌情使用自身对照法。其他对照方法,可根据实际情况灵活选用。试验组与对照组之间除所用药物不同外,其他可能对治疗结果产生影响之因素如病情、病程、证候、发病季节、年龄、性别等情况都要尽可能地一致,才符合对照试验必须坚持的"齐同对比均衡"之原则。分组的原则必须采用"随机化"抽样,医护人员和患者都无权主观地选择谁入试验组、谁入对照组,每个患者被分配到各个组的机会应完全均等。

(5)试验实施要按步骤进行:中药新药的临床试验必须按规定之技术程序进行,按照我国食品药品监督管理局2003年颁布的《药物临床试验质量管理规定》即中国GCP的有关规定和精神,中医药之临床试验研究一般可分为4期进行。

Ⅰ期临床试验:旨在进行初步的人体用药安全性评价,观测人体对该新药之耐受程度及其代谢动力学,为制定Ⅱ期试验的给药方案提供证据。凡属于首创之新药,必须进行Ⅰ期试验。目的在于摸清人体对该新药可耐受程度的测量,了解该药进入受试者体内后的吸收、分布、消除等特点。受试对象应为健康之成年志愿者,可男女各半(或只用男性),可以考虑随机分组,或设计安慰剂对照组。应避免具有过度敏感及防卫心理之志愿者参加。样本数一般为30人左右。观测项目有生命指标、心血管系、呼吸、消化、肝肾功能,EKG(心电图)、血液系统及凝血系统等。应注意试验药物剂量递增中出现的不良反应,达到最大剂量即止,且要考虑剂量之梯度。药物剂量之设计应参考动物急性毒性实验与长期毒性试验数据,对于非首创新药是否应做Ⅰ期试验,则按有关规定办理。

Ⅱ期临床试验:此为该药品治疗作用之初步评价阶段,即评价其对目标适应病证患者的疗效和安全性,同时也为Ⅲ期临床试验设计给药剂量提供依据。可从实际需要出发,采用GCP允许或规定的随机盲法对照即RCT之方式进行试验。试验组与对照组之例数应相等,前者不少于 100 例,且其中主要病证不少于 60 例。采用多中心进行试验观察,每一中心不少于 20 例。对受试者应进行依从性监督,严格控制多种可变因素之干扰。疗程长短应根据具体情况而定。可根据中医药理论,结合临床实际制定周密的病例记录报告表即 CRF(case report form)及实施操作规程 SOP(standard operation program)以保证临床试验之质量。参与试验之单位一般都应是国家食品药品监督管理局认可之临床研究基地。关于病例的选择,应有明确的病名诊断和证候的辨证标准。凡以中医病证为治疗对象者,同时应明确其西医学之病名诊断;而以西医病名作为治疗对象者,应有中医证候的辨证诊断要求。总之,应体现中西医结合之精神,采用现今获得公认之诊断标准,而且尽可能地突出中医辨证特色。病例之选择要有具体的纳入标准与排除标准,及脱落和剔除标准。药物用量、用法、疗程等均应在保证安全的前提下确定。应遵循随机、盲法、对照的原则分组进行试验。对照组可用已知有效药物,国家标准收载的同类病证治疗药物。以西医病名为对象者,亦可用已知有效的西药或中药作为对照药。第 4 类新药,应与原剂型对照。5 类新药与同类有效药物对照。随机法可采用分层随机、区组随机、完全随机等方式。本期盲法应采用双盲法进行,并设定破盲条件、时间、程序等;疗效判定应有公认标准,或制定合理有据之标准。评定等级一般采用临床痊愈(或临床控制)、显效、进步、无效四级,并注重显效以上之统计。若为肿瘤之近期疗效评定,则分为完全缓解(CR),部分缓解(PR),稳定(NC),进展(PD)四级。有效率为 CR+PR。中医证候疗效之判定,则按治疗后症状积分值比疗前积分值下降≥70% 为显著改善,积分值下降≥30% 者为部分改善,积分值无变化者为无改善或无效,对每一个受试者之疗效等级,都要严格按标准分别评定,不得任意提高或降低标准。试验中应严密观察和认真记录多种不良反应,包括症状、体征、试验室检查所得,并分析原因,做出是否与试验药物有关之评定,同时认真处理,详细记录。严重事件 24 小时内报告当地药监部门。

Ⅲ期临床试验:此期是诊疗作用的确证阶段。在于进一步确证该试验药物对目标适应病证患者之疗效与安全性,评价其效益与风险之关系,为注册申请提供必要证据。试验报告应有足够的样本量及随机盲法对照试验结果。仍在多中心进行试验,样本数应符合统计学要求,试验组不少于 300 例,对照组不少于 100 例。每个参试中心不得少于 20 例。严格控制各种可变因素之干扰,受试对象可根据实际需要适量扩大样本范围,可采取盲法观察,或做开放性试验。疗效判定及不良反应之观察处理同第Ⅱ期。

Ⅳ期临床试验:此是新药批准生产销售后,为了考察在群众广泛使用条件下之药物疗效和不良反应,评价其效益与风险之关系,补充Ⅱ、Ⅲ期试验之不足,如远期疗效之观察等,参试评价单位不少于 10 个,病例数不少于 2 000 例,一般可以不设对照组。其余的均同于 Ⅱ、Ⅲ 期。

(6)资料收集要认真,整理总结应科学:无论是 Ⅰ、Ⅱ、Ⅲ 期临床试验或一次性的临床验证,其试验资料均应根据病、证诊断标准,用正规的中西医学术语详细记录,确保资料之完整性与可靠性,所有资料均不许涂改或任意增删。给药后必须严格按照试验设计要求准时仔细观测各项效应指标,详细记录各种数据,对于受试对象之自我感觉等软指标的描述或记录,切忌暗示或诱导。应当时刻留心观察所试药物的不良反应或毒副反应。对于辨证论治性质的疗效试验观察,应切实按照中医理论和证候标准的规范化要求认真做好前后对比的观察和记录。对于临床试验或验证资料之整理与总结,必须客观、全面、准确地反映全部试验过程及内容。须知关于临床试验研究结果的分析与评价是一个十分重要的环节,其重要性并不亚于试验设计。较科学的衡量和评价方法,应当是实事求是地回顾以下问题:首先衡量试验设计是否完整严谨恰当,对照是否达齐同均衡,能否排除可逆性疾病进程中的自然向愈;总结材料是否如实地报告了全部临床结果;试验对象是否有充分的代表性,是否同时考虑了全部临床与统计学意义且以临床实际意义为主;该新药在今后的临床治疗中是否真正可行;结论是否包括了纳入临床试验研究的全部病例等。

应对每个受试病例的原始资料进行逐一整理,保存备查。按设计要求认真复核每项观测指标,分组情况以及每个病例之诊断及纳入选例是否符合规定之标准。凡符合试验设计要求和试验条件的资料,不允许任意舍弃;对于违反设计要求或记录明显错误之资料方可舍弃。全部试验取得的有关数据,都应进行相应的统计学处理。总结材料论据要充分,论证要有系统性和逻辑性,要体现中医药特色,文字要简练畅达,结论必须明确而客观。

(三)有关药物学等项目的研究亦不容忽视

在中医新药的开发研究过程中,固然应当重视实验药理学与临床药理学等研究,但在每一种中药新药即将进入动物实验或临床试验之前,决不可认为是一些所谓"隶属性技术问题"而掉以轻心,否则将会影响整个研究工作的质量。如中药药物学研究这一重要环节,由于易被忽视而出现不良后果。

按照《中华人民共和国药品管理法》和有关《新药审批办法》的主要精神和要求,开发研究新药都必须把有关该药的"药物学研究""药效学研究""临床研究"等主要环节抓紧抓好,并将三者有机地协调起来,才符合审批要求。所以,决不能把新药的药物学研究错误地看成是一般的技术准备工作。实际上新药的药物学研究贯穿于整个科研过程的始终,具体包括原料药的质量监督;从中医学理论和经验提供的处方依据及方解;新药名称及命名依据(正式品名及拉丁名等),原动、植、矿物名称及科、属、种的学名、产地、药用部位;处方组成及制备工艺；与质量有关的理化性质研究资料；有效成分或有效部位的理化资料（包括中药中提取的非单一成分，如总黄酮、总生物碱、总苷等及其药剂）；新药的初步稳定性试验资料；送检样品及检验报告，制定严密完善的药物质量标准；按新药审批相关规定的要求时限进行稳定性考察；拟出实事求是简明扼要的使用说明和贮存要求等，才算基本上完成了药物学方面的研究任务。所以整个科研过程中有些项目固然可以交叉进行，但从整体看仍应循序渐进，不可急于求成而把研究的注意力过早地放到药理学和临床试验等环节上，否则便有可能要走弯路，欲速反而不达。

第五节　用优秀得体的论文或论著表述科研成果

一、科研成果或学术、学位论文的撰写方法

要撰写一篇与整个科研工作完全相称的、理想的科研论文，并非易事。尽管科研实验技术水平很高，成果很有价值，但往往因为写作不得法而大为逊色。所以，科研工作者也不应忽视掌握论文的撰写方法，锤炼自己的文字表达技巧。

（一）论文论著宜遵循一定体例，但也不必拘执

凡是正规地反映科研成果的论文或有水平的学位论文，一般称为"论著"。论著的撰写格式皆从所论题目开始而以参考文献告终，目前通行的体例及撰写栏目不外："题目"（论文总标题），"作者署名"（包括作者工作单位名称），"内容摘要"（或称提要、简介等），"引言"（或称前言、序言、导言、绪言等），"正文"（包括"材料与方法""结果"等；重要图表亦属此），"讨论""总结""参考文献"（或参考资料），"附件"（或附录等）。关键是体例应该得当，撰写必须得法，宜掌握下述要领。

（1）标题的确定：论文或论著的总标题（即题目）是读者阅读最多和最受注意的部分，相当于整篇论文或整部著作的门面或名号。既经发表之后，几乎每个读者都是根据该标题推测其内容，然后再决定是否需要细看摘要和阅读全文。因此，题名的确定难度极大，必须倾注全力，认真推敲，力求做到简洁、明彻，特色突出，富有新颖性，信息性或报道性。更重要的是"文题相符"，要将所论的主要内容和目的恰如其分地、集中概括地表达出来，使之具有一定的阅读吸引力，令人看后产生一个较鲜明的印象。切忌冗长，用词最好在 20 个字以内；要使一般同行都能看懂，避免晦涩难解的简缩词，更不可用自创的或生造的词句。

为了更明确地表达所论内容，并方便电脑检索，应标出"关键词"以弥补

论著总标题未能概括和反映出的主要内容。至于副标题的使用,虽非必要,但若与主标题配合得当,亦可相得益彰,从而使论著题目更为完整。

文中的一级、二级和三级标题,实质上是作者本人进行撰写和读者进行阅读的"路标"。因此,各级标题都应经过必要的推敲和认真的锤炼,俾能高度概括、表达确切、文字洗练、繁简适宜。具体用词应生动醒目,不落俗套,宜少用或不用序号数词,以免过多罗列,阅之令人烦心。

在起草撰写提纲时暂定的各级标题名称往往并不完善,因此在全文完成后宜再予推敲、修改,务使每条标题都概括全面,鲜明确切,能引起阅读愿望和细读的兴趣。

(2)摘要与前言的撰写:凡字数较多的论著,应在题目署名之后与引言之前写出一则浓缩论文内容的摘要或提要。摘要须以最简明的文字,高度概括的笔法,使读者在简短地阅读之后便能了解全文的梗概,决定是否细读全文。一般 5 000 字以内的论文摘要,用 150~200 字左右即可;特别长的论著,亦不宜超过全文 3% 的字数比例,方能达到"要言不烦"的境地。具体写法,应随论著内容而定,总在准确表达研究成果,简介主要方法、材料和论点等。

前言(即引子、弁言、引语)是论著的开场白,应当言简意赅地说明进行此项研究的理由,引导读者了解该文背景和主题的价值和意义,必要时亦可述及该课题的研究特色等。总之,引言的写法并无固定的模式,而以唤起同道(甚至非同行读者)研读全文的兴趣为原则。切忌烦琐和泛泛之谈,否则会引起相反的作用,使读者打消看下去的念头。

(3)正文应清楚阐明主要内容:论著的"正文"是整篇论文的核心,其中应着重表述整个科研工作所获得的重要资料和实际内容,充分体现该项科研的意义和作者的创造精神。写好正文的前提是对全部资料进行纵横比较和全面分析,然后让事实来说明问题,提供足以信服的论据,提出与这些材料高度统一的、鲜明的论点。正如达尔文所说:"科学就是整理事实,以便从中得出普遍的规律或结论。"

具体写法,弹性较大。可以归纳为"一般资料""选样标准""观测方法""试验结果"等项目分别叙述。而谋篇布局,则随研究的性质而定,如观察研究、调查研究、整理研究、试验研究、实验研究等的材料与方法及其阐述方式、文字详略等皆有一定区别。

关于研究的具体方法,要讲清必要的细节与有关情况或相关因素的处理原则,说明采用这些方法的理由,以便有经验的同行高手评估所用研究方法及其结果的可靠性,便于重复验证。

作为处理因素的药物,应该列出正规学名,方剂出处,用法、用量标准及疗程等。同时,必须说明所选用的"样本"的详细情况,所采用的观测指标及衡量的标准等。若所用检测手段或设备为全新式或不常见者,则也应给予应有的说明。

对于研究结果的解释要客观,评价要实事求是。不可尽信书本所言,不应把文献报道的实验结果与原作者对结果的解释混为一谈,更不可把一些未经验证的观点或假说当成客观事实来加以引用甚至引证。对科研结果的解释与评价一定要慎重和留有余地,切忌把仅只是相关的事物或现象解释为因果关系。要充分估计到在某些情况下药物作用或其他处理效应的"双向"可能性;且不能把多因子的效应解释成为单因子的作用。更不宜搞多级推论甚至主观臆断,否则,均易导致对科研结果的谬误解释。

(4)小节和讨论的内容要领:撰写小结和讨论要经过深思熟虑,抓住要害。

论著的"小结"或总结,是整个科学研究及其结果的综述,内容应当全部贯穿。文字要表述清楚。要把与作者所提出的假说或论点密切相关的各种论据按逻辑顺序一一列出,作结论要符合实际,以理服人,留有余地。不可夸大其词,或轻率地宣称本项科研的精确性和结论的普遍性,未经社会实践不宜凭主观想象去推测其经济效益和社会效益。

"讨论"并非一切论文所必有,凡结论已经十分清楚,争议不多,正文中又已充分阐明者,可不再讨论。一般论著的讨论内容,多系研究过程中碰到的主要问题及其解决思路;所获结果与前人之异同;作者从事此项科研的实践体验;今后展望或深一步研究的建议等。

必须明确,"讨论"绝不是正文的延伸或补充,也不是"自由园地"或文献综述,其内容应紧扣主题、严格选择,不可面面俱到而毫无中心,更不应脱离主题去大肆发挥,讨论的核心应该是反映出作者的精辟见解和独到的看法。

(二)有关的细节也不可轻视

科研论文的"主流"与"细节"也不是绝对的,两者的关系是辩证的统一,因此所谓细节也不可一概忽视。

(1)要适当讲点文采和风格:人类医学并不是纯抽象的理论科学,中医学是应用科学,在一定程度上也是形象科学,是关于人体丰富多彩的生命活动的形象概括和生动反映。因此,撰写中医科研论文除了要体现深刻的思想性与鲜明的观点外,在行文技术上也可以适当地生动一点,形象化一点。不必"严肃有余"板起面孔,使人读来干瘪乏味。要想到科研论文也是供他人阅读的文字材料,不是孤芳自赏的东西,必须克服教条主义和八股文风,尽可能讲点文采和风格。古人云"言而无文,其行不远"是有一定道理的。

具体的行文技术,要适应科研论著的用词特点,正确使用规范化的专业术语、符号和表格,避免随意使用多义词和歧义词。要讲究修辞技术,文中应避免口语化、俚语化和俗称。科学论文虽然以朴实的陈述句为主要表述形式,间或也采用一定的假设式、条件式、因果式等句型,但仍需保证遣词造句方面应有的逻辑联系和语言应有的节律美,既要有文采,又不可流于浮华藻饰。

对于论文的读者面,要尽量可能宽一些,力求使自己的科研文章达到"雅俗共赏",让更多的中级或初级人员都能看懂。撰写引言和结论时,要注意"通俗而又不俗"。

(2)适时发表科研论著:科研论著一经撰成,必须适时发表,才能取得"首创"权,或居于"首先发明、发现"的地位。但万一发表的时间因种种原因而推迟,以至落于他人之后而失去"首先"性时,也不必为此而后悔。当年荷兰学者弗里斯,德国的柯灵思与奥国的立歇马尔都各自研究了植物自主遗传学的相同课题,而且几乎同时获得了类似的发现。但经查阅文献,发现捷克的孟德尔比他们早 35 年便在一个地方性刊物上发表过类似的报道,于是三人不约而同地都把各自的发现作为证实孟德尔成果的论文加以发表,从而在世界科技史上传为美谈。可见国际著名科学家们为人类文明和社会进步撰写和发表论文的高尚情操。

(3)消除可避免的后遗症:还有一些细节,如关于论文作者的署名问题,也要正确处理。若非一人单独完成的课题,则于题目项下依次列名者,应是直接参加本项科研的选题、立题、设计、共同从事该课题研究的实施、总结,及直接分工执笔撰写的人员。仅只是提供过咨询、建议或某些协助者,皆不宜参与署名,于文末指名致谢即可,否则主次不分,日后易发生纠纷。特殊情况则可例外。

文中所列统计图表,也是读者瞩目的部分,由于图表的直观性强,有时比文字说明或解释更有说服力,故图表与文字两者的表述内容不必重复。凡制图列表,均需遵循统计要求和规范,并应注意数据的核实与校对,否则也会因图表的制作不善而影响论文及成果的质量。

(4)学位论文的编写要求:对于学位论文,因要经过形式审查、函评、答辩、通过、批准等程序方能授予相应的学位。因此必须在导师的具体指导下认真做好开题程序和踏实的研究工作,方能根据研究所获材料(如作者论文骨干的主题材料,素材资料及一般资料等)严格按照学位论文的规格和内容规范,进行明白晓畅的文字表述与写作。如论文封面各栏目的准确填写,首页之独创性和授权声明,中英文摘要,正文内容,文献综述或评述,致谢及附件等。虽说似乎有点"八股"味道,但已约定俗成,亦当自觉遵守。其他方面则与一般科研成果学术论文之写作要求并无原则性区别。

二、一般中医学术论文的写作

1. 撰写学术论文的重要意义 论文的撰写很重要,其作用归纳起来可以概括为:"促学习,展才能,供考核,利交流"等四个方面。一般来说,通过写作中医学术论文可以促进自己的学习;可以锻炼自己的思维能力,扩展分析综合与判断才能;可以成为上级领导和同行专家考核作者的业务技术水平的依据之一;此外,还有利于学术交流。

(1)促学习:对于初学者,撰写论文在一定意义上讲就是习作,即学习写作的过程。人在学习上需要有一些压力,学习劲头才会充沛,例如正规学校的考试制度,就是对学生施加一定的压力,因此,不论学生主动也好,被动也好,都要努力学,学懂弄通问题,否则难过考试关。参加工作以后,仍然面临种种考试或考验,如疑难病患者及疑难复杂的问题对我们不断考试。有依赖思想者,遇到疑难复杂的问题,不是通过自己学习思考想办法解决,而是去问上级医师,上级医师怎么说,他就怎么办,这样是对上级医师的考试,而不是对本身的自考。要真正对自己形成一定压力,最好的办法就是去自己动手撰写一篇论文。有同志深有体会地说:"过去不喜欢翻杂志、看书,这次都因写论文迫使自己看了许多有关的文献、杂志,读了以后才觉收获很大"。如果拟定一个题目划定一个范围,要求提供一篇论文或学习心得,那么,通过写文章可对一些问题的理解加深,弄清过去模糊的地方。因为写论文,需查阅大量的资料,掌握多种信息,扩大了自己的知识面。所以在撰写论文对自己学习具有良好的促进作用。

写论文是输出自己的知识,输出的条件是要有内容。内容只有靠输入才能获得,即把临床实践和跟师学习,以及看书学习得到的知识先输入自己的脑海,经过"编程"消化,然后才有可能根据自己的研究成果或心得输出知识写成论文。输出知识和输入知识两者本是辩证的统一,输出可以促进输入,这是事实。

(2)展才能:即施展,发展自己的才能。写论文不但可以培养我们的写作能力,更重要的是锻炼我们的创造性思维,训练提高对问题的认识能力,思考、分析、综合、判断、归纳、演绎、表达的能力。一个人的成就大小往往取决于创造性思维能力的高低,一般说,两者呈正相关。目前我国实行专业技术职务聘任制,要进行技术考核,需提供有助于评价自己专业水平的代表作(即学术论文等)。古人说:"文若其人",通过论文能对作者的学术和文化修养等有一定了解。但这也不是绝对的,文归文,人归人,两者有时并不全等,不过论文在一定程度上确实可集中反映作者的一些情况,是作者学术水平和才能的综合反映。

(3)利交流:当前社会充满了许多科学技术新信息,学术交流越来越重要。有的信息反映着一种思维认识或学术成果,中医学要发展,离不开学术交流。传统观念认为,只要为患者治好病就行了,不必写什么东西,即使写,也都是像孔子说的"述而不作",因此使许多中医的宝贵经验失传,最后导致学术论文少,著作更少。而学术交流对于振兴中医,发展中医十分重要,中医工作者应从青年时代便注意总结临床经验,练习写作,坚持下去,必有收获。因为"天道酬勤"本是规律。

（4）供考核：论文反映了作者的业务能力和学术水平,可作为业务考核、职称晋升的依据之一。

2. 中医学术论文的基本概念 表达学术水平的方式方法很多,用文字形式表达的有计划、方案、报告等,而学术论文是一种最基本的方式。但是表达起来往往并不是一帆风顺的,撰写中医学术论文的主要障碍有二：一是概念不清,二是不得其法。所以 M.O.Connor 曾说："要写好一篇医学论文,就像在一个寒冬的早晨去开动一辆破旧的汽车那样费力。"孔子云："文穷而后恭"。俗话说："毛驴子不骑不行,文章不逼不写不灵"。说明写学术论文不容易,这里说"穷"不是指贫穷。"恭"也不是指恭敬。而是"穷物之理"也就是探索事物的道理,把其中的道理彻底弄明白；"恭"指恭整,也就是说要遵循一定的规范。这就要开动脑筋,思索问题,掌握运用写文章的规律。

（1）中医学术论文是专业性的议论文章：中医论文属于自然科学领域内的医学论文的范畴。它的基本体裁是议论文,其性质是讨论、议论、研究中医学领域内某一问题,即论述有关中医学术问题的专业性文章。"文章"一般是为了阐明事理,表达思想,而以篇章形式组成的书面资料,是通过文字媒介,在人群中传递信息的工具,是思想的外壳。人类要传递思想,最方便的是用语言表达,语言也是思想的外壳,此外还可用文字传递。按照规范化、条理化、系统化的原则,用文字作为媒介,用以表达思想的方式,便是为文章。明确了上述概念,有利于我们去撰写论文。学术论文通常包含以下内容：

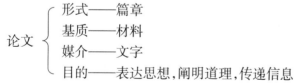

（2）作者才能的综合性"物化"表达：中医学术论文的特点不外两个方面：一是作者才能的"综合反映",即作者知识（中医学、西医学、哲学、逻辑学、心理学、写作学等）、能力（观察、理解、想象、表达等）、素养（经验、文学、技巧等）等多个方面水平的集中反映。二是中医论文的形成必须经过两个不可缺少的转化过程,这是中医论文或其他论文写作的本质属性和特征。中医论文赖以形成的两个过程是"由物到思"与"由思到物"。首先出现的第一个转化,是将临床诊疗实践过程中接触到的一些事物转化为作者的认识,即把"客体"和"主体"（客观存在与客观认识）统一起来；继而发生的第二个转化是作者把自己的认识转化成为篇章形式的书面论文,此两重转化实质上就是"物的思维化"与"思维的物化"的两个过程。

学术论文所经历的两个转化,是不以人们的意志为转移的,第一个过程是从物质到意识的转化,由物转化为人的思维;第二个转化过程就是将脑子里的思维用物化形式表达出来,此时的"物"比自然之物更为深刻和全面,一般说已找到它的内部规律及其与周围事物的联系,即已深入到它的本质。使思维借论文而达到"物化",这是客观事物经过人的思维后的再现。两个转化是有机联系的,不是孤立的。客观事物是人类认识的基础,客观事物的转化须有一定条件,作者要有较丰富的临床经验,扎实的理论基础,活跃的思维,敏锐的观察,丰富的想象及发现能力,且要准确、全面、深刻地反映人体的生理、病理、诊断、治疗之内在规律,才能保质保量地顺利实现第一个转化。第二个转化过程的必备条件,是要有较好的语文素养,较强的逻辑思维、篇章组织及文字表达能力,且要精确、明白、严谨有序,恰如其分。只有如此,才能将作者的认识成果,用物化形式完整地表达出来,实现第二个转化。此转化是写作的关键,只有通过努力,瓜熟蒂落才可能写出较好的学术论文。列宁说过,发表论文是一种高尚的情操。我们希望人才脱颖而出。这个"颖"字原意是指锥子的尖端,脱颖就是"冒尖",要创造条件让优秀人才冒尖,显露出他们的才华就是"脱颖而出"了。从高水平的论文中往往可以发现人才,目前中医界青年写出高水平的中医学术论文的人还为数不多,主要是认识和热情问题,其次是方法问题。

3. 撰写论文的方法与要领 撰写论文的方法与要领可归纳为三点:即重视论文材料,拟出写作提纲,讲求论文质量。

(1)收集足够的资料:材料要靠平时勤于收集,善于看书学习,从事临床诊疗的同道应勤思考,勤记录。否则材料不足、不全面,便无法动笔。要广泛收集和科学地整理材料,精心选择,恰当应用。具体方法是输入资料卡片或输入电脑,这可以多次运用,且便于整理、查阅。根据材料的来源和性质可分类如下:

$$\left.\begin{array}{c}\text{实践}\\(来源)学习\\研究\end{array}\right\} \longrightarrow 材料(性质)\left\{\begin{array}{c}\text{一般材料(材料)}\\\text{重点材料(素材)}\\\text{主体材料(题材)}\end{array}\right.$$

一般材料:包括论文中拟选用的或不选用的各种材料。

重点材料:是论文中打算使用的材料,它与所写论文有密切联系。

主体材料:经作者集中、筛选、提炼,特地用来表达主题的材料,是整个论文的关键或骨架,也是论文的灵魂所在,是写作论文的核心材料。

材料收集以后,具体选用时要围绕其性质,以能够烘托、说明主题为原则,选择最具有代表性、真实性、准确性的具体材料(病案资料尤应注意体现主题)。典型病案举例一定要具有典型性,选择材料要分清主题材料,重点材料和一般材料。

(2)拟定写作提纲:确定(或暂定)论文题目之后,通过谋篇布局的构思,围绕主题,写出提纲,明确所写论文的总体结构和层次,可使写作时不致离题跑题。提纲的形式一般分为标题式、简介式、混合式(标题与简介结合)等三种。

标题式:由一些名词短语构成,其层次通常不宜超过三级,否则烦琐不适用。

简介式:由一系列主要句子构成。是正文段落的缩影或基础。

混合式:(标题加简介)两者兼有,比较全面,但不宜啰嗦。

拟出提纲后,应细审查有无逻辑错误,有无重要遗漏,是否符合所写论文的体例(体例应熟悉,但不可拘泥)。体例是形式,有一定的灵活性,关键是论文内容要充实。

论文中较难写的部分是"讨论","讨论"并非每篇论文所必有,应从实际出发,确需"讨论"的问题才纳入学术论文的讨论部分。要把体会或成果总结成文,虽可有"讨论",部分,但也不是大杂烩,故写作要有重点,有目的,切忌泛泛之谈,或言之无物。

(3)强调论文的质量:俗话说:"不依规矩则不成方圆。"撰写论文也应规范化和讲求质量。一篇像样的中医学术论文至少应具备五个因素,不妨称为"五要"或"五宜"。

1)主题应鲜明:所述内容应有中心,中心务必要突出主题。

2)材料宜翔实:"翔"指细致,即材料既要详细,又应符合实际,且要有充分根据。

3)要论出新意:论文要有新内容,有创见,有新思想,阐明新概念,更新旧概念。这是一篇论文的灵魂所在,否则便没有什么价值可言。

4)结构应严谨:文章要很有条理,层次分明,丝丝入扣。

5)语言须规范:文面要整洁,体例应得当,形式要容易为人们所接受,不能生造词句。以上是撰写论文的"五要"或"五宜"。

同时应注意避免下述情况。这可说是中医论文的"五忌":①忌不必要之重复。否则所写文字便是多余的。②忌立论绝对化。否则定会引起有识之士的反感,在读者中产生"逆反心理"。③忌浮词泛论或多级推论。否则将丧失论文的科学性与实用性。④忌材料与观点分裂,论据与论点脱节。否则,必犯逻辑错误。⑤忌抄袭、剽窃。这是应当坚决反对的恶劣作风,是学术上的腐败与无耻。

此外,还要对初稿做必要的认真的修改与润色,小处(如文末参考文献)也不可忽视。因为参考文献在一定程度上也可反映论文的水平,说明信息量的多少和新颖程度,反映出作者依据是否充分,是否尊重他人的劳动等。

(4)英语摘要撰写概要:英语已成为当今科技界进行国际学术交流通用的文字载体。为了让更多的同道了解作者的研究所得,必须以简洁明晰的英语摘要具体地集中表达该项科研工作的背景(back ground),目的(object),方法与步骤(method and procedure),结果及主要发现(results and main findings)和最终的结论(ultimate conclusion)。所谓摘要(abstract)实际上也就是整篇论文的浓缩与精华。撰写要求是文笔洗练,条理井然,使人一目了然便知其学术意义及实践价值。现就有关摘要之撰写(abstract writing)事宜简述如下。

1)摘要的类别与形式:一般可分为三型,一是指示性摘要(indicative abstract),即由上述背景、目的、方法、结果、结论等五部分共同组成,是现今发表于国际医药学术期刊之论文最常采用的英语摘要形式。其中研究方法应包括研究对象、观测指标、评判原则等;结果部分应列出具体的效应数据及统计学处理情况。最终结论当给予客观理性的分析与评价,并介绍作者发现的规律性认识。此种摘要,有的学者又称之为结构性摘要(structural abstract),且较为通用。二是信息式摘要(informative abstract)则在于综合介绍实验性和技术性较强的研究内容与成果,重点描述试验方法与所获具体数据,文字则要求全面而细微,使阅读者获得较完整的印象。三是概括式摘要(summary abstract)主要适宜于理论性较强之学术论文,此种摘要通常具有一定的综述性和评论性,内容应包括作者的论点与所持之论据,文字可略粗泛些,但说理必须清楚明白。

2)行文技术与表述规格:关于行文的一般语气与时态,撰写摘要的出发点与角度既可以第一人称多数的立场描述,也可用第二人称的语气撰写。前者如:We find that……we studied……后者如:The authors…….The authors report that…….In this study,the authors demonstrate that……等。至于研究活动进行的时间和情况,英语通常均由动词之词型变化和动词的相应组合来给予表达,具体书写和行文皆较汉语复杂。在摘要的不同部分常随需要而采用与之相应的时态,往往现在时与过去时并用,或更多地使用现在时态。通常撰写研究背景时用一般现在时,研究目的用一般现在时或一般过去时,研究方法与步骤则用一般过去时,研究获得的理论与主要发现亦可采用一般过去时,而最终结论则一般可用现在时态。

3)专业术语的应用要规范:撰写中医药学学术论文的英语摘要,经常会涉及一系列中医特有的专业术语或名词。这些特殊名词以往的译法并未完全统一,而是处于百花齐放的状态,例如"三焦"一词使用 three warmer,three burners,three heaters 等多种译名,而 20 世纪 80 年代 WHO 制定针灸经穴国际标准时又将三焦译为 "triple energizer",其上中下之区分仍冠以 upper、middle 与 lower 等。按英语的固有词意 warmer 指暖器、保暖器,burner 为燃烧器、炉膛等,heater 则指加热器、灯丝等,在美国俚语里 heater 又包括手枪、雪茄烟等含意,energizer 则意为增力器等。这些译名都难如实传神地反映如 "如雾,主入,之上焦;如沤,主化,之中焦;如渎、主出,之下焦",总共三个人体气化中心或体内气化活动的三个焦点的丰富内涵。因此若涉及三焦等有关名词必须根据全国科学技术名词审订委员会公布的,经 2010 年中医药学名词审订委员会审定的《中医药学名词》(terms of traditional Chinese medicine)的规范化译名。仍以三焦为例则统一使用汉语拼音 sanjiao,具体如湿滞上焦应译为 dampness retaining upper jiao,湿热阻滞中焦为 damp-heat blocking middle jiao,下焦湿热 damp-heat in lower jiao,湿热弥漫三焦为 damp-heat diffusing in sanjiao。至于中医的 "证" 则不用汉语拼音之 zheng,也不用 WHO 主张之 pattern 等,统一以 syndrome 为证的规范译名,以避免混乱。

4)关键词(key words)之选择:为了适应计算机自动检索的需要,在确定摘要的关键词时对于西医学名词可参考 mesh(medical subject heading)词语表以令所选之 key words 规范化。中医学之英语关键词亦应以中医药学名词审定委员会公布的英语译名为准。如内科学、妇科学、儿科学之名词则可按《中医药学名词:内科学 妇科学 儿科学》(*Terms of Traditional Chinese Medicine:Internal Medicine*,*Gynecology and pediatrics*)(科学出版社 2011 年第 1 版)公布的 standard terms 执行。

【编者综评】本章所述各节均是张老从事中医药研究多年的实践体验与心得,对中医学传统研究方法与现代化研究技术均已论及。关于研究理念,强调正确运用,灵活借鉴,要集古今之长。立论新颖,论述中肯,观点全面,具有可操作性。尤为可贵者,是既介绍了古法又融会了新知,而且提出对这些方法的再认识。最后,还提到中医学术和学位论文之写作及英语摘要的撰写概要,尤为难得,足勘细读。

第六章 方 药 叙 谈

第一节 新修珍珠囊药性赋

中华医药文化已有 3 700 多年的悠久历史,蕴藏着人类丰富的保健抗病智慧。古代医家为使众多的中药及针灸穴位治病之作用易于牢记,曾利用汉字之音韵特点融合贯穿数百味中药或穴位,撰成歌赋以供传习。前辈中医们大都赖此入门继而学有所成。以此类文体用于表述中医药专业知识虽有一定局限,但习诵顺口,利于记用,易于传承,备受青睐。目前耳熟能详之《珍珠囊补遗药性赋》即属此,且曾被喻为中医四小经典之一,对往昔中医药人才的成长发挥了不可磨灭的作用。

环顾历史,明代龚廷贤之《药性歌》,清代袁凤鸣之《药性三字经》等均系四言三言对偶之句而非赋体。明末李中梓《医宗必读》认为“《药性赋》旧刻,每味只有一句,岂能尽其用乎?”因而在其本草征篇中“仍本赋体,有用必详,少则三四句,多则十余言……期于详尽”。清末张秉成撰《本草便读》称“遇有一物之性味确切不移……则拟一二联或五六联排偶俚话……不使学者混淆难诵”,两者体裁相近而缺陷难免。今重新修订之《珍珠囊药性赋》,当与时俱进,精心表述,调谐音韵,充实内容期于实用。

就珍珠囊表述药性之体例而言:赋乃汉魏之际文学流派创立之文体,脱胎于古诗词。《汉书》谓其“古诗之流也”,《文心雕龙·铨赋》则认为“赋者、铺也。铺采摛文,体物写志也。”并强调作赋者应当“情以物兴,义必明雅;物以情观,故词必巧丽……文虽新而有质,色虽糅而有本,此立赋之大体也”。明确指出赋体之特点与写作准则。赋之表述方式一般介于韵文与散文之间,讲求音韵和谐,对偶工整,读之朗朗上口,易于记诵。

《珍珠囊补遗药性赋》今存四卷,旧题金代李杲撰,成书年代不详,文笔亦不似《脾胃论》,疑系伪托。其中第一卷即《药性总赋》,流传最广。前辈中医专家扎根基、强功底一般皆习诵之,能令诸药性效谙熟于心,再经实践锤炼,遣药组方自能得心应手,登堂入室。今之学子结合此赋学习中药学教材等,亦可事半而功倍。

该赋虽经明代熊宗立之《药性赋补遗》及清代余萍皋之《药性赋音释》等，但无甚新义。故 20 世纪 20 年代谢利恒主编《中国医学大辞典》对其完全否定，认为该赋"俱浅俚，不足观，盖庸医至陋之本，而亦托名于杲，妄矣。"此言有失公允，该赋大约是 400 多年前之作品，内容难免陈旧，瑕瑜互见。若能融会新知重予修订，赋予其较全面而确切之内涵，使之更趋于完善，则仍有现实意义。《论语·为政》子曰"温故而知新，可以为师也"，其中"师"字当理解为前事不忘后事之师。温故，指复习、细心体察，知新则治疗技艺自必精进，有助于中医药人才之快速培养和成长。据此笔者不揣谫陋，以耄耋之躯，积 60 余年之诊疗用药体验，参阅多家本草及现代中药学文献，收录之中药较原赋略有增减，纵横兼容，物类相对集中，俾利于彼此对比以明其用。竭虑殚思，稿凡数易，勉成此《新修药性赋》。漏万不周者，敬盼斧正。

《新修药性赋》

华夏之医药兮，源远流长，品类之纷繁兮，蔚为壮观。欲尽览彼之全貌兮，实有其难。寄谐韵之俚语兮，叙其大端。所述非绝对兮，实践当详。有助于记忆兮，此赋可参。

本草药性，实践承传，物类相从，理有法象。入药部位，性效有关：诸根主升，诸子多降，枝藤通络，花叶常散，皮可达肤，质实入脏。众香皆温，草多寒凉。味酸者可收可敛，气辛者能宣能散。五色五味，各入五脏，走守相异，寒热相干，刚柔相济，贵在互参。引经之药，虽云导向，未必尽然。配伍宜忌，知正识反。遣药组方，依法选项，药名相近而性效不同者又当审详。辨证所凭，虚实寒热、气血阴阳、脏腑经络，生机失常。论治之道，标本缓急、逆从正反，机圆法活，攻补细量。运筹之要，据实出发，衡情勿盲，不忘疏调，达变知常。

一、寒凉之药

药有四性，寒热温凉，无偏无倚，平性使然，本节所载，性皆寒凉。其味苦者，坚阴抑阳，解毒泻火，清热擅长，恐其伐胃，不宜过量。具清热解毒燥湿之功效者，对细菌病毒或能抑抗。柔润之品，微寒曰凉，或可益阴，润燥为良，燥热之证，用之易康。

栀翘解乎心热，芩菊清乎肺肝。泽泻利水通淋可清泻相火，海藻散瘿软坚能破结消痰。治头晕散风热、明眼目、解毒平肝、可予菊花；疗咽痛、清肺热、消痈毒，宜用射干。薏苡仁渗湿健脾，排脓蠲痹。瓜蒌仁润肺降气，通便涤痰。地骨皮退虚火凉血清肺，血糖血脂血压可降。薄荷叶散风热透疹而止痒。石韦清湿热利膀胱，通淋治咳喘。石膏清气热，泻胃火解渴除烦。芦根清肺胃之热，生津透疹祛痰。丹参郁金皆凉血祛瘀之品，前者犹可养血安神，后者能疏利肝胆。平肝之药尚有四项：石决明可息风明目，钩藤清热镇惊，代赭石降逆止血，珍珠母镇肝潜阳。葶苈子降气祛痰，决明子通便润肠。二冬均能养阴生津：天冬润肺滋肾，麦冬益胃润燥，令人神安。竹有三用均可祛痰：竹茹凉胃止呕，竹沥、竹黄宣窍定惊能治痰热咳喘、中风癫狂。二母皆寒：知母泻肺胃之火、滋阴润燥，贝母开郁散结、止咳化痰。桑有四用各俱专长：桑叶疏风散热、止咳清肝，桑枝祛风通络，善治痹痛臂膀，桑白皮利水消肿，泻肺平喘，桑椹滋阴养血，补益肾肝。二胡功异，柴胡解表退热，疏肝升阳，前胡疏风散热，降气祛痰。泻火燥湿固有三黄：黄连清心，治失眠口疮反酸，黄芩清肺，治咳胎安，黄柏清相火，退骨蒸潮热盗汗。二蓟清热凉血解毒利胆，小蓟可以利尿，大蓟止血力强。二芍药皆能理血，白芍养血敛阴，柔肝缓急调经止汗，赤芍活血行瘀，通经治目凉血清肝。茵陈清热祛湿，利胆消黄。地肤子清湿热，利尿止痒。白鲜皮祛风解毒，治癣疥疮疡。地榆清热凉血，收敛止血，治烧烫之伤。升麻解毒透疹，升提中气其性偏散。天花粉生津止渴，祛瘀排脓清热化痰。海藻清热利水与甘草相反。昆布散瘰疬痰核，消结擅长。治吐衄出血白茅根最宜炒用，欲清心开窍鲜竹沥尽可生啖。瞿麦清热利尿破血通经，萹蓄治下注之湿热清利膀胱。诸草之中同俱清热解毒之效者尚有四桩、各具特长：白花蛇舌草利湿通淋且抗癌谱广，马鞭草活血通经消肿疗疮，鱼腥草清肺热治咳祛痰，败酱草行瘀排脓，肠痈可荡。豨莶草祛风湿治痹痛，通经络血压得降。另有四草清热利尿均能承担，金钱草可软坚化石，灯心草清心降火，通草渗湿通乳，车前草明目，皆各有特长。夏枯草、龙胆俱能清泻肝火，龙胆清下焦湿热，除目赤口苦阴痒，夏枯草解郁、治头痛眩晕瘿瘤瘰疬、肿消结散。草类之擅长止血者尚有三项：茜草凉血化瘀炒炭尤良，旱莲草凉血乌须发滋肾何难，仙鹤草止泻痢治脱力，补虚可盼。能凉血者，益母草清热活血调经，紫草解毒透疹滑肠。钩藤息风定惊、清热平肝，忍冬藤清热解毒，治风湿热痹可掺；络石藤凉血亦消痈疮，雷公藤治类风湿顽痹、毒性特强。金银花清解热毒，疏风祛暑又能疗疮。凌霄花行瘀凉血，祛风止痒。密蒙花退翳明目、清热、平肝。槐花凉血止痔血，泻火平肝。芫花性猛，逐胸胁水饮，正气易伤。牛蒡子清热排毒，利咽止痒。牵牛子通二便且消臌胀。青葙子泻肝火，退翳目光。车前子利尿清肝并可祛痰。地肤子清热利尿，抗敏止痒。川楝子理气止痛，外治癣疥秃疮。葶苈子利水泻肺、降气除痰。蔓荆子散风热，清头目治痹痛可缓四肢拘挛。白鲜皮清热除湿，祛风解毒能治肤痒。樗根白皮清热燥湿，固精止泻涩肠。芒硝软坚泻下，阳明腑实可荡。大黄攻积导滞，峻下湿热涤荡胃肠。蝉蜕散风热清头目，止惊搐透疹并消翳障。青黛清热解毒定惊，肝火灼肺之咳可安。郁金行气化瘀，疏肝利胆。俱可清热解毒之药尚有四样：白头翁能凉血止痢，蒲公英消结疗疮，漏芦下乳排脓消肿，马齿苋凉血止痢治痈疽疮疡。白蔹泻火解毒，消肿止痛可伴。白薇清营热退虚火能担。牡蛎益阴潜阳软坚散结涩精止汗。青蒿退虚热清伏火、解暑截疟何难。海金沙通淋除下焦湿热、尿道涩痛可攘,防己泄热除湿祛风利尿、下肢痹痛能安。萆薢祛风湿止痹痛,清小便利湿浊何难。磁石聪耳镇惊,纳气潜阳。千张纸宣肺清音,理气疏肝。小麦清热养心除烦,浮者除蒸止汗。胖大海宣肺清热利咽滑肠,百部清肺热咳嗽可止,百合清心宁神治咳消痰。石斛、玉竹皆能养阴生津,前者可补肾益胃,治目暗腰膝酸软;后者润肺治阴虚咳嗽,可消退色斑。秦皮清热燥湿止痢涩肠。秦艽祛风湿治痹,退虚热能治儿疳。枇杷叶清肺胃降呕逆,止咳祛痰。海浮石泻肺热,散结软坚,能除老痰。

二、温热之药

药性之温热者,祛寒益阳。可驱除外来之寒邪,阴霾能散。振奋人身阳气,增内脏功能而温煦有望。温中之品多可畅旺胃肠血循,增泌消化液量,治消化停滞脘腹疼凉。温胃之药或能扩张血管,兴奋心脏,增加肾循环血量,治阳痿宫寒腰膝冷痛夜尿频繁。欲温中用荜茇,须发散予生姜。炮姜止血,煨姜止泻,干姜温里化痰并可回阳。高良姜暖胃止呕止痛散寒。肉桂补火,温通行滞助肾脾元阳。荜澄茄温中行气止痛止呕,解胸腹胀满。砂仁醒脾开胃,治中焦气滞湿阻、令胎气得安。薤白宣通胸阳,治痢疾后重、下气化痰。甘松醒脾快胃,解郁辟秽作用广泛。二术健脾除湿:苍术燥湿运脾,祛风解表发汗;白术益气健脾,补中固表,安胎止汗。诸豆蔻温中醒脾,行气除胀:其中白豆蔻化湿止呕驱寒,草豆蔻燥湿,肉豆蔻止泻涩肠,红豆蔻功同良姜。甘橘味香其用多端:陈皮理气燥湿化痰,青皮化滞疏肝,橘红化痰力强,橘络通络,橘核疗疝。三苏理气:苏子平喘润肠,苏梗宽中胎安,苏叶解表发汗。香橼佛手皆理气和中之品,佛手尚可止呕开胃,香橼亦能止咳化痰。入药诸香,其气芬芳,性皆温散,配伍组方,宜扬其长:藿香化湿畅中、解暑止呕、振奋清阳,小茴香疏肝暖肾、善治寒疝,丁香降逆止呃、温肾助阳,木香行气面广、尤利胃肠,沉香降逆止呕、纳气平喘,檀香宽胸畅膈、祛瘀散寒。降香化瘀止血、治跌打损伤,乳香活血行气、止疼生肌亦治疮疡,麝香开窍醒神、通经走窜,苏合香开闭宣窍、逐瘀豁痰。二活祛风祛湿除痹寒,羌活治上、发散力强,独活治下、腰膝得安。菖蒲化湿和胃,窍开神安:石菖蒲尚可聪耳益智畅中,建菖蒲亦能豁痰疗疮。梅花鹿古称"阳兽"能温肾助阳:鹿茸能壮阳令筋骨强健,鹿角活血消肿,鹿角霜治血热精寒,鹿角胶止血滋养。续断补肾肝强筋骨,固冲任胎安。二茱萸名近实异,山茱萸补肾,收敛固涩,吴茱萸入肝,温中逐寒。肉苁蓉配锁阳壮阳通便,锁阳固精强骨,肉苁蓉益精血而润肠。淫羊藿性温燥治痿痹、补肾壮阳,巴戟天温肾助阳、祛风散寒。海螵蛸收敛止血,固精止带又制酸,旋覆花止呕降气且化痰。川芎活血行气,祛风止痛又可散寒。辛夷花、苍耳子宣通鼻窍,发散风寒,然苍耳有毒不可过量。延胡索温化止痛,血行气畅。五味子上敛肺气下滋肾水,补心安神、涩精止汗。麻黄、桂枝均能解表散寒:麻黄开腠里、宣肺气、利水道发汗平喘,桂枝温通经脉、解肌化饮、宣畅心阳。附子补火逐寒,救逆回阳力强。白附子祛风散结,燥湿化痰。沙苑子补肾固精,明目养肝。蛇床子温肾壮阳,燥湿杀虫止痒。白芥子通络利气、温肺化痰。杏仁止咳平喘、降气化痰,苦者有毒,当酌用量。益智仁安神补肾,温脾缩尿,固精控涎,排脓化痰。海风藤祛风湿,通经络可缓筋挛。鸡血藤补血活血,调经可掺。青风藤搜风止痛较强。玫瑰花解郁活血,令人神爽。红花活血通经,作用广泛,轻剂和血重用破血,非同一般。款冬花止咳润肺化痰,久咳肺虚可帮。半夏、南星、牙皂均能化痰:法半夏燥湿和胃、止呕、能化湿痰,胆南星祛风解痉、息风定惊善治风痰,牙皂可催嚏开窍且豁顽痰。白前降气止咳能祛寒痰湿痰。黄芪益气固表利尿止汗。扁豆健脾化湿,清暑止泻擅长。杜仲狗脊皆是补肝肾强筋骨之品:狗脊善治腰背痹痛,杜仲可降血压并使胎安。何首乌益精血补肾乌须发滑肠,过用易伤肝脏。当归补血活血调经润肠,禁忌证如湿盛中便满溏。桂圆肉养血益脾能使神安。覆盆子益气固精缩尿,治遗精滑精小便频繁。香薷化湿祛暑,和中利尿,发汗解表散寒。厚朴行气除胀、消积导滞、止咳喘水泻,燥湿化痰。木瓜舒筋活络,和胃化湿抽筋可缓。威灵仙、千年健均可祛风寒湿邪而利关节:威灵仙通行周身,软化骨鲠,止痹痛力强;千年健通痹止疼治四肢挛麻,令骨强筋壮。乌药顺气止痛,温肾散寒。大腹皮利水消肿,行气疏滞宽中除胀。荔枝核行气止疼,散滞祛寒。泽兰活血祛瘀,通经利水且治痈疮。姜黄内行气血,外散风寒,通络除痹止痛甚良。紫菀温而不燥,润肺降气,止咳化痰。以下六药均有温补肾阳之功,且各具特长:仙茅祛寒蠲痹、助性、治虚损劳伤,巴戟天祛风湿补肾令筋骨壮强,补骨脂固精缩尿、温脾止泻纳气平喘,胡芦巴止痛散湿寒,蛇床子燥湿杀虫止痒,锁阳益精健骨,润燥滑肠。

三、平性之药

平性诸药施用亦广,食药两兼者性质和缓,不腻不燥,弼辅之需足以承担。山药质润温和,补脾健胃,养肺生津,滋肾涩精,是益气护阴之佳品。芡实味甘性敛,补肾固精,健脾祛湿,止泻止带,乃收敛固涩之良药。谷芽、麦芽、鸡内金、莱菔同为消积导滞之品,皆能健胃化食:谷芽和中,麦芽回乳解郁,鸡内金止遗化石,莱菔子除胀化痰。利水渗湿乃三苓之特长:茯苓尚能健脾补中,令心宁神安;猪苓专攻无补,利尿消肿力强;土茯苓清热解毒,治疮疡瘙痒。谷精草、木贼草均能疏散风热,前者清利头目有望,后者退翳明目可盼。苏木活血通经,行瘀止痛,能消肿疗伤。血竭破血化瘀,治跌仆损伤痈疽疮疡。牛膝活血通经,补益肝肾,可下引血行。葛根散肌表风寒,止渴生津能升举清阳。合欢皮、合欢花均能舒郁安神,排忧除烦,其皮尚治跌打损伤。石楠藤强腰膝补肾肝。首乌藤养血安神止痒。大血藤即红藤,清热解毒肠痈可挡。佩兰叶可辟秽,醒脾开胃,其气清香。香附疏肝解郁,行三焦滞气,治妇病效良,桑寄生补肝肾强筋骨,除风湿,安胎有望。三棱逐瘀血破癥瘕积聚,攻散力强。马勃清肺利咽,外敷止血敛疮。灵芝功效平常,益气安神,止咳平喘。老鹳草祛风湿,通经络,痹痛麻木可挽。莲藕四用:藕节炒炭收敛止衄,荷叶解暑、升发清阳,莲须固肾涩精缩尿,莲子健脾益肾、心清神安。诃子敛肺止咳,止泻涩肠。瓦楞子消痰散结而制酸。菟丝、女贞、楮实、枸杞四子均能益精明目滋肾养肝;其中菟丝子尚可固精,女贞子清虚热乌须发,楮实子益气补水可掺。金樱子固精缩尿,止泻涩肠。茺蔚子活血调经,明目清肝。刺猬皮固精涩尿,收敛止血可伴。海桐皮祛风湿,通经络,杀虫止痒。茯苓皮利水消肿宜掺。桃仁活血通经,破瘀生新润燥滑肠。火麻仁、郁李仁滑润大肠。酸枣仁养心安神,除烦止汗。柏子仁安神养心,敛汗润肠。龙骨、琥珀,远志均可安神,而各有特长:龙骨平肝潜阳,涩精敛汗,止泻固肠;琥珀宁心定智镇惊;远志宁心益智,破瘀消癥,利水化痰。僵蚕、全蝎同为祛风之品,所异者僵蚕止搐化痰消疮。全蝎止痉通络散痰。龟板、鳖甲皆能滋阴潜阳,前者益肾补血,后者散结消疮。王不留行活血通经,催生通乳,利水通淋,走而不守,血乳水三通俱强。蒲黄破瘀通经,炒炭则血止得安。桔梗宣肺利咽,止咳祛痰。黄精补脾润肺,益气生津,补肾益精,治虚损劳伤。阿胶补血止血,滋阴润肺能除虚烦。乌梅生津安蛔,敛肺止咳涩肠。桑螵蛸固精缩尿,补肾助阳。天麻息风止痉,祛风通络平肝抑阳。

【附注】

药之以参为名者亦有数桩,其中秉性各异,温平寒凉,扶正之品益气养阴一般皆然。人参性温,补气最强,固脱生津、宁神益智,功在五脏。西洋参性凉,气阴双补,清热生津除烦。沙参性寒,清肺养胃,南北所产科属品种并非一样,润降之性南不如北,清养益气北逊于南。潞党明党参,其名虽同,功非一般,潞党参补中生血,治食少便溏;明党参润肺和胃,清热化痰。太子参微寒力缓,有利脾肺,益气养阴,平补尤良。以上均可补益,下述皆属攻散:苦参清热利湿,杀虫止痒,玄参降火解毒,散结滑肠。丹参破瘀调经,清心除烦。

关于药性问题,素有寒热温凉之分。然而,微温微凉与平性之间界限难明。此外,对于部分药物之性能众说纷纭,莫衷一是。如仙鹤草有谓其性微温者,有称其为凉性者,也有将其定为平性者等。类此情况只有从众折衷勉为归类。再者新修之赋均谐 an 韵,内容表达略受其制,未能尽如人意,为同道进一步的补充修订使之更加完善留有空间余地。

第二节 提高中医药内治之临床疗效

内服中药治疗疾病,获取预期的疗效是医患双方共同的期盼,同时也彰显着中医学固有的生命力。临床诊疗工作的出发点和归宿在于明辨病证,优化治疗,协助病体早日康复。而进一步提高中医药内服之疗效,形成切实可行的关于具体病证的治疗方案,逐步阐明其愈病之机制,继而推广运用。这关系到中医在社会医疗服务工作中的实际地位及参与的层次,是中医药工作者面临的重要任务和追逐的目标,有利于弘扬中医学术之优势与特色,创新发展中医药事业,更好地造福于民。然而疗效受诸多因素之影响与制约,良好的疗效并非唾手可得或信手便能拈来。前人云:"千方易得,一效难求"道出了其中的艰辛。

笔者以耄耋之躯,积 60 余年之临床诊疗实践体验与研究心得,不揣冒昧,拟就中医药疗效之梗概,指引取效之向导,保持高效之基石,增强疗效之方法,以及影响治疗效果的各种因素等,呈一己之管见,就正于同道诸君。

一、中药功效的基本概念

中医药的治疗功效或效应,简称疗效,其涵盖面较广。从形式看:有传统的本草学法象功效,炮制功效,延伸功效,配伍功效,以及现代药理学、药效学实验功效等。从实际治疗的角度看,其核心当属于经得起重复检验的临床疗效,或严格按照 EBM 和 GCP 要求,精心设计、规范操作,大样本、多中心、随机化盲法对照,再经荟萃分析系统评价以及终点循证等最佳临床试验研究获得的较确切之疗效。

法象药理功效:是古代医家通过循象思维,根据天然药材的形、色、气味等,经揣测和治疗实践而得的关于中药功效的特殊观念。是最早的本草药理的渊源和临床应用的传统依据。

炮制功效:是中药材经过依法炮制加工处理后,其饮片的性能发生了某些相应改变的功效。

延伸功效:是根据五行生克等中医理论或实践经验,对某些中药功效的推衍、扩展和补充。

配伍功效:是由多种药物共同组成复方,联合运用,经过有序配伍,使作用"单行专攻之品",获得"合群之妙"。从而发挥协同、拮抗、监制等综合效应。

实验功效:是经过现代药理学或药效学实验研究再次证实了的有关中药的固有功效或新发现的效用。

实际疗效则是在临床治疗实践中能够不断得以重复实现的可靠疗效,具有社会公认性和治疗之首选性。

对于各种常用的中药而言,上述数种疗效往往或多或少兼而有之,尤以复方使用为然。但其中仍以实际疗效为临床遣药时之主要选择依据。中药方剂之疗效,即通过多味药物功效之有规律地依法配伍,从而发挥多靶点、多方面、多层次的综合效应的结果。

至于临床实际疗效之作用性质,若从起效的时限看尚有速效与缓效之别;从其后续效应之强弱看还有近期疗效与远期疗效之分。按循证医学(evidence-based medicine EBM)评价疗效之划分指标,则中医药对于难治性疾病(如恶性肿瘤,艾滋病,某些脑血管意外等)的疗效,同样也存在着替代终点(surrogate end point)疗效,与包括生命质量、日常生活能力、并发症、致残率与死亡率等在内的最终疗效(end point curative effect)。

二、中医治疗学理论之指引

中医学理论之精华,凝聚我国往昔医家们的集体智慧和卓越的认识成果。这些原创性的理论体系和诊疗成果,是中医临床工作的指路明灯和有力的思想武器。如认为人与自然环境和社会环境密不可分,体内阴阳双方保持着动态平衡,脏腑气机的有序正常运行等是维护生理状态、使体内正气得以充沛的必要条件和基础。疾病则是由于正气不足邪气入侵,或人体内部气机失调,致正邪交争、阴阳失衡、气机逆乱的病理状态。治疗法则是根据患者之实际病证分清标本缓急,因势利导,矫枉纠偏,通过扶正培本,攻逐病邪,疏调气血,和谐阴阳等措施,促使患者康复。

为此我国原创性治疗学理论提出了一系列应遵循的规律与原则。《黄帝内经》在各篇的有关论述中指出《论》言治……不能废绳墨而更其道也",认为治疗措施应顺应自然"无逆天时""必先岁气,无伐天和"。对于欲治之患者要考虑到其"饥饱劳逸"及"膏粱藜藿"等之不同。"不知比类,足以自乱,不足以自明"。应明白"病为本,工为标,标本不得,邪气不服",所以要融洽医患关系,医者的治疗想法和措施必须与患者的实际情况吻合。拟订治疗方案时"知标本者,万举万当,不知标本,是为妄行",能够"察本与标,气可令调"。具体治疗时应"谨守病机,各司其属""谨察阴阳之所在调之,以平为期"。然而"调气之方,必别阴阳……寒热温凉,衰之以属""无使过之伤其正也""或收或散,或缓或急,或燥或润,或耎或坚,以所利而行之,调其气使其平"。用药的分寸与火候在于"适事为度"与"平治于权衡",从而"杂合以治,各得其所宜,故治所以异而病皆愈者,得病之情,知治之大体也"等,均是《黄帝内经》所载有关于临证治疗的精辟之论,始终卓有成效地指引着历代中医的治疗工作。

后世医家也有不少关于治疗学方面的卓越见解和精辟论述。如明代李中梓《医宗必读》云"病不辨则无以治,治不辨则无以痊。辨治之法……标本先后、虚实缓急……然后纵横跌宕,惟变所适"。明代张介宾《景岳全书》对于治疗作用的评价比较客观,认为治疗"先探病本,然后用药……亦不过帮助之,导引之",对于具体治法则认为"凡施治之要必须精一不杂……故用补之法,贵乎先轻后重,务在成功;用攻之法,必须先缓后峻,及病而已。若用治不精,则补不可以治虚,攻不可以去实",对于一般情况下的治疗用药亦有参考价值。清代徐大椿《医学源流论》认为"古人用药,惟病是求。药所以治病,有一病则有一药以制之。"并要求医者"无一病不穷究其因,无一方不洞求其理,无一药不精通其性,庶几可以自信",而遣药组方,必须"无一味虚投之药,无一分不得斟酌之分两也"。关于理论与实践的关系,也曾举例说:"有因经络脏腑之说而拘泥附会,又或误认穿凿……故以某药治某经之病则可,以某药为独治某经之病则不可……不知经络而用药,其失也泛,必无捷效;执经络而用药,其失也泥,反能致害。"又如攻病逐邪法的运用,清代周学海《读医随笔》认为"凡治病,总宜使邪有出路,宜下者不泻之、不得下也;宜外出者不散之、不得外也"亦是常理。清代吴瑭《温病条辨》对于医者的用药情况做过形象的比喻云"治外感如将(兵贵神速,机圆法活,去邪务尽,善后务细。盖早平一日,则人少受一日之害);治内伤如相(坐镇从容,神机默运,无功可言,无德可见,而人登寿域)。治上焦如羽(非轻不举);治中焦如衡(非平不安);治下焦如权(非重不沉)。"至于方药与病证的相互关系,清代赵晴初《存存斋医话稿》谓"古人随证以立方,非立方以待病。熟察病情,详审用药,味味与病针锋相对……活泼圆机……岂有呆板之病证,待呆板之方药耶"。清代罗浩在其《医经余论》中也认为"医者精于四诊,审察病机,毫无疑误,于是立论以用药,因药以配方。药不中病,方为合法,其失在药;药竟中病而立方不善,其失在方。此二者不能兼善,病终不起。"所以用古方必须恰当加减化裁,清代冯兆张《冯氏锦囊秘录》云:"方不可泥,亦不可遗,合今病而变通,既详古论之病情,复揣立方之奥旨,病同药异,病异药同。证端蜂起而线索井然;变证多危而执持不乱。诚为良矣。"关于用药应防太过以免伤及人体之正气,清代怀远《古今医彻》举例云"热者清之,及半而止,继以益阴;寒者热之,大半即安,继以调和,此机之权也……千变而出之以万虑。有能遁其情者无之"等。上述诸家之论俱可对于临床治疗获取较佳疗效有一定之指导意义。

三、重实践勤思考深化认识

"熟读王叔和,不如临证多"是中医界长期以来十分重视临床实践的警语。然而理论与实践之间并无矛盾,两者只需要紧密联系、彼此结合则相得益彰。今若改称:"读经典、重实践,与时俱进,敬业创新"似更合拍。

人类的认识来自实践,实践是理论之源泉。任何人如果脱离了工作实践,仅凭书本理论,或虽经过有限的实践取得点滴经验或某些认识,若敬业意识不强,缺乏自觉之思维加工,认识得不到深化则亦无济于事。医者若只重视理论,轻视实践,又不勤于思索探寻,全面总结诊疗经验,则医术难以精进,治疗自无卓效。

回顾客观事物与人的认识之间的关系,如临床治疗获得较高相应疗效这样的事物,本是医生身外之事,也非全是医者的功劳。但是人类大脑职司认知功能,因此医师大脑可在不同程度上能动地反映疗效这一事物的情景和取效的某些环节或规律。通常由反复认真的临床实践和正确的思维获得的关于治疗方面的较深刻的认识,一般都可在医者的脑海中浮现出有关所用中药方剂之作用和功效等规律的大体"图像"。当此"图像"再经重复的实践检验和校正而更加清晰,一旦与患者的实际治疗需求相融合,便可指引医者使其所采取的治疗措施与患者的病证情况相统一旦吻合,结果自易获得较佳之疗效。

正确的深刻全面的关于治疗规律的认识,并非信手便可拈来,必须经过实践者在充分积累临床经验的基础上勤于思考善于思索,尽力使认识深化方可获得。因为一般由实践产生的印象或经验,通常尚属于感性的认识,实际上还处于认识的初级阶段。只有经过人脑的分析、综合、推理、判断等思维过程"将丰富的感觉材料加以去粗取精,去伪存真,由此及彼,由表及里的改造制作功夫"(毛泽东《实践论》)使认识深化,从受治患者的有关表现中抽象出治疗方药的内部联系与作用规律,由个别中概括出普通,从特殊中概括出一般,形成理性认识之"概念和理论系统"(《实践论》),再回到实践去继续经受考验。如清代徐大椿《医学源流论》所言"倘若不验,必求其所以不验之故,而思必效之法;或所期之效不应,反有他效,则必求其所以致他效之故;又或反增他症,或病反重,则必求其所以致之故……如此自考,自然有过必知,加以潜心好学,其道日进矣。"继用成熟之认识与精进之医术,结合患者实际情况灵活施治则疗效自易满意。足见重实践勤思考深化认识对于提高疗效具有重要意义。

四、提高疗效之途径与方法

临床治疗,根据患者所罹病证遵循中医治则、拟定治法,依法遣药组方,因势利导,顺势调摄。采用调量,替换,诱导,配伍,利用信息等综合方法和措施,则可使疗效得到不同程度之增强与提高。然而也只有在患者所罹病证既已确诊,医者所拟之治法恰当且针对性特强,方药之组合亦较合理的基础上才有可能借助以下方法达到增效之目的。

(一)调量增效

调量增效包括加量与减量,均与所用药物自身的固有效应或与他药之具体配伍,以及该药所含有效成分之渗出率等有关。有的中药,按常规用量往往疗效平平,而在加大用量后方显疗效。这便涉及药物作用的量效关系,在一定用量范围或阈限内,药物之量与效一般呈正相关的线性关系;反之则不然,甚至产生不良反应或中毒现象。如常用中药川芎,具有活血行气,祛风止痛等作用,是治疗头痛首选之品,一般用量 10g 左右便可。但对于顽固性头痛之实证患者,有时须加大用量至 20~30g 方可提高疗效。但是对于非头痛之患者,大剂量用川芎反会引发剧烈头痛等不良反应。故任何中药均非用量越大疗效愈佳,必须掌握分寸,令其恰到好处。对于有一定毒性之药物则应分清用量之等级,按一般划分:通常为无效剂量、常用剂量、极量、中毒剂量、致死剂量五个等级。中药饮片的常用剂量汤剂内服,一般每药每日予 5~10g。低于常用剂量者或属于无效剂量,极量或较大剂量为 15~30g,超过极量者则接近或达到中毒剂量,大于中毒剂量者则属于致死剂量,然而上述剂量亦非绝对如此,如食药两用之无毒饮片,剂量还可放宽。对于有毒之药通过可靠的制备方法令其毒性减弱或消除、而仍保存其正性药理作用和重要的治疗效应者,如制附片等,则自属例外。如薏苡仁,对于大筋拘挛之证一般需用至 150g 左右方可获效,用于营养头皮毛囊,美容消除痤疣等亦须加大剂量,才能达到增效之目的。尽管薏苡仁内脂尚有抗癌作用,但薏苡仁油则不宜多服,否则对呼吸与心脏可有抑制作用。再如前述之川芎,虽有镇静止疼,改善微循环及血液灌流等作用,但其有效成分川芎嗪含有四甲基吡嗪(tetramethyl pyrazine)为小分子半抗原物质,能与人体内蛋白质结合成为全抗原,形成免疫复合物,可能导致Ⅲ型变态反应,引起神经性水肿等不良反应,因此亦不宜盲目加大用量。

减量增效一般是指某些中药在组方配伍时减少用量作为"反佐药"等使用而令该方之疗效更加全面或有所增强。如肉桂其性味辛甘大热,能补火助阳,散寒止痛,温经通脉,引火归原等,适用于阳虚寒证。但对于气血不足之人使用八珍汤等治疗时适当加入少许肉桂(1~3g),则亦有促进阳生阴长、促进气血双补之效。又如治疗干燥综合征(Sjogren syndrome)之处方,于滋阴养液之同时略加少许肉桂(1g 左右)作为反佐之品对于部分患者亦有不同程度之增效作用。

(二)替换增效

替换增效,是将所用古方或时方中某种有关药物用另一种功效相近,但作用略有不同,或功用完全不同之品互相替换,以图增强某方面疗效的措施。如苍术与白术,在宋代以前本无区别。李时珍《本草纲目》云"自宋以来,始言苍术苦辛气烈,白术苦甘气和,各自施用。"如补中益气汤为升阳益气调补脾胃之剂,方内之白术益气健脾、固表安胎,而燥湿之力不如苍术。苍术芳香温燥,可外散肌腠经络之湿邪,内除上中下之湿浊,功能助脾运化,疏解湿、痰、气之郁积。当归无助于脾胃,木香芳香走窜,可升可降,能行三焦之滞气,畅胃醒脾可助中焦之运化。故以苍术与木香替换原方中之白术当归,改名"调中益气汤"

可提高醒脾祛湿之功效。又如逍遥汤中之白术用苍术取代,则散郁之作用可以增强。七味白术散以苍术易白术则可强化运化中焦及止泄之功效。六味地黄汤之药味组成,素有"三补"与"三泻"之说,清代吴仪洛谓"治肝肾不足、真阴亏损……肾中水虚不能制火者",认为"泽泻泻膀胱水邪,茯苓渗脾中之湿热而通肾交心,丹皮泻君相之火凉血退蒸"可理解为"三泻";熟地黄、山茱萸、山药自属于"三补"之品。而以枸杞子、炙甘草易牡丹皮、泽泻,则滋肾阴之功效增强,张介宾称之为"左归饮";以附片、肉桂、杜仲、枸杞代替三消之泽泻、茯苓、牡丹皮则补命门真火的疗效提高,名为"右归饮"。可见古方中之药物组分,若经合理之替换,便可获相应的增效或易效之作用。

（三）诱导增效

按中医本草学理论,药物进入人体之后皆有类似靶向作用趋势的归经入脏之倾向性。不同的药对于相关的脏腑经络具有亲和力或选择性治疗效应。其中倾向特强之品可成为"引经药",利用此类药物的靶向作用,可诱导他药共同作用于相应之靶器官。组方时适当配用引经之药,可以不同程度地提高疗效。如柴胡归肝胆经之倾向较强,又具有升散疏泄之性,能解表升阳舒郁,用于治疗少阳（颞部）头痛之方中,对于肝郁不舒清阳不升等有关之证可以提高疗效。白芷归足阳明胃经之趋势明显,其性味辛温芳香,辛能解表散风,温可散寒除湿,芳香又可上达头面且能通窍,配用于合理之方中可以提高治阳明（前额部）头痛等之疗效。

除引经之药外,尚有非引经而具诱导作用者。如牛膝能活血通络,舒筋蠲痹,且可引他药之作用下行,配伍于相应之方中亦能增强引热、引火、引血下行之潜降疗效。与此相反,桔梗则素有"舟楫之剂"的称号,"能载他药上行"使其配方中之药效易作用于人体之上部而增效,且还可起到类似"提壶揭盖"样的作用而使大小便通利的功效。牛膝主降桔梗主升,若论治疗之策略,欲降者有时宜先升,欲升者或许当先降,俾方中诸药作用之升降互动更为协调得体。王清任《医林改错》之血府逐瘀汤由桃仁四物汤加柴胡、枳壳、甘草组成,再加桔梗、牛膝,立意深邃,故疗效甚佳。

需知某药虽为某经之引经药,但并非专治某经或独治该经病证之品。所有处方也不是非用引经药不可,确有需要者亦当选用与既定治法相适应之品,才有利于靶向作用之发挥而提高疗效。其次一般引经诱导之药,用量不必太大,以免喧宾夺主。

（四）信息增效

信息（information）通常是由指令、数据、符号和文字等思想载体传递出来的,对于接受者而言属于未曾知悉的有关事物之消息。当今是信息社会同时是知识经济社会,新信息量与日俱增已成为社会公共资源。因此及时掌握利用可靠的关于中医药治疗方面的有用信息,也是提高临床疗效的途径之一。

中医药治疗领域里的信息不仅限于现代信息,还应包括可供回采的历代文献中有用的历史信息之未经发掘和采集者。充分利用现代中医药理学、药效学与临床治疗研究新成果的详细确实的信息,可以开阔眼界、拓展思路,扩大原有中药的治疗范围,提高有关病证的疗效。如常用的中药葛根,传统的本草学理论仅谓能解表退热,生津止渴,透疹升阳止泻等。通常用于外感发热、项背强痛、热病津伤口渴或消渴,疹出不畅,泄泻或湿热下痢,其花解酒毒等。近年来研究之信息提示葛根有扩张冠状动脉,提高心肌耐缺氧能力,抗心律失常,改善颅脑循环,降压、降糖,解痉,增强记忆、抗氧化以及类似雌激素样作用等功效。同时还能诱导增殖的血管平滑肌细胞(VSMC)凋亡、保护血管内皮细胞,且对神经细胞亦有保护作用。由于其所含成分中之异黄酮含量较高,因而能滋养肌肤使之白皙光润,促进乳房组织之重构,故尚有美容丰胸的作用。对心脑血管病、血管神经性头痛、高脂血症、糖尿病、突发性耳聋等疾病配用葛根均可不同程度地提高临床治疗效果。

再如薏苡仁,本为食药两用之品,本草学一般将其列入利水渗湿药物。该品无毒,性味甘淡微寒。甘可补虚健脾,淡可利水渗湿,微寒略可清热。明代刘若金《本草述》对其评价颇高,认为薏苡仁可"上清肺热,中除脾湿,下清大肠……除湿不如二术之助燥,清热不似岑连之损阴,益气不如参术辈犹滋湿热。"且有"寒而不泄,甘而不燥,补而不滞,利而不伐"之特点。《神农本草经》早已发现薏苡仁"主筋急拘挛,不可屈伸"等。现代研究信息提示薏苡仁中所含之饱和脂酸可作用于人体横纹肌纤维,抑制肌肉之收缩,降低疲劳曲线,重用至 100~150g 则疗效可以增强,对手足抽搐症(tetany)等之治疗有效。此外薏苡仁所含内脂(coixenolide)中之 α-单油酸甘油酯具有抗癌及拮抗肿瘤促发物的作用。故治癌方中适量配伍薏苡仁亦可使疗效有所提升。此外尚有信息称薏苡仁可防治脱发,美白,其所含成分阿魏酰豆甾醇(feruloyl stigmasterol)与阿魏酰菜子甾醇(feruloyl compesterol)能促进妇女排卵,顽固性无排卵之患者服适量薏苡仁为主之方药,可以改善下丘脑之功能而提高相关治疗的效果。

至于历史信息的利用,如青蒿素的抗疟作用,其衍化物之优良的治疗疟疾的效果即是回采中医药历史信息并充分利用的成功范例。因为在中医古典医籍中,晋代葛洪《肘后备急方·治寒热诸疟方》便载有"青蒿一握,以水二升渍,绞取汁,尽服之。"上述例子已从不同角度透露出信息与疗效之间的相互关系。

(五)配伍增效

合理遣药,依法配伍,组成复方煎剂内服,是中医药治疗病证的传统方式。将数种相关的中药,有根据、有目的、有规律地集中在一块,通过相互间的协同、拮抗、监制等作用,对患者体内失调之阴阳和紊乱的气血进行矫治调节,多层次多靶点地作用于效应器官或组织,适应于复杂多变、寒热错杂、虚实互见、部位不一的病证之治疗。是中药应用的高级形式,体现了中医药治疗的固有特色。

两种中药合用的"对子药"又称"药对",是最常用也最成熟的配伍方式,也是最基本的配伍单元,两两相配,蕴含着深义。如荆芥配防风,可增强祛风解表之功效,且有止痒、止痉、止血、止痛等作用。金银花配连翘则清解毒之疗效可以提高,并能疏散风热,表里气血两清,抗菌谱增宽,效应加强。砂仁配白豆蔻便可醒脾、化湿浊,宣畅中焦,使脾胃之运化功能增强。这都是两种中药配伍后发挥协同增效的范例。又如桂枝配白芍,前者能温阳通脉,后者可益阴敛阴,"营行脉中,卫行脉外",桂枝与白芍互相配伍便可增强调和营卫之作用。石菖蒲配远志,能宣窍启闭,前者可开心窍使心火下降于肾,后者能开肾窍令肾水上溉于心,于是水火相济,心肾相交,便可促进睡眠,并使健脑益智等作用增强。香附配郁金,前者入气分善于疏肝行气,调经止痛;后者入血分,能行滞、活血、凉血。两者合用可以增强行气活血疏肝解郁之疗效。菊花配伍蝉蜕能使疏散风热、利咽喉、清头目之疗效增强。夏枯草配茺蔚子则清肝泻火,明目潜阳,降血压之效果更佳。麦芽、神曲与山楂共同配伍,经炒制后称"焦三仙"。因麦芽含丰富之淀粉酶,神曲含酵母及维生素 B 族,山楂可加强胃分泌脂肪酸及蛋白酶之活性,并可拮抗十二指肠平滑肌之痉挛,所以焦三仙可具有较强的消食导滞、和胃除胀,消化谷、肉、脂积滞的作用。又如金钱草、海金沙、鸡内金共同配伍能增强除湿热,利尿,化结石之疗效。类似这样的配伍增效的例子不胜枚举。

近年来从一些实验研究报道发现中药的合理配伍可以起到减毒增效,且在共同煎煮的过程中还有可能生成某些新的具有药理活性的复合物,如配位络合物、分子络合物以及某些单味药物成分的衍化物。附片与甘草配伍同煎,可产生沉淀而降低附片之毒性,且乌头碱能与甘草次酸形成复合盐,进入人体后逐渐缓慢分解,缓解乌头碱迅速产生之毒性反应。草决明与石决明配伍共煎,可使前者所含之蒽醌煎出率明显提高,而令通便之效增强。另据严永清等的实验报告由人参、五味子、麦冬配伍组成之生脉汤在煎煮过程中经糖解产生新的活性成分 5-HME(5-甲基乙糖醛),具有抗氧化和抗心肌缺血之作用,且可使人参皂苷 R_9、Rh_1、RH_2 等转化为主要成分且含量明显增加。这都表明正确的配伍确有深义。

此外中医素有"怪病多痰""怪病多瘀"和"久病入络"的关于病机方面的理念。所以对于某些"怪病"之治疗亦可适当配伍相应的祛痰化瘀之品于组方之中,可增强疗效。清代叶桂《临证指南医案》曾创宣络、通络之法,喜用桂枝、桑枝、丹参、姜黄、通草、当归须、刺蒺藜、青葱管等配伍于有关方剂中作为通络之用以治疗久病之痹证患者,亦示其有增效之故。

历经千百年实践发展形成的中医中药临床治疗方法,内容十分丰富。若内治尚难满足要求,则可根据实际需要同时加用中医药外治、针灸、推拿按摩以及移情治疗、易境治疗、暗示治疗等超出本文讨论范围之诸多方法,以达综合增效之目的。

五、勿忘影响疗效之因素

能够不同程度地影响临床治疗效果的因素颇多,但从医者的角度而言不外主观因素与客观因素。主观方面常见的因素是形而上学思想的影响或干扰,易使医者产生片面的单纯药物治疗观点,过高地估计了药物的作用,以至忽视了必要的配套或辅助措施。或者在具体治疗过程中不自觉的出现教条主义或经验主义倾向,前者易从概念出发机械搬用书本理论,脱离患者实际,主观施治;后者则误将自己或他人之局部经验当成普遍规律而广为运用,因而难以摆脱狭隘观点的束缚,无法用理性认识指导治疗。或不能自觉地用人性化的诊疗态度对待患者,未能从内心深处遵循《备急千金要方·大医精诚》教导的"见彼苦恼,若己有之",因而难以得到患者的足够信赖和对治疗措施的较高的依从性。另一个常见的影响疗效难以提高的重要因素,则是当疗效并不理想时,只考虑客观条件问题,不能按《孟子·离娄章》提出的"行有不得者,皆反求诸己"进行认真的反躬自省,总结正反经验去深化认识,提高疗效。要自觉培养树立全面而有重点的治疗观点和承认有关事物间存在普遍联系的正确思维方法,避免处理问题时绝对化、片面化。辨证论治固然是众所公认的中医学术突出的特色和优势,治疗运作时强调"方证对应",但在以"治证"为中心的同时,也不应忽视对疾病和对症状的统筹兼顾治疗,从而在遣药组方时有所侧重和体现,以利疗效之提高。这也就是笔者倡导的既以辨治证候为主,同时也兼治疾病,加强解除症状、证候、疾病的"三对应"之临床治疗基本思想之一。

客观因素主要是患者自身正气之强弱,胃气之有无以及精神意志的具体状态等。因为疗效的高低好坏并不完全是药物作用的效应,在很大程度取决于愈病的内因机体正气之强弱。《黄帝内经》早已指出"邪之所凑,其气必虚","正气存内,邪不可干",古人云:"平人之常气禀于胃","人以胃气为本,有胃气则生,胃气少则病","人无胃气曰逆,逆者死","精神不进,志意不治,故病不可愈",甚至如李中梓所言,有的患者还可能出现"参术沾唇惧补,心先痞塞;硝黄入口畏攻,神即飘扬"的现象。这些源于患者的因素,都会影响到治疗效果。

同时还应不厌其烦地谆谆叮嘱,对患者给予恰如其分的必要的医嘱,如煎煮中药饮片的正确方法及服用要求,饮食宜忌,生活起居等方面的指导,则也可使疗效的提高多一分保证。

至于其他方面的客观因素,包括所用药物的质量,基源,有效成分之含量及溶出率,加工炮制和煎煮制备的方法,疗程和服法以及饮食宜忌等已是不言而喻之影响因素,亦须重视,以免出现"老医迷旧疾,朽药误新方"之弊。

总之,欲从根本上提高中医药内治的疗效,驱动力在于广大的中医药工作者和精英们的践行社会主义核心价值观、爱国敬业的义务自觉性,能以提高中医药疗效为目标,戮力同心,排除形而上学的干扰,自觉坚持以我国医学卓越的临床诊疗思维方法和精辟的治疗学理论为向导,重视临证实践,全面总结正反经验,深化对治疗规律的认识,反复实践,不断精进,继承创新,以提高中医药内治之临床疗效为己任。

至于疑难病证疗效之提高和中医优势病种治疗方案之完善,则有待更多的社会实践信息之交流和有关中医药与方剂等现代药理学药效学研究之优秀成果,为之提供充分条件或坚实基础。

第三节 中医治疗艾滋病用药选择

艾滋病(AIDS)是人体感染了人类免疫缺陷病毒(human immunodeficiency virus,HIV)致使体内免疫系统受到破坏,继发机会感染、恶性肿瘤和神经系统病变的一种特殊慢性传染病。病变范围可以波及人体各重要器官和组织,是一种具有某些自身免疫疾病性质的获得性免疫缺陷综合征(acguired immunodificiency syndrome,AIDS)。在汉族人群中体内能够协助 HIV 侵害 $CD4^+T$ 细胞的辅助受体之一的"CCR5"比较充分;因此国人对 HIV 具有较高的易感性。据我国卫生部与联合国 AIDS 中国专题组 2003 年 12 月 1 日联合提出的《评估报告》称,目前该病在我国流行范围广泛,存在着较多的危险因素,而今面临发病和死亡高峰,疫情正从高危人群向一般人群传播,防治工作任重道远。

对于该病的临床治疗,既要抗病毒(anti-retroviral therpy,ART)控制机会感染和恶性病变,又要调整体内异常的免疫状态(即要提升处于低下的 T 细胞免疫功能,又要抑制其过亢的体液免疫如高球蛋白血症等)。只有患者体内陷于紊乱的内部环境得到一个较好的调整,那么抗艾药物才能发挥更好的作用。当前国际通用的 HAART(highly active anti-retroviral therapy,高效抗逆转录病毒治疗)疗法既有其长处也有其不足,因此探索中医药治疗该病的用药规律实属必要。

一、临床治疗回顾与中草药抗 HIV 活性研究

中医药治疗 HIV/AIDS 始于 1987 年,迄今已历时 20 余年。原中国中医研

究院(现中国中医科学院)首先在坦桑尼亚治疗上万例,总有效率40%~52%(其中症状改善率75.7%,免疫功能改善率52%),使病死率由50%下降到20%。其所遵循的治则是"标本兼治,虚实并治,补虚泻实",而在"不同阶段,攻补偏重不同"。此外该院P3实验室还对180多种中草药做了体外抗HIV研究,发现100多种药物对HIV有一定的抑制作用。中科院昆明植物所曾筛选中草药402种,发现其中144种(含中药54种),有不同程度的抗HIV活性,并选取其中5种组成复方"SH",认为有抑制HIV蛋白酶活性的作用,可降低病毒载量等。关于制剂方面,该院研究的ZY1、2、3号固定方剂,天津医科所的"寿康素",成都的"乾坤宁",武汉的"生命泉",昆明的"扶正抗衰膏""复方三黄散",上海的"XQ-0302"等,均有不同程度的抗HIV或改善患者免疫功能等作用。国外如美国M,Cohe的中药"复方A"(大复方),"Ⅰ号茶""八味黄芪片"等。其次,赞比亚、肯尼亚、泰国等,都有用中药对当地HIV/AIDS患者进行治疗获一定疗效者。

上述实践结果表明中医药治疗HIV/AIDS确有药源易得,费用不高,疗效持续,病毒不易产生耐药性,在疾病初期便可使用,能在相应程度上保护或改善患者机体的免疫状态,可延长患者寿限;有的还可不同程度地降低血中的病毒载量。若与HAART联合使用还可起到减毒增效的作用。这都体现出中医药固有的治病优势和特色。

二、对HIV有抑制作用的中药

根据近些年来对具有体外抗HIV活性中草药的筛选结果,发现下述中药能够不同程度地抑制人类免疫缺陷病毒,其中有的可抑制RT(HIV-I RT,即reverse transcriptase)逆转录酶,有的能抑制HIV-I protease蛋白酶等,现按一般中药学分类法,依其主要功效分别列举如下:

(1)辛温解表:防风、白芷。

(2)辛凉解表:柴胡、牛蒡子、蔓荆子。

(3)清热泻火:栀子、天花粉、苦丁茶。

(4)清热明目:密蒙花、夏枯草。

(5)清热凉血:紫草、白头翁。

(6)清热燥湿:黄芩、黄连、黄柏、苦参。

(7)清热解毒:金银花、紫花地丁、鱼腥草、穿心莲、连翘、山豆根、白花蛇舌草、贯众、漏芦。

(8)清虚热:白薇。

(9)祛暑药:藿香。

(10)祛风湿药:五加皮、海风藤、透骨草、苍术。

（11）祛寒药：丁香、艾叶、乌头、附子。

（12）泻下药：芦荟。

（13）峻下逐水：芫花、甘遂。

（14）利水消肿：茯苓、薏苡仁、粉防己。

（15）利湿消黄：茵陈。

（16）养心安神：酸枣仁。

（17）利水通淋：海金沙。

（18）平肝息风：钩藤、白蒺藜。

（19）开窍药：麝香。

（20）理气药：沉香、荔枝核。

（21）活血化瘀：红花、姜黄、降香、莪术。

（22）止血药：仙鹤草、三七、槐角。

（23）助阳药：狗脊、菟丝子、淫羊藿。

（24）补气药：人参、黄芪、党参、白术、西洋参、甘草。

（25）滋阴药：天冬、麦冬、石斛、黄精、百合、女贞子、墨旱莲、山萸肉。

（26）养血药：当归、桑椹子。

（27）收敛药：五倍子、诃子、五味子、石榴皮、莲子。

（28）止咳平喘：桑白皮。

（29）驱虫药：槟榔。

（30）其他药：余甘子、大蒜、建菖蒲、虎杖。

三、对人体免疫功能具有调节作用的中药

中药属于天然药物，一味中药所含成分往往就是一个小"复方"，用于治病常可发挥其多成分、多环节、多途径、多层次、多靶点等"五多"作用。下述中药可以通过不同环节调整受病机体的免疫功能，而且有的同时还有抑制 HIV 之作用。

（1）能促进干扰素生成的中药：干扰素（interferon, IFN）主要是由人体内浆细胞，树突状细胞和受病毒侵袭的细胞，以及活化 T 细胞和 NK 细胞等产生的一些具有免疫作用的细胞因子（cytokines），是在同种细胞上具有广谱抗病毒效应的糖蛋白。可以干扰病毒的感染和复制，可以抵抗病毒在细胞内的繁殖，制止细胞因此产生的异常分裂，维护细胞自身的稳定等。具体分为 IFN-α，IFN-β，IFN-γ 等。

能促进体内干扰素生成的中药有：山药、白术、猪苓、商陆、生地黄、巴戟天、何首乌、枸杞子、玉竹、黄芪、甘草、灵芝、茯苓、黄芩、黄连、茵陈、五味子、淫羊藿等。其中大部分同时具有抗 HIV 作用。

（2）能增强特异性细胞免疫功能的中药：这是指 HIV 感染者体内具有特异性的 CD4$^+$T 细胞的免疫应答和 CTL（cytotoxic lymphocytes）即特异性细胞毒 T 淋巴细胞的免疫反应。CD4$^+$T 细胞是免疫系统的核心或中枢细胞，可促进抗 HIV 的特异性 CTL 的产生和成熟及活化巨噬细胞和 NK 细胞等。CD8$^+$T 淋巴细胞是特异性细胞免疫的效应细胞，通过分泌各种细胞因子如 INF、TNF（tumor necrosis factor）等抑制病毒复制。下述中药有的可在 HIV 感染后的人体免疫应答过程中发挥一定的或程度不等的增强特异性细胞免疫功能的作用。它们是：人参、西洋参、女贞子、石斛、刺五加、鱼腥草、桑椹子、淫羊藿、黄精、酸枣仁、墨旱莲、儿茶、山楂、天麻、乌梅、白扁豆、仙茅、冬虫夏草、地黄、附子、忍冬藤、龟甲、补骨脂、沙苑子、阿胶、昆布、板蓝根、败酱草、枸杞子、南沙参、桑枝、鹿茸、葛根、蒲公英等。其中有的同时也兼有抗 HIV 作用。

（3）具有促进 T 淋巴细胞转化作用的中药：黄芪、党参、淫羊藿、金银花、紫花地丁、黄芩、黄连、桑椹子、茯苓、白术、枸杞子、乌梅、桑枝、蒲公英、生地黄、龟甲、鹿茸、阿胶、何首乌、紫河车、墨旱莲等。

四、治艾滋病中药临床应用的具体方法与原则

艾滋病的发展过程，是一个极其复杂的"正邪交争"，"邪毒日盛，正气日损"终令患者死亡的过程，按我国 2001 年制定的国家标准《HIV/AIDS 的诊断标准及处理原则》（试行）将该病的临床进程分为三期。

（1）第一期为"急性感染期"或称"窗口期"：此期历时较短，从中医学角度看：系毒邪犯表郁于腠理或入于肌肤，致令表卫不和，肺失宣降，痰瘀互结，症见发热、头痛、体痛、咽痛、咳嗽、咳痰、颈腋等处淋巴结肿大等。此时在人体内的 HIV 大量复制，CD4$^+$T 细胞骤降，邪毒虽盛，但患者体内"正气"尚可，能暂时胜邪，体内产生抗 HIV 抗体，继而 CD4$^+$T 细胞有所恢复或提升。治疗原则以攻病祛邪为主，用药宜分清外感属性与病邪深浅。风热证首选柴胡、牛蒡子、黄芩、连翘、蔓荆子、桑白皮、鱼腥草等可解表清热、退热、镇痛、止咳、化痰，又可抑制 HIV 之品；风寒证则宜首选防风、白芷等；症见"马刀侠瘿"淋巴结肿大者宜首选夏枯草、莪术、薏苡仁、刺蒺藜等，除此以外尚应选用其他对症药物全面治疗。

（2）第二期为"潜伏期"或称"HIV 感染无症状期"：此期正邪交争，相持不下，然邪毒猖獗正气日渐耗损，致使阴阳气血失常，使患者处于"气阴两虚"的境地。临床可见面色无华，倦怠无力，多汗，易感冒，盗汗，头晕目眩，低热口干，焦虑抑郁，淋巴结肿大等。治疗原则当予益气养阴，扶正固本为主，辅以必要的祛邪药物。凡属气阴两虚之证，首选人参、黄芪、白术、黄精、女贞子、墨旱莲、天冬、麦冬、枣皮等；气血亏虚夜眠欠佳者，宜选当归、桑椹子、酸枣仁等；兼

见肝郁化火者可选加柴胡、栀子、钩藤、夏枯草、苦丁茶等。除此以外尚应酌情加用紫花地丁、白花蛇舌草、黄芩、黄连、黄柏等清热解毒燥湿之品及其他相应的中药共同治疗。

（3）第三期为"发病期"：这是艾滋病进程的最后阶段。其病况较轻者旧称 ARC（AIDS-related complex）即艾滋病相关综合征，临床可见瘰疬痰核，消瘦、虚热、盗汗、乏力，皮肤痒疹脓疱，烦躁抑郁，咳嗽血痰，口咽溃疡，恶呕腹泻，排尿不畅，阳痿、闭经、视力障碍等。严重的晚期艾滋病又称 FBA（full-blown AIDS）即完全型艾滋病，此时患者已毫无免疫能力，各种机会性感染接踵而至，常发热、咳嗽、腹泻、皮肤黏膜病损加剧，出现肿瘤（如卡波西肉瘤）甚至痴呆昏迷等。临床治疗原则，宜按辨证论治法处理，如属风热湿毒蕴结于肌肤所致的肤痒、皮疹、脓疱等，则首选能疏风清热祛湿解毒的黄芩、黄连、黄柏、金银花、紫花地丁、白花蛇舌草、穿心莲、连翘、薏苡仁等。若属气滞血瘀，痰瘀互结成瘤者，宜首选活血化瘀，祛痰软坚散结之红花、莪术、昆布、薏苡仁等；属心脾湿热所致之口糜，首选黄连、栀子、黄芩、连翘等；属肝肾阴虚、瘀热上扰所致之视力障碍，则首选可予滋养肝肾的当归、石斛、女贞子、墨旱莲、密蒙花等；属风痰上蒙心窍所致的语言不清、神情错乱、痴呆、瘫痪、昏迷者，首选建菖蒲、钩藤、麝香等；属脾肾阳虚久泻不止者首选附片、白术、丁香、诃子、山药、五倍子、补骨脂等。以上之诸证，除首选药物外，尚应加用其他有关的中药共同治疗。

总之，治艾中药临床应用的具体方法与原则是辨证论治与专病专方并用，前者主要用于各种机会感染的控制，后者主要用于调节患者的免疫功能和抑制 HIV，两者并用以缓解该病患者的各种不适症状，延长其寿限，提高生存质量。总的用药规律不外"古今互参，病证结合，标本兼治，缓急得宜，双向首选"。所谓双向首选，即应选用具有可抗 HIV，同时又能调节免疫功能的双向药物。

【注】本文是张老讲述并具体指导，由田春洪整理而成，曾发表于《云南中医药杂志》。

第四节　治疗 HIV/AIDS 中医药疗效评价

艾滋病是危害人类健康、威胁人们生命的严重传染病，日益引起世界的关注与焦虑，迄今尚无满意的治疗方法。中医药历史悠久，在我国有着深厚的群众基础，近年来日渐广泛地用于该病的治疗。在"标本缓急""扶正祛邪""辨证论治"等传统理论的指引下取得了一定成效，初步显示出中药的正确运用具有副作用小，不易形成耐药毒株，应用范围较广，只要是感染了 HIV 者便可接受治疗以冀延迟发病,对于已发病者,不论处于何期,用之亦可不同程度地减轻症状,延缓病情进展、延长存活时限等。因此,中外不少学者视此为治疗HIV/AIDS的补充或替代疗法。然而怎样去客观、全面、科学地评价其疗效,至今尚无统一标准,更乏完整的评价体系,这影响着抗HIV/AIDS中药新药的开发、审评与管理。有鉴于此,本文提出以下蠡见,权作引玉之举。

一、药效评价的基本概念

药物疗效的评价,实际上就是对于某药治疗某病的结果给该病患者们带来的各种利、弊、得、失进行恰如其分的判断与表述。科学的药效评价直接关系到所评药物的应用价值与市场前景的正确估量。

中药复方制剂的疗效,大体上包含着:理论疗效、实验疗效与临床疗效三个层面。理论疗效主要是指其处方药味组成的合理性,所体现的中医理、法、方、药理论固有的逻辑联系等;实验疗效则指对实验动物进行的药效学实验结果,体外抗病原体试验结果等;临床疗效是最具发言权的实际疗效,其中又包括近期疗效与远期疗效,而论证强度最高者,当属于大样本、随机、盲法、齐同均衡、周密严谨的对照试验结果。

至于评价,不论对任何事物都有其相应的内容和形式,不同内容的评价可以采用相同的形式,但总不外两种形式,即简单评价与复合评价。前者,包括性质评价与关系评价;后者则包括联项评价与选项评价,治疗艾滋病中药的疗效评价也不例外。如目前所用的以患者血液中的HIV病毒载量(viral load,VL)与CD4$^+$T细胞计数作为具体评价的"金标准",便属于较简单的选项评价之类。

二、评价的方式与方法

评价治疗艾滋病中药疗效的基本方式是"对比"(contrast),只有通过科学的仔细对比,与现行的西医药常规治疗相比较,才能对其做出正确的评价。在医学研究中,为了弄清患者机体的某些变化与治疗的关系,对被试对象除了"处理因素"(如所用治疗药物)不同外,其余条件都一样,而且设有相应的对比标准、衡量指标和检测方法的有序对比称为"对照"(control)。要减少评价的误差、如实反映所试药物的治疗效应,须精心设计、认真地进行对照试验。通常宜按统计学要求计算出所需之样本数,并将受试对象"随机抽样"分为对照组与试验组等组群,而组间的各种构成因素必须保持"齐同均衡"。

可供选用的对照方式一般有:分组对照,配对对照,自身对照等。若论对照所获结果的可靠性与论证强度,则全随机对照评价试验最强;半随机对照,用药前后自身对照、同期非随机对照,历史性回顾性对照次之;最弱者为无对照的临床评价试验。

　　从临床角度评价治疗艾滋病中药的疗效,要重视试验设计,除了专业设计外还应包括统计学设计。按统计学原理测算出的样本数,才有相应的代表性,在质与量方面反映或代表总体情况。受试对象的选择要有统一标准,入选条件必须明确划定,并保证每一受试患者都有分配到任何一组的机会。试验过程中要尽可能地排除各种"偏因"或足以干扰疗效评价的可变因素。所用药物,尤其是中药复方制剂,其组方依据务必要充分,治疗针对性要强,而且要标准化并保持质量稳定。用于观测的指标要精选,且有适用性、合理性、相应的特异性与灵敏性。做到既有袭用指标又有创新性指标,既有现代化指标又有传统指标,既有定量指标亦有定性指标,既有硬指标又有软指标。总之要充分应用现代生物信息学的原理和方法,广泛收集各种有关疗效评价的"证据性"衡量指标,如对于在机体病原体的抑制或杀灭,对患者机体受损功能和形质的修复或重建,对患者生存质量的影响,疗效的近期和远期的动态变化,有关探索性或创新性指标,该药的使用安全性,毒副作用的有无或大小等,都应纳入观测的视野。

　　目前袭用的于疗程结束时复测 VL 与 CD4⁺T 细胞数以做对比的评价,仍属于"经验医学"的范畴。要实现正确的前瞻性的疗效评价,还须借鉴现代"循证医学"(evidence-based medicine,EBM)的原则与方法,即用于评价的主要证据应来自大样本、多中心(样本数 >500 例,参试单位 >40 例)的规范化随机对照试验(standard randomized control trial,SRCT)结果的广泛收集。评价的方法则应通过系统评价(systemic review,SR)与荟萃分析(meta analysis MA)获取 EBM 的评价证据。具体疗效的判定,不能只以患者的"中间结局",如 VL 与 CD4⁺T 细胞的实验室参数和患者近期症状改善等,此又称"替代终点指标"(Surrogate end point)作为评定疗效的唯一依据。EBM 强调必须以受试患者的"最终结局",如病死率,致残率、并发症、日常生活能力、生存质量、幸福度和满意程度等,此又称"终点指标"(end point)作为判定疗效的最终标准。诚然,凡属于中间结局的替代终点指标,只要它们和终点指标具有密切的相关性,则也具有重要的评价意义,但却不一定能和终点指标完全平行。

　　其次,在评价试验的过程中还要看到医患之间互拥协调关系的重要性,应从观念上完成从以医生为核心向患者为核心的转变,否则仍不能完全超越经验医学的水平。

三、评价体系的构建

　　治疗艾滋病中药疗效评价体系应当体现:明确的指导思想,正确的评价原则,综合的评价指标,完整的评价内容与科学的规范化的评价方式与方法等。

　　中医学是人类东方医学的代表,是独立发展起来的医学体系,有其独特的理论、诊断方法和治疗药物。由于中医学观察疾病的角度和分析病理机制的着眼点都不同于西医学,因此不能完全按西医学的观点评价中医药的疗效,否则便易流于简单的"比附",不但有失公允,而且只能得出片面的结论。所以构建治疗艾滋病中药疗效评价体系要进一步拓宽思路,不能囿于西方医学的定式。应尽可能地广泛借鉴现代自然科学的有关认识成果和技术手段,使之为我所用,以提高自身的认识能力和评价水平,在衡量指标方面有所创新。例如有的 AIDS 患者可见长期腹泻或口腔念珠球菌感染,这多是机体微生态平衡(microeubiosis)遭受破坏,导致微生态失衡(microdysbiosis)的表现。此时体内微生物群相互之间、微生物与宿主之间已由生理性组合变为病理性组合,这也就是"正邪交争"的重要内容之一。因此,在评价体系中不妨增加必要的相应的微生态学检测指标,以增强评价的全面性。又如在对病原体 HIV 的灭杀作用方面,目前虽非中医药的强项,但也不必因此而高估西药的抗病毒作用。西医药对本病的治疗研究近年来虽有进展,但现有西药在停药之后 VL 往往出现反弹,于是鸡尾酒疗法的创始人何大一也曾公开宣布其疗法"不能战胜艾滋病"。为此,我们要继续更新观念,不断探索,用新的思想去丰富或取代现有看法。

　　正确的评价原则是既重视 VL 与 CD4[+]T 细胞的检测数值,又不将其视为评价中药疗效的唯一标准。就 VL 本身而论,它是 HIV 感染者和 AIDS 患者血液中游离病毒 RNA 含量的测定值,乃由核酸提取,扩增或信号放大,定量测定而得,对于了解患者病情进展状况、估计预后、检验抗病毒药物的疗效等均有价值,亦可作为修订或调整治疗方案的依据。然而这也不是绝对的,血浆中 VL 测定值,并不能反映患者体内病毒的全貌。据估计,患者体内的外周免疫器官淋巴滤泡区的滤泡树突状细胞(follicular dendritic cells,FDC)中 HIV-I RNA 的含量比血液中的含量大出 $10^2 \sim 10^4$ 倍,而患者体内静止的 CD4[+]T 细胞更是 HIV 的储存库。另据研究所知:患者体内 CD4[+]T 细胞受染后,便会以每天产生 $10^9 \sim 10^{10}$ 病毒颗粒的速度进行大量复制,但客观事物总是既相依赖又相互制约的,只要宿主自身的免疫功能尚完整,则每天被清除的毒粒亦在 $10^7 \sim 10^9$ 左右。这就是说每天约有 99% 的毒粒被人体免疫系统清除,从而保持了两者的动态平衡。遗憾的是此种平衡会随着病情的进展而被打破或丧失,而中药复方制剂的多靶点、多层次的治疗作用或许能在维护或恢复此种动态平衡方面有所作为。因此在评价指标的选择上,当特别关注全身性,调节性的指标,宜采用生物信息学的综合分析方法对其结果进行深入研究,找出它们的内在联系提出规律性的结论,使我们在实践的基础上反映现实情况,从众多的证据中提出最具说服力的指标,保证做出的评价更符合客观实际。

　　由于中药(特别是中药的复方制剂)药效作用的多靶点、多层次性质,所以应当强调"综合疗效"的评价。因为受 HIV 侵袭的机体,其处于病理生理总体变化中的各系统和有关组织器官的互相关系无疑已超出了西医学实验室检测的范围。当然,对局部的深入检测亦属必要,但要看到局部的改变仍是处于整体联系之中的,所以不可忽视中药对整体的综合调节效应。再说任何疾病的痊愈或死亡,其原因也是多方面的,如根据热力学第二定律则人体生命的结束也就是机体系统熵的值达到了最大限度,导致与外界的能量交换停止。但在病理生理的变化过程中,若获有效的药物治疗等措施的帮助加上机体自身的调节能力则也可使负熵增加,从而使之好转或治愈。所以不能只是看到受染者机体对 HIV 做出的被动反应,而看不见机体主动与 HIV 做斗争的能力和中药对这种能力的扶持。

按照唯物辩证法的观点,一切现象和过程都处于无限的互相联系的因果链条之中。因此,对于治疗艾滋病中药远期疗效的评价亦很重要,如对 HIV 检测阳性者其发病时间是否因中药的干预而得以推迟;AIDS 患者的存活时间又是否是因此而得以延长等疗效的评价,均应采用大样本 RCT 的方法,严格按 GCP 要求结合现代流行病学调研原则进行。前者或使用安慰剂进行对照,后者则可以和同期西药治疗组相对照,以夯实疗效评价的基础。

必要的药效学实验(pharmacodynamics experiment)是治疗艾滋病中药药效评价体系中不可缺少的部分,是用于评价的重要内容之一。实验的主持者应具备相应的资质及有关的实践经验。以确保实验设计的质量,做到方法正确、指标合理、判断准确、资料可靠。虽为治疗艾滋病药物但仍应遵循中医药学理论,运用现代药理学实验方法,制定出能反映中医药特点的设计,根据该药的功能主治及作用特点,选用或建立与所治中医病证相符或近似的动物模型和实验方法,对该药的有效性做出科学的评价。实验室条件应符合规范化要求,实验动物要符合国家规定的等级动物要求,实验指标应选特异性强、灵敏、客观,重现性好,可以定量或半定量者进行观测。尽可能地充分证实其主要的治疗作用,以及较重要的其他的治疗作用。实验结束时应经统计学处理,并以表格列出统计结果。体外抗 HIV 实验:如对 HIV 的增殖或复制、对 HIV-RT 等有无抑制;对 T4 淋巴细胞系(H9)细胞中的 HIV、对所感染的 MOLT-4 融合细胞、巨细胞的形成等作用如何,均可供全面评价之用。

至于药物经济学评价(pharmacoeconomics evaluation,PE)问题,既然要求对治疗艾滋病中药疗效的全面综合评价,则 PE 指标亦应纳入评价体系。具体的方法目前一般倡导用贝叶法(Bayesian's method),其中又以成本效果分析(cost-effectiveness analysis,CEA)较为多用。

总之,治疗艾滋病中药疗效评价的方式方法与评价体系,只能在不断的探索、思考、观察、总结的实践过程中逐渐形成、建立和完善,至于是否完全符合客观实际,则尚依赖大量的社会实践的检验。

【注】本文由是张老讲述,由其学术继承人田春洪、田原记录整理。

第五节　抗艾制剂康爱保生丸与扶正抗毒丸简释

一、特殊的治疗对象 HIV/AIDS

(1)由逆转录(retroviridae)科慢性病毒(lentivirinae)属人类免疫缺陷病毒(human immunodeficiency virus,HIV)引起的感染和获得性免疫缺陷综合征(acquired immunodeficiency syndrome,AIDS)。

(2)致病广泛:除 $CD4^+T$ 细胞外,如脑中的小胶质细胞,肠上皮细胞,心肌细胞,子宫上皮细胞,皮肤的郎格罕细胞等均属易感细胞。发病后机会感染(HIV related opportunistic infection)更多。

(3)病毒的生物学特性容易变异:即使是同一个患者体内病程进展中的HIV基因都会发生变异,因而难以清除,反而毒性增强。

(4)国人较易受到感染:汉族人群体中存在着一定比例的能协助 HIV 进攻巨噬细胞的辅助受体,较其他人种更易染病。

(5)已受破坏的免疫功能,恢复重建困难,即使有所重建也有很大局限性。

(6)目前,对治疗的期望值不可能过高:因 HIV 无法清除,只能尽量降低血浆中的病毒载量(viral load)(HIV-RNA),在一定程度上维持或重建免疫功能,最终目标当前只能是延长患者生命,提高其生存质量。但亦不排除在关键阶段为阻止其病情发展之可能性。

二、治疗药物的对比

(一)西医药治疗

(1)使用化学药物对 HIV 复制增殖的某些环节进行干预和抑制,如 RTI(reverse transcriptase inhibitor,逆转录酶抑制剂),PI(protease inhibitor,蛋白酶抑制剂);由单一用药发展为联合用药如“HAART”(highly active antiretroviral therapy),方案:2NRTIs(核苷类逆转录酶抑制剂)+PIs、2NRTIs+NNRTIs(非核苷类逆转录酶抑制剂),可使血浆中 VL(HIV-RNA)降低,$CD4^+T$ 细胞升高。

(2)治疗的靶点是“病”,攻击病原体(HIV)。

(3)评价:微观有余,宏观不足,药物毒副作用大。

(二)中医药治疗

(1)用传统的天然中药对患病机体的异常状态进行宏观的整体调节,复方用药,通过多种有效成分对病体多环节、多层次,多靶点的作用,扶正祛邪,使生理功能恢复平衡。现知各药共煎可形成活性复合物(配位络合物、分子络合物和化学动力学产物)以及单味药物成分的衍生物等,相互发生协同药效。

(2)治疗的靶点是"患者"及所患证候。

(3)评价:宏观有余,微观不明,只要用药得当则很安全,有相应疗效,极少或无毒副作用。

(4)结论:中西医药,各有短长,互补性强。

三、两个复方制剂的诠释

(一)解决矛盾共性的统一制剂

两个固定制剂的处方,均是在统一病证、统一病机、统一治则,而治法上又略有侧重的前提下拟定的。是解决 HIV/AIDS 矛盾共性的处方,其所针对的是总体的综合"病证",而非某一个具体的单纯证型的辨证论治之方。

在三个统一中,其核心"病机"是患者体内"正邪交争","正气"日渐衰颓,"邪气"日趋旺盛终至危殆;其基本"证候"是"气阴两虚、脾肾不足,邪毒内郁、壅遏血脉、阻碍气机,致瘀血、痰湿、火热、秽浊"等相继而生;"治疗原则"为扶正祛邪或祛邪扶正;"治法"以益气养阴、健脾补肾、清热解毒为主。

(二)组方依据比较充分

首先,根据笔者对该病证候学抽样调查的结果,找出其基本的共性证候,然后针对病机,遵循中医治则,拟定治法,按君、臣、佐、使遣药组方。在具体用药时又借鉴吸纳了近年来国内外使用中药治疗该病的实际经验,参考了抗HIV 活性中草药的筛选结果和有关中药的化学成分和药理作用,最后按照"古今互参、病证结合,标本兼治,缓急得宜,双向首选"的用药规律(所谓"双向"即首先选用既可抗 HIV,又能调节免疫功能的双向药物)组成处方。

此两个固定制剂的处方经云南省中医药治疗艾滋病试点项目工作专家组的专家们论证、认可,经项目工作领导小组审核同意,又报省药品监督管理局,经该局再组织有关专家评审通过后,已正式批准为院内制剂供临床使用。

(三)具体处方与功能主治

(1)扶正抗毒胶囊:处方:由黄芪、人参、白术、黄精、女贞子、白花蛇舌草等组成。

功能:益气养阴,滋肾健脾,清热解毒。

主治:气阴两虚,脾肾不足,邪毒内蕴为主之症。适应于 HIV 感染潜伏期,即第二期"无症状 HIV 感染"的患者。

(2)康爱保生胶囊:处方:由紫花地丁、黄芩、紫草、墨旱莲、人参等组成。

功能:解毒清热,活血化浊,养阴益气。

主治:邪毒炽盛,瘀浊壅遏,肝肾俱虚为主之症。适应于第三期 AIDS(包括 ARC 等)患者。

(3) 从病证结合的角度,两个固定制剂亦可根据实际情况交替使用。

【注】本文是在云南省艾滋病学术会议上张老自拟的报告提纲。

第六节 康爱保生丸与扶正抗毒丸
组方依据与药效定位

张老受云南省艾滋病项目组领导的特别委托,亲自精心制订了康爱保生丸与扶正抗毒丸两个制剂的具体处方,经省卫生厅组织有关专家共同论证同意,省药监局审评批准为院内制剂用于 HIV/AIDS 患者之关怀治疗,至 2020 年5 月,累计治疗该病患者已达 15 000 余人,获得较好疗效,临床资料屡有报道。近来医者多人问及此两种制剂之处方组方依据及其功效定位等,因此据张老日常有关处方设计之讲述综合整理成文披露如下,供同道参考。

一、依据实际调研和既往经验与有关理论拟定处方

康爱保生丸与扶正抗毒丸之治疗对象是人类疾病谱中新增的病毒性传染病之一。从中医学的角度看,该病属于一种散发性的,可"相互染易"又具有"伏邪晚发"等特点的"疫病"。其病原体为人类免疫缺陷病毒(human immunodeficiency virus,HIV),当其侵入人体后,会经历一段长短不等的潜伏期,待正式发病后则称艾滋病(acquired immune deficiency syndrome,AIDS)。由于病毒主要攻击损毁人体内最主要的免疫调节细胞 CD4⁺T 细胞,致使人体之免疫功能丧失,最终死于各种机会感染或肿瘤。然而若能及时获得良好的医疗救治则亦可延年,因此发扬中医药优势研究应对此病之有效中药复方制剂实属必要。

张老根据他 20 世纪 90 年代应昆明中药厂之邀请主持研制中药复方"扶正抗衰膏"治疗艾滋病相关综合征(AIDS-related complex,ARC)并亲手具体制定该膏制剂处方的实践经验,继而又对一些 HIV/AIDS 现症患者进行了中医证候学的临床调研,同时结合近十余年来国内外用中药治疗该病的有关信息,与他 50 多年来治疗各种非艾滋病患者的具体用药经验,参阅了大量中药调节人体免疫功能与抑制 HIV 活性的药效学筛选资料等。通过直接经验与间接经验的相互融合,在缜密思考之后,精心制定了上述两个制剂的具体处方。

张老首先从中医学关于人体染受疫毒后体内正邪交争、阴阳失衡、气血逆乱、邪毒壅遏,最终由正邪之盛衰决定患者之存亡等传统的宏观理论,与当今

西医学、病毒学、免疫学等现代微观理论相互结合的角度加以思考。认为：该病的病理生理变化发展轨迹是"邪气"HIV侵入人体后，为了其自身之生存发展，势必通过损毁其所寄居宿主体内之靶细胞而使其病毒颗粒之复制增殖，这时作为人体"正气"的适应性免疫机制则起而与之抗争，欲尽力驱除滞留于体内之病毒，于是正邪之间交争互斗，不断博弈，持续较量。当两者尚处于势均力敌之际，邪毒每日约可孵出病毒颗粒约 $10^9 \sim 10^{10}$ 之巨，而机体之免疫正气亦能及时清除约 $10^7 \sim 10^9$ 之毒粒，从而使两者之间大体保持平衡。因此，患者便可一如常人而无明显症状。但处于此期之患者若长期未获应有之医疗干预或治疗援助，则时移势异，随着病毒基因之变异而毒力增强，人体受创加速；或病毒通过免疫逃逸等途径而更加猖獗，侵犯更多之细胞和组织，为其势力之扩张创造条件，于是患者体内阴精日耗，元气衰颓，形成气阴两伤之证等。当人体免疫系统中最重要之免疫调节细胞 CD4$^+$T 细胞耗竭，正气已衰而邪气特盛，体内气血阴阳俱损殆尽，瘀血痰浊湿热火毒等继发性内生之邪气弥漫三焦、逆乱气机、壅遏脏腑，终至整个免疫系统崩溃，各种机会性感染或肿瘤接踵而至危及患者生命。由于染此疫毒之初期患者几乎无特异性症状，其证候殆属于"潜证"之类，隐晦难觅，故上述处方之设计理念及拟方原则遂采用病证结合而以"病"为主、以"证"为辅的原则，既祛邪又扶正、攻补兼施，标本同治而又有缓急轻重之别并有所侧重，俾强化其治疗之针对性。具体遣药则首选既可抑制病毒而祛邪又能维护免疫功能而扶正，作用双向之中药，依君臣佐使之法度有序组方。冀能利用方中多种有效成分与活性部位发挥多层次、多靶点之整体综合治疗效应"杂合以治，各得其所宜"。凡已染毒而尚未发病者则扶正以抗毒，已发病者则祛毒培本以保生。方中诸药皆有本学传统理论与现代有关药效学实验资料为依据。

二、制剂之治疗作用与功效目前仅能大体定位

谚云"方以药成，治赖功效"。多种药物有序组成的复方制剂是中医内治法的高级形式，而方中每味药物其所含成分又类似一个复方，多种药物互相配伍经水媒煮提，已非诸药之物理组合或各种成分的叠加，而可能有新的药理活性成分生成，此类成分多属于新的复合物，如配位复合物、分子络合物和化学动力产物及单味药物成分的衍生物等。当这些成分进入人体后经过生物转化（biological transformation）等环节，发挥多方面的调节和治疗作用从而实现整体层面的缓解病情治疗疾病的效应。然而，能够不同程度地影响药效的因素也较多，诸如多种药物共煎的复杂环境、各药相互间之用量比例、患者机体当时的病理生理状况、肠菌群的代谢影响，以及某些成分经人体肝药酶 CYP_{450} 的分解或缩合方能发挥作用等。因此按目前条件要精准地判定其功效的定位与作用靶

点尚难办到,只能根据六年来临床疗效观察所得,大体做出初步的判断。表明此两种制剂能相应地缓解患者之临床症状、减少一般感染机会、增加体重、改善生存质量,且对于 $CD4^+T$ 细胞计数低于 $350/\mu l$ 者有较好的免疫维护作用。

三、有待进一步研究和解决的问题

待研究和解决的问题尚多,如能否深入细致地进一步阐明中医药有效复方制剂的药理作用和药效机制,只有借助当今国际前沿之分子生物学理论、技术与方法、如基因组学、蛋白组学、代谢组学及基因芯片技术等,从分子层面上进行深入研究才可能获得更清楚的认识。这是由于人类的一切疾病大都与自身的基因有关,药物的作用,有的除了直接消灭病原体外,一般更重要的作用多半是通过调整、修饰或改变人类基因的表达而发挥治疗功效。中药复方制剂的特点是含有多种活性成分可以多途径、多层次、多靶点地发挥调节治疗性能,若使之与基因蛋白联系起来,观测其对细胞基因表达谱和蛋白表达谱的影响,则有望从更微观的层面阐明其治疗机制。而代谢组学(metabonomics)等现代研究手段的应用也十分必要,因为这是系统研究人体(包括在药物干预下)代谢产物变化规律的有效方法。基因组学和蛋白组学在于揭示人体内发生了变化,而代谢组学则可以从体液中表达出具体成分的改变,于是可由另一个侧面反映出中药复方药效的整体性作用的部分机制。上述制剂用于该病患者之治疗后获得有关症状的缓解和消失,改善了生存质量,使 $CD4^+T$ 细胞低下者有所回升,病毒载量未见增高,表明其确有相应的疗效。但是为何有效? 究竟如何取得疗效? 这就必须了解患者体内分子构象的改变及代谢产物成分等情况,才能得知该复方制剂之所以起作用的原因与过程。

上述制剂显然具有 BRM(biological response modifiers,生物应答调节剂)相似的效应,为进一步扩大其疗效之观测范围,可遵循中医学"治未病"和"先安未受邪之地"等先进的治疗学理念,完善临床试验和流行病学调查设计,按我国 GCP 的要求对 HIV 感染早期的患者采用大样本 RCT 等规范化的临床试验,看其是否可以因势利导地在相当程度上延缓和阻断受染者向 ARC 或AIDS 之发展。

至于上述制剂的制备工艺也还有优化提升的空间,只要设备条件到位,则可灵活选用更先进的提取工艺如半仿生、超声、旋流、加压逆流、酶法以及超临界流体萃取等技术,通过先进的干燥设备等最终精制成富集有效部位和成分之浓缩滴丸,使此两种制剂成为更符合"三小、三效、五方便",且药理活性强、生物利用度高、作用目标清楚、剂量合理、质量更可控的更新型,最终形成更有利于临床治疗应用的抗 HIV/AIDS 高效制剂。

【注】本文经张老讲述、指导,由其学术继承人田春洪、田原记录整理而成。

第七节 中药新药处方论述与审评

我国新药审批办法虽已实施多年,但对于中药新药的处方论述与审评仍处于不断认识不断探索的过程。目前一些申报资料中《处方组成和根据中医药理论及经验对处方的论述》存在不足,甚至影响了对整个品种的审评。为了逐步实现此项申报资料内容的规范化与评审尺度的一致性,以提高申报与审评质量,兹作如下初步探讨。

一、组方合理是论评的前提

就近数年来所见部分中药新制剂之处方情况看:有组方合理,有理有据者;也有其药味组合拼凑而成者;有单纯依据实验药理学研究资料组方者;有由单味中药提取之有效部位或有效成分构成者;亦有中西药混合组方者。这些处方,有的由于缺乏应有的中医药学理论的指导,难以体现明确的中医治疗法则,方与证不能准确对应,或功用已不同于原生药饮片,又未能从理论上阐述清楚,审评自难通过。因所报品种既为中药,则方中之药味、组成与功能主治等,当置于中医药学理论指导之下,才能充分体现中药之固有特色,否则与一般天然药物将无甚轩轾,无中药优势可言。

当前受理申报之中药新药制剂既是国家与省级药品标准未收载而又欲获准上市之特殊商品,则其处方当属于正规的中医方剂。此须在中医药学(特别是《中医方剂学》)理论的正确指导下,联系临床诊疗实际,依“法”制订而成。通常皆针对所治病证,审察病因、分析病机、明辨证候,从而确定合理的治疗法则,然后在“法”的指导下,精选相应的药物,有序配伍组合而成。其中,治法具有承上启下的作用,而具体药味的选用,则又渗透着前人的间接经验与拟方者自身的直接经验。所以,一个合理的中药处方,绝非若干中药的机械堆砌或功效相同药物的简单凑合。方中之“君药”(起领衔治疗作用的主要药物)、“臣药”(起重要辅助或协同治疗作用之药物)、“佐药”(包括起监制作用的药物,起兼治或次要辅助作用的药物等)、“使药”(引经、起协调或缓冲作用的药物)等,它们相互之间的组合定然是主次分明、有机联系、用量精当、配伍和谐而完整,可以体现出明确的治疗法则与临床使用的针对性,即能够对“证”。凡纳入组方之药物均须符合法定药品标准,故方中各组分当来自《中华人民共和国药典》收载之品种,也可是已有省级地方标准之药材。若欲选用尚无标准的,则应按有关规定制定相应的药材质量标准。

至于方中各药之用量比例,亦须合理。因在一定范围内,方中药物配用剂量比例之变更,可导致功效的差异。且中药饮片的用量,《中华人民共和国药典》和教科书所载的多为经验之常规剂量,有实验依据者甚少,又无不同年龄层次的有效剂量与极量限制,有的中医师按各自师承家传或个人经验行事,具体用量往往悬殊。所以对于某些中药或多或少易出现经验掩盖下的剂量随意性,从而增加了论评的难度。因此若无特殊需要与充分依据,方中各药之剂量不可标新立异。

总之,中药新制剂之处方组成应符合中药学的方剂学原理,药味配伍必须得宜,剂量应准确精当,功能主治宜清楚确切,使处方与治法准确对应才有利于论述与审评。

二、处方书写要正规完整

新药处方是制备新药制剂基础,是配制该新药的文字依据,通常具有法律、技术、经济等方面的重要意义。因此,处方的书写一定要做到正规而完整,其正文,即方中各组成药物的名称、规格、剂量等,务必缮写清楚。药物名称一律采用《中华人民共和国药典》或正式法定标准所载之正规药名,忌用别名、地区俗名、缩写、并写或联开等非正规写法;对于事前须经炮制的饮片,应标明炮制要求;方中诸药之排列次序,宜按其不同之作用和地位,依"君、臣、佐、使"等先后写出;每味药物之剂量必须准确清楚,凡含小数点者,其小数点当正写并排对整齐。方末应简要标明该方一剂拟制成某种剂型若干、规格(如1 000片、粒、ml 等),并说明具体用法、用量及疗程,指出有关注意事项。质量标准上的处方量,当按《中华人民共和国药典》规定,以制剂1 000为单位折算。

作为新药开发研究归档重要材料之一的"原始处方",尚须有处方设计人的亲笔签字,并注明拟方日期。若为名老中医验方,则须伴有临床总结资料与所在地区省卫生厅(局)的认证材料等。若为清代或更早之古方,则须有所据文献版本,年代及有关论述之复印件。

三、功能主治应体现明晰的治疗法则

中医学的自然观、人体观、病因病机理论以及治疗学原理与治则治法等,是指导中药和方剂学的圭臬,也是沟通中医学与中药学的理论桥梁。对于中药新药处方的论述,不可脱离中医学理论。在正确的中医药理论指导下认真论述组方原理,阐明其具体功能与主治范围,是准确进行临床试验设计,起草质量标准和正确拟订使用说明书的基础之一。

金元四大家之一刘完素尝云:"方不对证,非方也,剂不蠲疾,非剂也",中药新药处方欲达到对证与蠲疾的目的,必须遵循中医立法组方遣药的基本原则,注意辨证论治过程中理、法、方、药四个环节的一致和有机联系。所谓

"理",即紧密联系所治病证的实际,从中医学角度认真分析其病因、病机,明辨其证候,认清疾病规律,同时结合临床治疗的间接与直接经验,找出有效对策。而"法"则是在上述析理的基础上提出的治疗法则与具体的论治方案,其在辨证论治诸环节中发挥着承上启下的关键作用,直接指导着药物的选用与方剂的组合,所以古人曾称之为"制方绳墨"。若无亲身临证体验,治法未明便遣药组方,则不无前人所谓"有药无方"之虞。

中医临床辨证治疗法则,总不外补法(扶正培本)、攻法(攻病逐邪)与调法(调理和解)等门类。补法大体包括补气、养血、滋阴、扶阳、益精等,主治各种虚损不足之证;攻法或称"泻法"包括祛风、散寒、除湿、清热、泻火、祛痰、化瘀、软坚、消积等法,系针对各种实证而设;调法包括调理、和解、调和等,用于里。脏腑功能失和或失调等证。若虚实夹杂则补泻兼施,寒热混杂则温清并用,故凡配伍合理之中药处方,一方虽可兼容数法,但必主次分明,药量适度,"方"与"证"准确对应,能瞄准所治病证的病机关键,消除病变症结,体现出明晰的中医治疗法则,才能保持中药方剂的特色。

四、方义解析重在阐明配伍原理与治疗效用

前人认为:一切药物由于禀性不同总是"气味有厚薄,性用有静躁,治保有多少,力化有深浅",而涉及的治疗对象则又"气有高下,病有远近,证有中外,治有轻重",因此使用药物时必须要"谨候气宜,无失病机"(《素问·至真要大论》)。所谓"气宜"包括大自然赋予各种中药的不同性味和功用等。《神农本草经》进一步指出药物之间有相须、相使、相畏、相恶、相反、相杀,以及单行等"七情"关系和特点。李时珍解释云"相须者,同类不可离也,如人参、甘草、黄柏、知母之类;相使者,我之佐使也;相恶者,夺我之能也;相畏者,受彼之制也;相反者,两不相合也;相杀者,制彼之毒也"。所以,往昔医家一致主张通过恰当的配伍,使方中诸药"七情合和",俾利于纠正或消除某些药物之非治疗需要的偏性,从而增强并扩大其治疗功用。中药复方的疗效常优于单味药物,其原因之一便是巧妙地利用了中药的配伍规律。

中医学关于药物的配伍理论,是历代医家长期实践的重要认识成果。徐大椿曾总结说:"制方以调剂之,或用以专攻,或用以兼治,或相辅者,或相反者,或相同者,或相制者。故方之既成,能使药各全其性,亦能使其各失其性,操纵之法有大权焉"。其所谓"大权",即中药的配伍原理。具体而言,中药配伍原理总不外:性效相同者,予"君臣"或辅"佐"配伍,俾其协同增效;性效相反者,予"反佐"配伍,使之相反相成,监制增效;具有引经作用者,可作"使"药配伍,以导向增效;凡作用相近但又参差不齐,各有所长者,经过恰当配伍,亦可取长补短,综合增效。

因此,分析和论述中药新药处方,不可只从每味中药去孤立分散地考虑,应着眼于多种药物的有机组合与配伍之后,通过其升降浮沉、四气五味、君臣佐使、相生相须、归经入脏等相互作用所产生的综合功用,和整方的效应与特色。方中诸药,无论是消除病因的"治病"之药,辨证论治的"治证"之药,或是减轻或解除症状的"对症"之药,均须统筹兼顾、妥为安排,着重阐明其配伍原理,主要特色与治疗效用。

此外,凡由单独一味中药提取之有效部位(如总苷、总生物碱、总黄酮等)或有效成分(单体、纯品)构成之处方,其功用虽已不尽同于饮片,但既归入中药申报,则仍需按中医药理论正确论述,并指导临床应用。至于以中药为主,同时又掺入了西药的中西药结合的复方,则应根据方中之中药、西药和该制剂三者的药效、毒理、临床等对比研究资料与文献资料以及临床经验等,详尽地阐明其配伍原理与功用,从理论与实际两个方面说明该制剂优于单用中药或西药,确有开发之必要。

五、审评工作应客观全面并强调疗效

对于中药新制剂处方之审评,首先宜分清是治病之方、对症之方、还是辨证论治之方,或是病证皆治者。其中专为某病而设者,前人称为"专方",用于"专病"(即特定病种)之治疗,古已有之。今则常以西医病名为纲,以中医证型为目,这就涉及中医学关于西医病种的病因病机理论与辨证论治规律等问题。由于中西医学理论体系的不同,目前对于西医病种之中医基础理论研究尚不充分,处方论述难以由中医学角度对此做出深入全面的理论概括。因此对于此类处方一般只宜要求其能达到可反映较明确的中医治疗法则,但对其疗效评价应与治疗该病的其他药物同等要求,不可降低标准。

不少中药新药处方,皆从治疗西医学的某一种或几种疾病出发,忽视了中医学的辨证与证型疗效分析,只求通过用药前后某些实验检测指标的变化去说明疗效,这是研究一般天然药物的做法,不符合中医学传统的辨证论治精神,应当努力扭转这种局面。同时也要看到中医学的辨证论治理论也是随着诊疗实践的进展和认识的深化而处于逐渐更新和不断完善之中,且中医学术流派较多,辨治本身又具有一定程度的"多维性"(如多方法、多途径等),因此凡非重大的原则问题,只宜采取"求大同、存小异"的审评方针。

至于方中各药味的用量问题,任何药物都存在着一定的量效关系,必须达到最低有效剂量,才能显示其治疗作用。而有的新药处方,其中"君药"的用量仅为《中华人民共和国药典》治疗剂量的若干分之一(甚至更小),可是药效学实验报告与临床试验资料却又不同程度地表明其有效性,这就应给药物评审提出了新的课题,有待今后通过中药量效关系的研究去解决。同时,也提示有关的药学研究工作者应积极探索中药复方制剂中是否形成了新的有效成分或产生了新的药理活性物质等问题。

总之,目前的中药新药制剂,多以西医病种为主治对象,其中有的拟方不明法度,遣药无特色,立方缺乏新意,组方原理与治疗法则常论述不清,"方"与"证"不能准确对应。这样的处方,即便获准上市也只适于病情较轻浅且中医证型亦不典型的患者,或仅能充当辅助治疗的"配角",市场前景欠佳。所以对于中药新药处方的评估,除了从中医药学的角度严格审核外,还应仔细参阅其确能说明问题的药效学实验报告与规范化的临床试验等有关资料,全面衡量,同时要着重强调临床治疗的"实效"性。对于中药新药的开发研究应大力提倡达到"高效、速效、长效",除了质量可控,使用安全外,应进一步提高疗效水平,以便充分发挥新药审评的正确导向作用,抑制低水平重复,使中药新药名副其实,逐步向高水平发展,最终与国际接轨。

六、《处方论述》撰写格式与要点

下述格式与内容要点供参考,可根据品种具体情况灵活撰写。

(1)处方组成:按《中华人民共和国药典》或国家法定标准的正名,书写各组成药物之名称、用量、炮制规格,拟制备之剂型、规格、数量,标明用法,用量、疗程及有关注意事项。

(2)功能主治:全方之功能应集中反映相应的中医学治疗法则;主治范围要明确,应突出中医的病名与证候。功能与主治必须协调一致。

(3)适应证病机与治则:用中医学理论阐明适应病证之病机,提出合理的治疗法则。着重说明本方所体现之治则与适应病证主要病机之间的关系。

(4)方义剖析:根据中医方剂学等有关理论,分析方中各药味之君臣佐使、配伍原理、特色与治疗功用。若属一类、二类新药,须结合中医学理论与实验结果阐述本方治疗作用的依据。

(5)经验简述:多年使用的临床有效方,可简述该方之来源、临床使用历史(包括范围、规模)、实际疗效,安全性及应用体会等。

以上探讨意见,仅作处方论述与评价的参考,如有与现行新药(中药)审批及管理法规不一致之处,自当以法规为准。

【编者注】本节所述内容是张老历任国家新药审评委员会委员时有感而作,并得到路志正国医大师和京中名家吉良辰、季绍良和时任国家新药审评中心主任王北婴等同志的赞同,并参与署名。曾发表于《中药新药与临床药理》杂志1995年第6期。

第八节 中药疗效总体评价的思考

一、关于中药疗效总体评价体系的现状

我国自 1984 年 9 月 20 日正式颁布《中华人民共和国药品管理法》并于 1985 年 7 月 1 日开始执行以来，随着《新药审批办法》的制订和《有关中药部分的修订和补充规定》等的实施，建立了一系列的技术规范和标准体系，对于中药新药的研发从多个环节上都加强了管理，在中药新药的审评过程中发挥了重要作用，取得了很大的成绩。但在有关中药疗效总体评价原则与方法、方式上仍存在着一些有待改进的地方。其中最根本的问题是未能充分体现中医药和民族药的固有特色，在某些方面将传统中药与一般天然药物等量齐观，从而或多或少地淡化了中医理论对新药研发的指导作用。如在药效学实验研究方面就比英国人对 "herbal medicine"（草药）的要求还高，于是中医界便有 "祖宗在人体上已经使用了千百年的药物，为什么现在还要等小白鼠点头才行呢？" 的嘲讽。当然，为了阐明中药疗效作用机制而进行的确有必要的实验药理学研究还是应该做的，但对于一般中药新药的开发而言，其具体要求就值得商榷了。何况现代药理学实验研究所用的 "经典方法和指标" 与中医学的 "证" 的特点之间还存在着很大的差距，这都是值得进一步研究解决的问题。

二、体现中医药特色的中药总体评价体系

中药疗效的总体评价，实质上就是对于某些中药及其复方制剂治疗某种病证以后，给该病患者带来的各种利、弊、得、失进行恰如其分的判断与表述。科学的，正确的药效总体评价直接关系到所评药物的应用价值与市场前景的正确估量。

中药复方制剂的疗效，大体上包含：理论疗效、实验疗效与临床疗效三个层面。"理论疗效" 主要是指其处方药味组成的合理性，所体现中医病机学说、治则治法等理、法、方、药固有的逻辑联系等；"实验疗效" 则指对实验动物进行的必要的药效学试验结果和体外抗病原体试验结果等；"临床疗效" 是最具有发言权的实际疗效，对于慢性病患者而言又包括了近期疗效与远期疗效。此种疗效与老中医的实践经验是分不开的。在上述多种疗效中，其论证强度最高者当属于大样本、随机、盲法、齐同均衡、周密严谨设计的对照试验结果。

至于评价，无论对于任何事物都有相应的内容和形式，不同的内容可以通过相同的形式给予评价，总的形式不外简单评价与复合评价。前者包括性质评价与关系评价，后者包括选项评价与联项评价。中药总体评价宜采用复合

与联项评价。评价的基本方式是"对照"（control）只有通过科学的对比，与现今已知有效的同类标准药物制剂的疗效进行比较，才能对其做出正确的评价。

为了弄清患者机体的康复变化与治疗药物的关系，对于受试患者，除了"处理因素"（即药物等治疗措施）不同外。其余条件都应一致，且应具有相应的对比标准，衡量指标和检测方法。在试验过程中要尽可能排除各种"偏因"的干扰。所用中药复方制剂的组方依据要充分，治疗的针对性要强，应能对准该病的"病机"有的放矢，而且要标准化并保持质量的稳定。用于观测病情变化的指标要精选，要有适用性、合理性、特异性与灵敏性。要充分应用现代生物信息学的原理和方法，广泛收集多种有关疗效评价的"证据性"衡量指标。同时还应借鉴现代"循证医学"（evidence-base medicine，EBM）的原则与方法，通过规范化的随机对照试验（standard randomized control trial，SRCT）收集有关试验信息，然后经过荟萃分析（meta analysis，MA）与系统评价（systemic review，SR）获取 EBM 的评价证据，继而根据终点指标（end point）判定疗效。

对于总体评价体系的构建，应当体现出明确的指导思想，正确的评价原则，综合的、全面的评价指标，完整的评价内容与科学的规范化的评价方式与方法等。

中医学是人类东方医学的代表，是经过漫长的岁月而独立发展起来的医学体系，与我国古代哲学及人文科学关系密切，有其自身独特的理论，诊断方法和治疗药物。由于中医学观察疾病的角度和分析病理生理机制的着眼点都不同于西医学，因此不能完全按西医学的观点或按一般天然药物的要求来评价中药的总体疗效，否则便会流于简单的"比附"，不但有失公允，而且易得出片面的结论，

由于中药复方在煎煮过程中会形成新的复合物（主要包括配位络合物、分子络合物和化学动力学产物）以及单味药物的某些衍生状态等。这些药物活性成分进入体后，作用于体内多个组织或靶器官，相互协同，发挥多靶点、多层次、多环节的全面药效，从而达到从整体上"疏其血气，令其调达，而致和平"的治疗疾病的目的，所以对于中药的总体评价应当强调"综合疗效"的评定。

尽管中药存在着固有的特点，与一般天然药物有所不同，其治病疗效不必都要等"小鼠点头"，但是也不应该完全排斥必要的现代药效学实验研究。作为全面的总体评价，药效学实验结果也是内容之一，但要做到实验方法正确，能反映中医学理论特色，指标要合理，判断要准确，资料应可靠。首先要制定出能真正体现中医药特色的实验设计，根据该药的功能主治及作用特点，选用或建立与中医所治病证相符或相近的动物模型和实验方法，以便对该药的有效性做出科学评价。实验条件应符合 GLP（实验室管理规范）要求，实验对象要符合国家规定的等级动物要求，实验指标要特异性强、灵敏、客观、重现性好，可以定量观测，俾能充分揭示其主要的治疗作用及较重要的其他治疗作

用,增强总体评价的全面性。

三、尚待深入研究的课题

要构建完整合理的中药审评总体评价体系,还有一系列的课题建议给予关注。现举其要者如下:

(1)中医疾病及证候诊断标准的规范化研究:根据云南省中医中药研究所笔者等多年的研究:中医古典文献中记载的疾病名称共有 3 744 种之多,但其中大部分病名今已少用或不用;另据他们所收集到的中医古今文献中记录的、能单独成立的"证"(全称为证候)约 523 个(包括各科证候),但是迄今许多病证的诊断尚缺乏统一的标准,且命名也未完全规范化,这直接影响到参试病例的选择和药物疗效的准确判断。好在需要研究的常见疾病病名与基础证候的数量不多,只要认真加以研究可以实现有关诊断标准的规范化。

(2)中医病证疗效指标量化问题的研究:根据 1984 年 4 月卫生部在北京召开的全国中医证候规范学术讨论会上,笔者受卫生部领导委托起草的中医证候的定义"证候是疾病本质在一定过程中的反映,在疾病发生发展的过程中,它以一组相关的脉症表现出来、能不同程度地揭示病性、病位、病因、病机,为治疗提供依据并指明方向"。既然"证"是由一组脉象、舌象和症状构成,则衡量疗效的指标属于定性指标,又称为"软指标",缺乏客观度量的精确性,必须进行量化处理,否则难以准确分析和评价药物的临床疗效。因此要认真研究"指数量表"及"比拟标尺"(analogic scale)等,经过一定的分级后聚集、经量化、标准化和权重处理得出指数以供分析。同时,还应适当地结合借鉴西方衡量学方面的成果如 Likert、Thurstone 型分级,累积分级法(cumulative scale)以及形象排列分级法(visual ranking methods)等,使之洋为中用,实现症状指标的量化检测以增强总体评价的客观性。

(3)具体指导新药开发研制的中医药学理论的研究:中医学理论体系内容丰富、涉及面广,为了强化其对中药新药开发、研制、实践的指导作用,宜统一认识,加强对中医学的病因、病机、辨证、治则、治法理论;中药学的四气、五味,升、降、浮、沉,补、泻,归经,组方的法度等理论结合中药新药开发研制存在的问题深入系统、联系实际的专题研究和阐明,俾中药新药开发研制工作在理论上有所依托,避免盲目性,将研发的主导思想纳入中医药学理论体系。

【编者注】本章内容反映了张老研究 HIV/AIDS 中医药治疗的准备工作与创制抗艾复方制剂的一系列实践与中西结合治疗该病的理念。对云南省艾滋病治疗项目做出了重要贡献。同时对中药疗效评价及中药新药处方之解析书写与审评也提出了较客观的看法。

第七章 其他研究

第一节 关于师承教学的体会与认识

全国老中医药专家学术经验继承工作开展至今已完成四批。笔者在带教实践中认真思考,获得点滴认识与体会,现整理汇报如下。

一、加速中医人才培养的迫切性

人是中医学术知识的首要载体,优秀人才是发展创新本学科的尖兵。要使中医学术水平和诊疗技术与时俱进,必须有相应的、作为第一资源的人才群体的支撑。当今已是知识经济和信息时代,是人们"用头脑步行"的社会。21世纪将是许多预想不到的新事物不断涌现的时代。人类的智能将有更大程度的飞跃与拓宽。今后的一切竞争,归根结底均取决于人才的竞争,也就是优秀人才智力和创造才能最佳发挥的智斗较量。因此,加速中医人才队伍的培育,使优秀人才尽快成长乃是当务之急。

所谓"人才"一般是指品学兼优、德才兼备、精通本专业知识、富有创造力、善于灵活运用其所掌握的知识和技能去圆满解决实践中遇到的疑难复杂问题,并有所创新之人。凡属才华出众,智能超群的领军人物,则是中医药学领域中之俊杰翘楚,真正的学术带头人。

从总的方面看,人才既有专才又有通才之分。所谓通才,并非门门皆通的绝对全才,实际上是指一专多能,学识较为渊博,不但对本专业学有所长,且比较了解相关学科基本知识的人才。中医学高等院校各学系的本科毕业生,大多属于该学科的专才,其在校所学课程较少涉及通才教育的内容。因此,在培养高层次的继承创新型人才的师承教育阶段,导师不但要做到专业知识技能方面的"倾囊相授",使之"尽得其传",而且还应辅以必要的通才教育内容。使学员们在 3 年的学习过程中,尽可能地塑造起更为全面而合理的知识架构,以利优秀人才之成长。

当然,人才的成长本有其自身的规律和条件,在主观方面当具有一定的学术素养,扎实的功底,强烈的成才愿望和坚韧不拔的艰苦学习精神和自我激励的动力;客观条件则是社会发展的需求,良好的家庭和专业教育,且又得名师的教诲,受其衣钵与提携等。因此,优秀的知名导师在加速中医人才培养方面具有十分重要的、不可替代的作用。

二、师承培育具有催化人才成长的积极效应

中医学术发展到今天,其内容已是纵横交错,琳琅满目,恰似一座已掘进得很深的矿井,其中宝藏之丰,令人目不暇接。但同时也不乏顽石挡道和歧路误人。若无名师指引,则其人之学术水平和技术能力之提高必然缓慢,且不免要走许多弯路。谚云:"名师出高徒""师高弟子强"等便是促进人才成长的客观规律之一。1970年诺贝尔经济学奖得主保罗·塞缪尔森也曾言道:"我可以告诉你们怎样才能获得诺贝尔奖,诀窍之一就是要有名师指点。"我国先秦诸子中的荀子早已指出"学莫便近乎其人,学之径莫速乎好其人",这里的所谓"其人"即指导师,"好"乃崇尚之意。

中医学术历经两千多年而不衰,在相当程度上便是师承效应的功劳。回顾我国历代医家名流的成长,大都各有师承。自秦越人受长桑君之禁方,遂能"随机应变,名闻天下"。淳于意师事公承阳庆,其后"为人治病,决死生多验"。郭玉师事程高学"方诊六微之技,阴阳六微之术",因而为人治病"一针即瘥"。罗知悌受业于刘完素,"深得完素之传",其后又唯以朱震亨为得意弟子,"遂教以所学,尽以其术授之"终使彦修成为金元四大家之一。李杲亦曾捐千金学于张元素而"尽得其传"。张介宾曾"随父之京师,就学于金英,梦石授以医术,尽得其传",终成大家。清代叶桂,先后师从七人,"闻某人善治某病,即往执弟子礼甚恭",且"闻言即解,见出师上",遂有闻于时,名满天下。

其中值得一提的是朱震亨与叶桂。前者发扬了河间主火之说,创立了"阳常有余,而阴常不足"之论。厘定了滋阴降火的治疗大法,对后者影响颇大;后者曾师事多人,精于诊疗,见解独到,创立了卫气营血辨治温病的理论体系,填补了前人对于外感疾病认识上的空白,终成中医温病学派的杰出代表。他们都是我国往昔继承创新型的著名医家,在他们身上都体现着师承效应促其成才的作用。

总之,人才的成长及其成就通常都是在自学和师承传授的基础上,经过不断努力,逐步完善了自身的知识结构,继而又得到某种启示,再经艰苦探索和创造性劳动过程而实现的,但其中师承效应的催化作用不容忽视。

三、优化师承教学质量的思考与建议

师承教育是中医界历来培养后继人才的传统模式。今则属于继续教育的

范畴。全国第四批培养对象已非初学之辈,而是已取得主治医师以上职称或硕博士研究生资格的高中级医师,其目的是培养造就高层次的中医药继承创新型人才,是实施"名医"工程的重要措施,任务光荣而艰巨。因此进一步提升教学水平,优化教学质量势在必行。

由于人类所掌握的科学技术本是继承与融合的产物,在时间上有延续性、在空间上有积累性、在进展上有融合性,而其发展的轨迹和特征就是继承与创新的有机统一。因此,继承不是单纯地接受、保存和使用,而是为今后的发展而进行的知识积累和储备,即"继往"是为了"开来"。当储备丰富的专业知识与相关学科的先进原理与技术正确结合,便可成就自身的发展与创新。中医人才只有最大限度地继承了前人的认识成果,通过创造性思维与当代先进科技知识融合,再经严密的临床实践与科学实验,才能有所发明、发现和前进,实现真正意义上的创新。为此,必须引导学员树立坚强的创新理念,增强创新意识,了解创新途径和正确运用创新性思维方法,自觉克服"泥古",守旧等思维定式,形成创新氛围,激发创新热情。

据此,在高层次的师承教学活动中,应适当关注学员们智能的进一步拓展。除了强化他们的经验性思维外,当助其发展创新性思维能力,开阔想象的空间。爱因斯坦尝云:"知识是有限的,而想象力概括着世界的一切,推动着进步,而且是知识的源泉。"(《爱因斯坦文集》第一卷)创新性或创造性思维,实际上是人类的形象思维与抽象思维的有机结合,其核心是人脑的想象能力等。此类能力绝大部分是由后天的培养而获得的,主要包括再现性记忆想象和从已知材料出发推测未来事物的想象,其具体的表现形式通常有"由此及彼"的科学联想,自由奔放、企求新事物出现的畅想或遐想,以及在一定的实践和经验基础上追求新东西的预想等。

创新固然需要科学的想象力,但也还存在着其他制约的因素。首先是人才的素质,因为每一项成功的创造性思维劳动成果,除了想象力外,都必须不可或缺地包含着创造发明者的分析能力、综合能力、判断能力和适时捕捉灵感的能力等因素,是诸多能力的共同参与和表达的结果,并非单一的想象能力所能及。欲考查学员个人的创新性思维能力如何,则应看其平日是否对前人未曾想过或虽有所接触但尚未获得圆满答案的问题进行思考。凡思考此类问题越多者,其创新能力越强,反之亦然。有的学员认为:"继承容易,而创新实难",创新固非轻而易举,但也不是高不可攀的东西,一般来讲,只要能把现今已有的发明创造的知识技术信息集中起来,在科学的创造性思维的推动下,经过人脑的重新加工、组合、推进、再造,从而获得与原来不同的、水平更高的、性能更好、更能解决问题而且经过实证确认的新信息、新技术或新产品等,便可说是不同程度的创新。因此,消除创新神秘论,便可以增强学生们今后工作中创新勇气,培养造就更多的高层次的中医药继承创新型人才。

四、基本的教学模式应是启发式之临床讲授

中医学的主体是临证医学,其基点是不能脱离实际,离不开具体患者。对于具有教学意义的病例,均应诱导学生仔细诊查,同时抓住有关环节即时提问,先让学员解答,导师给予必要的提示或纠错,这样不但可使学生之思想迅速进入情况,并主动思考问题,从而明确诊断、详析病机、精确辨证、贴切立方、恰当遣药、弄清理法方药的逻辑联系和治疗的具体针对性,而且有利于学员在识病的基础上确切掌握辨证论治的全过程,继而师生共同观察疗效,无论如何都要多问几个为什么,最后写成完整的医案并加注点睛式的按语。

所以,名老中医药专家经验继承的教学活动,应该是开放的、启发式的、不拘形式、不局限于书本、循循善诱地针对每个患者诊疗过程中的诸多环节,充分发挥导师的示范引导作用,对有关知识技术经验及学术思想的直接面授,俾使弟子们从实践中加深理解和认识,学到教师诊查技巧和治法绝招。这也就是我国近代教育学家陶行知先生所倡导的"在做上教,在做上学"的"教学做三合一"的教学方法,此法理当成为师承培育的一种基本的教学模式。

总之,中医学术起源于华夏大地,肇始于我国古代。逐步充实完善于后世和现代研究,是关于人类身体、生命、健康、疾病、康复等的知识体系与临床诊疗规范的有机统一体。它具有较科学的宏观思维方法,独创的医学理论体系,并具有相应优势的诊疗方法和临床疗效,是东方医学的卓越代表,是人类医学的重要组成部分。因此,在师承教学过程中应尽可能地围绕实际病例的具体诊疗,突出中医药的特色和优势,进一步提升学员对中医学的认识和热爱程度,增强其深入钻研的信心,培育创新精神,确保老中医药专家学术经验继承工作的教学任务圆满完成。

【编者按】本节所述是张老参与全国第四批老中医药专家学术经验继承带教工作的感受和看法,文中语重心长地指出该项工作的重要性和培养创新性思维的必要性,并提出优化教学质量的建议与基本的教学模式。对于中医师承教育很有参考价值。

第二节 傣医理论的比较研究

傣族是我国56个兄弟民族中历史悠久的成员之一,聚居于云南西双版纳与德宏等地,属汉藏语系、壮傣语的越人族群。他们长期居处之高原河谷坝区,气候为亚热带型,日照充足,雨量充沛,土地肥沃,山川秀丽,年平均气温

20℃左右,自然资源十分丰富,盛产药材,是云南历史上农业经济比较繁荣的地区之一,医事亦颇发达。

远在公元 1 世纪,《史记·大宛列传》及《汉书·张骞传》等,便有关于傣族先民的记载,称其为"滇越",东汉时称为"掸";历代继之或称"鸠僚""百夷""摆夷"等,中华人民共和国成立后正式定名为"傣族"。

魏晋时期,印度"南传佛教"(即小乘佛教)巴利文经典传入我国西南边陲,傣族人民广泛吸取古印度文化的成就正式建元,至今已是傣历 1 390 多年。在漫长的岁月里,傣族人民创造了一系列具有本民族特色的传统文化。

傣族医药学是中医学宝库中的一份珍贵宝藏,是傣族人民长期和疾病做斗争的经验结晶。其理论体系的形成与发展,既与傣族文字的创立分不开,又与佛教的输入和传播密切相关。因此,西双版纳傣族群众中曾流传着"佛祖创造医药"的神话故事;德宏傣族则有"两千多年前的神医季瓦夏的医术世代相传"从而形成傣医学的说法。回顾西双版纳现存之佛经资料,其内容除宣讲佛学教义外,尚有不少关于人体生理、病理及诊断治疗疾病等方面的论述,这无疑是构成傣医理论的重要素材之一。当今傣医不但拥有丰富的药材资源和相应的治疗手段,而且具有自己的医学理论为指导。不少受群众信赖的傣族医生(摩雅)依据傣医学理论和丰富的实践经验诊治疾病,确有独到之处和较好的疗效。

为了进一步提高傣族医学的学术水平,充分发挥其在人民保健事业中的作用,必须大力加强傣医理论的整理研究。只有经过不断的整理和科学研究,使傣医学的有关概念更加明晰、理论更臻全面和系统,才能更有效地指导今后的临床诊疗。同时,只有将傣医现有理论与其他有关的传统医学理论做适当的比较,方能显示其特色,使今后的发扬工作更富于针对性。

基于上述看法,笔者以西双版纳傣医理论为主线,兼及德宏、思茅等地傣族医学基本理论,对已收集到的资料做了力所能及的分析、归纳和整理,并从医学基础理论、临床诊疗理论、药学理论等方面与印度传统的 Ayunvedn 医学、泰国传统医学、中医学以及我国藏医、维吾尔医、蒙医的有关理论部分进行了比较研究。重点探讨了傣医理论的主要特色,同时也涉及"比较研究方法"在传统医学理论研究领域中的应用等问题。现将整理研究的初步结果报告如下,文中所引傣语或巴利语均借用汉语拼音标记。

一、傣医基本理论梗概

1. **基础医学理论**　据傣文《嘎牙山哈雅》一书的记述:人体的形成和生命的来源是由父体的 Badixianti 和母体的 Ashudi 互相结合之后逐渐发育而成的。决定生长发育的重要条件是人体内"火"Tahuai 的作用,火具有促进营养物质的消化吸收、糟粕的排泄;提供机体的体温和身体抵抗力;推动生长发育和维持人体生命活动等功能。人体的形质系由 300 块骨头,50 条大筋,60 根小肪,500 万根头发,900 万根毫毛,20 片爪甲,30 颗牙齿,10 个内脏,11 类肌肉,以及九官、七窍、"五蕴""四塔"和小虫 Nuan 等共同构成,每种组织结构各有所司,互相配合,共同参与生命活动。

与人体生命活动和健康状况密切相关的根本因素有四,称为"四元素"即"四塔"Tadudanshi,亦即四种最基本的物质要素。计有"风"(傣语 Lon,Talon;巴利语 Wayou,Wayouta)、"火"(傣语称 Huai;Tahuai;巴利语 Diezhuota,Diezhuotahui)、"水"(傣语 Nan,Tanan;巴利语 Apao,Apaota)、"土"(傣语 Lin,Talin;巴利语 potanwen Potawenta)。整个自然界包括人体在内均由此四种元素构成,当风火水土四者维持平衡与和谐是则风调雨顺,气候正常,万物生长发育成熟而欣欣向荣,人体健康。反之,则气候反常,万物生长发育受影响,人畜生病乃至死亡。

人身之四元素禀受于父母,其中的"风"有六种体属,是维持人体各内脏正常生理状态的基本要素之一,它泛指体内各种功能活动,举凡脐以上和脐以下的六类功能,如呼吸活动与呼吸之气,食物的摄纳与消化,视、笑、哭、闹、眨眼、喷嚏、咳嗽、坐卧、行走、排便、女性孕育胎儿等,俱由风所主。"火"有四种:禀自先天,提供人体体温,维持正常生理功能,相当于生命"动力之火"曰 Ginalage;促进小儿生长发育,散发热能,具有抗病作用之火叫作 Bajige;保持人体精神爽朗、体魄健壮、矫健多力,并能延缓衰老之火称为 Ginage;职司温化水谷,促进饮食中营养成分的吸收以濡养人体之火曰 Wanhage。这些各式各样的"火"均为生命活动不可缺少的功能,它们日夜不停地在体内燃烧着,是人体生命的象征。傣医学认为:"水"与血是同类物质,凡流于血管内色红而质稠者为"血"Nanmle,对人体有滋养作用;存在于血管之外,色白而清稀者为水,血与水互相滋生和补充,也互相影响。其他属于水者,有胆汁 Naimi、痰液 xidi、汗 ho、泪 Nanmda、涎、涕、尿等,除了滋润作用外,尚有保护人体有关器官之作用。"土"涉及的范围十分广泛,与其紧密联系的组织器官有心 za、肝 da、脾 ban、肺 bao,肾 majou、胰 mian、胃 pin、胆 mi、大肠 shelon、小肠 shenoe、膀胱 honyou、膈膜 huho、气管、骨、肉、筋、齿、甲、发等。土之作用关系到饮食物之消化,血液之生化,对全身之滋养以维持体内各器官的功能活动等。

在病因学方面,傣医认为自然界四元素之正常推移和变化,可引起气候 LaLu 之季节性递变,傣族分一年为冷、热、雨三季曰 Laludan san,傣历 1—4 月(相当于公历 11 月至次年 2 月)为冷季 Lalunao;5—8 月(相当 3—6 月)为热季 Lalu huang;9—12 月(即 7—10 月)为雨季 Lalu fueng,此为正常而有规律之现象,人体易于适应。若自然界之四元素失调,气候出现反常或变化过于强烈、超过了人体自身四元素所能调节或适应的限度,则可使人罹病。此外,人身的"五蕴"Bazahandenha失控,情绪活动太过,也能导致体内四塔之紊乱或失调而产生疾病。同时,傣医还认为饮食失节也是致病的原因之一,如小儿时期若喂养不当,过食辛香燥烈或甘辣之品,皆可引起疾病。

关于各种疾病的病机变化和临床症状的产生,则认为主要是体内四元素中某一元素的过盛、不足或衰败Taduhanhe所致。如"风"偏盛者,可出现头目眩晕,头痛,神志错乱,抽搐痉挛,四肢震颤,步行困难,高热,昏迷,谵语及各种疼痛等;"风"气不足时,则可表现排便无力,神疲倦怠,头昏耳鸣,消化不良,阳痿阴冷等;"风"衰败时,则可见发热不已,人事不省,烦渴引饮,耳后肿大,迅速死亡等。"火"过盛者,可表现为体温上升,皮肤发烧,口干烦渴,多汗,或神昏谵语,咽喉及牙龈肿痛,口舌生疮,痈疽肿毒或衄血、便血、血尿、大便燥结或下痢,妇女月经先期、崩漏、带下等。"火"不足时,可见头昏心悸,腰冷肢凉,腹痛腹泻,消化不良,阳痿阴冷,月经失调等;"火"衰败时,则可见手足乱动,汗自发际出至前额,张目而不知人,病情变化特速,好转或死亡均十分快速。"水"过盛者,可见水肿、腹泻、肢痛身重、心悸气短、形寒肢冷、消化不良、喘咳痰多、妇女白带等;"水"不足时,可出现皮肤干燥瘙痒,口干咽燥,发热,大便秘结等;"水"衰败者,症见周身或颜面大汗出,口角流涎,舌强或内缩难言,或语无伦次,或昏迷而二便失禁,周身疼痛难忍,心悸,手足乱动,四肢厥冷,多致死亡。"土"过盛时,可见全身或局部僵硬,冰冷或疼痛,不知冷热,恶心呕吐,烦躁不安,腹痛便秘等症状;"土"不足时,可表现纳呆食少,心悸消瘦,筋骨无力,二便失调等症状;"土"衰败时,则见听觉迟钝,嗅觉不灵,不知香臭,可致死亡。因此,凡诊治危急重病或久病累治不效之患者,傣医认为应详审其"四塔"是否已趋于衰败等。

其次,傣医学由于受佛教的影响,认为人身也相当于一个"虫窠",在机体内外都寄生着许多肉眼无法看见的"小虫"Nuan,这些小虫与人的生命相终始,约有32类80余种之多。在各种虫类或虫群之间,正常情况下都保持着一种相对的平衡与均势,若有失常,亦可导致人体疾病。而寄生于胃肠道中之小虫,在常态下尚可帮助人体消化食物,促进食欲并思饮水,且参与粪便的排泄等。然而,这些小虫也能不断地侵蚀机体,从而令人逐渐衰老,头发变白,视力减退,牙齿脱落、行动不灵等。

傣医诊察疾病,主要依靠问诊Tanganha、望诊Duangonha、触诊Gangonha等方法。问诊系围绕患者之主诉,询问有关症状以辨别体内四塔之盛衰。望诊是观察患者之神情和行动、肤色、眉毛、舌、拇指等处之情况,以衡量病情、体质、病性等。傣医认为:患者皮肤和颜面的不同色泽既可反映体内四塔之盛衰,又可提示体内血液之酸、苦、咸、淡和胆汁之苦、酸、甜等不同情况。如面色红赤者为火偏盛;肤色黑者,其血为酸性而胆苦,其人体格一般较壮实,不易患病;肤色黑红者血辣;肤色与面色红者,血酸涩而胆苦,体质一般亦较强;肤色白者,血苦胆酸,体质较差,易罹患头昏眼花、不思饮食的疾病;肤色白红者,血咸胆酸,易患皮肤瘙痒、皮疹等疾病;肤色白而淡黄者,血淡胆甜等。此外望眉毛之顺与竖,认为可以诊断体内有无寄生虫。望舌质红而干裂者为体内火盛;苔白者,不思饮食等。德宏地区傣医尚有察看左手拇指以诊断肾、肝、肺、心以及妇科疾病,视右手拇指以诊断风湿冷热等疾病者。触诊主要是以医生之手去感知患者躯干四肢皮肤与鼻尖,耳垂等处之温度并互相比较,如认为鼻耳之温度高低可反映体内之冷热状况等。至于脉诊,西双版纳地区傣医有用一手之拇指与中指同时触扪患者之寸口与神门者,并认为寸口为火脉,神门为水脉,脉来大而有力者为盛象,反之则衰;而至数不匀、时快时增者为体内风盛等。德宏地区傣医有先按患者左右腕,然后再按心脏及其他部位者。思茅地区傣医则有触摸患者手掌根部至指尖的各个关节部位以诊断疾病者,但尚未搜集到有关的诊脉理论。

用于反映具体疾病诊断概念之病名已达相当数量,据初步统计:仅以"风"命名的一类疾病便有100多种,"高热"类疾病的病名亦多达120种左右,且划分比较详细。

在区分人体病变范围和所在部位时,傣医还提出过上、中、下"三盘"病变的概念,上盘包括头面、上肢知心肺;中盘指脾、胃、肝、胆及部分肠道;下盘有肾、膀胱、子宫、大肠、小肠和下肢等。

2. 临床治疗与药学理论 目前已收集到的傣药约有1 000多种,多数为植物自主药,部分为动物或矿物药。傣医将各种药物的性能从总的方面分为四类:即凉性、温性、平性、解性yage;将具体的药物性味分为八种:即苦、甜、酸、咸、涩、辣、香、麻。认为凉性药可治火盛之病;热性药可治火衰之病;平性药可治各种疾病;解性药可以解除药物或食物的毒副作用。如当一直在使用着的药物已不适应患者目前的病情时,或在此之前曾经服过他医之药者,往往须先投解药一剂,然后再予其他药物治疗。至于各种不同性味之药物,则认为:苦味药可以去热、解毒、除湿、止痛;甜味药有滋补作用;酸味药可用于收涩、止汗、止泻;味咸者可以软坚、补虚;味涩之药可以祛湿、祛寒;辣味药,多用于散寒、止痛;香味药可用于通气、开胃、醒脑;麻味药,用于止痛、镇惊、化痰等。至于傣医方剂之配伍应用,大都遵循着一定的规律,除上述药性理论外,还有一些早已定型的著名成方,可供临床加减化裁使用。如四个作为基础方剂的Yata方,因"风"失调致病者Wayouyata;因"火"而致者用Diezhoyata;因"水"者用Apoyata;因"土"所致者用Batawnyata等,以纠正或调整"四塔"的失常。其制方理论,傣医称之为Yatadudansi。

此外,傣医在使用药物进行治疗时,还认为应结合患者的肤色、年龄及所处季节等不同情况选用不同气味之药物。如根据傣医关于"年龄三阶段"Weyadansan 的理论,凡是 1~20 岁的幼、少、青年,属于生长发育阶段 Batamawe 的人,遣药治病时宜选偏甜味之药物,20~40 岁之青壮年属于成熟壮实阶段 Maximawen 者,选药宜择偏于酸味之品;40 岁以上的壮年和老人,属于逐渐衰老阶段 Baximawen,宜选带咸味的药物。至于皮肤的颜色,因其与血和胆汁的情况有关,用药亦有一定考究,且据一年分为三季的 Laludansan 理论,不同的季尚应选用相应的治疗药物,如肤色红者,热季宜用甜味药,雨季用涩味药,冷季用咸药;肤色白者,热雨季宜用苦药,冷季则用咸药;肤色黑者,热用苦,雨用涩,冷用辣;肤色白中带红者,热季用辣味药,雨季用热性药,冷季用涩味药;肤色白中带淡黄者,热季用热性药,雨季用苦味药,冷季用涩味药。具体药味之选择,如冷季防治疾病常用白花丹、紫雪花、定心藤、胡椒等;热季则多用青牛胆、青藤、蝉翼藤、松罗等;雨季常予台乌、羊耳菊、姜等入药。这是傣医遣药治病因时、因人、因病制宜理论的反映。

二、与有关医学理论之比较

为了揭示傣医理论的特色,现将其与印度、泰国、中医、维吾尔医、蒙医、藏医等传统医学的有关理论作一初步的分析与对比。

(一)外国传统医学理论

(1)印度医学:关于东南亚地区的传统医学,按 WHO 提供的资料,计有:中医学,阿育吠陀(Ayurveda)医学,锡陀(Siddha)医学,犹那尼(Unani-Tibbi)医学,藏医学(Amchi),缅医学等。印度传统医学系由多种成分组成,除了 Ayurveda 医学外,尚有犹那尼、锡陀、藏医、瑜伽(Yoga),以及自然疗法,顺势疗法等。但在这些非西方医学的从业人员中,将近 50% 左右属于 Ayurveda 医学,且在印度之 Gujarat 邦的 Jamanagar 还设有阿育吠陀大学,因此 Ayurveda 医学应是印度传统医学的代表。当然,Ayurveda 医学同时还流行于尼泊尔、斯里兰卡以及巴基斯坦和孟加拉等国,但毕竟发源于印度盛行于印度。此处用来和我国傣医学进行比较的理论,是笔者所收集到的、印度现行阿育吠陀医学的主要理论。

Ayurveda 医学认为:人体的体格状态、心理活动和各种疾病及其病因等,均可从"三要素"的理论去获得解释。所谓三要素,即指"动"(Vata,vayu),"能"(pitta),"惰"(Kapha,sleshma),结合到人体生理,便是"体风素""胆汁素""黏液素"(或称为"痰素"),所以又称为"三体液学说"(Tridoshas)。三要素或三体液相互间呈三足鼎立之势,在正常生理状态下保持着协调与平衡。"体风素"职司各器官能量之利用主管全身之功能与活动;"胆汁素"主管体内代谢,为身体提供热量与能量;"黏液素"是人体形质结构的原料,维持着人体身形的健壮与稳固等。三者的平衡即健康的保证,失去平衡则为病态。这种体内元素或要素间的"平衡则康,失衡则病"的观念,傣医与印医是一致的,然而印医的三体液学说却不同于傣医的"四塔学说"。

虽然古印度医学也认为世界万物皆由"地"(Parthiva)、"水"(Apya)、"火"(Agncya)"风"(Vayvya)与"太空"(Akasalmak)五种"元素"(Bhutas)共同构成,人体和药物俱不例外。但是,这一观念后来却被更多地看成是人体的所谓"代谢因素"。只有作为代谢因素的"火",一直被认为是与生命过程中的力气、气色、体温,呼吸等都有关系,食物必须借火的作用,才能被人体消化吸收并营养全身。这与傣医四塔中"火"的概念比较近似,但不如傣医那样丰富。至于土、水、风和太空等,一般只是作为人体的中间代谢因素看待,不似傣医重视四种元素并详细阐明了它们所代表的医学内容。

另据印度传统医学的主要典籍"Susruta-Samhita"所收藏之药物品类,已达710种,基本上是植物自主药。Ayurveda 医学很重视药物的性味与功用的关系,在"Caraka-Samhita"书中将药物分为甘、酸、咸、辛、苦、涩六味,较傣医少麻与辣两味。至于药物的作用,印医既然将三体液失调看成是导致疾病的原因,那么选用适当的药物进行治疗便可消除其失调的病态。按照古印度哲学的物质观,药物也是由五种"元素"构成的,不同的药物往往因元素之互换与联合而使之具有某一元素的性能倾向,这便是具体药的功效和特性所在。因此,当药物进入人体后,便可通过这种特殊的作用倾向性去影响或调整人身"三种体液"的比例或成分,从而发挥治疗作用。如三体液中"胆汁素"可因火而增大,因风、地、水、空而减少;"体风素"可因风、空而增大,因地、水、火而减少;"黏液素"可因地、水而增大,因风、火、空而减少。而药物中则甘、苦、涩味之药物能使胆汁素减少;甘酸咸味药可使体风素减少;辛苦涩味药物能使黏液素减少。此与傣医药学理论相比,两者差异甚大,这说明傣医的药学理论受印度传统医学的影响较少。然而中医学提出的"人得五行之全,草木金石仅得一气之偏",故可借药物所固有之某种偏性以调整纠正人体某部之过盛或不足的理论与印度 Ayurveda 的药效理论却有异曲同功之妙。

由上述比较可知:傣医学理论曾受小乘佛教和古印度医学的影响,其中某些理论基本上可说是脱胎于佛学和古印度医学。但是,就其以"四元素"(即"四塔")为核心的医学理论体系而言,则已明显地向前发展了,故已显著地有别于现今流行于印度的 Ayurveda 医学理论。

(2)泰国医学:我国的傣医与泰国的传统医学是否相同,这是人们比较关心和感兴趣的问题。其实泰国人民的祖先与我国傣族同胞本属同源,泰王国在几经沦陷之后,于1782年查克里王朝兴起,定都曼谷,绵延至今。泰国文化系以印度佛教文化为基础。语言亦导源于巴利（pali）语，文字是13世纪时素可泰王朝时开始统一的，其传统医学亦来自古印度之Ayurveda医学。

泰国传统医学理论，一般是以曼谷瓦特普寺（即菩提树寺）由嵌镶在寺院回廊柱壁等处的大理石碑文内容为依据。该碑文为1832年国王拉玛三世时所刻制，是记载泰国传统医术及理论的重要文献。其主要内容有人体正面及背面按摩图，泰药方剂，瑜伽yoga疗法等。

泰国传统医学的基本理论亦认为人身与自然界的风、火、水、土四元素密切相关，只有此四者处于平衡状态时人体才能保持健康。这一根本观点与我国傣医理论是一致的。泰国传统医学的医生（当地称为"土医"）诊治患者，主要依靠问诊，然后处方、给药。临床常用之治法有通便泻下法，也有用汗法与吐法等。传统之药物亦有近5 000种，但形成商品药材者仅400多味，其中以植物自主类药所占比例最多。关于药学理论与方剂之配伍应用等亦与我国傣医近似，如泰国传统医药中有一常用的著名成方称为Yajiohadun（意为"五宝药"散)，无论方名与药物组成均与我国傣医所用者基本相同。所不同者是泰国此方由五种药物组成，我国此方多了一味，由六种药物组成。据西双版纳《档哈雅》一书中的记述：此方中曾由往昔一位著名傣医药传授者帕瓦告腊丙医师加上一味药物，其他五味药物未作更动，故原方与泰国所用者完全相同。

由上可知：我国傣医与泰国传统医学实为姊妹医学，两者基础医学理论核心的"四元素"学说是一致的，有些治疗方剂和药物也比较近似。然而某些具体治疗方法和技术则有一定差异。我国傣医已形成了较完整的理论体系，而泰国传统医学理论的全貌，笔者至今尚未见到。

（二）我国传统医学理论

（1）中医学：中医学是我国汉族人民千百年来和疾病做斗争的经验总结或认识成果，具有系统而完整的理论体系和丰富的内容。

中医理论的哲学基础是我国古代的阴阳五行学说，此与傣医的四元素学说均属朴素唯物主义的范畴，但两者在认识人体生理、病理、诊断及治疗规律的深度、广度与思维方法上则有悬殊。如中医学理论已经认识到人体自身及其周围环境之间具有近似于矛盾统一的辩证规律，明确地树立了"宇宙是一个大天地，人身是一个小天地"的观念，而傣医学则主要是从四元素对万物的"同构"角度出发把人和自然联系起来。又如中医学早已提出了人体生命活动系以脏腑气机的升降出入等为核心的理论，而傣医仍沿袭四塔概念，对内脏功能之认识尚较肤浅。

在内伤性病因学理论方面中医和傣医的认识比较接近，中医学具体指出"五志过极、七情内扰"则虽不受邪而"病从内生"；傣医根据佛学的"五蕴"概念，对情绪活动太过者也认为可以致病。

关于诊断学理论,中医学已创立了辨病与辨证相结合的较全面的临床诊断模式,在人类医学领域中独树一帜地确立了"证"的概念。傣医学着重辨"四塔"之盛衰和"三盘病位"等仅有近似于"证"的有限苗头。

治疗学理论方面,中医学确立了治病八法,标本缓急、逆从正反等基本的治法与治则;傣医则强调围绕调整体内四元素之盛衰进行治疗。中医学认为治愈疾病的首要环节在于"疏其血气,令其调达,而致和平",遣药要从"膏粱"之体或"藜藿"之民等实际出发;傣医认为用药要结合所处之季节和患者之年龄阶段、肤色等。对于药物的性味与主治功用等,傣医与中医有其近似之处。如分药性为温性、凉性与平性。认为:味苦之药有清热解毒作用;辛香之品有通气作用;酸味药用于收涩、止汗、止泻等。但对某些共用药物的具体用法则差异甚大,如益母草用于止痒,射干用于妇科月经过多等便与中医的传统用法不同。

综上所述,傣医理论与中医理论有同有异,小同而大异,这表明傣医理论受中医学的影响甚小,其本身具有相对的独立性。

(2)维吾尔医学:维吾尔族医学理论是在广泛吸收中医学、古印度医学、阿拉伯医学,波斯及古希腊医学等有关理论的基础上逐步形成的。其核心理论是"四大物质学说",认为水、火(太阳)、土、气(空气)是构成世界万物的根本原料,是生命活动的物质基础,这与傣医是相同的。但维医认为四大物质在人体内形成四种"气质",火产生胆汁质,气产生血液质,水产生黏液质,土产生黑胆质。气质又产生"四津体",即胆津、血津、痰津、黑胆津,四津体产生精神,精神产生各种"力",力则产生各脏器的功能活动等。根据四大物质各自不同的属性,维医结合人体内胆液、血液、黏液或痰液、黑胆液与各组织器官不同的性质,作用与形态,使之分别归属于水、火、土、气,并借以说明人体的生命活动和人与周围环境的关系。

此外,维医又将人体总的气质分为和平气质与非和平气质两大类,具体则分为四型:即干热型、湿热型、湿寒型、干寒型。如属于干热型气质之人,一般多有性急易怒、敏感多情、动作迅速、自制力差、少寐、易患神经病、肝病、消化性疾病等特点。维医认为人体的各器官乃至不同的部位也都具有相应的"气质",而且这些局部的气质又有"原气质"与经过转化以后的气质之分。如心脏的原气质为干热型,但在其他器官的相互作用和影响下,处于正常功能状态下的心脏器质已由原来的干热型转化为湿热型气质,从而保持了生理。"四津体液"学说认为人体摄入多种饮食之后吸取其中的营养物质,继而按人体的需要分别转化为血津、痰津、胆津、黑胆津四类体液。其中痰津又有正常与异常之分,正常之痰津为色白味淡之黏液,贮存于肺及全身,是人体不可缺少的黏液状营养物质,具有滋养及润滑作用,当人体处于失血状态时,痰津便自动流入血津之中以弥补损失的血液,不啻是体内贮备着的候补血液;异常之痰津又分为六种,均为病理状态之产物。四津体液之变化,可以直接影响到人体气质。至于人体之"气(力)",又可分为两种:第一气为先天之气或生命之气,第二之气是后天之气,两者职司生命、感受、思维、判断、自卫、记忆、消化、生长、遗传等功能活动。气之核心在心脏,心气布散于周身,为人体生命活动之根本。

维医关于人体四大物质相互调协,四津体之间的平衡等方能保持健康的理论与傣医"四塔"平衡协调方为正常的认识是一致的,但是对于具体生理机制的阐述则相去甚远。

在临床诊断学方面,维医比较重视脉诊,并按脉之长短、宽细、高低、快慢等区分病脉为48种,形象地列出波浪脉、钉钉脉、鼠行疾促式脉等,此与傣医不同。其次尚有问诊、摸诊以及望患者舌苔、面、眼、手指形状与色泽,大小便和痰等诊察方法。其中查看二便似为傣医所无。

至于治疗学理论,维医将药物分为寒、热、温、凉四性,而热药与寒药又按其作用强弱再分为四级。其中,一二级药物的药性较平和,三四级者较峻猛或有一定毒性;温凉药虽不再分级,但又有干温干凉、湿温湿凉之别,这些认识均与傣医药学理论不同。具体治病方法中如利用新疆沙漠辽阔,日照特强,沙表温度较高等特点而形成的沙浴疗法治疗风寒湿痹等,皆明显地有别于傣医学。

根据上述比较,维医学与傣医学乃属于小同而大异的两种民族传统医学。

(3)蒙医学:蒙医将人体看成是自然界的缩影,认为世界万物均由水、火、土、气、空"五元"构成,人体亦不例外。构成人体的"内五元"是人体生命活动的存在形式和物质基础,其中具有气元性质的称为"赫依",有火元性质者叫"希拉",有水元性质者曰"巴达干",空元则遍布于周身。赫依、希拉、巴达干共同组成"玛哈宝德",是人体生命的驱动力,具有产热、泌液、运血及促进人体思维等作用。赫依、希拉、巴达干又各有五种,如其中的"调火赫依""消化希拉""腐碎巴达干"共存于胃中,能完成饮食物之消化与吸收,称为"胃三热或胃三火"。此外,人体内的胆汁精微称为"希拉乌素",分布于全身,能滋养濡润各脏腑与关节。同时蒙医又将体内的饮食精微、血、肉、脂、骨、髓、精等七大形质合称为"塔未尔"。认为当玛哈宝德与塔未尔互相依存、保持平衡时便是生理常态,反之则为病态。若人体内部产生病理改变时玛哈宝德中之"三元"首先失调,从而成为诸病的先决条件或基本因素,称为"致病特因"。另有一种特殊的病源物质叫作"好日亥",是肉眼无法看到的一种外来病原体,而且毒力强、具有传染性,当其侵入人体后可借"塔未尔"运行而播散周身,表现出发病急、进展快、疼痛剧、伪症多、难治疗等特点,故称为"致病特因"。

在诊断学方面,蒙医将人体之病症分为赫依症,希拉症,巴达干症,奇素症(血症),希拉素症(胆汁症),好日亥症等六类,称"六基症"。在六基症的基础上又按病情之轻重不同把每种基症分为小盛、中盛、大盛,和小衰、中衰、大衰等不同的病况。

至于治疗学理论,蒙医认为所有药物(蒙药)的性质都不外是寒力与热力或阴基与阳基两种情况,称为"二基"或"两力"。具体药效性能则分为"六味""八性""十七效",六味为甘、酸、咸、苦、辛、涩;八性为重、腻、寒、纯、轻、粗、热、锐;十七效为除了八性之外再加柔、温、软、稳、燥、涩、功、凉、泄。临床应用时再与赫依、协日、巴达干"三邪"学说相结合。通过药物的作用去克服或消除疾病。常用蒙药的处方大多是复方,剂型有散剂、汤剂、丸剂、膏剂、酒剂、油剂、灰剂、搅和剂、全石剂、熏药剂、搐鼻剂、导药等。

综上所述,蒙医理论与傣医理论差异甚大,两者之间很少有共同之处。

(4)藏医学:藏医认为人体由七种基础物质组成,即饮食精微、血、肉、脂肪、骨、骨髓、精,总称为"绿送顿"。人体正常的生理活动则由"龙""赤巴"与"培根"三者共同推动。

"龙"的功用主要是维持人的生命、肢体活动、气血的运行、食物精微的分化与输送、呼吸运动、二便的排泄等。具体又分为支配吞咽、呼吸、唾液、喷嚏、五官的"索增龙",司语言记忆的"紧龙",司人体动作等的"恰不欺龙",司饮食精微之吸收与转输的"麦娘龙",司二便、射精及妇女分娩的"吐塞龙"等。

"赤巴"的作用是产生并调节体温,使人保持正常之气色、视觉与饥渴感、智慧和胆量。具体又分为能使胃中产生热量、促进食物之消化,并可推动其他赤巴的作用者,叫作"赤巴觉已",是为各赤巴之首。其次为司血液及二便颜色的"赤巴当久尔"。位居于心,职司意识、胆量,使人勤奋和骄傲者,曰"赤巴朱结";位于皮肤能使皮肤润滑者,叫作"赤巴多塞"。

"培根"的主要功能是对人体提供营养、长脂肪、润皮肤、司味觉、调节体型肥瘦,保持正常的睡眠、性情和耐心。具体又分为位居人体胸部,保持人体水分,并可协助其他培根发挥作用的"培根登结";能磨碎食物,使之易于消化的"培根月及";司味觉的"培根娘及";位于头部,使人产生知足和满意情绪的"培根寸及";职司人体关节的"培根尔及"。至于人体二便与汗液等排泄物则总称之为"泽马宋"。

在生理常态下,人体的"龙""赤巴""培根"和"绿送顿""泽马宋"之间保持着相对的平衡,从而保证了人体的健康。若平衡失调,特别是龙、赤巴、培根三者的偏盛、偏衰或互不协调,即可令人进入疾病状态。此外,藏医还认为气候过于寒冷易得龙病,过于干燥易得赤巴病,过于潮湿易得培根病,过度的饥、饱、劳、忧及房劳,均能引起龙、赤巴、培根的混乱而产生疾病。至于外来的病原因子,藏医认为一般总是先由皮肤、肌肉进入血、骨,最后深入脏腑,引起龙、赤巴、培根之紊乱而致病。

龙、赤巴与培根也广泛地用于病证的分类,如老年人易患龙病,青年人易得赤巴病,儿童易生培根病;龙病多发于夏季,赤巴病多见于夏季,培根病易生于春季等,而且三者可相互混杂致病,也可单独发病。

在治疗学方面,藏医将药物分为珍宝药、石类药、土类药、木类药、膏汁药、汤剂药等六大类。其中木类药又再分为根、草、本、茎、枝、干、皮、树胶、叶、花等十种。《四部医典·药物性能》定药物性能为重、腻、凉、钝、轻、粗、热、锐。认为凡具咸甘涩味者多为重性药;有酸咸甘味者多为腻性药;涩苦甘者,多属于凉性药;辛苦者属轻而粗药;辛酸咸味者属热而锐的药物。至于临床应用,则认为重腻凉钝之品可治赤巴病,轻、粗、热、锐之药可调治培根病;轻、粗、凉性药可增强龙的作用;热、锐、腻性药可增加体内之赤巴;重腻凉钝药还能加强培根的作用。此外,热性药可以消除寒证,凉性药可治疗热证。在配伍应用时,强调配味与配伍,认为凡属药性特别相投者组合于一起时称为"伏法";药性不合者互相配伍产生拮抗或抵消作用者称为"镇味"。

上述藏医理论与傣医理论相比较,殊少共同之处。

综观前述各种传统医学的主要理论,对比之后不难看出:一种由若干元素及其衍化物构建形成并产生相应功能活动的人体观,各元素及其衍化物之间互相平衡的生理观,平衡失调的病理观,借药物作用对病体施加影响、以调谐诸元素及其衍化物间之关系,使之重归于平衡的治疗观,不约而同地集中体现了上述各种传统医学理论的共性。然而,对于人体病理生理机制之具体阐述,则傣医与其他医学各有深浅、精粗之异,甚至大相迥别,且用词亦不相同。如傣医学与中医学都已在不同程度上认识到人与周围环境的密切关系,傣医还认识到体内寄生着肉眼无法看见的小虫,小虫对人体有二重性作用,虫群间在正常时保持着均势等,而中医学则别树一帜地深刻揭示出人体是一个阴与阳的矛盾统一体,而且在诊断学理论上树立了卓越的关于"证"的概念,创立了经络学说,藏象学说,气血学说等完整的理论体系,是任何一种民族传统医学所无法比拟的。

三、宜继续探讨的问题

1. **傣医基本理论特色**　傣医学是我国西南边疆民族文化的瑰宝之一。由于傣族人民长期居处的自然环境、生产力发展水平、生活习惯、宗教信仰、语言文字以及历史情况与内地或西北边疆均有所不同,因而在其医学理论方面也体现出本民族的特色。经与印度、泰国传统医学、中医学、维吾尔医学、蒙医学、藏医学等有关理论的对比研究,傣医基本理论的特色便比较清楚了。

首先从地域关系与民族或国家间文化交流的客观情况看,傣医学处于印、中两大传统医学体系之间,其互相渗透与兼收并蓄应是理所当然的。然而,对傣医影响较大的毕竟是古印度的阿育吠陀医学,这与傣族人民的宗教信仰和文字渊源等有关。傣医理论固然是傣族人民通过长期的医疗实践,不断与鬼神迷信思想做斗争的过程中逐步形成和发展起来的。但随着佛教的传入,傣医又吸收了古印度唯物主义哲学路伽耶陀(Lokayata)派关于构成世界万物的基础是地、水、火、风四大元素,"人依四大元素而成,命终时刻则地还归地身,水还归水身,火还归火身,风还归风身,诸根归于空虚"等思想,明确地提出了能够概括人体生理、病理、诊断、治疗规律的"四元素"或"四塔"学说Tadodansi,同时在很少涉及四塔衍化物的情况下丰富了四塔的医学内容,使之成为傣医理论的核心。这是不同于其他传统医学的一种较朴实的医学理论。

在上述理论的指导下,傣医学认为气候的变化是由自然界"四塔"的变化引起的,每当气候变化时,人身的四塔也要做出适当的反应与之适应。如热季汗出,冷季无汗等,是人体与自然界变化保持着协调状态的反应。这说明傣医已将人与周围环境联系起来认识了,体现出一种朴素的统一的整体观念。

傣医除吸收古印度哲学的有关概念外,同时还引入一些佛学概念,如"五蕴"傣语称为Bazahadanha。佛学认为:凡是有情的物体如人体,皆有五蕴(蕴亦作"阴",本有积聚或覆盖之意),即色蕴、受蕴、想蕴、识蕴、行蕴。其中"色蕴"梵语称(Rupa),包括人身的五官,声、色、味、能等感觉;"受蕴"(Kendana)相当于对苦乐或不苦不乐的感受力;"想蕴"(Samjna)指人的思想或想象,如抽象的思维活动等;"识蕴"即辨别或判断事物的能力;"行蕴"是关于善恶等行为的心理活动能力。傣医认为凡是受想、行、识等精神活动都与"心"有关,属于五蕴范畴的情绪过激,都可引起疾病。所以在治疗这类疾病时,除使用药物外还应利用医者的疏导性语言给予劝慰或安抚式的精神治疗,使患者心身得到调整,以消除五蕴之失常。这在一定程度上体现出既治病又治人的比较全面的身心医学的原始治疗观点。

傣医还提出了在不同的季节和气候交变的过渡时间里主动使用预防药物Yafanhai内服以防止某些季节性多发病的理论,认为根据不同季节选用相应药物内服可以减少罹病的机会。这说明傣医学理论中也不乏预防医学的思想。

关于将"解性药物"Yage单独划为一类独立药物的理论及实际应用,也是傣医临床治疗和药学理论中比较突出的特色。如著名的傣医解药竹叶兰Wenshanha和其他常用解药木奶果、缅茄、甜菜根、通光藤、白牛胆、鸡血树、万年青、土木香等,都值得进一步研究。

从傣药的性味主治等药学理论看,有受中医本草学影响之痕迹,但在具体用药方面仍保持着民族特色,如提倡根据患者年龄、肤色以及发病季节等条件选用药物。此外有些傣中交叉的药物而傣医用法与中医不尽相同,如益母草傣医用治皮肤瘙痒或肛门湿疹等症;芦子用于提神醒脑并治头痛心悸;草豆蔻用于肢体风湿酸疼;射干用于妇科月经过多;台乌用作解药等,都值得给予进一步的临床观察和研究,以拓宽这些传统药物的应用领域。

再如认为人体内有肉眼看不见的"小虫"寄生,居于胃肠道者尚可帮助人体消化水谷及大便的排泄,且虫群之间存在着均势与平衡,失常时亦能致病等理论,与西医学关于肠道内菌群关系的认识有不谋而合之处,而傣医认识甚早,亦是其理论特色之一。

至于傣医创立其理论体系时所用的思想方法与技术路线,也有近似中医等之处。如"类比法"(中医称为"取类比象")便是中医和傣医运用较多的一种逻辑方法。这种方法是根据两种事物之间某些方面的相似或相同,去推求它们两者在其他方面也可能存在相似或相同之处的逻辑推理方法。中医理论中所述人体生理状态和病理过程中"火"的概念;傣医理论中的 Tahuai(火)的概念等,便是将火的有关属性移植于人体,从而获得新的认识之表现。这种方法在古代虽然发挥过重要作用,促进了传统医学理论的形成,但这种方法本身存在严重的局限性。易导致理论上的封闭,忽视了对人体性质结构等方面的探究。

总之,对于民族医学的特色应持一分为二的态度,既要知其长,也不护其短,只有如此,才能在保持和发扬其特色的同时,积极地用现代科学方法去研究和创新,使之成为人类的共同财富。

2. 比较法在传统医学理论研究中的应用 欲明确某种传统医学理论的特色,最好的办法便是将其和具有可比性的其他有关医学理论做对比性研究。从这些传统医学理论的历史渊源、发展情况与基本概念等方面进行比较,则上述七种医学确有一定共性,也有各自的不同。

以我国傣医基本理论为中心,具体和印度、泰国的传统医学及中医学、维吾尔医学、蒙医学、藏医学的有关理论进行系统对比分析,属于"比较医学研究"的范畴,目的在于揭示傣医理论的具体特色,进一步认识其中宝藏,从而促进傣医学术理论体系的继续完善与发展,比较研究的方法与步骤,一般是先进行系统的平行对比,然后再考虑彼此间有关理论之异同和相互影响等。比较研究的范围包括基础医学理论,临床医学理论(诊断学和治疗学理论等)以及有关的药学理论等。

比较研究的基点,是已纳入研究者视野的各种医学已经取得的理论成就。比较的主要内容是指出他们相互之间表面现象上的异同,并尽力深入本质,从表面的相似发掘其本质上的差异,或从表面上的不同揭示出他们本质的相近或类似。具体而言:可从这些医学的人体观、疾病观、治疗学思想、方法论等不同的侧面加以比较。在整个比较研究工作中,应坚持客观态度,不妄议是非优劣,不凭主观感觉而抑扬褒贬。应严格按照"可比性"的原则,能比则比,不能比者不强比。

本文认真回顾、分析、整理了傣族医学的基础理论、临床治疗与药学理论,系统阐述了傣医理论梗概,并与印度、泰国传统医学理论、中医学、维吾尔医学、蒙医学、藏医学的有关理论进行了力所能及的对比研究。从这些传统医学理论的人体观、疾病观、治疗学思想以及创建理论的方法等方面加以比较后,提示傣医理论有其固有的特色,而且具有相对的独立性,与上述各种传统医学理论有所不同。

【编者按】傣医有无系统理论? 其理论有无特色? 是关心我国民族医药事业的同道诸君很感兴趣而又长期未能解决的问题。为了弄清这方面的情况,以利傣族医学的发展,张老曾多次到我省西双版纳州进行调查研究,近又亲赴德宏州之潞西、瑞丽、盈江、梁河、陇川、畹町等县市做了考察,根据大量资料对傣医理论作了整理,并与国内外有关传统医学理论进行了比较医学的研究。像这样的科研成果,具有鲜明的开拓性。

第三节　明代云南著名医药学家兰茂学术思想研究

兰茂,字廷秀,号止庵,晚年崇善释老之学又自称和光道人。云南省篙明县、杨林千户所石羊山人氏。祖籍河南武陵,先辈迁滇。生卒年月不详,据初步考证,约生于明太祖洪武 30 年(公元 1397 年),卒于明宪宗成化 13 年(1477 年)。毕生均为一平民学者,是云南历史上最负盛名的医药学家和语言学家。他从事医药实践的时代,较之医药学大师李时珍还早一百多年。据云南省志记载,兰氏天资过人,"年十六,书史过目辄成诵",他学识渊博、兴趣广泛,既通晓医药,又熟谙声韵,且善于吟咏。"生平所著诗文甚多",计有中药学《滇南本草》,中医学《医门揽要》,音韵学《韵略易通》,诗词《玄壶集》,南曲《性天风月通玄记》等。其中实践价值最大的著述之一,便是他为了"救民病,传后世,永远济世"而作之《滇南本草》与《医门揽要》。这是兰氏对于祖国医药学的具体贡献,也是他述其生平所学的代表作之一。该书基本上反映了兰氏严谨的治学态度,可贵的学术思想和丰富的诊疗经验。

一、时代背景

12 世纪末,元世祖忽必烈命赛典赤为云南行政长官,称"平章政事行云南中书省",便着手进行地方行政管理体制等方面的改革。如改万户所、千户所、百户所等为府、州、县等;并将云南省会由大理迁至中庆城,即今之昆明。继而又在昆明地区兴修水利,解除滇池水患,发展农桑事业,修建孔庙,购置经史,授学田等,加速了云南经济文化的发展。于是,云南因之而"文风稍兴"。

滇省地处祖国西南边陲,属于低纬地带,气候温和,雨量充沛,植物资源异常丰富,可供药用者为数甚多。全国近三万种高等植物中,云南几乎占了一半以上。低等植物更是应有尽有。举凡世界上发现的野生植物,大多能够在云南找到其踪迹。

兰氏生当明季初叶,社会秩序比较安定,小农经济有所发展,工商业趋于繁荣。且正值三宝太监郑和率领庞大船队七次远航南太平洋和印度洋之际,海运交通亦较前发达。医学方面,迭经历代医家的努力和金元时期四大家之学术争鸣,已积累了丰富的认识成果。药物品种也不断增加,地区性药源逐步扩大。这就从客观上要求当时医者中的有识之士进一步总结整理,给予新的描述和理论概括。

《滇南本草》和《医门揽要》这两部姊妹作,便是在这样的历史背景和自然条件下,经过兰氏多年的辛勤劳动和刻苦钻研而完成的。

五百多年来,兰氏著作迭经范洪、高宏业、朱景阳、华允三、刘乾及管暄等人的辗转递抄、增补或翻刻,版本揉杂。现以云南省图书馆甲寅(1914)年刊出之《云南丛书子部之十四·医门揽要》二卷为兰本,探讨如下。

二、学术思想

兰茂是一个朴实的医药学家,在长期的诊疗实践过程中,无论辨别证候或处治疾病,都能从地域环境、时代特点和患者实际情况出发,遵循因时、因地、因人制宜的方针,而且对待前人的许多论述,其态度基本上是客观的,并未沾染一味盲从的教条主义习气。诊查疾病,提倡全面仔细、严肃认真、深入思考。在治疗方面主张扶正培本、防微杜渐、灵活施治。对于临床诊疗实践成果的理论概括,表现出一种提纲挈领、执其大端的思想风格。对古老的藏象学说等,也有某些比较新颖的见解。

(一)诊病疗疾,主张从实际出发

如在论述"中暑合症"谈到中医的霍乱症时,便联系云南特别是滇中地区四季如春的气候特征和民间认识,提出"此症北省夏秋始有,滇省节候不真,四时俱有。轻为霍乱,重即绞肠痧"等。另在"感寒合症"中又说"春温、夏暑、秋湿、冬寒,皆四时不正之气。但滇省地处天末,节候不真,天偶阴雨即冷,人冒之即为感寒症",一语道出滇中昆明地区"四时无寒暑,遇雨便成冬"的特殊气候环境,提示医者应因地制宜进行诊断和治疗。同时,兰氏治病也不忽视时代背景和社会因素对于患者体质和病情的影响,所以在其著作中也体现出因人制宜的思想。如在叙述有关头痛的治疗原则时,曾经指出"总之,今人元气多亏,切不可泥古人陈方,过投以风散之药,使愈虚其虚"等。这种诊病疗疾必须因人制宜的思想,在兰氏著作中一直都比较明确。如在许多病症的治疗一栏中,都专门提到产妇或老年患者的治疗原则和具体方药等。兰氏是一个善于正确对待间接经验的学者,对于前人的许多论述并无教条主义习气。如辨痢疾之寒热时曾明确指出"古人以寒痢为白痢,以红痢为热痢,其说不可拘执。"又说"谚云:痢无补法,只有下法。又云通则不痛,痛则不通,此说非也。总以人之虚实分之,虚者补之,实者宜下,学者记之。"另在叙述遗精之治疗时,又特别提醒读者:导至遗精之原因甚多,兼见的症状也不少,"诸症虚虚实实,学者临症宜细心辨认脉之虚实,不可泥黄柏,知母,龙骨,牡蛎为圣药而不思顾其本原之地也"等,这都是其正确对待接间经验能因病制宜的范例。

(二)临证诊查,提倡全面而慎思

兰茂根据自身的实践体验和前人的正确主张,在四诊总论中一开始便十分强调"四诊并用"的重要性,反对"粗忽,自持所长而往往偏执其一"的做法。认为"医者纵然是'望色、闻声、问病、切脉,四诊皆尽而治之尤有偏害者,况不兼而审之乎'",因此他告诫医者,不可把四诊错误地看成是"琐屑"之举。认为凡通过四诊得到的各种资料之中"其有不合,则深思其故,必得其所以不合之由,然后对症立方以治之,庶不至有事后之悔也"。

《医门揽要》认为:问诊应当仔细,以便获得足够的诊断资料,如欲通过问诊采集小儿患者的病史"则必问其朝夕提抱之人,乃知其得病之由"。诊脉时,要求严肃认真"必须平心静气,不得粗浮",力求达到"静审潜寻,则病在何经与见何情似不能逃矣",否则"病情未真,且执傲乘方,非图无益而实害之者矣。"

至于四诊之具体掌握和运用,兰氏亦强调要"化裁变通",认为这是属于"所谓能与人规矩,不能与人巧"的问题。例如切脉时之"长人疏下指,短人密下指;胖人脉细,瘦人脉洪;胖人重下指,瘦人轻下指"等全在医者之认真体验与灵活变通。再如问诊时必须注意之"因人而问,各有不同。总在临病之时适其宜而推测之"等,都从各个不同的侧面体现出一种识权变、慎思考的诊断思维和工作方法。

(三)治病重视扶正培本、杜渐防微

兰茂不但在本草学方面贡献卓著,而且在治疗学上也有自己的看法。由于他所接触的患者可能虚证较多,且以气虚、阳虚、阴虚为最,因此他主张"治病必以培根本为主"。如对虚证患者的治疗,认为首先应抓住补肾这个环节,"壮其水火,病未有不愈者""然,生水又责之于脾胃,盖脾胃强盛则饮食消化而津液自生生不息矣",最后则得出结论"调养脾胃乃医家之王道"。另在论述中风不语风痰证之治疗时,又谓"此症是正气脱而邪气盛。凡活此症,只可补正攻邪,不可独攻其邪。盖养正则邪气自除、理之所有;伐正而能保身,理之所无"。关于伤风合症的治疗,则认为凡体虚之人或产后亡血致虚者"偶有不谨"风邪乘虚而入,治宜补正则邪自出。另于心之虚火证的治疗,则谓"心为君火,其火最弱,宜补而不宜克"等。以上论述,都从不同的角度反映出兰氏治病重视扶持人身正气的思想。

同时,《医门揽要》还一再要求医者临证施治,定要灵活立方,选方用药切忌呆板。如关于头痛的诊疗问题,他在分析了足以引发头痛的各种病因之后,认为"久痛者,元气亏伤于内",并进一步总结说"其实皆归于肾也",接着指出"至于治法,又宜因症因脉详加治疗也。"而于外感邪实之证,则仍认为应以逐邪为先。

此外,兰氏对于一般医者所谓的"小病"也不忽视。如对于伤风病性质的估计,颇能切中时弊,并曾一针见血地指出"伤风为百病之源,世医均以为细小疾病,轻视忽略,不察虚实,攻补妄投,为害不浅""卫生君子,可不慎哉"等。这在一定程度上体现了兰氏对患者认真负责的精神和防微杜渐的治疗思想。

(四)理论阐述提纲挈领、执其大端

《医门揽要》名副其实,书中并无浮词泛论,而是提纲挈领、从大的方面简明扼要地去阐述各种常见病症的辨治原则和具体方药,同时反映着作者的学术见解。其理论概括和文字表述都比较洗练而得体,能示人以规矩准绳而不觉烦琐。因此,阅后使人易觉心中有底。如论闻声音谓"咽喉有病,声音不明乃其常理;喉中无病而亦不明,是肺之病也;若非肺病,则当辨其所病之脏。"以及"好言为热,懒言为寒,言壮邪实,言微正虚"等有关语声之定位诊断与定性诊断的论述,均已言简意赅、握其大端。又如大便秘结一症,兰氏认为"古有虚秘、风秘、气秘、热秘、寒秘、湿秘等说。此其立说太繁,不知此症之当辨者惟二,曰阴结阳结而已。盖阳结者,邪有余,宜攻宜下者也;阴结者,正不足,宜补宜滋者也,知此两者,抑知秘结之纲领矣。"论泄泻时则曰"泄泻有二症,有虚泻有实泻"。关于头痛之辨证,主张"先审久暂,次辨表里"等。说明兰氏对这些认识成果进行理论概括时站得比较高,因此在文字表述方面亦能做到要言不繁。

其次,对于中医藏象理论的个别方面,兰氏根据其丰富的临证诊疗体验,也提出过比较新颖的见解。如对于肝主疏泄的认识便已深入一步,看到大便不通之症与肝失疏泄亦有关联。因而在"左关脉浮病源"的论述中曾明确指出"肝司大便,肝气郁则不能送下之"。这样的认识是有道理的,肝郁不疏在大便秘涩不畅的病机中实际上亦占有一定的地位。

三、诊疗经验

《医门揽要》记述了兰氏丰富的诊断和治疗经验,其中颇有独到之处。如衡量脉象识别心肾不交等证,产后病之灯光测证法,根据滇中实际情况鉴别伤寒与中暑,辨别感寒、伤寒与伤风之异同,区分脘痛之虚实等,都比较仔细而实在。在治疗方面,兰氏特别擅长调补和温运中焦脾胃,善用补中、理中等方剂加味。对于各种常见病症之治疗,除广泛使用地产药物和民间偏方外,其具体措施已趋向于多样化。另在"产妇伤风"治疗项下又说"有恶露不尽者,须以火光试之,若见火光红者,可加童便,否则补正除邪为主"。且在外症杂治中再次提出"妇人产后,见灯光红是为血热,恶露不尽"等。这样的辨证施治方法,甚为奇特,但带有直观性和片面性。

(一) 凭脉辨证,产后疾病验以灯光

兰氏著述中,脉学内容比较丰富,辨别平脉、病脉、愈兆佳脉等各种脉象十分认真。分析脉象,以浮、沉、迟、数四者为纲;以洪、细、滑、涩、弦、缓、紧等为目。对于寸口六部四纲脉象之主次及各种兼脉都作了比较详尽的描述,并列举了这些脉象的病源,阐述了病机,其中不乏经验之谈。如脉辨心肾交泰之法,亦有一定的参考价值。《医门揽要·切脉论》云:"三指下定,若关脉之情既得,必复多审寸尺二部。其出入一样无参差者,方为心肾相交。或寸脉出而尺脉不出,寸脉入而尺脉不入,是为不交"等,都反映出兰氏脉诊经验之一斑。至于其在中医脉学上之具体成就,拟予专文评述。

另有一种特殊的辨证方法,即利用产妇患者目视油蜡灯光时所感到的色觉情况之诉说,以提供某些产褥期疾病之辨证依据。如兰氏在"产后感寒合症"中论产妇感寒症之治疗时谓"再以火光试之,如见火光红者,用四物汤加黑姜、红花、蒲黄、五灵脂、山楂、益母草、童便治之;见火光白者,用八珍汤加黄芪、红花、黑姜、益母草、姜、枣、山楂酒引治之"。另在"产妇伤风"治疗项下又说"有恶露不尽者,须以火光试之,若见火光红者,可加童便,否则补正除邪为主"。且在外症杂治中再次提出"妇人产后,见灯光红是为血热,恶露不尽"等。这样的辨证施治方法,甚为奇特,但带有直观性和片面性,且纯属患者自身之主观感觉和陈诉,易受各种暗示之影响。况油灯蜡火其光线本来就略偏于红色,且人眼之色觉又有其自身之规律性,这样的测试方法与新产失血患者之虚、实、寒、热各证究竟有无相干,尚宜证诸实践,以明是非。

(二) 辨病较细,且有可资借鉴处

滇中地区气候特殊,四时不分。虽在盛夏,一遇阴雨则气温骤降,甚至使人有冷凉之感。因此,兰氏具体指出下列有关疾病之鉴别点,谓"伤寒舌苔厚有浆,中暑舌苔薄;伤寒脉浮,中暑脉数洪;伤寒有口渴与不渴,中暑口皆渴。

以此分之,庶不至以中暑误认为伤寒矣。"另在"感寒合症"与其他疾病之鉴别项下,认为感寒之症轻于伤寒而重于伤风。其与伤风之不同点在于"伤风鼻塞声重,感寒鼻不塞声不重"等。关于胃脘痛之寒热辨证问题,《医门揽要》在一般地叙述之后,又结合该症的舌象表现指出"然舌白亦有火证",认为脘痛患者舌白属寒、舌红为热证火证的理论也不是绝对的,辨证时还须细审其人是否喜按喜揉,并令患者试饮冷水或滚水,再观其痛况之增减,"则寒热之证无差已"。这既是兰氏之经验,同时也反映了他坚持全面考查病证的诊断学思想。

(三)以调补中焦为核心的治疗方法

兰氏治病,颇重扶正培本,尤其擅长调补、温运、升提中焦脾胃气机。在《医门揽要》中曾灵活地使用加味补中益气汤、加味理中汤等方剂治疗多种疾病,反映了其选方用药的特色之一。

如治虚人伤风,用十味补中汤(即补中益气汤加麦冬、五味子)姜、枣煎服,并称此"为千古治伤风之神方也"。治虚咳亦用"补中加麦冬、五味送下六味丸"。对于气虚所致之"腰疼一症,治用补中汤加杜仲",气虚"脱肛,补中汤加山药、苡仁、茯苓,升麻倍加之",以及"久疟不止,加味补中汤主之","耳鸣,补中汤加姜皮治之"等。可见兰氏运用补中益气汤之广泛性。

至于治疗虚寒性腹部疼痛时所用的三个加味理中汤,即"胃脘寒痛,理中加良姜、香附、台乌;脐下疼,理中加枳实、香附、山楂、神曲、麦芽;小腹痛,理中汤加桂附"皆颇为得法,用之辄效。次如"附子理中汤治肾败遗溺不禁","冷痢,治用附子理中汤主之"等,俱是兰氏经验之谈。因此《滇南本草图说》序中曾肯定"其学皆探本穷源,共方饵专一真切,不事枝叶。投人数剂,无不立愈"云。

其次,兰茂治病还广泛采用民间偏方、验方和其他方法。如治顽固性头痛已加用熏蒸和灸疗,治痢疾用陈酸饺酒,用五叶草捣汁内服治溺血,白螺散治胃痛,以及肉桂之三种不同的服用方法和适应症等,都说明兰氏治病经验丰富和治疗措施的多样化。

四、结束语

兰氏之著作,撰成于 15 世纪中叶。而明代其他著名医家如薛已、徐春甫、李梴、李时珍、方有执、等人之著作均成书于 16 世纪中后期。王肯堂、龚廷贤、杨继洲、陈实功、张介宾、李中梓、吴有性等人之著作,则是 17 世纪之作品。

《滇南本草》与《医门揽要》二书,著于闭塞之僻壤和文化落后之边陲,且书成之后无力付梓,待皖人孙兆蕙等得坊间旧刻本时,已是清代道光年间(19世纪)事。因此,兰氏之医学成就不如本草学那样被人知晓,更不及其韵学著作《韵略易通》之远播而有影响,并深受钱玄同、赵元任等近代中国语言学家之重视,而被目为我国古代语言学著作之珍品。然而纵观《医门揽要》所述,则兰氏仍不愧是当时滇医之佼佼者。重刊《滇南本草》序曾盛赞此书"明脉理之精微,审见症之确切,附汤方之合宜,种种悉备,有益济世"。

总之,兰茂曾是云南历史上学识渊博、才华横溢的一位学者。他的治学精神、学术思想、药学成就和诊疗经验等,都值得进一步去认真发掘、整理和研究,以使既往的认识成果能更好地为我国社会主义现代化建设服务。

【注】本文是在云南省古代医家学术成就研讨会上张老关于明代医药及音韵学家兰茂的研究报告,由张老亲自撰写而成,曾发表于《云南中医中药杂志》。

第四节　中医药现代化战略探讨

党中央、国务院曾经发布的《关于卫生改革与发展的决定》第 5 条 22 款明确提出"实现中医药现代化"的目标,这是振兴中医药事业的战略性举措,是我国医药科技的一项重要政策,是领导、组织、管理中医药工作的依据,因而受到广大中医药工作者的赞许和拥护,但也引起一小部分中医同道的担心。为此,宜集思广益,深入研讨,明确概念,提高对中医药现代化的认识。兹从科研角度略陈下述管见,就正于海内同道。

一、渐进而有规律的发展过程

"现代化"是一个世界通用的概念,自 20 世纪中叶以来已被广泛应用,成为人们追求的目标,但由于其内容丰富、涵盖面广、层次较多,从不同的角度理解往往有不同的内涵,故其确切的定义迄今犹未统一。就人类社会发展的历史进程言:现代化大体上是指自科技革命以来,由不太远的过去直到今天这段时间里人类社会飞速发展和急剧变化的过程;在此过程中人们的工作条件、生活方式、价值观念、心理状态等都发生了相应的变化。从一个国家的范围看:现代化主要意味着通过高度工业化而使国民经济、科学技术、社会生活以及社会成员自身的发展水平都步入世界先进行列的过程。中医药的现代化是医学领域内的一个具有其自身运动规律和时代背景的渐进的发展过程,该过程近期将表现为中医药行业自身建设的加速,中医与中药之发展更为协调,行业标准和技术规范相继出台,科研工作活跃,成果大量涌现,学术水平有所提高,中药新药开发研制的积极性高涨,中医药在临床治疗活动中的参与层次提高;继而进一步在继承发扬中医药特色和优势的前提下,广泛吸收利用现代先进的科学技术和手段,有计划地对中医药深入研究,从而显著提高了中医药学术水平,临床辨证指标逐步增加了量化的成分和内容,对于中医基础理论的阐明,对于疑难病证的防治取得更大进展,中药新药的开发研制能力和中药产业现代化水平大幅度提高,实现了中医药事业的全面进步与发展,最终使中医药学全面超越原有状态成为世界的先进医学之一,这便是中医药现代化的轮廓。

二、现代化的主要方式与内容

中医药学是中华民族优秀的传统文化,有着自身的特色和优势,对人类健康和世界文明有积极影响,中医药的现代化是时代发展和我国国情的需要。根据现实情况,参照现代类型学(typology)原理进行分析,实现中医现代化的方式无疑是多极化或多元的,约言之有:传统持续进步式、邻近学科沟通式、远缘学科交叉式等三大类型。

1. 传统进步式 传统持续进步的方式,是中医药现代化的基本方式,即广大的中医药工作者自觉按照中医药本身发展的客观规律,在广泛的社会实践基础上,不断总结经验,提高思想,统一认识,加强内涵建设,形成中医药行业标准,并逐步使之完善化,临床诊疗工作走向规范化;针灸、推拿按摩等学科及中医临床各科的学术水平与诊疗技术都获得长足进步;高效安全的中药新剂型不断涌现,中医治疗手段日趋丰富,对疑难病、多发病的疗效大幅度提高,攻克某些西医无法解决的治疗难题,使传统医学从形式到内容都得到更新或提高,通过持续全面的进步而实现现代化。

2. 近邻沟通式 近邻学科的有条件沟通即中西医结合的方式,是中医药现代化的一个侧翼,中医与西医同属于人类医学,在自然科学领域内是互为邻里的学科,两者间虽然在观点和方法论等方面有所不同,但相互间仍不乏可沟通或彼此可借鉴之处,中西医的正确结合可一定程度上从某一个侧面实现中医药的现代化。沟通的内容首先是从临床诊疗实践中摸清西医不同病类病种的中医辨证规律,明确其常见证型及其特异性的微观辨证指标,在充分保持发挥中医药特色的前提下,找到确能提高疗效,减少或消除西药毒副反应或避免手术缺陷的结合点,发挥优势互补"1+1>2"的效应。在相当深度上阐明活血化瘀、通里攻下、扶正培本、清热解毒等中医治则的具体机制,进一班拓宽这些治法的临床适应范围;中西医结合的急救医学也将取得较大进展,从而使一些疑难危重患者大为受益。四诊客观研究取得新进展,利用现代检测技术大大延伸望、闻、切等的洞察力,实现了辨证指标的优化和量化;针刺镇痛原理及经络现象的研究在国际上居于领先水平;充分利用现代药剂学原理和方法并不断加以改进,大幅度提高了中药制剂的水平等,深入进行方剂药理学研究等从多个侧面促进了中医药的现代化。

3. 远缘交叉式 世界科学技术、特别是现代科技的发展,本是各个学科不断相互交叉、渗透并产生新学科的历史。高水平、高层次的中医药现代化不能没有相关边缘学科互相交叉的渗透研究。此种远缘学科的交叉方式又称学科的远缘杂交,其目的在于解决中医药现代化进程中提出的关系重大且具有突破性意义的课题,即根据已确定的重大攻关项目(特别是基础理论方面的关键性问题),组织跨单位、跨行业或跨地区有关学科的综合研究,将总课题分解为若干子课题,由有关学科单位分别承担,研究过程中加强交流,促进学科间的相互渗透,提高研究效率,以获取意义重大的科研成果,使中医药现代化在高层次上有所突破。这种远近学科的交叉,颇似中医药现代化战役的前沿或尖兵,在一定范围内有可能成为中医药现代化的龙头。

至于中药的现代化,有关资料表明:我国共有传统中药和植物自主药6 000余种,民族药1 600多种,资源十分丰富,现代化与新药研制当以此为依托。目前,大多数中药材与制剂均已有部分的法定标准,基本上实现了标准化。在药剂学方面,本着"继承不泥古,发扬不离宗"的原则,在中医本草学、方剂学等理论精华的指导下,扬己之长,不断优化生产工艺,逐步研制出靶向输送、控释缓释、经皮吸收、黏膜透入等使用方便,高效、速效、安全、剂型多样化的中药复方新药;同时提供与国际接轨的质量控制标准,明确的有效成分含量和规范的检验方法等。在药理学方面,大力推进中药临床药理学实验研究、方剂药理研究,建立能充分体现中医药特色的中药临床药理学、复方药理学这样重要的分支学科;实验室研究着眼于建立新的能体现中医药特色的药理学实验方法和药理模型,提高研究水平,促进中药特效新药的创制。

在整个的中药现代化过程中,可从传统中药(植物药、动物药、矿物药)中发掘新的活性物质作为先导化合物,通过分子改造、结构修饰等使之优化。

近期,当围绕开发研制能体现中医药特色的创新性高效中成药这一中心,实现理论、技术、产业化等重要环节的协调发展。

三、妥善处理现代化面临的问题

实现中医药现代化的战略决策既已确定,则相应的战术措施和战役部署应提上议事日程。由于现代化的过程离不开科学研究,为此要从中医药现代化这一庞大、艰巨、复杂的系统工程的全局出发,经过统筹规划,形成不同层次、各有侧重且有其自身特长的现代化科研网络,使之成为整体上学术配套、学科齐全、局部互为犄角、优势互补的全国性中医药现代化研究体系。在工程进行中,应以各子系统课题相互作用的关系取代其直线因果链的关系;同时还要注意选择、接收、传递和加工处理信息,以保持该庞大系统工程的有序运作。

要处理好继承与创新的辩证关系,尽可能避免误导和一切可以避免的失误,经过权威专家们的预测和认真论证,确定中医药现代化行动的总体部署,从实际出发,根据中医临床诊疗实践与中药开发研制中对中医药基础理论方面提出的关键性问题,制订国家重点中基理论研究计划,促进中医药基础理论之深化与发展,提高中医药科技现代化的整体水平。

由于中医学的着眼点是人体处于病理生理条件下的"功能态",因此在现代化研究方法中除了一般常用的"经验性科学方法"(如临床观察法,流行病学调研方法等)以及"理论性科学方法"(即对经验、事实等进行思维加工的分析、综合、归纳、演绎、类比等建立理论的逻辑方法)外,要特别强调现代系统论、控制论和信息论及系统生物学等"横向科学方法"的综合运用。应该提倡理论联系实际,创造性地运用"现代科学方法",使这些方法在中医药领域的运用中有所发展,同时还要提醒科研人员自觉克服习以为常的近代占统治地位的"还原论研究方法"(即分析方法)的不利影响,从而根据研究对象的特点,选用正确的研究方法,避免其方法论上的误区。

中医药现代化呼唤人才,尤其是拔尖的科研帅才与将才,因此选拔培养人才应是当务之急。

【注】本文是张老在中医药现代战略研讨会议上的发言稿,由张老亲自撰写而成。文中提了一些新的看法和观点,具有一定的战略意义。该文曾发表于《云南中医学院学报》。

第五节 海洛因依赖并发艾滋病患者中医证候特点之研究

西医学对于某些新出现疾病的病因和发病机制的认识日趋丰富和深入,但尚缺特效的药物,这就给中医治疗此类疾病提出了新的任务,同时也为中医学扩展其临床诊疗空间提供了机遇。本课题便是在这样的背景下,拟从中医证候学的角度、有计划地对 HIV/AIDS 与海洛因(heroin)依赖者的有关证候进行前瞻性的观测与研究,目的在于探究其临床证候的具体表现及演化规律,从而为中医的辨证论治提供更为切实的依据,增强中药运用的针对性,使之在治疗此类疾病方面更好地发挥作用。

再者,通过此项研究可以在一定程度上深化对该疾病的认识,拓展临床诊断技术,扩大中医药的治疗领域,促进对于新发疾病诊疗模式的探索和完善。

近 10 年来,由于分子生物学、细胞学、基因组学、蛋白组学的迅猛发展,对人体生理病理过程中的一些调节机制的奥秘已陆续被发现。如有的初步研究认为:中医学的"证"就是人体基因型及其表达,是个体差异性的基础。最近我国学者又发现,凡是 HLA 有 BW6 基因的人感染了 HIV 后,则发病迅速,死亡也快等。这便从另一个侧面提示对 HIV 感染者进行中医证候学研究具有深远的意义。

　　课题既经确定,则技术路线的选择与科研队伍的优化便十分重要,这关系到研究任务能否顺利进行,并达到预期目的。同时,还会在一定程度上影响到科研成果的质量。值得提倡和遵循的技术路线,应当是在所获成果方面能够实现"一举两得"的正确可行的技术路线。

　　为了确保科研工作最终获得具有充分说服力的结论和高质量的成果,在研究对象中设置相应的对照组(control group)实属必要。对于 HIV/AIDS 的证候学研究也必须设置相应的对照组,而云南省的实际情况告诉我们未受 HIV 感染的海洛因依赖者(heroin abuser,HA)便是较理想的可供对照者。据此可以同时获得两类病种的中医证候学资料,既满足了设置"对照"的要求又扩大了科研成果,实现"一举两得"。

　　现代的中医药科研,既要充分借鉴前人的认识成果,又要依靠集体自身的力量和创新性思维,而群众意志的正确发挥则能起到"智力放大"(intelligence amplication)的作用。因此科研队伍的优化组合异常重要。而优化的最高原则应是"素质上的系统优化",仅只是某一个环节的优化是没有多大意义的。科研运作要讲"合力"要使研究队伍在思想上、行动上成为一个整体,劲往一处使,在明确目标、认清意义、掌握方法的基础上还要培养他们对此项研究的兴趣,从而形成积极、稳定、持续的研究意志与保质保量完成研究任务的决心,才能保证课题的有效实施和成果的质量。而进一步明确中医证候概念尤为重要。

　　概念是自然现象本质的东西在人脑里的反映,它由实践的需要而产生,并与人类认识发展的一定阶段相联系。作为反映客观事物本质属性的基本思维形式的概念,总是随着人类不断的实践和认识的深化而发展的,中医学的证候概念也不例外。根据本人多年来对此概念的考察研究,它萌芽于汉魏六朝,成熟于明清时代,发展于今天。1984 年 4 月卫生部在北京召开中医证候规范学术讨论会议,在大会上笔者报告了自己的研究成果,并受卫生部领导的委托起草了证候的定义,获得会议认可。其定义是:"证候是疾病本质在一定过程中的反映,在疾病发生发展的过程中,它以一组相关的脉症表现出来,能够不同程度地揭示病性、病位、病因、病机,为治疗提供依据并指明方向。"

　　另据笔者的研究所知:证候具有其内在的结构与层次,既有其"核心",也有其"基础部分"与"定位指征",以及由此衍化出的由简到繁的各种具体证候(详见本人著作《中医证候鉴别诊断学总论》人民卫生出版社 1987 年第 1 版)。迄今有关证候的"点"上的微观研究虽有进展,但"面"上的宏观研究尚无明显突破。因此,本课题的研究主要仍以宏观调研为主,辅以目前较为公认的,现有条件能够检测到的微观辨证项目。在对每一病例进行具体辨证时,应掌握证类的界定与识别,熟悉临床用来区别不同证候的那些具有特异性或专属性的主要指标,即证候的"主症"。在此基础上便可提高辨证的准确度。

根据中华人民共和国国家标准《HIV/AIDS 诊断标准和处理原则》本病的病程分为三期:即急性 HIV 感染期、无症状感染期、AIDS 期。

第一期(急性 HIV 感染)的患者其表现为一般外感证候,且病情多有自限性,很少因此就医而被发现,不易纳入研究对象,故不宜作为本课题的主要研究对象。

第二期虽然称为"无症状 HIV 感染",其实此期患者已非健康人群,因此不可能绝对地无症状或无证可辨。只要仔细认真地进行望、闻、问、切四诊合参的中医诊查,则从绝大多数患者身上还是可以不同程度地"无中现有"揭示出或隐或显的中医证候,而这些证候及其变化则又直接关系到患者的病情进展及演变,且其证候特点大体上可归属于"正气渐虚、邪气未实"的总的演化范畴。所以此期的病例应作为本课题的主要观测对象之一,并强调对其证候的动态变化与该病病情进展之间相互关系的认真观察。

第三期 AIDS 临床上常以各种机会感染"指征性疾病"的面貌出现,证候表现五花八门,与所患并发性或继发性疾病紧密相连,但又总不出"邪气特盛、正气衰竭"的证类范畴。

总之,反映 HIV/AIDS 各期病情虚实与病损部位的证候,大体不会超出后述证类的范围,至于其主要特征、规律和意义则有待于本课题之观测与研究。

至于海洛因依赖者(heroin abuser,HA)在停药后急剧出现的戒断症状(withdrawal symptoms),因其本身具有自限性(大约一般只持续 7~10 天左右)而且有时仅用"冻火鸡"(cold-turkey withdrawal)的方法亦能使之消除,予美沙酮替代则可避免出现,所以在中医证候学方面意义不大。本课题的研究重点只宜放在那些非 HIV 感染的 HA 于戒除毒瘾后较长时期内难以消除的迁延性戒断现象,即"稽延性症状群"(protracted obstinate syndrome,POS)方面,因为POS 能增加 HA 的精神依赖性,是导致再次重复吸毒的重要原因。从中医证候学的角度加以分析,HA POS 的症状多表现为:焦虑抑郁、情感脆弱、心烦易怒、易受激惹、烦躁不安、顽固失眠、胃肠道不适、全身不舒、疲乏无力,周身疼痛等。其证候学特点大体属于:气阴两虚、心肾不交、气滞血瘀、肝气郁滞、肝阳化火、木横侮土(肝气犯脾,肝气犯胃)等,亦待研究证实。

证类的界定与诊断:中医学的证候是病程发展过程中某一具体阶段内疾病本质的反映,它由一组具有一定内在联系的症状和体征表现出来,每一个证候虽有不同的表现,但都有共同的层次与结构,而其中最基本的结构便是"基础证"。根据疾病过程中正邪交争这一主要矛盾,为了便于临床研究,本课题拟将有关基础证候分为"正虚类证候"与"邪实类证候",前者包括气虚证、血虚证、阴虚证、阳虚证、精亏证、津伤证、亡阴证、亡阳证、气脱证、气陷证、血脱证等;后者包括气滞证、气郁证、气结证、气逆证、血瘀证、瘀血证、阴结证、阳结证、痰饮证、痰热证、痰浊证、痰湿证、寒痰证、痰凝证、风痰证、顽痰证、水湿证、寒湿证、湿热证、湿郁证、湿滞证、湿毒证、秽浊证、郁热证、火郁证、实火证、虚火证、热毒证、火毒证、燥热证、瘟毒证等。凡同时存在两个或两个以上的基础证者则为"复合基础证"。基础证加"病位指标"(或称病位证候)即构成各式各样繁简不等的"具体证候"。具体证候是疾病处于一定阶段的病情、病因、病位、病势、病情的综合概括。在疾病的进退变化中证候也处于动态变化之中,而证候的变化首先表现为"主症"的改变。通过对主症的观察与"次症"的收集,便可及时发现证候的变化。因此必须对每个证候的主症切实掌握,同时对相应的次症也要有所了解。

本研究课所用证候名称必须统一,对每一证候的命名定要规范化。凡属历来习用并能确切表示病机内容的证名自当沿用,不必创新。对于一证多名者则应选择最能反映该证内容的通用名称,避免生造。详情可参考《中医临床诊疗术语——证名》。

关于证候的诊断,必须遵循统一的模式:首先将主症、舌脉、次症划分清楚,然后做出相应的判断,确立一个规范化的具体证候名称。诊断依据中主症与舌脉必不可少,但必要时亦可舍脉从症。次症是主症的补充,可以全俱亦可只有部分。

关于病例的选择:根据中华人民共和国国家标准《HIV/AIDS 诊断标准和处理原则》纳入研究的病例必须符合:①具有明显的流行病学史;②经确认检验证实 HIV 抗体阳性,或抗体由阴性转为阳性,或血浆 HIV-RNA 阳性;③临床症状:第一期现发热、头痛、咽痛、全身不适、颈腋及枕部淋巴结肿大,皮疹,肝脾肿大等;第二期可有全身淋巴结肿大,CD4$^+$T 细胞逐渐减少趋势;第三期全身淋巴结肿大 >1 个月,淋巴结直径 >1cm,慢性腹泻 >3~5 次 /d,3 个月内体重下降 >10%,CD4$^+$T 细胞 <20 个 /μl,机会感染表现。

凡符合上述诊断标准者可纳入观测研究对象。若原来未感染 HIV 前已患有严重的心、肺、肾等严重疾病者,重症糖尿病者,精神病者均不宜纳为研究对象。

根据我国 CCMD(《中国精神障碍分类与诊断标准》)及美国 DSM(《诊断与统计手册:精神障碍》)标准,纳入研究的对象必须符合以下条件:①持续摄入 Heroin>1 个月、2~3 次 /d,且用量不断增加;②对其工作、生活、学习、社交、家庭已产生不良影响;③一旦停药或减量则随即出现戒断症状(withdrawal symptoms, WS),于戒毒之后较长时间存在稽延症状群(protracted obstinence syndrome, POS)(注:WS 为一组非一般躯体或精神疾病所导致的流泪、流涕、哈欠、出汗、恶心、呕吐、腹痛、腹泻、肌骨疼痛、发热、失眠、毫毛直立、心率及呼吸加快、瞳孔散大、血压轻度上升等。这些症状中,只要具备其中 4 种即为阳性)。

凡符合上述诊断条件者即可纳入研究对象,合并严重的心、肺、肾严重疾病或精神病者则不得纳入。

研究方法采取定期巡诊,连续性动态观察,统一表格 CRF(case report from)记录前后观察和检测所得。每次观测完毕后须做出当时的具体的证型诊断,并记录在案。

望诊:应在自然光线充足的条件下,综合观察患者的精神、意识、动作、反应、目光眼神;面部的颜色、荣枯、明暗、含蓄、外露;皮肤枯荣、甲错、疮疹、皮疹、淋巴结、卡波西肉瘤;口腔黏膜溃疡、舌体色泽、形态干润、舌苔有无、厚薄、质地、干润、毛状白斑等。

闻诊:患者的语声、呼吸声、异味等。

问诊:①一次性问诊,包括"现病史":询问吸毒或其他受染方式,可能受染的时间,发现时间。"既往史":结核病、肝炎、淋病、单纯疱疹史、发热史、腹泻史、体重减轻史等。"个人史":婚况、女性月经情况、是否已戒断毒瘾;既往用药史:持续时间、目前是否正接受美沙酮替代等。②持续性问诊,应围绕患者的自觉症状,如乏力、纳呆、发热、咳嗽、呕吐、腹泻、气短、出汗(自汗、盗汗)恶心、头痛、腰痛、胸痛、腹痛、肌肉痛、关节痛、失眠、易怒、烦躁、脱发、腹胀、便秘、皮肤瘙痒、月经失常等,逐一进行询问。

切诊:诊查寸口脉象:触扪脉位之深浅、脉率之迟数、脉体之强(实)弱(虚),脉状之滑、涩、濡、弦、细、大,脉律之结、代、促等。左右寸、关、尺各部的具体脉象。触摸淋巴结的肿大程度并确定所在部位等。

化验室检测项目:VL(HIV/RNA)、CD4$^+$T 细胞、尿液 17-OHCS(17-羟皮质类固醇)、唾液淀粉酶、木糖排泄率等,其他视具体情况而定。最终应进行统计学处理:

(1)观测样本各组间有关构成因素比的均衡性检验。

(2)症状统计分析:HIV/AIDS 与 HA 两组各自表现的症状及舌脉象等的频率分布,HIV/AIDS 不同病期的症状与舌脉象的频率分布。

(3)证候统计分析:① HIV/AIDS 不同病期中各种证候出现的频率分布,以本虚证类为主者在该病二期、三期的分布比;以标实证类为主者的分布比。HA 的 POS 中各种证候出现的频率分布,其中以本虚证为主者的分布比:以标实证类为主者之分布比。②检验数据与证候的相关性分析统计。③病情轻重与证候相关性的分析统计。④ HIV/AIDS 自然病程中与药物干预下证候特征的分析统计。⑤ HIV/AIDS 与 HA POS 的证候对比分析。

【注】此是张老为本院进行之该项科研课题研究提供的重要指导意见,对于此类课题的具体研究具有较强的指导作用,很有参考价值。

第六节　21世纪初我国中医名家学术状况管窥

中医学是中华民族璀璨的文化瑰宝,人类东方医学的代表,历史渊源久远,内容精深博大,始终有力地指引着人们的保健和广大中医工作者日常的诊疗实践。当代我国中医名流代表人物国医大师及其候选专家,尽皆是德艺双馨的医界楷模,肩负着承先启后的学术重任。他们取得的丰硕成果与卓越成就是中医理论与临床实践高度融合的结晶,基本上标志着21世纪初叶我国中医界的学术水平与发展态势。大师们及其候选诸君的琳琅满目的主要成果,真乃是百花齐放令人慰,创新学术在今朝。宜及时给予回顾性的梳理与条析,研究其发展规律,揭示其辉煌内容,不啻开启一扇明亮的窗户,使广大中医同仁发觉自身之差距,从而学有所本,术有可循,进一步领会中医学的特色与优势,启迪创造性思维,提振弘扬创新中医学术事业的信心。为此我们选立了此课题,得到省医药卫生部门领导的支持与指导,尽量收集当今名流学者的代表性论著及有关文献资料,认真研读,精心筛选,重点摘录,对诸多主要信息做了力所能及的分析梳理与综合概括研究。现将初步结果简要汇报如下,并附管窥献言,供领导与同道参考,不周之处敬盼指正。再者本文内容涉及众多大师名家之学术成就,然而此汇报材料之着眼点为整体的学术现状,因此名流诸君之名讳恕不枚举,尚希见谅。

一、聚焦对象

本课题聚焦之研究对象为2009年及2013年先后受表彰之国医大师60人,及各省区等按中华人民共和国人力资源和社会保障部、原卫计委、国家中医药管理局国医大师遴选标准推选上报的第二届大师候选人86人,总计146位,其中有中共党员94人(占总数64.4%)他们都是21世纪初叶我国中医名家之代表,各门学科的泰斗,都为弘扬中医学术,传道授业,建设专科,创新理念,创立学派等做出了显著贡献,深受同道仰慕,在群众中享有盛誉的俊杰翘楚、学界精英。其中年龄最小者64岁,最长者100余岁,平均80岁左右。男性140人,女性6人,男女之比为23∶1。从事中医药工作均已50年以上。技术职称均为正高级,全国名老中医药专家学术经验继承工作指导老师,其中有中国科学院及工程院院士各2人。大多数名流皆出生于中医世家,幼承庭训又得名师传授,或毕业于旧社会私立国医院校,或中华人民共和国成立后各省中医进修学校,西医学院或中医学院以及原卫生部举办的三年制西医离职学习中医班,一直从事中医或中西医结合的医教研工作者。

上述名流,尽皆是爱国敬业,仁心仁术,医德高尚,医术精湛,精诚为人民服务的行家。他们十分热爱中医事业,始终坚持临床诊疗工作,经验丰富,术业精良,诲人不倦,热心培养后继人才,而今桃李满门,弟子多已成为中医骨干,其中不乏硕士博士。或创立学派、著书立言,广泛进行学术交流,影响遍及海内外。或研制中药民族药新制剂获得良好的社会和经济效益。在党中央政策的指引下,共同推进了我国中医事业的进步发展,功不可没。

二、学术思想

学术思想通常是某一学科领域内备受关注的事物或现象,不断反映在专业人士的脑海里,经过反复的思维加工与实践的检验,逐渐形成的具有根本性和普遍意义的主要理性认识。此种认识一般都有专业性,系统性和相对的独立性,分别属于不同的学科领域。由于人类对客观世界的认识处于不断发展和日益深化的过程中,因此学术思想虽有相对的一致性和稳定性,但同时也有多样性和不断的创新性,前者如该学科的定理、定律、法则及范畴等,后者则是学者个人或学派提出的某些具体观点或理念之创新,都共同反映着学术思想自身的发展规律,即共性思想与个性理念,普遍性与特殊性或个性与共性的矛盾统一。

综观上述中医界名流代表们的大体学术思想,也表现出比较统一的共性认识,体现了中医学基本理论的特色。他们中大多数皆由背诵《珍珠囊补遗药性赋》《汤头歌诀》等传统教材入门,继而谨遵医经原旨,均持有人与自然和社会环境统一和人体自身各组成部分也高度统一的整体观念。如"人与天地相参"且"中傍人事",重视环境对人体的作用和影响。认为机体是形质(阴)与功能(阳)的矛盾统一体,"人生有形不离阴阳","阳化气阴成形",阴阳双方既互相依赖又互相制约,生理常态下"阴平阳秘"动态平衡,机体内环境保持自稳,则"正气存内,邪不可干"。疾病是因外邪入侵或七情内扰,损伤人体正气,导致体内气机失常,阴阳失衡,正邪交争的状态。诊病疗疾当知"医者意也,唯思虑之精者得之,学识之博者知之,殆心悟而已"。因此,必须研习医典,坚持实践,博涉知病,多诊识脉。治疗应以人为本,四诊合参,精准辨证,详查患者脏腑气血、阴阳、虚实、寒热,"谨守病机,各司其属""先其所因,伏其所主",据证议法,依法组方,熟悉药性,巧于配伍,因人、因病、因地、因证制宜。分清标本、主次、缓急,灵活运用补益扶正、调理和解、攻病逐邪诸法,给予患者合理的针对性之治疗,最终达到"疏其血气,令其调达,而致和平",使"五脏元真通畅,人即安和"。伤寒与温病均为外感病证,应当统一不必硬性分割。在临床诊疗过程中,对于某些疾病的诊治应处理好中西医学认识上的关系和差距,宜中西互参而洋为中用,以中医辨证论治为主、西医辨病为辅,不为西医观点所囿,取长补短,相得益彰。治疗慢性病不忘顾护脾肾,调理先后天。对于疑难怪病,应考虑有痰湿、痰浊、瘀血等病理因素存在之可能。一般久病之体则邪气多易入络或易殃及于肾等。

在上述学术思想的共识中,有的与现代系统论,控制论,信息论观点颇有某些暗合之处。这都是中医学思维方法固有的特色与先进之处。

三、理念革新

理念是人们为了实现某种既定目标和方法,通过一定的实践而产生的思想或观念,这种思想观念往往都含有相应的个性特征,作为学术理念则带有学科性和专业性。理念的变革更新是丰富发展学术思想和实现创新思维的源泉,是理论形成的先导。凡是能够经受得住实践反复检验的正确理念,都是宝贵的精神财富,对于中医学而言,尤为难得。当代中医名家通过他们长期的临证实践和深思熟虑的心悟历程,除了对公认的固有的诊疗理念认真遵循和强调外,也提出了一些值得重视的有所更新或具有一定新意的关于人体的病因病机、诊察方法、辨证论治、针刺手法等学术理念。

(一)病因病机

关于病因病机与病理观念:有名流提出五脏相互间的关系具有多维性、动态性与综合性,如冠状动脉硬化性心脏病,虽表现于心,但其根在肾,且与脾等有关。神经肌肉病与脾肾有关,肠胃病与肝脾相关,硬皮病与肺脾肾相关等。另有有痰瘀相关之说,认为痰为瘀之早期阶段,瘀是痰的进一步发展,冠心病是痰浊瘀血为患使然等。在温病学方面则有名流提出膜系理念,称人体五脏六腑、四肢百骸、血脑筋骨皆含于三焦膜系之中,功能之间的相互联系,邪气之感受伏藏与排除均是通过膜系而完成云。关于脾的藏象与脾虚病机,提出了脾与生物膜相关的新理念,并从分子生物学、基因组学及膜结构与功能方面进行了现代研究,取得了创新性成果。妇科领域创立了经间期及心-肾-子宫轴学说,揭示了气血阴阳活动在女性体内的有序性。同时还提出女性生命网络调控学说,对于多囊卵巢综合征(PCOS)的认识与治疗已初步达到中西医融合阶段并获得显著疗效。老年病的病机特点是病程漫长,多系统病变交织,多脏腑功能衰退,往往宿疾与新病夹杂,病情易发生变化,诊断不易明确等。且由于前医西药之联合应用也使疾病之正常演变规律受其干扰,因此使老年病患者证候纷繁复杂,虚实交错而模糊难辨。关于肾病出现蛋白尿及血尿,病情轻者是肾失封藏所致,重者则多系风湿因素扰肾,治宜加用祛风湿之药。中医之肾风病与现代慢性肾小球肾炎相似。风湿所致之肾病涵盖了现代免疫炎症介导的一些继发性肾小球疾病。对 IgA 肾病的辨证论治体系有所创新,综合应用治虚治瘀,祛风湿之法可以提高疗效。对于损美性皮肤病痤疮,认为是由体内热邪所致,治宜以清热为主;黄褐斑则多为瘀血积滞于肤表使然,无瘀不成斑,治以活血化瘀为要等。

（二）诊察方法

四诊合参是中医诊察病证的总原则,有大师指出"合舌脉"有新意,如舌体胖大苔腻,右关脉弦则为木郁克土,脾胃久病不愈之候;若关部之脉弦细,舌质淡、少津、舌体肥大则属于脾虚肝郁日久,化热伤阴之象,易见于妇女更年期综合征之患者等。有时当现代物理化学检测不能明确之疾病,往往在脉象舌象中可见端倪,按中医原则进行辨证施治常可获效。此外反映病证之舌诊定位尚有将其划分为九区者。关于西医学的纤维内窥镜检查应用为中医望诊之延伸,如纤维胃肠镜所见之胃十二指肠溃疡及非特异性溃疡性结肠炎,均可视为内疡予以治疗。

眼科运用现代检查仪器获取内眼疾病信息,如眼底出血、水肿、渗出,血管阻塞等进行辨证论治均取得较好疗效。外眼疾病如白内障通过旋转式晶状体断层图像分析,对于治盲防盲有重要意义。中医耳鼻喉科已将现代检查器械用于临床,称为第五诊,亦属于诊法之创新或拓展。

（三）辨证论治

有大师提出一种中医学临床诊疗的具体模式,即辨体-辨病-辨证,主病主方,是辨证论治思维的拓展,有实用价值。

关于证的医学意义:从宏观方面解析,是人类东方医学华夏独创的诊断学范畴,中医学诊疗方式的主要优势和特色之一。按证的自然层次结构的内在联系,可按核心证、基础证、具体证划分,则于临诊应用可以执简驭繁,易于掌握。辨证的具体步骤可分三步实施。疑似证候之鉴别有规律可循。另有辨证思维六要之主张,即辨证中之证,注意其杂;辨静态之证与动态之证,注意其变;辨有症状之证与无症状之证,注意其隐;辨宏观之证与微观之证,注意其因;辨顺良之证与险恶之证,注意其逆;辨正治之证与误治之证,注意其伤。此外尚有中介证的提法。

从微观方面观察,发现肾阳虚证有尿 17-羟皮质类固醇数值低下的共同特点,进而认为该证之下丘脑-垂体及其所属靶腺轴内存在不同程度的功能紊乱。瘀血证的基础研究也从整体、细胞、基因、蛋白表达分子水平做出相应的阐明。

论治方面,认为祛瘀之法并非单纯活血化瘀,应知常达变,熟悉各种祛瘀之变法。在整个治疗过程中应重视维护人体正气的重要作用。因为药物摄入体内之后也必须赖正气之运化方能发挥其应有之作用。同时还提出了判断中药药力的公式,即药力 = 药性 + 用量 + 配伍 + 用法,强化了中药处方的严谨性,使药物之组成精而疗效高。关于血证,有肝不藏血,血证由生之说,宜清肝、养肝、平肝、疏肝四法并用治疗血证。

(四) 针刺手法

有针灸名流认为:针刺所得之气因刺入之深浅不同而其属性有异。如浅刺时皮肤微痛微红,针下无紧涩感,是为卫气反应;中等程度刺入,碰到血管壁时疼痛,或七星针叩痛,是为营气感应;针下出现酸、麻、胀、重者则为谷气之感应云。另在针刺疗法方面提出了针刺手法量学理念,可使刺法趋于规范化、剂量化和标准化,以提高临床疗效。并对十二经病候、筋经、气海、刺络等法赋予了新意。主张可按脊神经交感神经节段之分布选取相应穴位,对有关疾病进行治疗等。

四、治法汇萃

中医学历经数千年的发展,在指导人们保健的同时创造了丰富的治疗方法,形成了一系列较完整的治疗学理论。当代医家名流在此基础上反复实践,对中医学的治则治法等运用规律有了进一步的认识,对原有治疗理法有所阐发和创意。认为中药是在中医理论指导下用于临床治疗的植物、动物、矿物等天然药物。其性效功用等本草学药理内容是根据前人长期的社会医疗实践获得的感性认识,经过心悟式的思维加工而逐渐形成的。

由于各种药物之间作用有千秋,功效有长短,因此在具体运用时,特别是内服治疗均以方剂为主要形式,利用多种相关之药物紧跟辨证论治决定的治法,依法配伍,利用其相互间相辅相成或相反相成的作用,长短互补,对病体发挥多靶点、多方面、多层次的调治效应。因此在配伍之际还要顾及各药之间的开合、升降、增损、进退、走守、散敛、趋向等既依赖又制约,协同与拮抗等深层次的辩证关系,恰当配伍以增强疗效。

纵观诸名流临床诊疗之宝贵经验,一般对于急性发热性严重病证的治疗应知时节、明岁气,辨寒、温、疫疠等病因,审患者体质强弱,衡量正邪虚实,细查兼夹之证,遵循标本缓急治则。初起之际用药宜重视宣透,邪实而正未虚者可予峻剂急挫其势,阻其传变,先安其尚未受邪之地,同时顾护胃气,保存津液,掌握权变,灵活处治。对于病程缠绵久治不愈之顽疾,由于邪气深伏,潜藏难解,津血易滞,痰瘀易生,痰瘀胶结易成巢囊,或入于络或伤及肾,虚实夹杂病变广泛。诊治之法当细询病史,详析病机,查其有无风、火、痰、湿、沉寒痼冷、热毒等积滞胶着,透过复杂之症状寻出病情根源,厘清头绪,消除困惑,针药并用,内外合治,不以汤药为唯一剂型,可灵活配服相应之丸散膏丹,食药兼用心身同治,"上下不一者,或从下治;表里不一者,或从里治",但须全面而有重点,且应吸取前医治疗之得失,中西合参而以中医为主。或予扶正培本,缓图取效,或于患者正气未衰而邪盛之际逐机而行,投以峻剂,斩关夺隘,继而调摄助其康复。总之,一切治疗措施皆须审谛覃思,用心精微,从患者实际需要出发,时时不忘顾护人体之正气。治小儿病重脾胃,治老年病重脾肾,治妇女病重肝肾冲任。久病入络者,治有不同。如辛润通络可治喉瘤,辛温通络治胃痛,搜剔通络治顽痹,辛香通络治胸痹,滋润通络治胃痞等。值得一提的是中药里的虫类药物,在处方中伍入适当的虫药,往往可收到单纯应用植物药不易达到之效果。因为虫类药物多具有不同程度之攻坚破积,活血祛瘀,息风定惊,疏风泄热,搜风解毒,行气消胀,壮阳益肾,消痈散肿。收敛生肌,乃至扶正培本等多种作用,恰当伍用可以增强疗效。对于各类疾病之治疗,名流专家提出不少具有一定新意的治疗方法,现分析如下。

(一)心脑血管病

欲干预动脉粥样硬化的病理进程保护血管功能,宜以益肾健脾、软坚散结之法为基础,结合他法施用。冠心病合用调、补、通三法,调补心阳补益心气,芳香温通,宣痹活血以治标;补肾健脾,益气养阴疏调脏腑气机以培本,则可望缓解心绞痛,消减自由基,拮抗炎性反应,保护缺氧的心肌细胞等。对于缺血性中风,不能单纯从瘀血施治,应豁痰祛瘀等多管齐下;出血性中风则应根据患者实际情况,予清热息风,化瘀涤痰,通腑醒神等法治疗。凡属痰瘀阻滞脑络、闭塞脑窍之证,总宜豁痰行瘀,泻下通腑,止血醒神,减轻脑水肿,降低颅内压。此外尚有利用鼻内溶栓经鼻腔给药者,认为可以避开血-脑屏障而直达病所。针灸则有醒脑开窍针刺疗法。至于肢体末梢动脉血栓闭塞性脉管炎,一般可予益气化瘀,温阳通脉,或清热解毒等综合治疗。

(二)消化系统疾病

治脾胃病应知中焦动态,升降规律。脾气以升清为健,胃气以降浊为顺。土赖木疏,欲和中必先柔肝,肝血充盈,自能疏泄,则中焦气机方能保持和顺。萎缩性胃炎亦有从内痈论治者,谓初期治以平肝、和胃理脾;中期益胃养阴、消痈散结;晚期消痈化瘀,去腐生新。癌前病变可健脾益气,清热活血,化瘀解毒。胃十二指肠溃疡可用甘平养胃之法治疗。肠易激综合征治宜抑木扶土,柔肝缓急,酸敛收涩为基本治法。治疗慢性肝炎应知乙癸同源,肝病与肾有关,当滋水涵木以固其本,治肝可用和血养血之法。有名家用中药"抗纤维化复方"治肝炎所致早期肝纤维化及硬化,称其逆转率能达75%~82%。

(三)呼吸系统疾病

哮喘病之宿根虽为痰瘀伏肺,但治宜标本兼顾,以益气补肾为本,清肃肺金、宣化痰浊等治其标,若仅是补益肺气肾气则往往徒劳。对于慢性阻塞性肺病,尚应顾护胸中之宗气方为全面。过敏性鼻炎,急性期可从外感表证论治,缓解期则宜健脾补肺,益气固表。但亦有名家用温阳补肾之法治愈过敏性鼻炎者。凡属风哮风咳之患者,发作时可予疏风解痉,宣肺平喘,平时则应固本培元。

（四）神经系统疾病

脊髓空洞症,用补肾填精生髓,兼以健脾之法,则可望使神经细胞之再生。多发性硬化,帕金森病,颅脑外伤后遗症等用醒脑开窍针刺法获得疗效。

（五）泌尿系统疾病

慢性肾炎,有主张用益气养阴,清热利湿之法治疗者。糖尿性肾病,慢性肾衰竭,肾小球硬化,肾间质纤维化,肾小管萎缩及肾血管硬化等,用补肾活血法治疗,有望使病理变化得以逆转者。

（六）代谢性疾病

糖尿病之病机认为是气虚血瘀,瘀热互结,水湿停聚。治宜益气活血、清热祛湿等法治疗。另有谓糖尿病乃阴虚热燥,伤及津液,阴损及阳,致阴阳两虚,热瘀互结者,治当补脾肾,益气阴,清虚热,活血通络,虚瘀并治。

（七）妇女疾病

妇科病之治疗,贵在调谐肝肾,疏利气机,顺应妇女之生理特点和规律,根据月经周期的不同阶段调整用药。子宫内膜异位及痛经,活血化瘀为主要治法。一般非炎性妇科疾病均宜以疏肝补肾健脾为治疗大法。女性不孕,通常可以从补肾疏肝养血调冲任入手。功能失调性子宫出血宜予气阴双补疗法。

（八）恶性肿瘤

此类患者一般均属于本虚邪实之证,应以扶正培本为主进行治疗。因护正可以防邪,存正可以抑邪,扶正可以祛邪。不宜专用攻伐药物,如单纯祛瘀或过用活血行瘀之品,则有可能促使癌细胞容易转移。具体治法有大师认为:凡是病灶已行手术切除而未经放化疗者,可予补脾益肾之剂以固其正;经过手术加放化疗者,应益气养阴,滋补肝肾调和脾胃以减毒增效;无法手术者,扶正固本、软坚散结,活血化瘀,改善症状,减轻其痛苦,提高生存质量,延长生存时间。

（九）其他疾病

对于自身免疫性疾病,如类风湿关节炎等,应打破虚、邪、瘀三者之恶性循环,宜扶正祛痰化瘀杂合以治,若为热毒所致者,自当清热解毒。肛肠病多因湿热下注使然,可内服清热利湿之剂,外用酸涩收敛之品。老年性骨质疏松患者宜健脾益肾,理气活血治疗。痹痿之病,治用调肝肾,健脾胃,养血舒筋。多发性硬化,进行性肌营养不良者亦可予此类方法治疗。

五、专科建设

中医专科是特色和优势比较集中的科室。在专科学术建设方面名家们相继创建了中医养生康复科,中医血证科,治未病科、中医男科、中医消化病专业,中医文献整理专业等学科,并在专科学术建设方面有所贡献。原有专科如中医眼科自身特色尤为突出,学术创新有所突破。如对白内障治疗手术之革新,已成为国内外同道广泛应用之新技术。又如旋转式晶状体断层图像分析,提升了防盲治盲水平。开创了中医眼底病辨证论治新思路,治疗取得相应的突破性进展。中医耳鼻喉科在诊法上创新,于原有四诊的基础上新增了西医学器械检查,称为五诊。关于声音嘶哑的病机打破了中医学固有的金实不鸣、金破无声的传统观念,提出心为言之主,脾为音声之本,肺为音声之门,肾为音声之根,有形之质者,声带属肝,得肺气之鼓动而能发声等新理念,对嗓音医学颇有指导意义。中医伤科提出疗伤之法应以气为主。以血为先,筋骨并重,内合肝肾,调治兼邪,独重痰湿,勘查虚实施以补泻,同时外用辛窜走窍之品等综合治疗。对于骨伤患者,治肾即治骨。腰椎间盘脱出者有一步十法之复位手法治疗已成为我国北派骨科之代表性手法。急性腰肌扭伤,用伤点暴刺取效甚捷。腰椎关节紊乱有一牵二扳之治疗手法。针灸科学术建设取得较大进展,创立了针刺补泻24式,单式和复式手法,更新了经典理论,将传统之营血流注改称肺肝流注,经气流注改称井合流注,认为循经感传具有普通性、潜在性、可激发性、可控性、趋病性、效应性、循行变异性等。此外还创立了针灸与西医神经系统疾病定位诊断相结合的新型模式,创新了头针疗法,发现大脑功能定位与头皮对应穴位间之关系,证明了头穴对周围神经损伤的治疗作用,为临床选穴提供了新的理论依据。而且突破了热证忌灸的传统观念,提出腧穴热敏论,热证亦可用灸之说。此外还提出静穴与动穴等新理念以及两两相配之针灸对穴施治等新技术。中医男科则提出腺、性、精、育四类病证:腺病指性腺与前列腺疾病,性指性功能障碍疾病,精指排精和精液异常,育指男性不育病证。其实后者与前者关系密切,分类尚有探讨余地。中医妇科学术建设则关注乙癸同源,认为治肝必及肾,益肾须疏肝,故应肝肾同治。具体治法无论从(反治)、合(兼治)、守(持重守方)、变(灵活变通)等,皆须紧扣病机而行。中医文献整理专业,先后编撰了多种中医临床丛书及辞典,整理出版了中医古籍数十种,如《中国传统医学大系》《历代中医名著精华》等。而且制定了首部中医理论国家标准。中医消化系病专业之学术建设,开展了脾虚证之临床与实验研究,探寻了脾虚综合征的微观辨证指标,提出中医脾胃病之复原理论等。中药学专业在中药的规范化方面做了大量工作,制定了《全国中药炮制规范》等。

六、学派创立

中医学术领域内,向来学派众多。通常皆以家族之姓氏冠名,或依所在地区命名,绵延传承至今,各自都为中医学术事业之发展做出了相应的贡献,是中医药文化的特征之一。我国现阶段新兴的中医流派是一支支学术劲旅,通常皆由大师级名医创建,在继承前贤认识的基础上有所推进,提出具有一定新意的自成体系的学术思想与诊疗技术规程,公开出版能集中反映本派学术观点和操作方法的代表性专著,扩大了交流范围,对临床诊疗及保健工作均有助益。其学术继承团队已达一定规模,并赢得患者的青睐与信赖,社会影响良好。如今之中医体质分类学派,活血化瘀学派,岭南皮肤病学派,云岭中医疏调学派等均是值得支持和鼓励的我国新兴的中医发展学派。

在中医学发展的历史长河中,不同的学术流派在他们长期的临证诊疗实践的体验中获得的认识成果和形成的理论,往往能够从不同的侧面反映出某些疾病发生发展和治疗过程中的一些特殊规律。因此学派蜂起,学术争鸣,不但可以活跃学术空气,丰富中医学的内容,而且能促进学术事业的发展和创新。例如寻求可化裁运用于多种疾病治疗的广谱基础方剂的探索工作,便是学派关注的目标之一,也是待开垦的处女地。而云岭中医疏调学派所用之疏调人体气机汤(简称疏调汤)便是此类方剂之一例,据证依法化裁,操作便利,适应范围亦广,疗效可靠,值得推广应用。

七、民族医药

我国是 56 个兄弟民族合成的大家庭,各民族的医药文化都是中华医学宝库的组成部分。当今医界名流专家相继整理撰写、整理出版了大批各民族的医学文献和古籍,发表了许多有关的研究论文,创办了民族医学院校,培养大批各民族的医药后继人才,研制了有效的民族药制剂,为民族医学事业的发展做出了积极贡献,丰富了中医学宝库。如对蒙医史进行了系统研究,阐明了蒙医基本理论,制订了蒙医病症诊疗标准,使蒙医治疗再生障碍性贫血等病的疗效得以提高。藏医学方面开展了文献整理研究工作,将《四部医典》翻译成汉语文本,研制开发了七十味珍珠丸等藏药制剂。维吾尔族医学大师无私地献出了自己珍藏多年的大量验方秘方,热心培养维吾尔族医学骨干。回族医学创立了保护胃气津液的治疗技法。在傣族医学理论的研究方面进行了傣医学与中医学、蒙医学、藏医学、维吾尔医学、泰国传统医学以及印度现存的 Ayurveda 医学等系统理论的对比研究,获得了不少新认识。此外对侗族医学理论也进行了研究并取得一定成绩。

管 窥 献 言

综观目前我国中医界名流大师们的主要学术成就,由于得到党和国家的关怀重视与鼓励,中医学术事业发展蓬勃,在许多方面超越了往昔的认识水平。青蒿素截疟取得重大突破,中医药事业面临大好的发展机遇,同时也是继承弘扬祖国医药学的关键时期。然而目前从事中医工作的不少同道仍多倚重于继承应用本专业现有的传统认识于日常诊疗,如精于某些疾病的传统疗法载誉良多,但于医理之推进则贡献不足,致力于谋求在继承的同时加以创新之精英人才较少,获得公认的创新成果不多。为了更好地继承中医学理论中具有优势的特色,弘扬其特色鲜明的诊疗技术优势,实现进一步发展创新的愿景必须有足够的中医优秀人才群体的支撑。同时还要着力探寻切实可行的创新中医学术的途径和方法,则众擎易举,方能有成。

放眼全国 13.7 亿多人口之中,现有国医大师及候选专家共 146 人,且耄耋前辈已有多位相继离世,平均每千万人中仅有名流代表一人而已,足见中医硕果仅存之精英真乃凤毛麟角,此与我泱泱华夏中医之乡实不相称。作为人类非物质文化遗产的中医学术之首要载体是人,优秀人才是继承发扬创新中医学术的尖兵。要使中药学术水平与时俱进发扬光大人才是关键。当今世界的一切竞争归根结底是人才的竞争,即出类拔萃之领军英才智力和创造性才能的充分释放和最佳发挥。因此加强中医优秀人才队伍的培养建设应是当务之急。人才难得,应不拘一格地荐拔人才,充实中医人才队伍,广纳精英集聚优秀人才。

优秀人才一般是指德才兼备、学识渊博,精通本专业知识技术,富有创造性思维能力、善于灵活运用其所掌握的全部知识圆满解决实际工作中的难题,并从理论上给予明确的诠释,为社会做出贡献之人。应改进并完善人才评价和启用机制,使脱颖之优秀人才进入继承创新中医学术之团队,为他们提供必要的学习和工作条件,在老专家的指导和帮助下充分发挥其创造潜能,群策群力,攻坚克难,真抓实干,则中医学术事业之发展创新将如前人所言"才以用而自生,思以引而不竭""积众力之所聚,无往而不胜;得众智之所能,则无不成也"。

中医学正面临着快速发展的大好机遇,创新驱动已是中华当今的国策。中医工作者应当自觉贯彻积极践行。然而由于中医学具有鲜明的继承性和相应的特殊性,因此要全面理解万众创新的国策,从实际出发认真执行,以免急功近利,一味地片面追求创新而忽视对中医特色优势理论的进一步之精准继承。目前中医学的主流仍是临床医学,除了继续加强传统的研究工作努力提升其质量外,还应发扬泰山不择杯土,大海不拒细流的包容精神,使洋为中用。恰当合理地吸纳或借鉴国际医学快速发展创新的成功之路和措施,如灵活运用现代临床流行病学和循证医学(clinical epidemiology and evidence based medicine)等较先进的研究方法获取更为理想的研究成果,促进中医临床医学水平之提高。同时应进一步探明中医学自身之发展规律和正确可循的创新之道。

57检